Hefte zur Unfallheilkunde
Beihefte zur Zeitschrift „Unfallheilkunde/
Traumatology"
Herausgegeben von J. Rehn und L. Schweiberer

155

Verletzungen des Ellbogens

14. Reisensburger Workshop
19.–21. Februar 1981

Herausgegeben von
Caius Burri und Axel Rüter

unter Mitarbeit von
E. Beck (Feldkirch), F. P. Bernoski (Amsterdam), Ch. Braun (Homburg),
C. Burri (Ulm), H. Contzen (Frankfurt), Ch. Eggers (Hamburg), W. Häfele
(Tübingen), F. Hagena (München), V. Hendrich (Freiburg), P. Hertel
(Homburg), G. Hierholzer (Duisburg), G. Hörster (Duisburg), U. Holz
(Tübingen), M. Jäger (München), K.-H. Jungbluth (Hamburg), W. Keyl
(München), E. H. Kuner (Freiburg), R. Labitzke (Essen), G. Lob (Ulm),
H. Loeprecht (Ulm), L.-J. Lugger (Innsbruck), R. K. Marti (Amsterdam),
P. E. Ochsner (Amsterdam), H.-J. Oestern (Hannover), A. Pannike
(Frankfurt), J. Poigenfürst (Wien), J. Rehn (Bochum), M. Rojczyk
(Hannover), A. Rüter (Ulm), O. Russe (Innsbruck), Ch. Schikarski
(Tübingen), J. M. Schmidt (München), K. P. Schmit-Neuerburg (Essen),
L. Schweiberer (Homburg), J. Seeger (Hamburg), H. Soeder (Frankfurt),
H. Tscherne (Hannover), J. F. Vollmar (Ulm), F. Vrevc (Ljubljana),
S. Weller (Tübingen), C. J. Wirth (München), A. N. Witt (München),
D. Wolter (Hamburg)

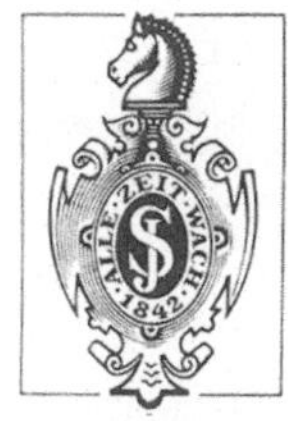

Springer-Verlag
Berlin Heidelberg New York 1982

Reihenherausgeber:

Prof. Dr. Jörg Rehn, Chirurgische Universitätsklinik und Poliklinik
der Berufsgenossenschaftlichen Krankenanstalten „Bergmannsheil",
Hunscheidtstraße 1, 4630 Bochum

Prof. Dr. Leonhard Schweiberer, Direktor der Abteilung für
Unfallchirurgie der Chirurgischen Universitätsklinik, 6650 Homburg

Mit 213 Abbildungen

CIP-Kurztitelaufnahme der Deutschen Bibliothek. Verletzungen des Ellbogens / 14. Reisensburger
Workshop, 19.–21. Februar 1981. Hrsg. von Caius Burri u. Axel Rüter. Unter Mitarb. von E. Beck ... –
Berlin ; Heidelberg ; New York : Springer, 1982.
(Hefte zur Unfallheilkunde ; H. 155)
ISBN-13: 978-3-540-11028-6   e-ISBN-13: 978-3-642-81707-6
DOI: 10.1007/978-3-642-81707-6

NE: Burri, Caius [Hrsg.]; Beck, Emil [Mitverf.]; Reisensburger Workshop < 14, 1981 > ; GT

2124/3140-5 4 3 2 1 0

Vorwort

Vom 19.–21. Februar 1981 fand auf Schloß Reisensburg die 14. Arbeitstagung zur klinischen Traumatologie statt. 43 Fachleute beschäftigten sich mit der Problematik der Ellbogenverletzungen, wobei in Vorträgen und ausgiebigen Diskussionen die Biomechanik, Pathophysiologie, Diagnostik, Therapie und Nachbehandlung der Traumafolgen an diesem wichtigen Gelenk abgehandelt wurden. Die Thematik umfaßte die Frakturen am distalen Humerus, am Olecranon sowie am Radiusköpfchen, die Begleitverletzungen von Muskeln, Sehnen und Nerven sowie der Gefäße, die Luxationen, die spezielle Problematik beim Kind sowie die Behandlungsrichtlinien bei Folgezuständen, wie Pseudarthrosen und Gelenksteife.

Das Ergebnis, daß dislocierte Frakturen im Bereich des Ellbogengelenkes mit stabiler Osteosynthese nach den Prinzipien der AO – mit Sicherheit beim aktiven Menschen – zu versorgen sind, überrascht wohl nicht mehr allzusehr. Großes Gewicht wurde auf die speziellen Indikationsstellungen zum operativen Vorgehen beim Kind sowie die Therapie der Luxationen gelegt. Hier scheinen sich neue therapeutische Konzepte anzubahnen, die auf eine Frühmobilisation hinauslaufen.

Die Diskussionen um die Behandlung von Folgezuständen zeigen, daß verschiedene Möglichkeiten schlechte Ergebnisse nach konservativer oder operativer Therapie entscheidend zu verbessern vermögen. Hier kann durch einen Sekundäreingriff, die Arthrolyse, Arthroplastik oder in seltenen Fällen gar durch eine Alloarthroplastik oder aber eine Arthrodese noch vieles für den Patienten erreicht werden.

Der vorliegende Band der Hefte zur Unfallheilkunde, vom Springer-Verlag in kürzester Zeit nach dem Workshop herausgebracht, enthält sämtliche Referate der Fachvertreter entsprechender Gebiete sowie die in ausgiebig und offen geführten Diskussionen gemeinsam erarbeiteten Schlußfolgerungen und Empfehlungen, die dem praktisch tätigen Unfallchirurgen eine wertvolle Hilfe bei seiner täglichen Arbeit sein möchten.

Die Ulmer Unfallchirurgen als Organisatoren des Workshops danken allen Teilnehmern für ihre wertvollen Beiträge und Diskussionsvoten sowie dem Verlag für seine speditive und saubere Arbeit.

Ulm, 2. Juli 1981 C. Burri   A. Rüter

Inhaltsverzeichnis

I. Biomechanik des Ellbogens 1

K.P. Schmit-Neuerburg: Biomechanik des Ellbogens 1

II. Frakturen des distalen Humerus 15

V. Hendrich und E.H. Kuner: Ursachen und Formen der distalen Humerusfrakturen . 15

E. Beck: Konservative Behandlung von Brüchen am distalen Oberarmende . . . . , 26

C. Burri und G. Lob: Operative Therapie der distalen Humerusfrakturen 35

Diskussionsbemerkungen und Empfehlungen aller Teilnehmer
(Leitung: J. Rehn)
Zusammengefaßt und redigiert von C. Burri und A. Rüter 50

III. Begleitverletzungen 63

J. Poigenfürst: Begleitverletzungen von Muskeln, Sehnen und Nerven
bei Verletzungen des Ellbogens 63

H. Loeprecht und J.F. Vollmar: Gefäßverletzungen 73

Diskussionsbemerkungen und Empfehlungen aller Teilnehmer
(Leitung: L. Schweiberer)
Zusammengefaßt und redigiert von A. Rüter und C. Burri 80

IV. Olecranonfrakturen 83

L.-J. Lugger und O. Russe: Olecranonfrakturen, Ursachen und Formen 83

H.-J. Oestern und H. Tscherne: Olecranonfrakturen, Therapie und Ergebnisse 97

R. Labitzke: Theorie und Klinik der lateralen Zuggurtung am Olecranon,
ausgeführt mit Draht-Seilen 110

VIII

Disskussionsbemerkungen und Empfehlungen aller Teilnehmer
(Leitung: K.-H. Jungbluth)
Zusammengefaßt und redigiert von A. Rüter und C. Burri 113

V. Radiusköpfchenfrakturen 117

D. Wolter, Ch. Eggers und J. Seeger: Ursachen und Formen der
Radiusköpfchenfraktur 117

U. Holz, S. Weller und Ch. Schikarski: Ergebnisse nach konservativer
Behandlung der Radiusköpfchenfraktur 126

P. Hertel, Ch. Braun und L. Schweiberer: Radiusköpfchenfrakturen
– operative Behandlung und Ergebnisse 134

Diskussionsbemerkungen und Empfehlungen aller Teilnehmer
(Leitung: A. Pannike)
Zusammengefaßt und redigiert von A. Rüter und C. Burri 149

VI. Kindliche Ellbogenverletzungen 155

H. Soeder und A. Pannike: Ellbogenverletzungen im Kindesalter 155

G. Hörster und G. Hierholzer: Korrekturosteotomien an der
kindlichen Oberarmrolle 170

Diskussionsbemerkungen und Empfehlungen aller Teilnehmer
(Leitung: O. Russe)
Zusammengefaßt und redigiert von A. Rüter und C. Burri 182

VII. Luxationen 185

G. Hierholzer: Luxationen des Ellenbogengelenkes 185

U. Holz, S. Weller und W. Häfele: Luxationen mit Frakturen am
Processus coronoideus und Radiusköpfchen 201

M. Rojczyk und H. Tscherne: Kapselbandverletzungen am Ellbogengelenk 212

P. Hertel, Ch. Braun und L. Schweiberer: Monteggia-Verletzungen 220

Diskussionsbemerkungen und Empfehlungen aller Teilnehmer
(Leitung: H. Contzen)
Zusammengefaßt und redigiert von A. Rüter und C. Burri 231

VIII. Späteingriffe 235

R.K. Marti, P.E. Ochsner und F.P. Barnoski: Korrekturosteotomien
des distalen Humerus beim Erwachsenen 235

F. Vrevc: Pseudarthrosen im Ellbogenbereich 245

M. Jäger, C.J. Wirth und J.M. Schmidt: Arthrolyse und Arthroplastik
am Ellenbogengelenk 265

F. Vrevc: Behandlungsergebnisse bei 104 posttraumatischen
Ellenbogenkontrakturen 274

W. Keyl, C.J. Wirth und F. Hagena: Ergebnisse nach
Radiusköpfchenresektionen 289

A. Rüter: Prothesen am Ellbogengelenk 300

Diskussionsbemerkungen und Empfehlungen aller Teilnehmer
(Leitung: A.N. Witt)
Zusammengefaßt und redigiert von A. Rüter und C. Burri 319

Sachverzeichnis 323

XII

Dr. G. Hörster, Berufsgenossenschaftliche Unfallklinik, 4100 Duisburg

Priv.-Doz. Dr. U. Holz, Berufsgenossenschaftliche Unfallklinik, 7400 Tübingen

Prof. Dr. M. Jäger, Orthopädische Klinik und Poliklinik, Ludwig-Maximilians-Universität, 8000 München

Prof. Dr. K.-H. Jungbluth, Abteilung für Unfallchirurgie, Universitätskrankenhaus Eppendorf, 2000 Hamburg

Prof. Dr. W. Keyl, Orthopädische Klinik und Poliklinik, Ludwig-Maximilians-Universität, 8000 München

Prof. Dr. E.H. Kuner, Abteilung für Unfallchirurgie, Chirurgische Universitätsklinik, 7800 Freiburg

Priv.-Doz. Dr. R. Labitzke, Abteilung für Unfallchirurgie, Universitätsklinikum, 4300 Essen

Priv.-Doz. Dr. G. Lob, Klinik für Unfallchirurgie, Plastische und Wiederherstellungschirurgie der Universität, 7900 Ulm

Prof. Dr. H. Loeprecht, Klinik für Thorax- und Gefäßchirurgie der Universität, 7900 Ulm

Dr. L.-J. Lugger, Universitätsklinik für Unfallchirurgie, A-6020 Innsbruck

Prof. Dr. R.K. Marti, Academisch Ziekenhuis, Orthopedie, Binnengasthuis en Wilhelmina Gasthuis, NL-1012 GA-Amsterdam

Dr. P.E. Ochsner, Academisch Ziekenhuis, Orthopedie, Binnengasthuis en Wilhelmina Gasthuis, NL-1012 GA-Amsterdam

Dr. H.-J. Oestern, Unfallchirurgische Klinik, Medizinische Hochschule, 3000 Hannover

Prof. Dr. A. Pannike, Unfallchirurgische Klinik, Klinikum der Johann-Wolfgang-Goethe-Universität, 6000 Frankfurt

Prof. Dr. J. Poigenfürst, Allgemeines Krankenhaus der Stadt Wien, 1. Universitätsklinik für Unfallchirurgie, A-1097 Wien

Prof. Dr. J. Rehn, Berufsgenossenschaftliche Krankenanstalten „Bergmannsheil", Chirurgische Universitätsklinik, 4630 Bochum

Dr. M. Rojczyk, Unfallchirurgische Klinik, Medizinische Hochschule, 3000 Hannover

Prof. Dr. A. Rüter, Klinik für Unfallchirurgie, Plastische und Wiederherstellungschirurgie der Universität, 7900 Ulm

Prof. Dr. O. Russe, Universitätsklinik für Unfallchirurgie, A-6020 Innsbruck

Dr. Ch. Schikarski, Berufsgenossenschaftliche Unfallklinik, 7400 Tübingen

Dr. J.M. Schmidt, Orthopädische Klinik und Poliklinik, Ludwig-Maximilians-Universität, 8000 München

Prof. Dr. K.P. Schmit-Neuerburg, Abteilung für Unfallchirurgie, Universitätsklinikum, 4300 Essen

Prof. Dr. L. Schweiberer, Abteilung für Unfallchirurgie, Chirurgische Universitätsklinik, 6650 Homburg/Saar

Dr. J. Seeger, II. Chirurgische Abteilung, Allgemeines Krankenhaus St. Georg, 2000 Hamburg

Dr. H. Soeder, Unfallchirurgische Klinik, Klinikum der Johann Wolfgang-Goethe Universität, 6000 Frankfurt

Prof. Dr. H. Tscherne, Unfallchirurgische Klinik, Medizinische Hochschule, 3000 Hannover

Prof. Dr. J.F. Vollmar, Klinik für Thorax- und Gefäßchirurgie der Universität, 7900 Ulm

Dr. F. Vrevc, Klinici center, Tozd Ortopedska Klinika, YU-61000 Ljubljana

Prof. Dr. S. Weller, Berufsgenossenschaftliche Unfallklinik, 7400 Tübingen

Priv.-Doz. Dr. C. J. Wirth, Orthopädische Klinik und Poliklinik, Ludwig-Maximilians-Universität, 8000 München

Prof. Dr. A.N. Witt, Orthopädische Klinik und Poliklinik, Ludwig-Maximilians-Universität, 8000 München

Priv.-Doz. Dr. D. Wolter, II. Chirurgische Abteilung, Allgemeines Krankenhaus St. Georg, 2000 Hamburg

I. Biomechanik des Ellbogens

Biomechanik des Ellbogens

K.P. Schmit-Neuerburg

Der Ellbogen ist die gelenkige Verbindung zwischen dem ersten und zweiten Armsegment und bewirkt die *Hauptbewegungen der oberen Extremität:*
Das Heranführen der Hand und der von ihr erfaßten Gegenstände an den Körper;
Das Wegdrücken und Heranziehen des Körpers an die in der Außenwelt fixierte Hand, z.B. beim Klettern;
Die Abwehr einer auf den Körper einwirkenden Gefahr wie Sturz oder Schlag, durch muskuläre Stabilisierung des Ellenbogengelenkes in ca. 80° Beugung, als Ausgangsposition für maximale Arbeitsleistung.

Das Ellenbogengelenk ist in den Funktionskomplex der oberen Extremität so eingebunden, daß die Kraftentfaltung des Armes durch die unterschiedliche Beugestellung im Ellenbogengelenk äußerst günstig beeinflußt werden kann (Pauwels [11]).

Die Bedeutung der Stellung und Funktion des Ellenbogengelenkes kommt auch in der Beurteilung der Erwebsminderung durch Verletzungsfolgen zum Ausdruck: Versteifen des Ellenbogengelenkes in Streckstellung oder spitzwinkliger Beugestellung bedingt eine MdE von 40%–50%, ein Ausfall der Unterarmdrehung eine solche von 30%–40% (Tabelle 1).

Funktionelle Anatomie

Anatomisch-funktionell besteht das Ellenbogengelenk aus drei Komponenten in einer einzigen Gelenkhöhle mit gemeinsamem Kapselbandapparat (Abb. 1).

Tabelle 1

Versteifung in Extension:

Ext./Flex.	0°	–	50% MdE
	50°	–	40%
	90°	–	30%
	100°	–	40%
	120°	–	50%

Versteifung in Supination:

Sup./Pron.	0°	–	40% MdE
	90°	–	30%

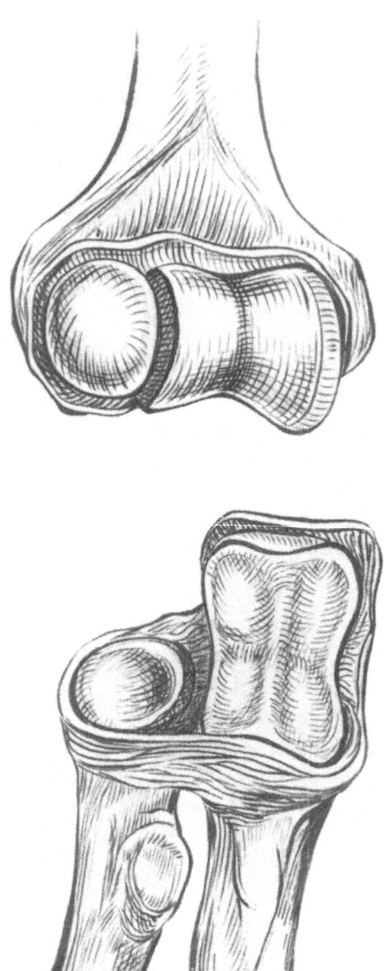

Abb. 1. Gelenkkomponenten des Ellenbogengelenkes

Das Humero-Ulnargelenk zwischen Trochlea humeri und Incisura trochlearis ulnae ist ein Scharniergelenk mit starker Knochenführung in der Führungsfurche der Trochlea, die durch sanduhrförmige Verschmelzung von zwei Kegelmänteln entsteht und eine Leitschiene für die Zangenbewegung der Ulna bildet. Die Knochenführung der Trochlea verbessert allerdings nicht die Luxationsstabilität, sondern die Spurtreue der Gelenkkörper im Bewegungsablauf (Braus [4]).

Das Humero-Radialgelenk zwischen dem elliptisch konfigurierten Capitulum humeri und der konkaven Gelenkfläche des Radiusköpfchens ist ein auf 2 Freiheitsgrade eingeschränktes Kugelgelenk und bildet mit dem Humero-Ulnargelenk das Ellenbogenhauptgelenk. Das Humero-Radialgelenk besitzt keine Knochenführung und ist vor allem auf axiale Druckbelastung eingerichtet, die von dort teilweile über Ringband und Radiulnargelenk auf die Ulna abgeleitet wird. Das Humero-Radialgelenk ist daher nur passiv an den Scharnierbewegungen des Ellenbogengelenks beteiligt und sichert die Führung der Gelenkbewegung im Humero-Ulnargelenk gegen axialen Druck ebenso wie das ulnare Seitenband auf der Gegenseite die Absicherung gegen axiale Zugkräfte übernimmt. Bedingt durch die elliptische Form des capitulum humeri artikuliert in voller Streckung nur die vordere Hälfte des Köpfchens mit dem capitulum, in voller Beugung dagegen die hintere Hälfte (Abb. 2). Pauwels [12] hat durch Superposition einzelner Spannungsdiagramme verschiedener Winkelstellungen die gleichmäßige Verteilung der Spannungen über die Gelenkflächen nachgewiesen, so daß im Normalfall keine knorpelschädigenden Spannungsspitzen am Rand auftreten. Röntgenologisch ist die gleichmäßige Verteilung auch am Verlauf der Trajektorien im Radiusköpfchen zu erkennen (Tillmann [18]) (Abb. 3).

Die Beuge- und Streckbewegung des Ellenbogengelenkes erfolgt als Ellenbogen-Hauptbewegung um die gemeinsame Rollenachse von Trochlea und Capitulum humeri, deren wechselnde konvex-konkave Gelenkflächen einem Schraubengewinde ähnlich in die kongruenten Gelenkflächen der Ellenzange und des Radiusköpfchens greifen (Abb. 4).

Beim Übergang von der Streckstellung in die Beugestellung gleitet nicht nur die tellerförmige Grube des Radiusköpfchens auf dem Oberarmköpfchen, sondern es gleitet auch der abgeschrägte, sichelförmige Rand des Radiusköpfchens auf der Kante zwischen Trochlea und Capitulum, dem Sulcus Capitulotrochlearis, wodurch der Bewegungsablauf im Humero-Radialgelenk gesichert und eine Kippung oder stärkere Lateralverschiebung vermieden wird

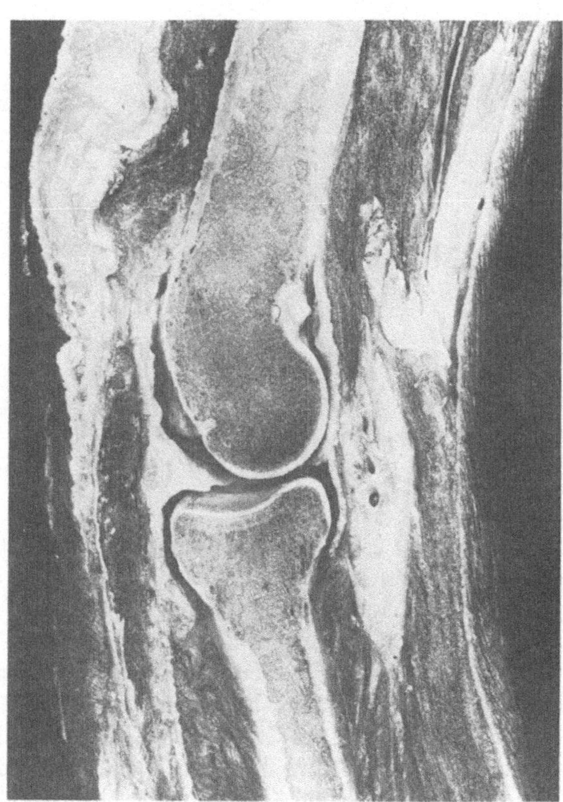

Abb. 2. Gelenkkontakt im Humero-Radialgelenk (Guyot: Atlas of Human Limb Joints [6])

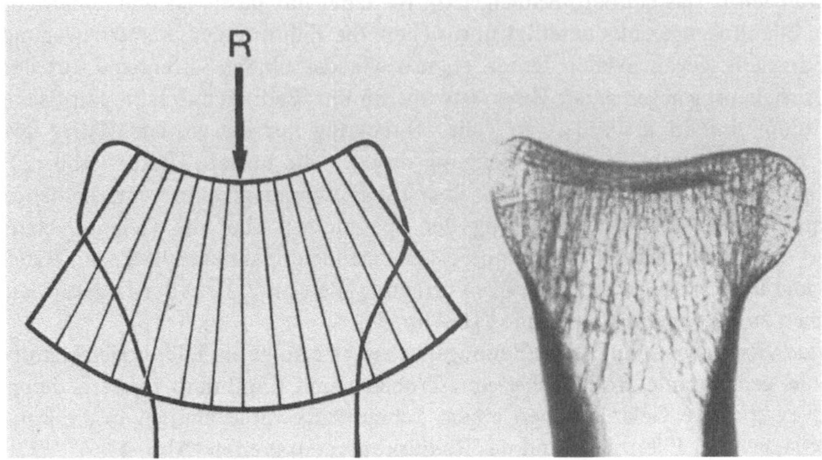

Abb. 3. Spannungsverteilung und Trajektorien-Verlauf im Humero-Radialgelenk (Tillmann [18])

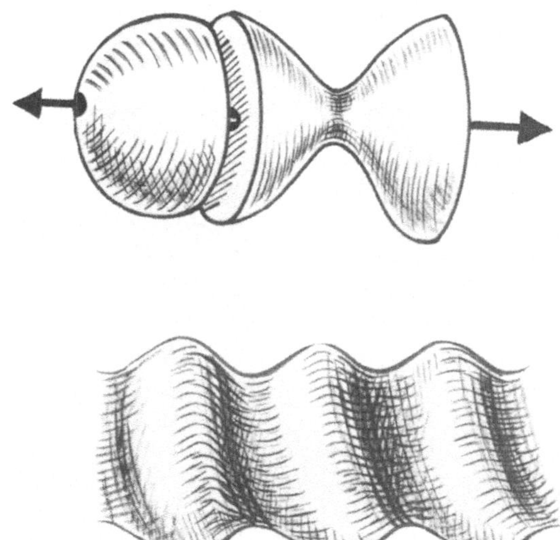

Abb. 4. Schraubengewinde-Konfiguration der Gelenkflächen im Ellenbogenhauptgelenk (nach Kapandji [8])

(Karpandji [8]) (Abb. 5). Trotz der schraubenförmigen Gelenkbewegung ist der Gelenkschluß vor allem im Humero-Ulnargelenk nicht in allen Gelenkstellungen gleichmäßig. In voller Streckstellung klafft der mediale Randstreif der Olecranon-Gelenkfläche, in voller Beugestellung der laterale, weil die Knorpelflächen der Trochlea schmaler bzw. kürzer sind (Abb. 6). Dennoch ist bei sonst kongruenten Gelenkflächen eine gleichmäßige Spannungsverteilung über die Gelenkflächen gewährleistet (Tillmann [17]). Tillmann fand allerdings an über 200 untersuchten Gelenken in 2/3 der Fälle knorpelfreie Streifen und inkongruente oder unregelmäßige Gelenkflächen an der Ulnazange mit entsprechend unregelmäßiger Spannungsverteilung und Knochendichte als Folge übermäßiger Gelenkbeanspruchung.

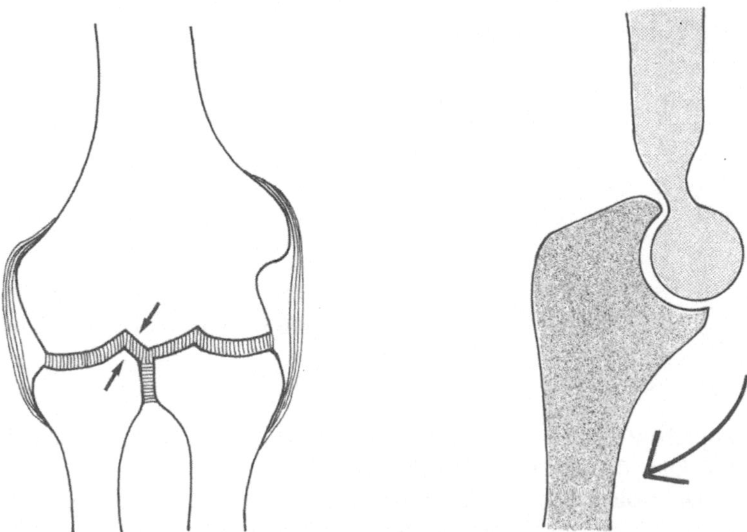

Abb. 5. Gelenkflächenkontakt im sulcus capitulo-trachlearis

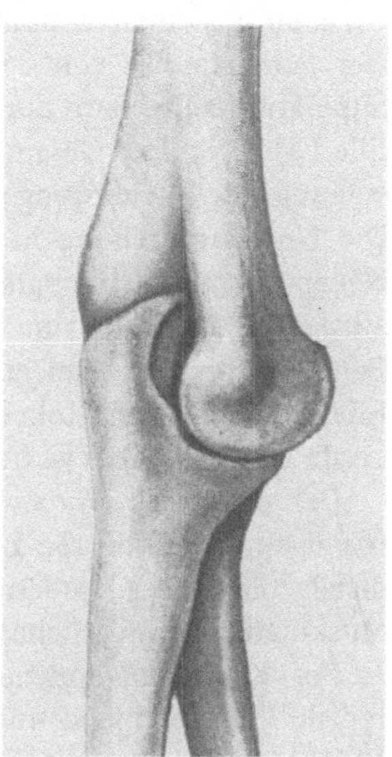

Abb. 6. Klaffender medialer Randstreif des Olecranon in voller Streckung

Die Gabelform des distalen Humerus erlaubt einen maximalen Bewegungsumfang von 160° (Abb. 7). Die maximale Streckung wird vor dem knöchernen Anschlag des Olecranon durch die vorderen Randzüge der Seitenbänder und durch die Dehnung der Beuger gehemmt. Wird die Endstellung überschritten, kommt es zur Olecranonfraktur oder dorsalen Luxation mit ventraler Kapselbandruptur. Beugeseitig wird die maximale Endstellung durch Zusammenpressen der Weichteile erreicht, bevor Processus coronoides und Radius-

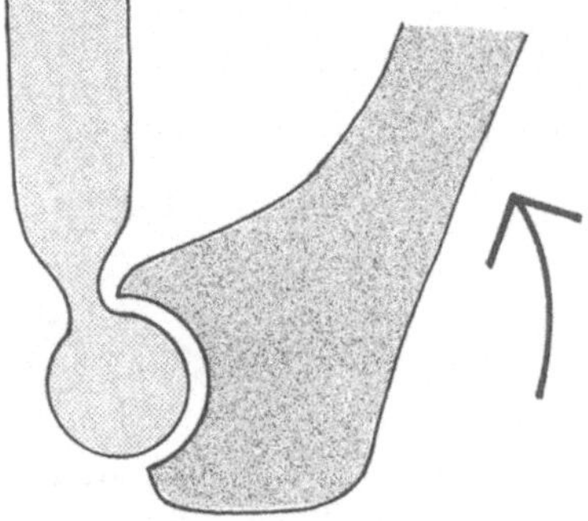

Abb. 7. Gabelform des distalen Humerus und Bewegungsumfang im Humero-Ulnargelenk

köpfchen knöchern bei 160° anschlagen (Abb. 8). Vorher kann jedoch bereits die Abknickung der Arteria brachialis eintreten.

Die Rollenachse des Ellenbogengelenkes und die Humerusschaftachse bilden den humeralen Cubitalwinkel, der eine Schwankung zwischen 76° und 89° aufweist und zusammen mit dem Ulno-Cubitalwinkel den totalen Abduktionswinkel oder Armwinkel von durchschnittlich 168,5° bildet, entsprechend einem physiologischen Cubitus valgus, der zwischen 0° und 22° schwankt (v. Lanz-Wachsmuth [9]). Die physiologische Valgusstellung belastet vor allem das ulnare Seitenband und schützt das stärker beanspruchte Humero-Radialgelenk. Der Schnittpunkt von Beugeachse und Supinationsachse liegt im capitulum humeri, die Supinationsachse läuft durch die Radio-Ulnargelenke im Winkel von 20° zur Längsachse der Elle (Abb. 9). Der Gesamtwinkel der Unterarmkreisung beträgt 175° und kann in Streckstellung des Ellenbogengelenkes durch die Schulterrotation bis auf 360° ergänzt werden. Die Unterarmdrehung betrifft nicht nur den Radius mit der Ulna als passivem Partner. Neuere computertomographische Untersuchungen haben gezeigt, daß der Radius eine axiale Rotation um eine zylindrische Achse ausführt, während die Elle eine kegelförmige Bahn beschreibt (Vital et al. [19]) (Abb. 10). Dabei verlagert sich der Schnittpunkt der Ellenachse mit der Rollenachse des Humerus nach lateral. Für den prothetischen Gelenkersatz ist diese Tatsache bedeutsam.

Das proximale Radio-Ulnargelenk läuft als Rad- oder Zapfengelenk in dem trichterförmigen, osteofibrösen Lager des Ringbandes, das beim Erwachsenen keine Luxation nach distal zuläßt. Bei Kindern ist das Ringband jedoch noch so locker, daß bei entspannter Muskulatur der plötzliche Längszug am Arm zur Luxation führen kann.

Der Kapselbandapparat ist für das Ellenbogengelenk der wichtigste Stabilisator. Das radiale Collateralband umgreift ventral und dorsal das Radiusköpfchen und strahlt in das Ringband ein, ohne knöchernen Kontakt zum Radius (Abb. 11a). Das kräftige ulnare Band wirkt einer Valgusdeformierung des Ellenbogengelenkes entgegen und schützt das Humero-Radialgelenk vor übermäßiger Druckbelastung. Die dicke pars anterior liegt vor der Drehachse und ist in allen Gelenkstellungen gespannt. Die pars posterior bremst Streckbewegungen, beide sind durch die pars transversa verspannt (Abb. 11b). Die Zugfestigkeit des Kapselbandapparates beträgt auf der Medialseite maximal 230 kg, lateral maximal 160 kg. Das radiale Seitenband allein ist sogar mit 160 kg stärker belastbar als das mediale, dreieckig ausgebreitete Band. Bei Überstreckung im Ellenbogengelenk rupturiert die ventrale Kapsel bei 70 kg während Kapselrisse bei forcierter Torsion schon ab 14 kg auftreten (Tabelle 2).

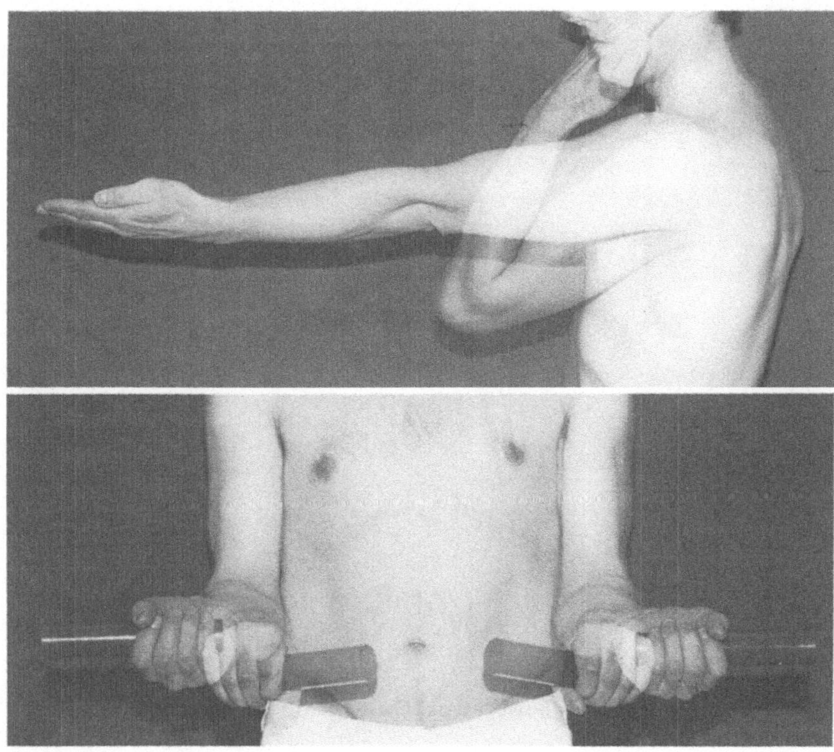

Abb. 8. Bewegungen um Beugeachse und Supinationsachse: Lateralverschiebung der Hand um eine kegelförmige Achse bei der Supination

Ulnare Seitenbandrupturen sind häufige Verletzungen infolge Valgus-Stress, der nicht nur beim Sturz auf die Hand, sondern auch bei allen Wurf- und Ballsportarten auftritt: Bei forcierter Innendrehung des gebeugten Armes erfolgt die Kraftübertragung auf die Wurf-hand am anderen Ende des Hebearmes durch Kompression des Humero-Radialgelenkes und Zugbelastung des Innenbandes gleicher Größenordnung, die dem 2–3fachen des Körper-gewichts entspricht, so daß Knorpelschäden im Humero-Radialgelenk und mediale Band-rupturen bzw. Apophysenabrisse bei Jugendlichen häufige Verletzungen sind (Hang et al. [7]) (Abb. 12). Schwab [14] hat auf die Bedeutung der pars anterior des ulnaren Seiten-bandes für die Gelenkstabilität hingewiesen und festgestellt, daß eine Instabilität nicht einmal dann auftritt, wenn 90% des Olecranon bis zum Ansatz der pars anterior senkrecht zur Schaftachse reseziert werden. Povel [13] hat nachgewiesen, daß bei Olecranonfrakturen Gelenkstabilität durch die pars anterior des ulnaren Seitenbandes für alle Frakturwinkel von 90°–45° gewährleistet ist. Bei steilen Schrägfrakturen kommt es durch die Zugwirkung der Beuger zur Subluxation (Abb. 13). Instabil sind außerdem alle Olecranonfrakturen mit Abriß des ulnaren Seitenbandes, so daß in diesen Fällen und für die steilen Schrägbrüche unter 45° die Platten-Osteosynthese empfohlen wird.

Radiusköpfchen-Resektion führt zu verstärkter Valgusbelastung des medialen Kapsel-bandapparates mit Kraftverlust und degenerativen Gelenksveränderungen (Morrey et al. [10]). Die Kraftminderung resultiert aus dem Verlust der Kraftübertragung im Humero-

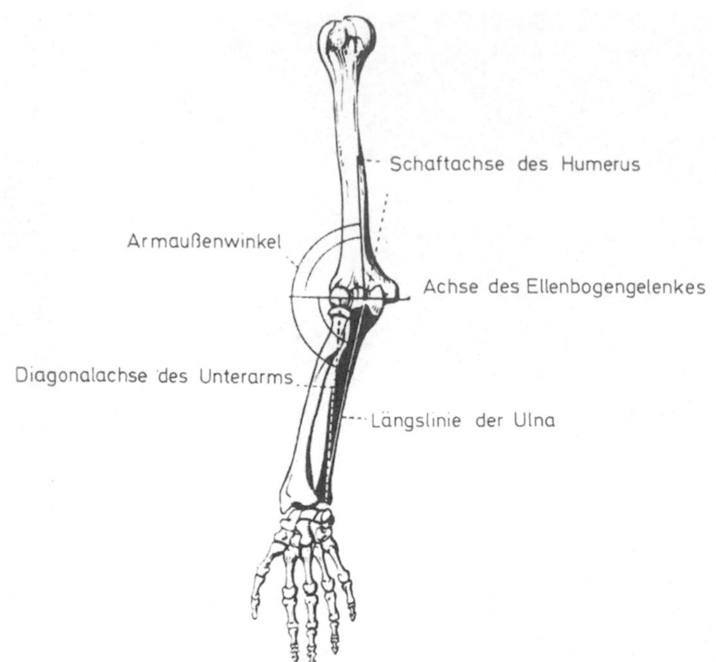

Abb. 9. Schnittpunkt der Bewegungsachsen des Ellenbogengelenkes im capitulum humeri (Benninghoff [2])

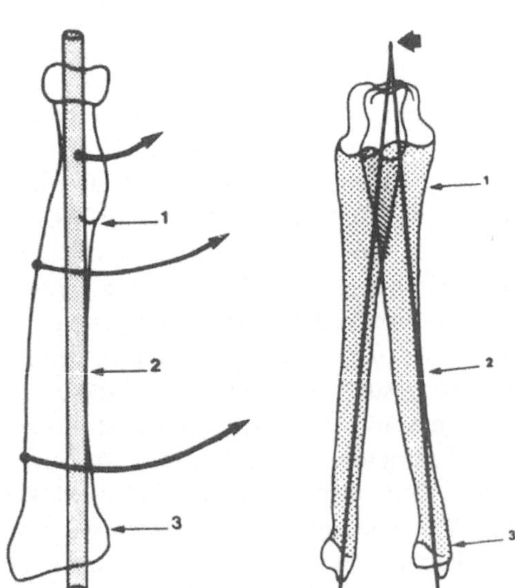

Abb. 10. Rotationsachsen von Radius und Ulna, rekonstruiert nach Computertomogrammen beim Lebenden (Vital et al. [19])

Radialgelenk, die zur Verdoppelung der Druckkräfte im Humero-Ulnargelenk mit Spannungsspitzen bis zum 9fachen Körpergewicht an der lateralen Kante des Processus coronoides führt (Amis et al. [1]) (Abb. 14).

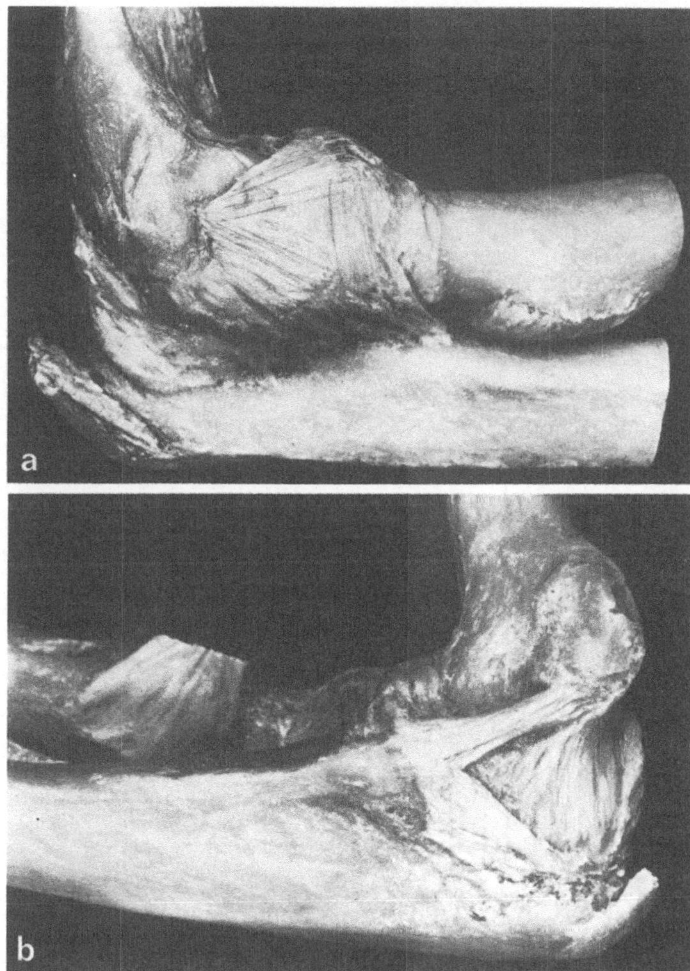

Abb. 11a, b. Bandapparat des Ellenbogengelenkes. **a** Radiales Seitenband. **b** Ulnares Seitenband

Bewegende Kräfte des Ellenbogengelenkes

Neben dem Kapselbandapparat stabilisieren vor allem die Hauptflexoren M. biceps, M. brachialis und M. brachioradialis sowie der Hauptstrecker M. triceps das Gelenk. Akzessorisch wirken die Extensoren des Handgelenkes und der Finger sowie der M. pronator teres (Karpandji [8]).

Maximale Kraftentfaltung ist für M. biceps und M. brachialis ab $80^{o}-90^{o}$ Beugung, für den M. brachioradialis dagegen erst ab $100^{o}-110^{o}$ möglich. Für das Heben einer Last ist außerdem die Semi-Pronationsstellung des Ellenbogengelenkes am günstigsten, da dann alle Hauptbeuger aktiv sind (Tillmann [16]). Auch für die Gelenkbeanspruchung und gleichmäßige Spannungsverteilung ist die „Doppelbesetzung" mit Oberarm- und Unterarmmuskeln günstig, ohne daß Spannungsspitzen in den Endstellungen der Gelenke auftreten

Tabelle 2. Zugfestigkeit Kapselbandapparat (nach Fessler)

Ulnare Gelenkkapsel		230 kg
Radiale Gelenkkapsel		40 kg
Mediales Seitenband		120 kg
Radiales Seitenband		160 kg
Ventrale Gelenkkapsel – Überstreckung		70 kg
Ventrale Gelenkkapsel – Torsion		14 kg
Membrana interossea	L	70 kg
	Q	91 kg

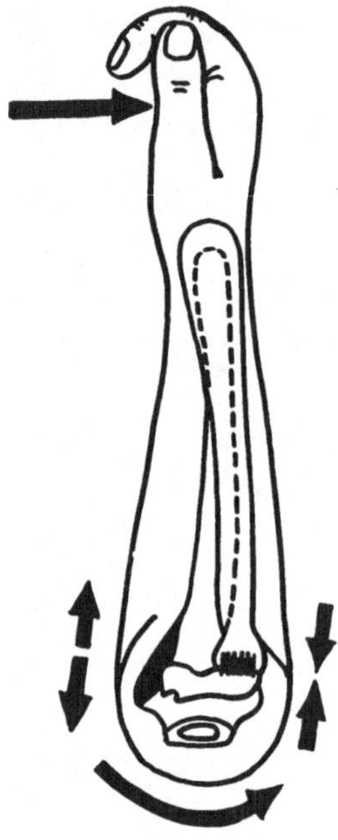

Abb. 12. Gelenkbelastung durch forcierte Innenrotation des gebeugten Armes beim Wurfsport

(Pauwels [12]). Streckmuskeln des Ellenbogengelenkes sind M. triceps und M. anconaeus. Maximale Stabilisierung leistet der Triceps in 20°–30° Beugung, z.B. beim Heben oder Tragen. Unterschiede in der Arbeitsleistung der 3 Muskelköpfe des Triceps oder des Gesamtmuskels in Abhängigkeit von der Armstellung sind aufgrund neuerer Untersuchungen nicht nachzuweisen (Le Bozec et al. [3]).

Aufschluß über die maximale Gelenkbelastung in den verschiedenen Gelenkstellungen durch die einwirkenden Muskelkräfte geben vor allem Untersuchungen mit isometrischer Muskelstimulation (Amis et al. [1]). Diese zeigen, daß durch isometrische Flexoren-Stimulation vor allem der Proc. coronoides und der dorsale Rand des Radiusköpfchens, durch Extensoren-Stimulation Trochlea und Olecranon belastet werden. Diese Tatsache ist für die Knochenresektion und Prothesenverankerungen an der Ulna, aber auch für Osteosynthesen an der proximalen Ulna wesentlich. Ähnlich extreme Muskelaktionen gelten auch für sportliche Aktivitäten, insbesondere beim Baseball und anderen Wurf- oder Ballsport-

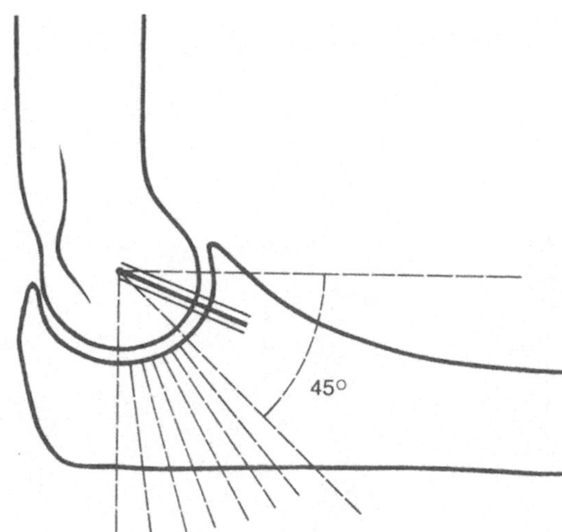

Abb. 13. Stabile Olecranonfrakturen
90° bis 45° (Povel [13])

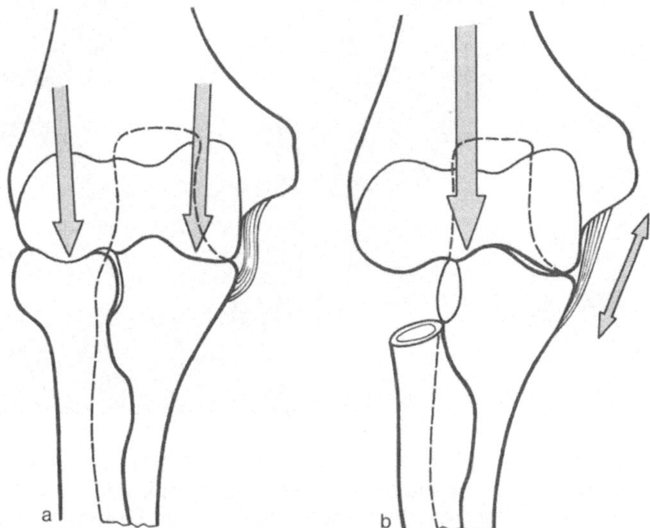

Abb. 14. Veränderte Gelenkbelastung nach Radiusköpfchenresektion

arten, bei denen durch die Wurfbewegung in sehr kurzer Zeit sehr hohe Kräfte wirksam werden, die durch Spannungsspitzen im Gelenk Knorpelnekrosen im Sinne einer Osteochondrosis dissecans erzeugen und bei Jugendlichen oder nach Metallentfernung osteosyntheseversorgter Frakturen durch enorme, gegenläufige Spannungen zu Abrißfrakturen, Gelenkbrüchen und Luxationsfrakturen führen können (Gainor et al. [5]).

Der funktionelle Wert des Ellenbogengelenkes wird vor allem durch Stabilität und aktiven Bewegungsumfang bestimmt. Die funktionelle Wiederherstellung ist daher möglich, wenn es gelingt, ein grobes Gelenkscharnier mit intakten ligamentären und muskulären Stabilisatoren für die Ellenbogenhauptbewegung zu erhalten (Abb. 15). Die Resektionsarthroplastik des

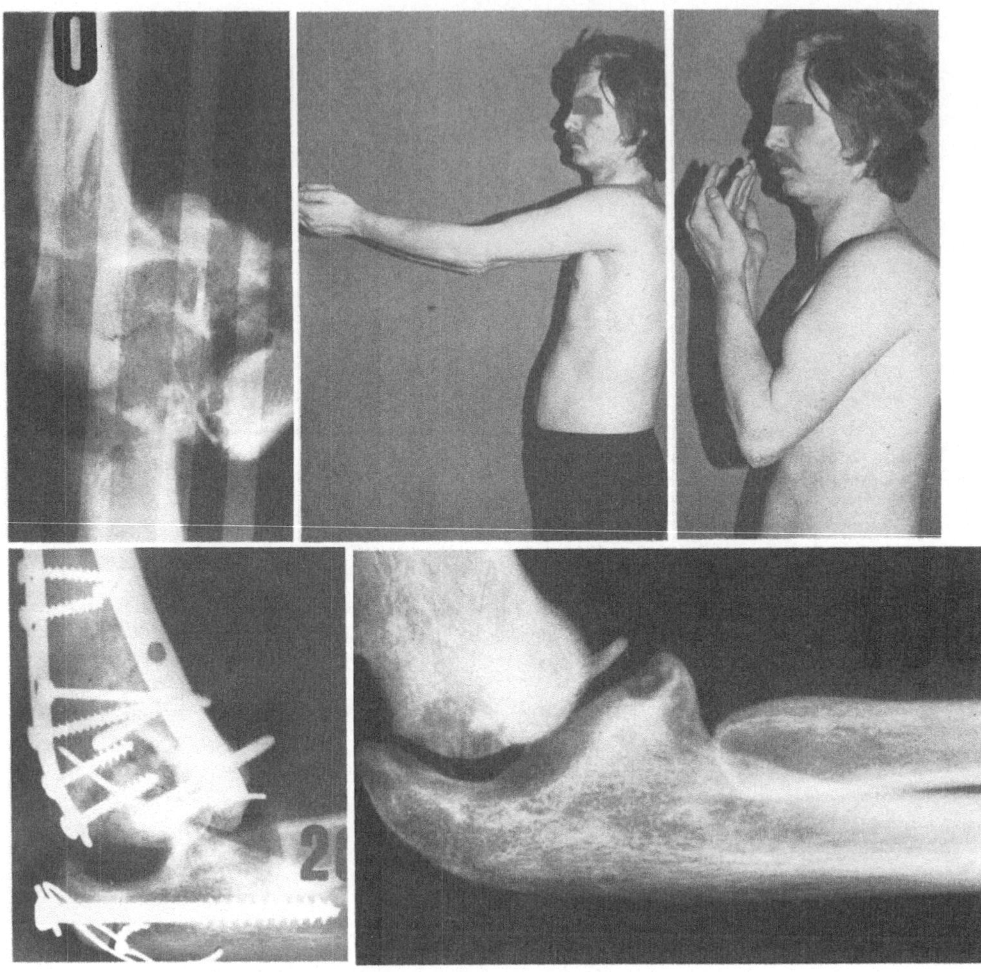

Abb. 15. K.H., 24 J. Luxationstrümmer-Fraktur des linken Ellenbogengelenkes. Primäre Osteosynthese, sekundäre Resektionsarthroplastik und Wiederherstellung der Gelenkfunktion mit Bandstabilität und schmerzfreiem Bewegungsumfang 0—20—130

Ellenbogengelenkes ist ein gutes Beispiel für die funktionelle Prägung der Gelenk-Morphologie durch die Biomechanik wirksamer Muskelkräfte.

Literatur

1 Amis A A, Dowson D, Wright V, Miller J H (1979) The derivation of elbow joint forces and their relation to prothesis design. J Med Eng Technol 3: 229

2 Benninghoff A (1949) Lehrbuch der Anatomie des Menschen, Bd I. Urban & Schwarzenberg, Berlin München

3 Le Bozec S, Maton B, Cnockaert J C (1980) The synergy of elbow extensor muscles during static work in man. Eur J Appl Physiol 43: 57

4 Braus H (1921) Anatomie des Menschen, Bd 1: Bewegungsapparat. Springer, Berlin

5 Gainor J, Piotrowski G, Puhl J, Allen W C, Hagen R (1980) The Throw: biomechanics and acute injury. Am J Sports Med 8: 114

6 Guyot J (1981) Atlas of Human Limb Joints. Springer, Berlin Heidelberg New York

7 Hang Y S, Lippert F G, Spolek G A, Frankel V H, Harrington R M (1979) Biomechanical study of the pitching elbow. Int Orthop 3: 217

8 Kapandji J A (1970) The physiology of the joints, 2nd edn, Vol 1. Livingstone, Edinburgh London

9 Lanz T v, Wachsmuth W (1959) Praktische Anatomie, 2. Aufl.: Bd I, 3. Teil: Arm. Springer, Berlin Göttingen Heidelberg

10 Morrey B F, Chao E Y, Hui F C (1979) Biomechanical study of the elbow following excision of the radial head. J Bone Joint Surg 61-A: 63

11 Pauwels F (1955) Die Bedeutung der am Ellbogengelenk wirkenden mechanischen Faktoren für die Tragfähigkeit des gebeugten Arms. Z Anat Entwicklungsgesch 118: 35

12 Pauwels F (1963) Die Druckverteilung im Ellbogengelenk. Z Anat Entwicklungsgesch 123: 643

13 Povel J A, Paffen P J, Busman D C (1979) Mechanische Kraftwirkung auf das Ellenbogengelenk bei Olecranonfrakturen. Aktuel Traumatol 9: 269

14 Schwab G H, Bennet J B, Woods G W, Tullos H S (1980) Biomechanics of elbow instability: the role of the medial collateral ligament. Clin Orthop 146: 42

15 Tillmann B (1971) Die Beanspruchung des menschlichen Ellenbogengelenkes. I. Funktionelle Morphologie der Gelenkflächen. Z Anat Entwicklungsgesch 134: 328

16 Tillmann B (1971) Die funktionelle Beanspruchung und Morphologie des menschlichen Ellenbogengelenkes. Gegenbaurs Morphol Jahrb (Leipzig) 117: 217

17 Tillmann B (1978) A contribution to the functional morphology of articular surfaces. Norm Pathol Anat (Stuttg) 34: 1

18 Tillmann B (1978) Entwicklung und funktionelle Anatomie des Ellenbogengelenkes. Z Orthop 116: 392

19 Vital J M, Lavingnolle B, Sanchis G, Yates M, Constant P, Piton J, Senegas J (1980) A study of the two forearm bones during pronation and supination movements in living subjects. Anat Clin 2: 57

II. Frakturen des distalen Humerus

Ursachen und Formen der distalen Humerusfrakturen

V. Hendrich und E.H. Kuner

Eine der ersten systematischen Darstellungen der distalen Humerusfrakturen gab 1847 Malgaigne [25] in seinem Buch „Traite des fractures et des luxations". Im Kapitel der Humerusfrakturen werden die supracondylären Frakturen und die Abrißfrakturen des Epicondylus ulnaris, im Kapitel über den Ellenbogen die noch weiter distal gelegenen intra-articulären Frakturen dargestellt. Dabei unterscheidet Malgaigne die T- bzw. Y-förmigen Frakturen beider Condylen von den Brüchen jeweils des Condylus radialis und ulnaris sowie von den Trümmerbrüchen. Im deutschen Sprachraum hat sich Kocher [19] 1896 in seinen „Beiträgen zur Kenntnis einiger praktisch wichtiger Frakturformen" mit den Humerus-frakturen beschäftigt. Ihrer Häufigkeit entsprechend werden sie zusammen mit experi-mentellen Untersuchungen zur möglichen Genese der Frakturen, aber auch Einzelfalldar-stellungen, besprochen. Vieles von dem dabei Gesagten hat heute noch Gültigkeit, im Verlauf dieser Darstellung wird auf die Arbeit Kochers immer wieder zurückzukommen sein.

Frakturen des distalen Humerus sind nicht selten. In einer Studie über 2 532 Frakturen bei Kindern findet Lichtenberg [23] in einem Zehntel der Fälle Humerusfrakturen, davon betrafen 78% das distale Humerusende. Im Erwachsenenalter geht der Anteil der distalen Humerusfrakturen an der Gruppe der Ellenbogengelenksfrakturen zurück, wie Untersu-chungen von Giebel und Nolte [16] zeigten. Über 70% der verschiedenen Ellenbogenfrak-turen waren Radiusköpfchenfrakturen, Olecranonfrakturen oder Abrißfrakturen des Processus coronoideus (Altersgruppe der 21–60jährigen). Diese proximalen Unterarm-gelenkfrakturen machen beim älteren Menschen (über 60 Jahre) etwas mehr als die Hälfte aller Ellenbogengelenksfrakturen aus. Bei den Kindern und Jugendlichen dagegen (Alters-gruppe 0–20 Jahre) überwiegen die distalen Humerusfrakturen; in der auch von anderen Autoren bestätigten Reihenfolge: supracondyläre Fraktur, Fraktur des Condylus radialis und Fraktur des Epicondylus ulnaris. Die beim Kind in weniger als 1% der Fälle anzu-treffenden intercondylären Frakturen oder Trümmerbrüche umfassen im Erwachsenen-alter mindestens 1/3 aller distalen Humerusfrakturen (Tabelle 1–3).

Die supracondyläre Humerusfraktur

Die supracondyläre Humerusfraktur (Abb. 1) ist vorwiegend eine Fraktur im Kindesalter, bevorzugt ist das Lebensalter zwischen 5 und 10 Jahren. Während es im Erwachsenenalter fast keine reine supracondyläre Fraktur gibt, nimmt ihre Häufigkeit im Greisenalter wieder etwas zu (18% der Ellenbogengelenksfrakturen des Krankengutes von Giebel und Nolte [16]). Es müssen mehr Jungen als Mädchen mit einer supracondylären Fraktur behandelt werden, vorwiegend ist der linke Arm betroffen. Baumann [1] bezeichnet ihn als Schildarm,

Tabelle 1. Distale Humerusfrakturen

1. Extraarticulär
Supracondyläre Fraktur
Fraktur des Epicondylus ulnaris
Fraktur des Epicondylus radialis

2. Monocondylär
Fraktur des Condylus radialis
Fraktur des Condylus ulnaris
Tangentiale Frakturen (Capitulum, Trochlea)

3. Bicondylär
Intercondyläre Frakturen und Trümmerbrüche

Tabelle 2. Distale Humerusfrakturen — Häufigkeit beim Kind (in %)

	Supra-condyl.	Cond. rad.	Epicond. uln.	Cond. uln.	Übrige
R. Lichtenberg (1954)	69	17	14		
W.P. Blount (1957)	70	21	9		
J. Lagrange et al. (1962)	70	19	?		?
H.B. Boyd et al. (1944)	71	19	5	4	1
E. Kutscha-Lissberg et al. (1974)	76	17	5	2	
M.G. Giebel et al. (1964) (< 20jährige)	51	5	23	3	18

Tabelle 3. Distale Humerusfrakturen — Häufigkeit bei Erwachsenen (in %)

	Extra-articulär	Inter-condylär	Cond. rad. + Capit. hum.	Diaconylär + Cond. uln.
P. Decoulx et al. (1964)	53	30	12	5
J. Folschveiller et al. (1964)	31	53	16	
M.G. Giebel, G. Nolte (1964)	54	35	7	4

der den Sturz abfangen soll, während bei der vorwiegenden Rechtshängigkeit unserer Bevölkerung der rechte Arm weniger zum Schutz oder zum Abstützen als vielmehr zum Tragen bestimmter Gegenstände oder Ausführen bestimmter Tätigkeiten gebraucht wird.

Nach den fundamentalen experimentellen Untersuchungen von Kocher [19] wird bei der supracondylären Fraktur ein häufiger Extensionstyp (Abb. 2) vom seltenen Flexionstyp (Abb. 3) unterschieden. Der Anteil der Flexionsfrakturen dürfte bei knapp 5% aller supracondylären Frakturen liegen. Unter 575 Fällen einer Statistik von Langrange und Rigault [21] war es möglich, von 148 Verletzten präzise den Unfallhergang zu erfragen. Dabei sind 2/3 der Verletzungen durch einen Sturz auf den Ellenbogen entstanden. Lediglich 3 Frakturen entstanden durch einen reinen Hyperextensionsmechanismus. Dies bestätigt die Ansicht von Lubinus [24], der schon 1924 äußerte, daß es falsch wäre, „eine Folgerung zu ziehen, die eine Gruppe entstünde durch eine Hyperextension des Unterarmes im Ellen-

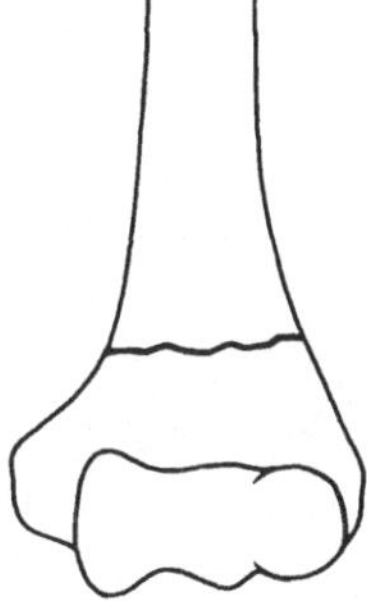

Abb. 1. Supracondyläre Fraktur

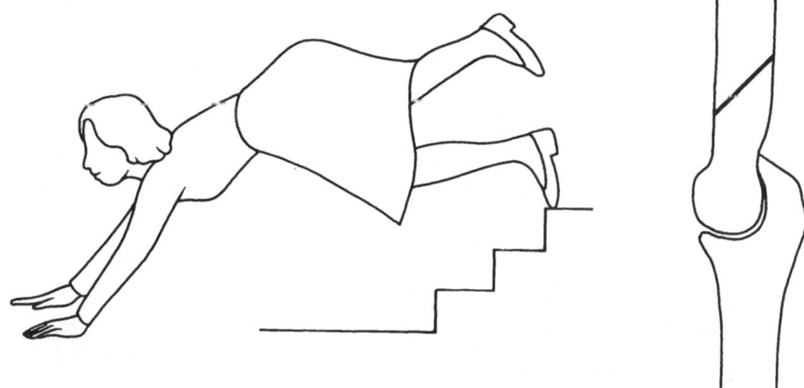

Abb. 2. Extensionsfraktur

bogengelenk, die andere durch Hyperflexion". Auch Kocher [19] betont schließlich, daß die Mehrzahl der supracondylären Humerusfrakturen durch einen Fall auf die Hand bei halb gestrecktem Vorderarm und Stoß gegen das untere Humerusende entstehen. Es handelt sich also nur um eine Typenbeschreibung, die er aufgrund seiner Experimente, einmal Hyperflexion, dann Hyperextension, gibt.

Während Kocher [19] an reinen Humeruspräparaten experimentierte, beließ Lubinus [24] bei seinen Versuchen die derbe Ellenbogengelenkkapsel. Ihm war aufgefallen, daß die Kapselansätze am unteren Humerusende und die in der Regel beobachtete Höhe der Bruchebenen bei supracondylären Humerusfrakturen auffällig übereinstimmte, beispielsweise reicht auf der Dorsalseite des Humerus der Kapselansatz höher. Sicher ist diese Gegend dadurch, daß hier eine sehr derbe Kapsel in einem Gebiet von wachsendem, noch nachgiebigem Knochen inseriert, frakturgefährdet (Abb. 4). Die veränderte Biomechanik beim Erwachsenen ist Grundlage einer Beobachtung Böhlers [4], daß der Überstreckungsbruch hier selten ist, gewöhnlich entsteht hier durch den gleichen Mechanismus eine hintere Ellbogenverrenkung.

Frakturen vom Flexionstyp durch Einwirken der Kraft auf den hyperflektierten Ellenbogen sind beim alten Menschen dagegen häufiger anzutreffen. Als zusätzliche Frakturlinie wird dann oft ein intercondylärer Bruch beobachtet, so daß eine T- oder Y-förmige Fraktur

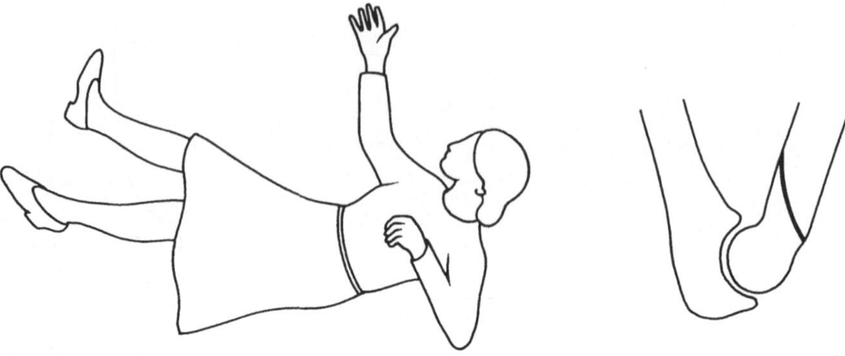

Abb. 3. Flexionsfraktur

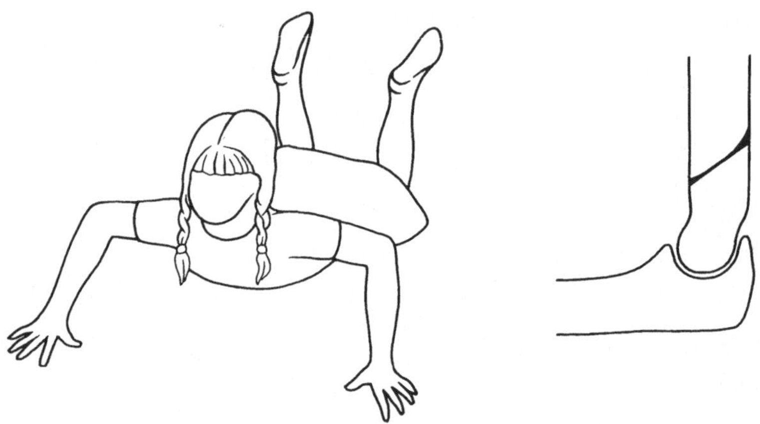

Abb. 4. Supracondyläre Fraktur durch Abscherung

entsteht. Die Sonderform der diacondylären Brüche (nach der Definition Kochers [19]) ist sehr selten. Hierbei handelt es sich um die distale, dann intercapsulär gelegene Variante der supracondylären Fraktur. Lagrange [21] beobachtete sie in 4% der supracondylären Frakturen. Lediglich in einem Fall (von 575) wurde über eine echte Epiphysenlösung berichtet. In einem der letzten Hefte des „Journal of Bone and Joint Surgery" wird über einige Fälle von echten Epiphysenlösungen sowie die diagnostischen Möglichkeiten und Hilfsmittel berichtet (De Lee et al. [10]). Da der Knochenkern des Capitulum humeri in der Regel bereits im 7. Lebensmonat angelegt ist, ist im Falle einer solchen Epiphysenlösung in der erhalten gebliebenen Relation zwischen Radiusachse und Capitulum humeri ein wertvoller diagnostischer Hinweis im Vergleich zur Fraktur des Condylus radialis zu sehen. Bezüglich der Einzelheiten wird hier auf die Originalmitteilung verwiesen.

Der Dislokation der verschiedenen Fragmente entsprechend existieren stadienhafte Einteilungen nach dem Schweregrad der supracondylären Fraktur. Im deutschen Sprachraum ist am meisten die von Lubinus-Felsenreich [24, 13] gebräuchlich, wobei das Stadium I Fälle umfaßt, „die keine oder eine nur ganz geringe Achsenknickung bei unvollkommen durchgebrochenem Knochen aufweisen". Gruppe II zeigt deutliche Dislokationen, gleichgültig in welcher Richtung, jedoch nicht in dem Ausmaß, wie Gruppe III. Hier ist eine Dislokation über eine Humerusbreite hinaus festzustellen. Beispielsweise fanden sich im Krankengut von Cotta et al. [8] 19 supracondyläre Frakturen der Gruppe I, 26 der Gruppe II, 43 der Gruppe III. Felsenreich [13] weist darauf hin, daß die Fälle der Gruppe II oft mehr zu sekundären Verschiebungen neigen, als die der Gruppe III. Er sieht eine unvollkommene Frakturierung des Knochens und ungleichmäßige Periostablösung als Ursache. Nach den grundlegenden Untersuchungen Baumanns [1] ist gerade im distalen Humerusbereich die Bedeutung einer nicht korrigierten Rotationsfehlstellung für das spätere Fehlwachstum des Armes allgemein anerkannt. In den folgenden Referaten zur Therapie der supracondylären Fraktur wird sicher hierauf eingegangen. Auch das wichtige Thema „Begleitverletzungen" am distalen Humerus wird gesondert abgehandelt.

Die Fraktur des Epicondylus ulnaris (Abb. 5)

Bereits in seinem Standardwerk von 1847 weist Malgaigne [25] darauf hin, daß der Erstbeschreiber dieser Verletzung Granger [17] 1818 in Edinburgh war. Nur etwa 5% aller Epicondylus-ulnaris-Frakturen kommen bei Erwachsenen vor, im weitaus überwiegenden Anteil ist es eine Verletzung des Kindesalters. Der Abriß des Epicondylus ulnaris ist die dritthäufigste Verletzung am distalen Humerus in dieser Altersgruppe. Oft wird beim Abriß des Epiphysenknorpels eine kleine diaphysäre Schuppe mitgenommen. Die Verletzung bleibt wegen ihrer Lokalisation ohne Einfluß auf das Wachstum des Humerus. Im Zusammenhang mit dem normalen Sichtbarwerden der Knochenkerne am distalen Humerus muß darauf hingewiesen werden, daß die Anlage des Epicondylus ulnaris unterhalb des 7. Lebensjahres in der Regel rein knorpelig ist.

Der Epicondylus ist als Ansatz der Beuger und des medialen Collateralbandes einer erheblichen Zugbelastung ausgesetzt. Die meisten der Frakturen sind infolge Traktion in diesem Bereich entstanden. Nur selten wird eine direkte Gewalteinwirkung, beispielsweise das Auftreffen des abduzierten distalen Humerus auf ein erhöhtes Hindernis, zur Fraktur führen. Der hauptsächliche Mechanismus, nämlich der Ausriß, im Verlaufe eines Sturzes auf die dorsal flektierte Hand, Unterarm in Supination, in Streckung und physiologischer leichter Valgusstellung, ist auch dazu geeignet, beim Erwachsenen eine Ellenbogenluxation hervorzurufen (Abb. 6). Nach Baumann [1] liegt aber auch in einem Drittel der Fälle der

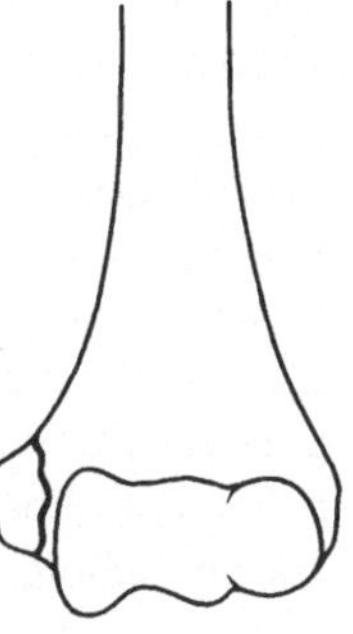

Abb. 5. Fraktur des Epicondylus ulnaris

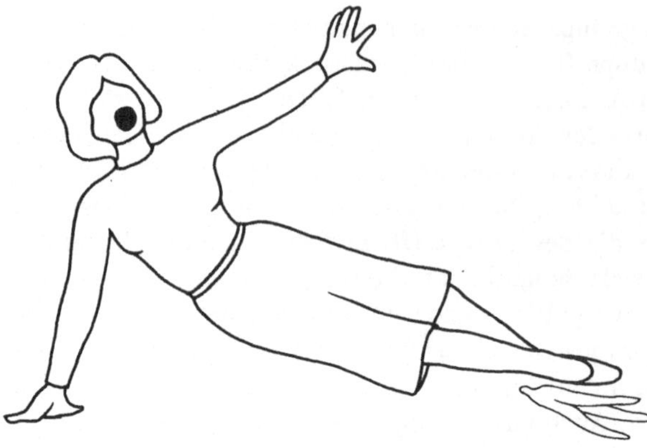

Abb. 6. Sturz mit möglicher Ausrißfraktur des Epicondylus ulnaris

Abrisse des Epicondylus ulnaris eine gleichzeitige Ellenbogenluxation vor. Hieran kann man eine Einteilung in vier Schweregrade der Abrißfraktur orientieren, der 4. und schwerste Schweregrad umfaßt Frakturen mit gleichzeitiger hinterer, äußerer oder — am häufigsten — hinterer-äußerer Ellenbogenluxation. Schweregrad III ist durch die Lage des Abrißfragmentes im humero-ulnaren Gelenk charakterisiert, während beim Schweregrad II sich nur eine klare Dislokation des Fragmentes nach distal findet. Schweregrad I umfaßt die Epicondylus ulnaris-Frakturen mit keiner oder minimaler Dislokation.

Die Fraktur des Epicondylus radialis (Abb. 7)

Als letzte Form der extracapsulären distalen Humerusfrakturen soll die sehr seltene Fraktur des Epicondylus radialis besprochen werden. In der Kocherschen [19] Systematik der distalen Humerusfrakturen ist sie gar nicht enthalten. Faysse [12] berichtet von einem einzigen Fall eines 14jährigen Mädchens mit direktem Trauma des Epicondylus radialis, zur gleichen Sammelstudie der französischen Orthopäden und Traumatologen waren 1 300 Fragebogen ausgewertet worden. Auch die 4 Fälle, über die Baumann [1] berichtet, waren durch direkte Gewalteinwirkung entstanden.

Die Fraktur des Condylus radialis (Abb. 8)

Die häufigste der monocondylären Humerusfrakturen wird als zweithäufigste der kindlichen distalen Humerusfrakturen gefunden. Auch im Erwachsenenalter ist sie — allerdings an nachgeordneter Stelle — anzutreffen. Die 92 distalen Humerusfrakturen Erwachsener aus dem Krankengut von Folschveiller [14] umfassen immerhin 15 Frakturen des Condylus externus.

Die Verletzung ist im Kindesalter in knapp 20% der distalen Humerusfrakturen anzutreffen. Meist handelt es sich um Kinder, die nicht älter als 9 Jahre sind. Wie bei der supracondylären Humerusfraktur sind überwiegend Jungen und die linke Seite betroffen. Beim Sturz auf die Hand ist der supinierte Unterarm am Ellenbogen physiologischerweise in Valgusstellung. Die beim Sturz aufgefangene Energie wird als Schubkraft über den Radius

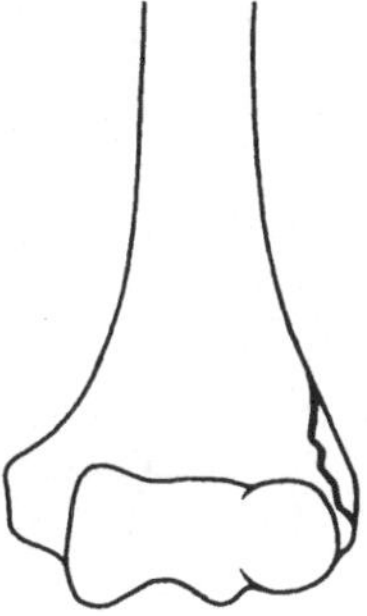

Abb. 7. Fraktur des Epicondylus radialis

auf den radialen Condylus übergeleitet. Die häufig anzutreffende Rotation und Verdrehung des Bruchstückes erklärt sich aus dem Zug der am Epicondylus ansetzenden Streckmuskulatur. Eine begleitende postero-externe Luxation ist häufig. Während die erhebliche Dislokation und Verdrehung des radialen Fragmentes dem Stadium III zugerechnet wird, entspricht das Stadium II einer bloßen Dislokation des Condylus radialis ohne Verdrehung. Im Stadium I ist eine Verschiebung der Fraktur praktisch nicht zu erkennen. Die Fraktur verläuft vom Condylus bzw. Epicondylus radialis, also metaphysär, schräg in die Grenze zwischen Capitulum humeri und Trochlea oder nimmt den lateralen Anteil der Trochlea noch mit. Die Beurteilung der Fraktur kann bei sehr kleinen Kindern mit entsprechender kleiner Anlage des Knochenkernes sehr schwierig sein. Sie sollte jedoch immer exakt erfolgen, da die Fraktur eine Epiphysenfraktur vom Typ Aitken III mit meta- und epiphysärem Fragment darstellt.

Die Fraktur des Condylus ulnaris (Abb. 9)

Die Fraktur des Condylus ulnaris ist eine ziemlich seltene Verletzung. Unter 152 distalen Humerusfrakturen Erwachsener fanden Decoulx et al. [9] 4 Fälle. Während der Prozentsatz bei den kindlichen Frakturen anderer Autoren offensichtlich verschwindend klein ist, geben ihn Boyd u. Altenberg [6] mit 4% an. Im Kindesalter sind meist ältere Kinder davon betroffen. Die meisten Autoren gehen hinsichtlich des Frakturmechanismus von einem direkten Trauma, dem Sturz auf den gebeugten Ellenbogen, aus. Die teilweise beobachteten Verdrehungen des medialen Condylusfragmentes entsprechen der Einwirkung des stabilen

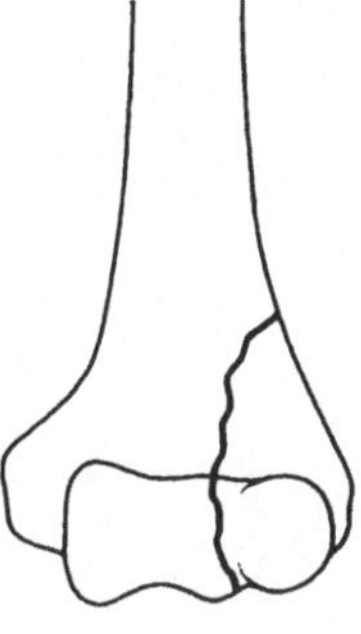

Abb. 8. Fraktur des Condylus radialis

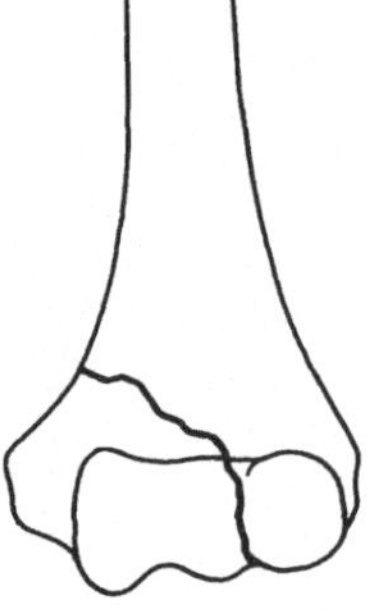

Abb. 9. Fraktur des Condylus ulnaris

ulnaren Collateralbandes und der am Epicondylus ansetzenden Beugermuskulatur. Ein indirekter Frakturmechanismus erscheint immerhin möglich, wenn bei forcierter Valgusstellung im Arm ein Sturz auf die Hand erfolgt und es nicht nur zum Ausriß des Epicondylus ulnaris, sondern des ganzen Condylusmassivs kommt. Differenatialdiagnostische Bedeutung hat der Einzelfallbericht von Fahey [11], bei dem eine Fraktur des Condylus ulnaris — dabei war ulnar nur der Epicondylus verknöchert — mit einer Epicondylusablösung verwechselt wurde.

Tangentiale Frakturen (Frakturen des Capitulum humeri (Abb. 10)
und der Trochlea (Abb. 11))

Der Stuttgarter N.F. Hahn [18] gilt als der Erstbeschreiber einer Fraktur des Capitulum humeri. Die Fraktur ist selten, sie macht wenig mehr als 1% der Gesamtheit aller Ellenbogenfrakturen aus. Wenn sie Kinder betrifft, dann ältere. In einer neueren Arbeit, die auch die wesentliche Literatur zu diesem Thema berücksichtigt, schreibt Fowles et al. [15], daß der Verletzungsmechanismus letztendlich nicht klar ist. Immerhin stimmen die meisten Autoren darin überein, daß er von einem Fall auf die ausgesteckte Hand herrührt. Kocher [19] berichtet über Fälle, bei denen ein Stoß von unten durch Fall auf die Hand bei fixiertem Arm oder gar „ein Zug auf den gestrecktem Arm, wobei die Kapsel von vorne auf die Rotula angepreßt wird, den Knorpelüberzug derselben abdrückt". Besonders letztere Beobachtung dürfte eine absolute Rarität sein. Trotz der Seltenheit der Capitulum-Frakturen werden zwei Typen unterschieden: Beim einen, genannt Kocher-Lorenz, umfaßt das

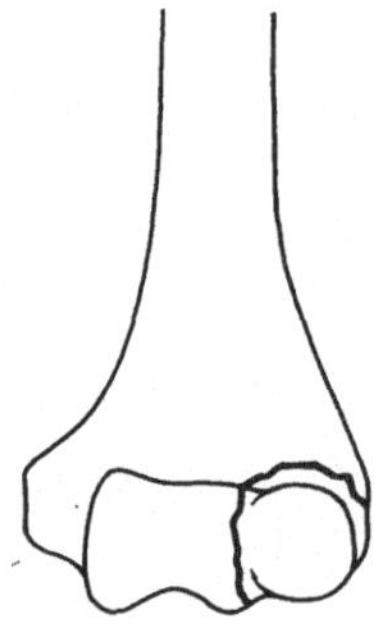

Abb. 10. Fraktur des Capitulum humeri

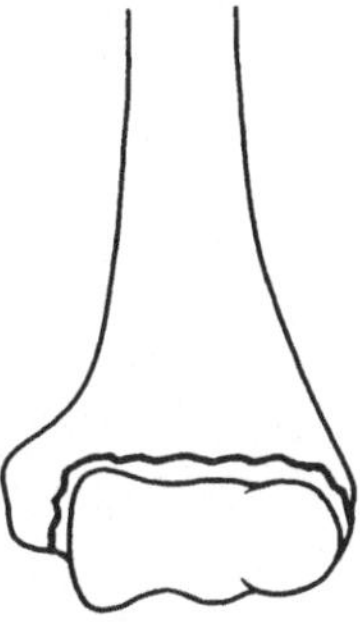

Abb. 11. Fraktur der Trochlea und des Capitulum humeri

Fragment neben dem knorpeligen Überzug des Capitulum nur eine dünne Knochenlamelle mit Dislokation nach hinten. Der wesentlich häufigere Typ, der erstmals von Hahn [18] beschrieben wurde (genannt Typ Hahn-Steinthal), beschreibt ein größeres Fragment des Capitulum humeri unter Mitnahme eines mehr oder weniger großen Stückes aus der Randzone der Trochlea mit Verschiebung nach vorne. Hierbei ist dann der Übergang zu der sehr seltenen gemeinsamen Fraktur von Capitulum humeri und Trochlea gegeben. Glücklicherweise ist dieser intraarticuläre Abbruch des gesamten Gelenkkörpers eine äußerste Rarität, die hier nur der Vollständigkeit halber erwähnt werden soll. Böhler [5] sah bei den Frakturen des Capitulum humeri und der Trochlea typische konstitutionelle Prädispositionen, einmal hielt er die Verletzung bei überstreckbarem Ellenbogen für möglich, zum anderen bei einem Sturz auf einen stark gebeugten Ellenbogen bei abduziertem Oberarm und freiliegendem Ellenbogen sowie Auftreffen auf ein erhöhtes Hindernis. Processus coronoideus und die scharfe ulnare Kante des Olecranons können dabei gegen die Trochlea gerichtet sein.

Die intercondylären Frakturen und Trümmerbrüche (Abb. 12 und 13)

Hierbei handelt es sich fast nur um Frakturen Erwachsener. Bei ihnen dürfte ihr Anteil etwa einem Drittel der distalen Humerusfrakturen entsprechen. In einer Sammelstatistik der Deutschen Sektion der AO-International über 182 distale intercondyläre Humerusfrakturen Erwachsener berichten Burri und Rüter [7] über Trümmerbrüche in 52%, Mehrfragmentbrüche in 31% und 3-Fragment-Brüche in 17%.

Als häufigste Ursache ist eine direkte Gewalteinwirkung auf den Ellenbogen anzunehmen. Stellt man sich die leicht keilförmige Längsseite der Incisura semi-lunaris vor, wie sie gegen

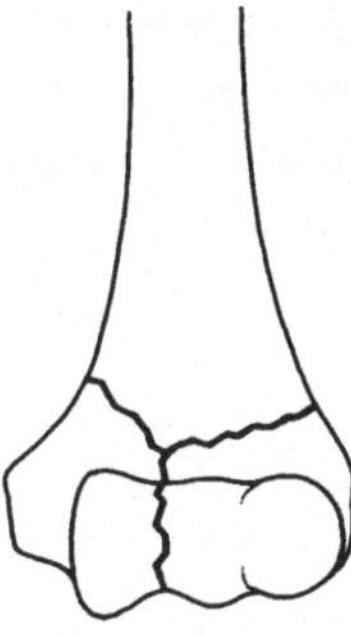

Abb. 12. Intercondyläre Fraktur

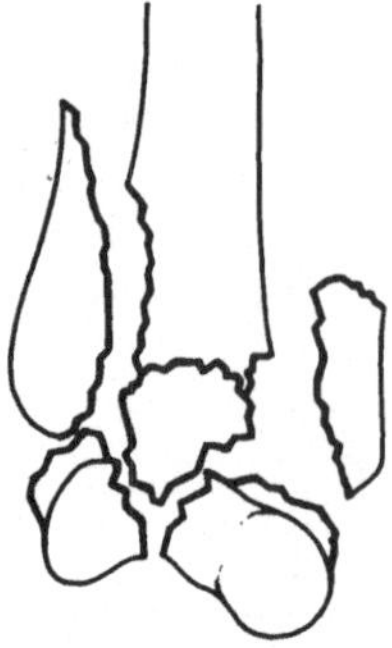

Abb. 13. Intercondylärer Trümmerbruch

die Einschnürung der Trochlea vordringt, so ist hier der locus minoris resistentiae vorgegeben. Die Condylen werden auseinander gedrängt, der Spaltbruch wird in der Regel noch durch einen supracondylären Verlauf der Fraktur ergänzt, so daß dann insgesamt T-, Y-förmige Frakturen oder gar Mehrfragmentfrakturen und Trümmerbrüche entstehen.

Bei den Trümmerbrüchen sind verschiedene schwere Verletzungsmöglichkeiten zu nennen, wie beispielsweise Verschüttungen, ein Sturz aus größerer Höhe und Verkehrsunfälle. In Amerika wurde der Begriff der side-swipe-fracture geprägt. Der Begriff stellt nur eine Einheit im Modus der Verletzungen dar. Dabei wird ein aus dem Autofenster oder Zugfenster herausgestreckter Ellenbogen in den seltensten Fällen bei einer Gewalteinwirkung mit einer Parierfraktur davonkommen. Die häufigste Verletzung besteht aus einer Kombination aus offener Olecranontrümmerfraktur, Radiusköpfchenluxation und Fraktur im Bereich des distalen Humerusdrittels.

Um der Vielfalt der Frakturen am distalen Humerus zu entsprechen, wurde auch hier — wie bei den Frakturen anderer Lokalisationen — eine Klassifizierung durch die Arbeitsgemeinschaft für Osteosynthesefragen erarbeitet, die endgültige Fassung soll unseres Wissens in den nächsten Wochen erscheinen. Sie sieht die Einteilung in drei große Gruppen vor:

A. Extraartikuläre distale Humerusfrakturen,

B. unicondyläre,

C. bicondyläre.

Innerhalb der Gruppe A finden sich die epicondylären Ausrisse (A1), die supracondylären Frakturen ohne bzw. mit einem Zusatzfragment (A2) und die supracondylären Trümmerbrüche (A3). Zusätzlich hierzu die weitere Unterteilung A 1.1 bis A 3.3. Hierbei ist die Schwere der Verletzung, vor allem aber auch der Schwierigkeitsgrad der operativen Rekonstruktion, berücksichtigt. Beispielsweise findet sich unter A 1.1 der Ausriß des Epicondylus lateralis, unter A 3.3 der supracondyläre Trümmerbruch beider Pfeiler. Auch die alphabetische Einteilung (A, B und C) ist nach dem Schwierigkeitsgrad ausgerichtet, die Klassifizierung C 3.3, d.h. bicondylärer Trümmerbruch mit artikulären Trümmern und frontalem Fragment beschreibt sicher die schwerste Form einer distalen Humerusfraktur. Die neue AO-Klassifikation wird eine bessere Analyse auch der distalen Humerusfrakturen, vor allem aber ihrer differenzierten Behandlungsmöglichkeiten, erleichtern.

Literatur

1 Baumann E (1965) Ellenbogen. In: Nigst H (Hrsg) Spezielle Frakturen- und Luxationslehre. Thieme, Stuttgart
2 Bickel W E, Perry R E (1963) Comminuted fractures of the distal humerus. JAMA
 184: 553
3 Blount W P (1957) Knochenbrüche bei Kindern. Thieme, Stuttgart
4 Böhler L (1953) Die Technik der Knochenbruchbehandlung. Maudrich, Wien Düssel-
 dorf
5 Böhler L (1930) Der Bruch des Oberarmköpfchens (fractura capituli humeri) und der
 Bruch der Oberarmrolle mit dem Köpfchen (fractura trochleae et capituli humeri),
 typische anatomisch-konstitutionell bedingte Verletzungen. Arch Orthop Unfallchir
 28: 734
6 Boyd H B, Altenberg A R (1944) Fractures about the elbow in children. Arch Surg
 49: 213
7 Burri C, Rüter A (1978) Distale Humerusfrakturen. Aktuel Traumatol 8: 79
8 Cotta H, Puhl W, Martini A K (1979) Über die Behandlung knöcherner Verletzungen
 des Ellbogengelenkes im Kindesalter. Unfallheilkd 82: 41
9 Decoulx P, Ducloux M, Hespeel J, Decoulx J (1964) Les fractures de l'extremite inferieure de l'humerus chez l'adulte. Rev Chir Orthop 50: 263
10 De Lee J G, Wilkins K E, Rogers L F, Rockwood C A (1980) Fracture-separation of
 the distal humeral epiphysis. J Bone Joint Surg 62-A: 46
11 Fahey J J, O'Brien E T (1971) Fracture-separation of the medial humeral condyle in
 a child confused with fracture of the medial epicondyle. J Bone Joint Surg 53-A: 1102
12 Faysse R, Marion J (1964) Fractures du condyle interne. Rev Chir Orthop 50: 473
13 Felsenreich F (1931) Kindliche supracondyläre Frakturen und posttraumatische Deformitäten des Ellbogengelenkes. Arch Orthop Unfallchir 29: 555
14 Folschveiller J, Anger R, Aboussouan G (1964) Traitement des fractures de l'extremite
 inferieure de l'humerus chez l'adulte par la reduction orthopedique. Rev Chir Orthop
 50: 289
15 Fowles J V, Kassab T (1974) Fracture of the capitulum humeri. J Bone Joint Surg
 56-A: 794
16 Giebel M G, Nolte G (1964) Altersbedingte Unterschiede der Frakturen des Ellbogen-
 bereiches. Mschr Unfallheilkd 67: 333
17 Granger B (1818) On a particular Fracture of the inner Condyle of the Humerus.
 Edinb med surgical Journal XIV: 196; zit. nach Malgaigne
18 Hahn N F (1853) Fall von einer besonderen Varietät der Fracturen des Ellenbogens.
 Zeitschr Wundärzte und Geburtshelfer 6: 185
19 Kocher Th (1896) Beiträge zur Kenntnis einiger praktisch wichtiger Frakturformen.
 Sallmann, Basel Leipzig
20 Kutscha-Lissberg E, Rauhs R (1974) Frische Ellenbogenverletzungen im Wachstumsalter. Hefte Unfallheilkd 118
21 Lagrange J, Rigault P (1962) Fractures supracondyliennes. Rev Chir Orthop 48: 337
22 Lagrange J, Rigault P (1962) Fractures de condyle externe. Rev Chir Orthop 48: 415
23 Lichtenberg R P (1954) A study of 2 532 fractures in children. Am J Surg 87: 330
24 Lubinus (1924) Über den Entstehungsmechanismus und die Therapie der supracondylären Humerusfraktur. Dtsch Z Chir 186: 289
25 Malgeigne J F (1847) Traite des fractures et des luxations, tome I des fractures, chez
 l'auteur, Paris
26 Marion J, Faysse R (1962) Fractures de l'epitrochlee. Rev Chir Orthop 48: 447

Konservative Behandlung von Brüchen am distalen Oberarmende

E. Beck

Die übungsstabile Osteosynthese der intra- und paraartikulären Frakturen hat sich wegen der exakteren Rekonstruktion der Gelenksflächen und der Möglichkeit der frühfunktionellen Übungsbehandlung für die meisten Frakturen wegen ihrer überzeugenden Ergebnisse durchgesetzt.

An der nicht belasteten oberen Extremität spielen jedoch kleine Gelenkstufen als Präarthrose nicht jene große Rolle, die ihnen an der unteren Extremität zukommt. Trojan [12] stellt fest, daß sich T- und Y-Frakturen sowie die Brüche eines Condyls des distalen Oberarmendes für die konservative Therapie nicht eignen. Hat daher die konservative Behandlung der Frakturen am distalen Oberarmende überhaupt noch eine Berechtigung? Ganz allgemein kann man dies für jene Fälle bejahen, bei denen eine Kontraindikation zur operativen Behandlung besteht. Wenn eine Fraktur nicht operiert werden kann, darf dies aber nicht bedeuten, daß sie nicht behandelt werden soll. In diesen Fällen sind gerade alle Möglichkeiten der konservativen Behandlung auszuschöpfen, um doch noch zu einem guten Resultat zu gelangen. Ist zunächst eine Operation nicht möglich, sollte die konservative Behandlung so eingeleitet werden, daß dann auch ein gutes Ergebnis erreicht wird, wenn sich später herausstellt, daß die Operation nicht mehr möglich ist. Sie muß aber den Weg für eine spätere Operation noch offen halten.

Gründe, die die Operation verbieten könnten, sind:
ein schlechter Allgemeinzustand, Mehrfachverletzte,
schlechte Hautverhältnisse und unverschobene Brüche.

Bei schlechtem Allgemeinzustand kann sich die Operation in Allgemeinanästhesie verbieten und eine Leitungsanästhesie wegen mangelhafter Kooperation, z.B. bei einem deliranten Zustand, nicht möglich sein. Hier wird die konservative Therapie angezeigt sein. Sie ist auch angezeigt, wenn der Verletzte nach entsprechender Aufklärung eine Operation ablehnt. Gerade diese Patienten werden oft unzureichend konservativ behandelt, weil sie sich einer schönen Operation entzogen haben, und ihnen durch schlechte konservative Behandlung demonstriert werden soll, wie notwendig die Operation gewesen wäre.

Bei Mehrfachverletzten genießen Verletzungen der Körperhöhlen, offene Frakturen und Luxationen, wie Frakturen der unteren Extremität, Priorität. Frakturen der oberen Extremität, insbesondere wenn eine längere Operationsdauer in Kauf genommen werden muß, sollen verzögert versorgt werden. Ist dies nicht möglich, muß weiter konservativ behandelt werden.

Wenn die Hautverhältnisse z.B. durch schmierige Hautabschürfungen oder ausgedehnte Spannungsblasen nicht in Ordnung sind, dann verbietet sich die Operation zumindest für den Anfang.

Natürlich sind auch *unverschobene Brüche*, die stabil sind, keine Indikation zur Operation. Hier kann durch eine Ruhigstellung alleine ein gutes Ergebnis erzielt werden. Die Ruhigstellung muß allerdings genügend lang erfolgen, weil diese Frakturen, obwohl sie im spongiösen Bereich gelegen sind, nicht selten zu Pseudarthrosen führen.

Die einfache operative Stabilisierung führt immer zur Heilung. Die frühfunktionelle Therapie ist hier möglich und auch bei diesen Frakturen ein Vorteil.

Die konservative Therapie hat sich nach den verschiedenen Bruchformen am distalen Oberarmende zu richten.

Zunächst sollen die *supracondylären Oberarmbrüche* besprochen werden. Beim *Überstreckungsbruch* des Erwachsenen, der zum Unterschied zum Kind selten ist, weil es hier meist bei der gleichen Unfallursache zu einer Ellbogenluxation kommt, sind typische Verschiebungen vorhanden. Die Bruchfläche zieht von hinten-oben nach vorne-unten, das körperferne Bruchstück ist nach hinten verschoben und es zeigt eine Verkürzung, eine Antekurvation, einen Varus und eine Innenverdrehung.

Bei den häufigeren *Beugungsbrüchen* zieht die Bruchfläche von vorne-oben nach hinten-unten. Das periphere Bruchstück ist nach vorne verschoben, es besteht eine Rekurvations-Varusstellung und eine Innenverdrehung. Diese entsteht dadurch, daß der Verletzte wegen der Schmerzen den Unterarm auf den Thorax oder Bauch legt und die Fraktur damit nach einwärts verdreht. Die entsprechenden Verschiebungen müssen der Reihe nach reponiert werden. Die Innenverdrehung kann so ausgeglichen werden, daß der im rechten Winkel gebeugte Ellbogen in die Vertikale gebracht wird, damit ist die Innenverdrehung automatisch behoben. Bei der Baumannschen Extension [1] ist sie reponiert, wenn der Daumen gegen den Mund gerichtet ist. Die immer vorhandene Varusfehlstellung kann *nur* durch Pronation des Unterarmes ausgeglichen werden, denn dann wird bei rechtwinkelig gebeugtem Ellbogen das periphere Fragment infolge der Verbindung über die Seitenbänder und an die am Epicondylus ulnaris entspringenden Flexoren reponiert (Abb. 1).

Anschließend wird die Seitenverschiebung durch direkten Druck ausgeglichen. Durch Längszug am rechtwinkelig gebeugten Ellbogen wird die Verkürzung ausgeglichen. Die bei Überstreckungsbrüchen bestehende Verschiebung nach dorsal und die Antekurvation werden durch den Schub des peripheren Fragments nach ventral und Beugung ausgeglichen (Abb. 2).

Die Verschiebung nach ventral und die Rekurvation der Beugungsbrüche werden durch Schub nach dorsal und leichte Streckung ausgeglichen (Abb. 3).

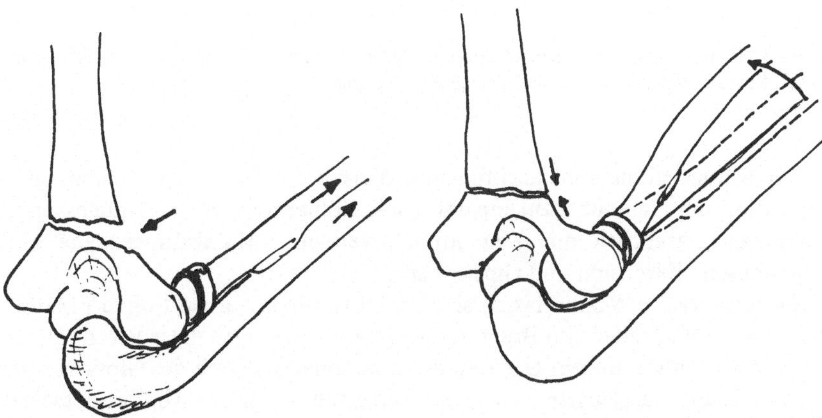

Abb. 1. Reposition eines supracondylären Beugungsbruches. Ausgleich der Varusfehlstellung durch Pronation des Unterarmes

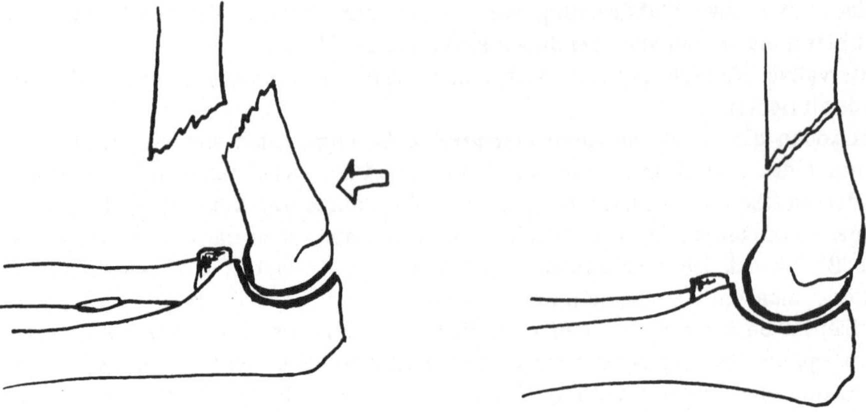

Abb. 2. Reposition eines supracondylären Überstreckungsbruches durch Schub des peripheren Fragmentes nach ventral und Beugung

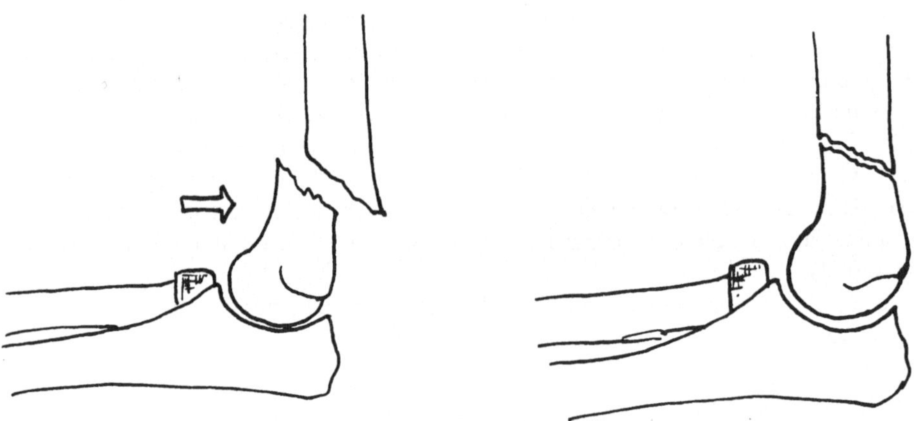

Abb. 3. Reposition eines Beugungsbruches mit Verschiebung nach ventral und Rekurvation durch Schub nach dorsal und leichte Streckung

Zur Ruhigstellung sind nachfolgende Verfahren angegeben: Oberarmgipsverband nach Reposition im Schraubenzugapparat nach Böhler [3], Brust-Armgipsverband, Oberarmgipsverband, eventuell mit Zug am Gipsverband, Abduktionsschiene mit Zugverband, Baumannsche Extension und Gipsverband.

Supracondyläre Brüche lassen sich im Oberarmgipsverband ohne Fixation der Schulter nur schwer ruhigstellen. Im Brust-Arm-Gipsverband neigen diese Brüche aber zum Auftreten neuer Varusfehlstellungen. Die Extension an einer Schlaufe des Gipsverbandes kann diesen Nachteil kaum ausgleichen. Auch die Ruhigstellung in der Abduktionsschiene mit Extension am Olecranon, oder mit Pflasterextension, bringt keine befriedigenden Ergebnisse.

Untersuchungen von Jahna [8] haben gezeigt, daß die besten Ergebnisse bei konservativer Behandlung durch die Vertikalextension am Olecranondraht, unter Belastung von 3–4 kg und gleichzeitigem Anmodellieren eines gespaltenen Oberarmgipsverbandes für 2 Wochen erreicht werden können. Nach dieser Zeit wird die Extension abgenommen und es wird ein Oberarmgipsverband für weitere 6—10 Wochen angelegt. Anstelle des Olecranondrahtes können auch die von Fahey [7] angegebene Schraube oder der Nagel von Ekesparre verwendet werden. Mit dem Fixateur externe haben wir bei diesen Frakturen keine eigene Erfahrung.

Reine diacondyläre Brüche sind beim Erwachsenen nur bei starker Osteoporose zu finden. Sie sind meist nicht verschoben und können daher im Oberarmgipsverband behandelt werden.

Supra- und diacondyläre Brüche, die T- und Y- oder Mehrfragmentfrakturen, stellen den Behandler bei konservativer Therapie vor besondere Probleme. Hier muß die Zugbehandlung besonders vorsichtig vorgenommen werden, und gleichzeitig durch lateralen Druck von beiden Seiten im Gipsverband die Condylen angepreßt werden. Durch den Zug kommt es nämlich über die Collateralbänder zu einem Nachaußenkippen der Condylen (Abb. 4). Hier wird sich nach Abschwellen eine Nachreposition kaum verhindern lassen. Besser sollte die Extension 3 Wochen belassen werden um eine sekundäre Verschiebung nicht zu provozieren. Anschließend kann im Gipsverband weiter behandelt werden, wobei schwierige Brüche bis zu 10 Wochen ruhiggestellt werden müssen.

Isolierte Condylenbrüche sind beim Erwachsenen selten. Die Reposition erfolgt bei gestrecktem Ellbogen. Bei Brüchen des *radialen Condyls* wird der Unterarm adduziert und der Condyl durch direkten Druck reponiert (Abb. 5). Bei Brüchen des *ulnaren Condyls* muß entsprechend umgekehrt abduziert werden, und ein Druck auf den ulnaren Condyl erfolgen (Abb. 6).

Da die Condylen meist proximal nach ventral herausgekippt sind, muß anschließend gebeugt werden, um diese Fehlstellung zu beseitigen (Abb. 7). Die Ruhigstellung erfolgt im

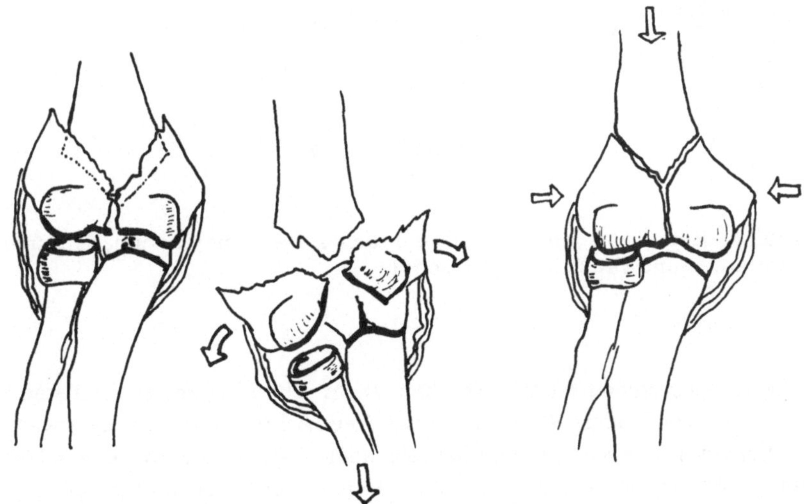

Abb. 4. Probleme der geschlossenen Reposition supra- und diacondylärer Brüche. Unter Zugbehandlung Kippen der Condylen über die Wirkung der Collateralbänder nach außen

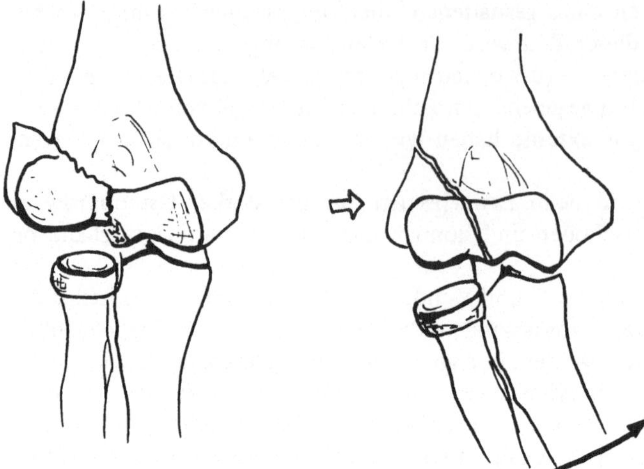

Abb. 5. Reposition eines isolierten Bruches des Condylus radialis durch Adduktion des Unterarmes und direkten Druck auf den Condylus

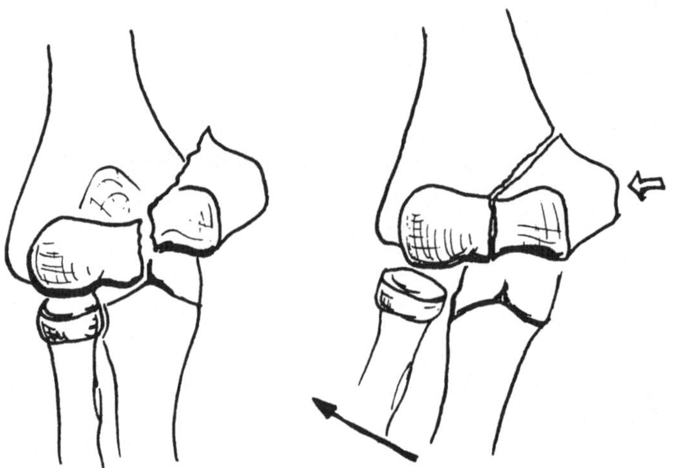

Abb. 6. Reposition eines isolierten Bruches des Condylus ulnaris durch Abduktion des Unterarmes und Druck auf den Condylus

Oberarmgipsverband für 4–6 Wochen. Nicht selten kommt es bei diesen Condylenbrüchen bei ungenügend langer Ruhigstellung zu Pseudarthrosen, wie vorhin erwähnt.

Epicondylenbrüche können bei fehlender Verschiebung mit einem Oberarmgipsverband für 3 Wochen ruhiggestellt werden. Verschobene Epicondylenbrüche sind jedoch eine Operationsindikation. Auch hier ist die Pseudarthrosenrate bei konservativer Behandlung hoch. Allerdings handelt es sich meist um straffe Pseudarthrosen, die häufig kaum Beschwerden verursachen und damit auch keine Therapie benötigen.

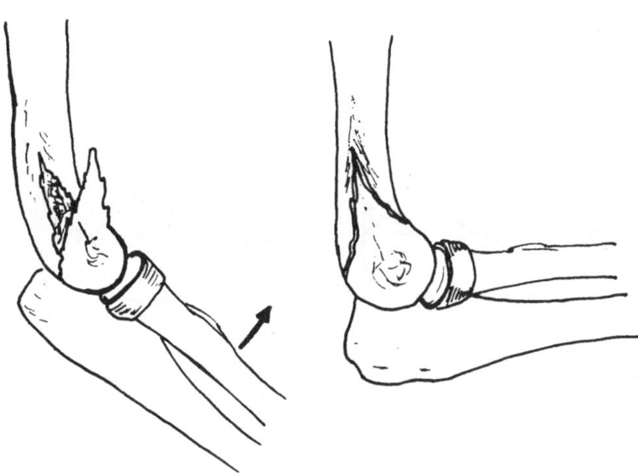

Abb. 7. Korrektur der Kippung des Condylenfragmentes durch Beugung im Ellbogen

Oberarmköpfchenbrüche entstehen bei Leuten mit deutlich vermehrtem Cubitus-valgus und Überstreckbarkeit des Ellenbogengelenkes beim Sturz auf den gestreckten Arm. Typisch ist das um 90° gekippte, halbmondförmige Bruchstück an der Vorderseite des Ellbogens. Es können 3 verschiedene Bruchformen unterschieden werden. Die häufigste Bruchform ist der Abbruch des ventralen Anteiles des Oberarmköpfchens. Dieser kann auch mit einem Bruch des Speichenköpfchens kombiniert sein. Krösl [10] konnte zeigen, daß in diesen Fällen die konservative Therapie bessere Ergebnisse zeigt. Die dorsalen Abbrüche des Oberarmköpfchens sind weit seltener (Abb. 8). Die Reposition erfolgt durch Überstreckung und Adduktion des Ellbogens, Fingerdruck und anschließende Ruhigstellung im Oberarmgipsverband in Mittelstellung für 4 Wochen (Abb. 9). Die konservative Reposition gelingt jedoch selten. Hier kann man das abgebrochene Stück bei erfolgloser konservativer Behandlung noch sekundär entfernen.

Oberarmrollenbrüche sind noch seltener als die Oberarmköpfchenbrüche. Ihre Reposition kann konservativ umgekehrt wie die der Oberarmköpfchenbrüche erfolgen, nämlich durch Abduktion bei gestrecktem Ellbogen und Druck auf die Oberarmrolle.

In all diesen Fällen ist nach Abnahme des Gipsverbandes eine Einschränkung der Beweglichkeit des Ellbogens und auch der Unterarmdrehung vorhanden. Durch intensive Übungsbehandlungen der Finger und der Schulter noch während des Tragens des Gipsverbandes sollten Einschränkungen dieser Gelenke nicht vorkommen.

Es muß daher eine gezielte Nachbehandlung erfolgen, wobei gerade beim Ellbogengelenk einer schonenden, schmerzfreien, aktiven Übungsbehandlung der Vorzug zu geben ist. Gerade an diesem Gelenk ist die Myositis ossificans bei zu forcierter passiver Bewegungstherapie nicht selten. Wenn das Ergebnis der konservativen Therapie trotz korrekter Behandlung nicht ausreichend ist, kann durch eine später durchgeführte Arthrolyse unter Umständen das funktionelle Ergebnis noch verbessert werden.

Eine Statistik über eigene behandelte Fälle wäre wegen der kleinen Zahl von distalen Oberarmbrüchen, die wegen der oben genannten Gründe nicht operativ sondern konservativ behandelt wurden, nicht sinnvoll. Es soll daher ein Vergleich aus der Literatur herangezogen werden.

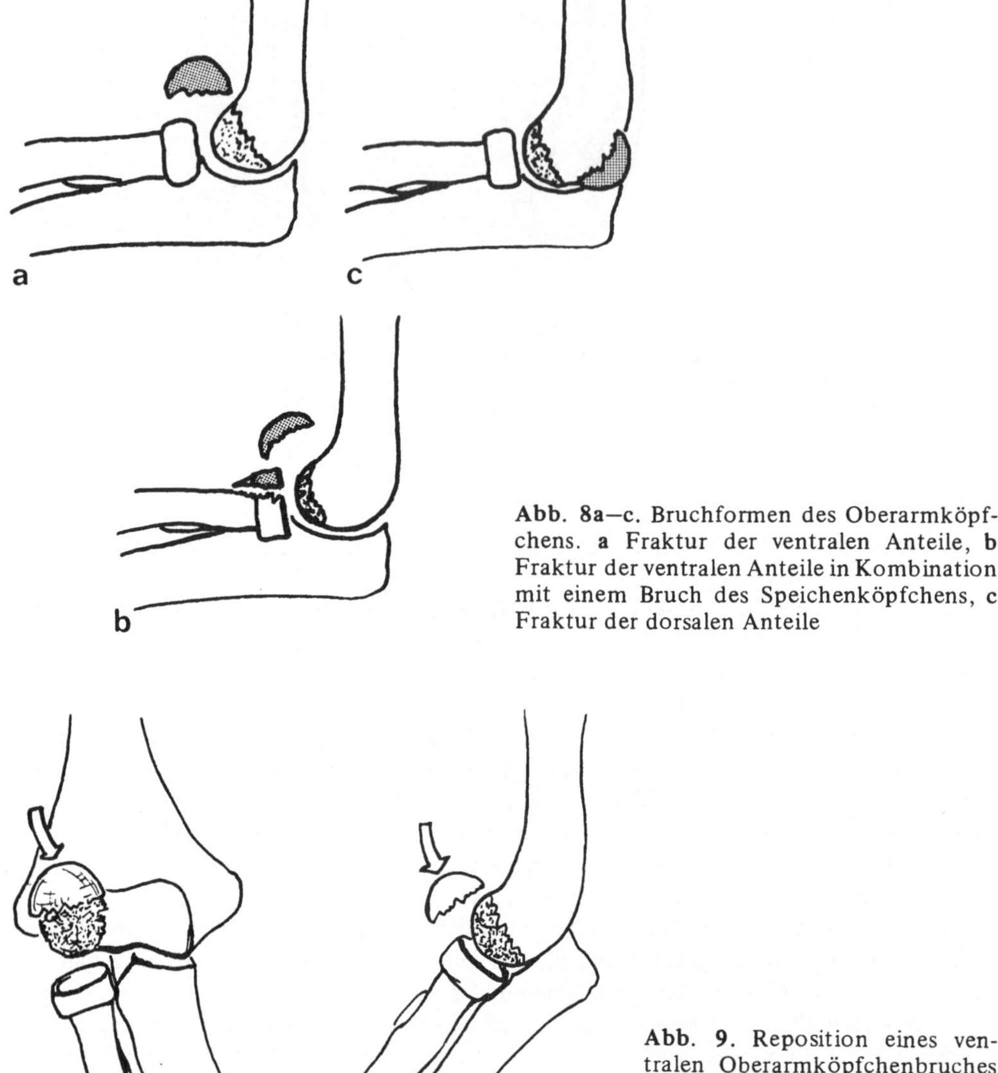

Abb. 8a—c. Bruchformen des Oberarmköpfchens. **a** Fraktur der ventralen Anteile, **b** Fraktur der ventralen Anteile in Kombination mit einem Bruch des Speichenköpfchens, **c** Fraktur der dorsalen Anteile

Abb. 9. Reposition eines ventralen Oberarmköpfchenbruches durch Überstreckung, Adduktion des Ellbogens und Fingerdruck auf das Fragment

Die konservative Therapie ist der operativen bei den Frakturen am distalen Oberarmende unterlegen. In einer Tabelle wird nach dem Bewertungsschema von Burri [4], das noch viel strenger als das von Cassebaum [6] ist, verglichen. Die konservativ behandelten Fälle wurden den Arbeiten von Jahna [8], Krotschek und Wittich [9] entnommen, die operativen Fälle jener von Burri und Rüter [5].

Ein *sehr gutes Ergebnis* heißt dabei keine Beschwerden, gleiche Berufsausübung, Einschränkung der Beweglichkeit unter 10%, anatomische Wiederherstellung.

Gut heißt keine oder geringe Beschwerden, gleiche Berufsausübung, anatomische Wiederherstellung, Einschränkung der Beweglichkeit unter einem Drittel des Bewegungsausmaßes. Bei konservativen Fällen konnte ein sehr gutes Ergebnis in 31% der Fälle, bei den operierten in 67,1% der Fälle erreicht werden.

Als *mäßiges* Ergebnis sind einzustufen: subjektiv mäßig bis gut, partielle Arbeitsfähigkeit im gleichen Beruf, Anatomie wiederhergestellt, Bewegungseinschränkung unter der Hälfte des Bewegungsausmaßes.

Hierher gehören bei der konservativen Behandlung 51%, bei der operativen 21,4% der Fälle.

Als *schlecht* gelten alle anderen. Bei konservativer Therapie sind dies 18%, bei der operativen 11,5% (Tabelle 1).

Bei der konservativen Therapie heilten 52% der Fälle mit einer Stufenbildung bis zu 3 mm, während bei der operativen Therapie immer eine Ausheilung mit einer Stufenbildung unter 3 mm zu verzeichnen war (Tabelle 2).

Jahna [8] konnte zeigen, daß die Ergebnisse der konservativen Behandlung gut sind, wenn eine Reposition der intraarticulären Fraktur mit geringer oder kleiner Stufe gelang. Entsteht eine Stufe und ist der Gelenkskörper gleichzeitig gekippt, sodaß das Gelenksniveau gleich hoch bleibt, sind die Ergebnisse etwas besser, als wenn das Bruchstück ohne Kippung nach proximal verschoben und das Gelenksniveau damit verschoben ist (Abb. 10). Hier sind vor allem starke Einschränkungen der Unterarmdrehbewegungen zu verzeichnen.

Die konservative Therapie der distalen Oberarmfrakturen wird sicher bei den verschobenen Frakturen eine Ausnahme darstellen, sollte aber genauso exakt vorgenommen werden wie die operative Therapie. Sie erfordert ein großes Maß an Erfahrung, regelmäßige Kontrollen und eine besonders konsequente Nachbehandlung.

Zu betonen ist, daß in allen Fällen, wo eine operative Therapie nicht möglich ist, dies nicht bedeuten darf, daß nicht behandelt wird.

Tabelle 1. Ergebnisse der konservativen Behandlung von distalen Oberarmfrakturen (Jahna [8], Krotschek u. Wittich [9]) und der operativen Behandlung (Burri u. Rüter [5])

	Konservativ	Operativ
Sehr gut bis gut	31%	67,1%
Mäßig	51%	21,4%
Schlecht	18%	11,5%

Tabelle 2. Röntgenologische Ergebnisse konservativ (Jahna [8], Krotschek u. Wittich [9]) und operativ (Burri u. Rüter [5]) behandelter distaler Oberarmfrakturen, Stufenbildung bis 3 mm

Konservativ	Operativ
52%	0%

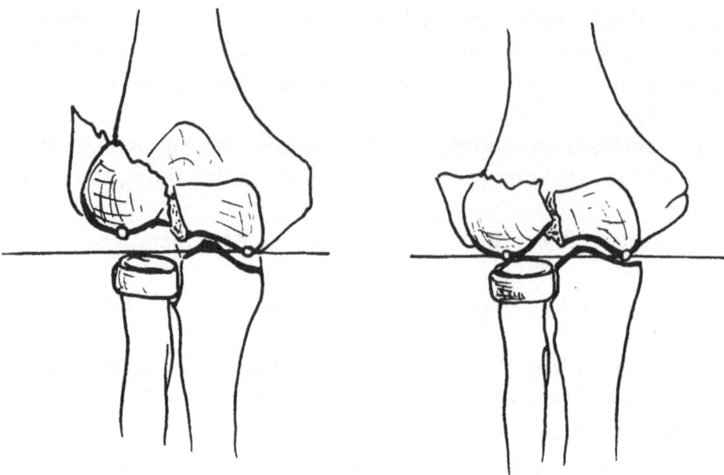

Abb. 10. Einfluß der Fragmentkippung auf das Gelenkniveau

Literatur

1 Baumann E (1965) Spezielle Frakturen- und Luxationslehre, Bd II/1, Ellbogen. Nigst H (Hrsg). Thieme, Stuttgart
2 Betts W J (1961) Condylar fractures of the elbow. J Bone Joint Surg 43 B: 614
3 Böhler L (1951) Die Technik der Knochenbruchbehandlung, 12. und 13. Auflage. Maudrich, Wien
4 Burri C (1973) Discussion. Hefte Unfallheilkd 114: 32
5 Burri C, Rüter A (1976) Ergebnisse bei 182 operativ versorgten distalen intraartikulären Humerusfrakturen. Akt Traumatol 6: 105
6 Cassebaum W H (1952) Operative treatment of T- and Y-fractures of the lower end of the humerus. Amer J Surg 83: 265
7 Fahey J F (1960) Fractures of the elbow in children. Instructional cours of lectures, Band 17. Mosby, St. Louis
8 Jahna J, Wittich H (1973) Konservative und operative Behandlung von supra- und diacondylären Oberarmbrüchen (Y-, V- und T-Brüche). Aktuel Chir 8: 217
9 Krotschek H, Jahna H, Wittich H (1973) Die Brüche am distalen Oberarmende. Hefte Unfallheilkd 114: 34
10 Krösl W (1960) Eine besondere kombinierte Bruchform im Bereiche des Ellbogengelenkes. Chir Praxis 4: 179
11 Miller W E (1964) Comminuted fractures of the distal end of the humerus in adult. J Bone Joint Surg 46A: 644
12 Trojan E (1973) Indikation zur konservativen und operativen Behandlung und Nachbehandlung. Hefte Unfallheilkd 114: 24

Operative Therapie der distalen Humerusfrakturen

C. Burri und G. Lob

Über die therapeutischen Richtlinien zur Behandlung der distalen intraarticulären Humerusfraktur bestehen auch heute noch keine einheitlichen Anschauungen. Zahlreiche Chirurgen neigen zu konservativem Vorgehen, da eine bewegungsstabile Osteosynthese bei Vorliegen mehrerer Fragmente häufig schwierig oder nicht möglich sei. Mit zunehmender Erfahrung der Operateure und Verbesserung des Instrumentariums und der Operationstechniken sollte aber auch bei dieser Frakturform eine Verbesserung der Ergebnisse durch die Möglichkeit der Rekonstruktion des Gelenkes und frühen Mobilisation zu erwarten sein [1, 4, 5, 8, 9, 12]. Diese Möglichkeiten haben sich die deutschsprachigen Sektionen der Internationalen Arbeitsgemeinschaft für Osteosynthesefragen zunutze gemacht, ihre Mitglieder versorgen dislozierte Frakturen des distalen Humerus vorwiegend operativ. Die Vertreter der eher konservativen Richtung [2, 7] nehmen mit fortschreitender Zeit an Zahl laufend ab. Diese Aussage bedeutet aber nun nicht, daß die Ansicht besteht, sämtliche Brüche an dieser Skeletlokalisation wären durch Osteosynthese zu versorgen, vielmehr besteht eine mehr oder weniger einheitliche Auffassung über entsprechende Indikationen [3, 10, 11].

Aufgrund einer Sammelstudie der Deutschen Sektion der AO International haben wir versucht, klare Indikationen anhand der vorliegenden Ergebnisse zu erarbeiten [4, 5].

Indikation zur operativen Behandlung

Die supracondyläre Fraktur des Erwachsenen wird durch eine Osteosynthese versorgt, wenn eine starke Dislokation mit ungenügender konservativer Reposition vorliegt, wenn es sich um eine offene Fraktur handelt oder wenn primär Gefäß- oder Nervenschädigungen vorliegen. Bei den Gelenkbrüchen sind Dislokationen, Stufen und Nebenverletzungen eindeutige Indikationen zum aktiven Procedere. Der Entschluß zur konservativen Therapie wird beim alten Menschen viel häufiger gefaßt als beim jungen.

Der *Zeitpunkt* der Operation richtet sich nach den lokalen und allgemeinen Gegebenheiten. Die offene Fraktur ist u.E. immer notfallmäßig primär zu stabilisieren, dies kann durch eine innere Fixation oder durch den Fixateur externe geschehen. Die Indikation zur primären Osteosynthese besteht bei isolierter Fraktur mit günstigen Weichteilverhältnissen, beim Polytrauma können diese Verletzungen ohne weiteres primär mit einer Gipsschiene ruhiggestellt werden. Bestehen lokal schwere Weichteilschäden, soll mit dem aktiven Eingreifen zugewartet werden, der Arm wird auf einer dorsalen Schiene hochgelagert (Aufhängung), die Osteosynthese erfolgt sekundär bei Verbesserung der Weichteilsituation. Hier kann keine absolute Zeitangabe gemacht werden, in den meisten Fällen aber kann unter einer Woche die Operationsfähigkeit erreicht werden.

Operationstechniken

a) Abrißfrakturen der Condylen oder Epicondylen. Dislozierte Abrißfrakturen verlangen nach einer stabilen Fixation. In Rückenlage erfolgt die Incision längst über dem betroffenen Condylus, das Gelenk soll eröffnet werden, um eine absolut exakte Reposition unter Sicht zu gewährleisten, die Fixation erfolgt mit Zugschrauben. Zum Erreichen der Rotationsstabilität sind zwei Implantate zu fordern, die Verwendung von 2 kleinen Spongiosaschrauben ist einer Corticaliszug-, Malleolar- oder großen Spongiosaschraube vorzuziehen (Abb. 1).

b) Supracondyläre Querfrakturen (Abb. 2, 3, 4). Der Eingriff kann in Rücken-, Seiten- oder Bauchlage des Patienten durchgeführt werden. Ganz allgemein kann gesagt werden, daß die Bauchlage des Patienten bei diesem Frakturtyp sowie bei der T- und Y-Fraktur, der Mehrfragment- und Trümmerfraktur für den Operateur die günstigsten Voraussetzungen schafft, sie erfordert aber eine aufwendigere Narkosetechnik und soll deshalb nur bei dringender Notwendigkeit angewendet werden. Der Zugang dorsal längs über dem Triceps mit Eingehen auf den beiden intermusculären Septen erlaubt einen vollständigen Überblick über die Fraktur. Ziel der Osteosynthese ist es, das Gelenkfragment mit dem proximalen Fragment unter Kompression zu vereinigen. Dies kann ausnahmsweise durch Anwendung zweier Zugschrauben, besser aber durch eine radial angelegte Kompressionsplatte mit gegenüberliegender Zugschraube (Abb. 2b), mit zwei dorsal oder versetzt eingebrachten Kleinfragmentplatten (Abb. 2c) oder neuerdings durch die Y-Platte geschehen. Die der Platte gegen-

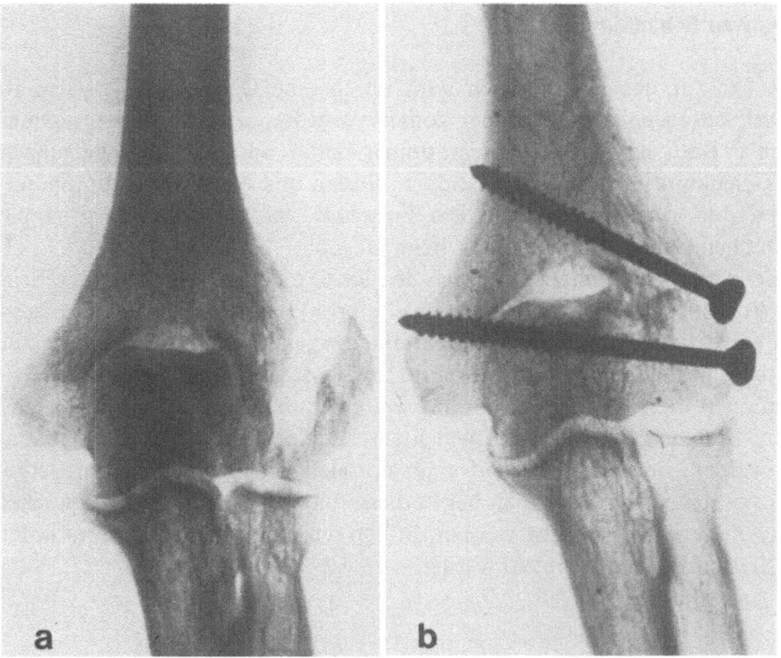

Abb. 1a, b. Abriß des Condylus radialis. **a** Unfallbild. **b** Postoperative Kontrolle nach Versorgung mit zwei Malleolarschrauben

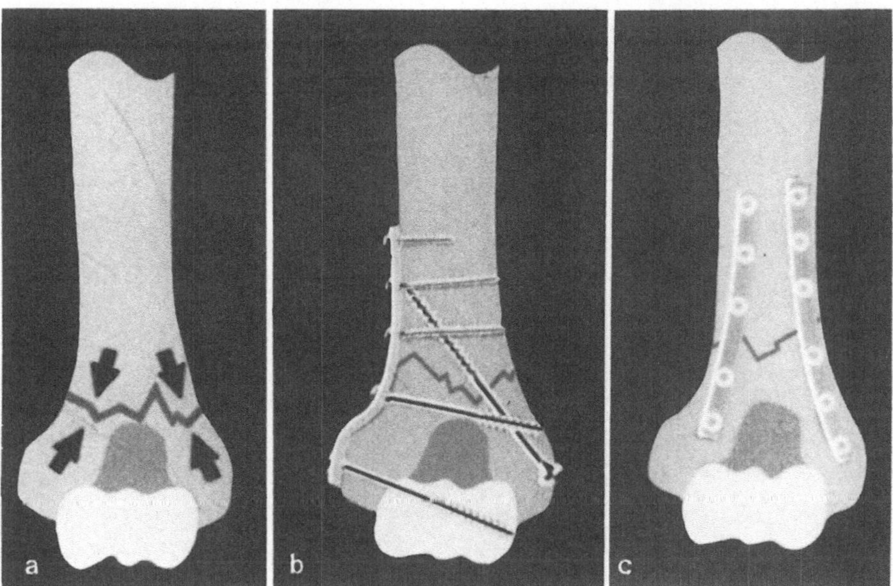

Abb. 2a–c. Prinzip der Stabilisierung der supracondylären Humerusfraktur. **a** Kompression der Fraktur über den gesamten Verlauf. **b** Radial angelegte Platte, ulnare Zugschraube. **c** Zwei Kleinfragmentplatten dorsal. Weitere Möglichkeit versetzte Platten, Y-Platte

überliegende Zugschraube (Abb. 3) kann – falls es der Verlauf der Frakturlinie erlaubt – durch eine Zugschraube, die durch die Platte eingeführt wird, ersetzt werden (Abb. 4).

c) T- oder Y-Frakturen. Die Lagerung des Patienten erfolgt wie bei der supracondylären Querfraktur, ebenso die Incision und der Zugang zur Fraktur, immer unter der Voraussetzung, daß keine zusätzlichen Fragmente vorhanden sind und das Gelenk lediglich eine Frakturlinie aufweist. Das technische Vorgehen zur Osteosynthese verlangt nach einem konsequent durchzuführenden Prinzip: Die Gelenkfragmente sollen primär adaptiert und stabilisiert werden, danach wird wie bei der supracondylären Querfraktur vorgegangen, indem der Gelenkblock unter Kompression gegen das proximale Hauptfragment fixiert wird (Abb. 5). In seltenen Fällen kann dieses Prinzip unter Verwendung von drei Zugschrauben verwirklicht werden, indem eine große Spongiosaschraube, durch die Trochlea eingelegt, das Gelenk verbindet und zwei Zugschrauben die Kompression zum proximalen Fragment schaffen (Abb. 5b). Sicherer erscheint, die Trochleaschraube mit einer lateral angelegten Platte und gegenüberliegender Zugschraube zu kombinieren, zwei Kleinfragmentplatten oder die Y-Platte in Kombination mit einer Trochleaschraube zu kombinieren (Abb. 5c und d).

d) Distale intraarticuläre Mehrfragment- und Trümmerfrakturen. Bei der Versorgung dieser Frakturtypen bevorzugen wir die Bauchlage des Patienten, die Incision erfolgt wiederum längs über den Triceps, das Olecranon radial umschneidend. Einen adäquaten Überblick über die Verhältnisse im Bereich des Ellbogengelenkes erlauben nur Zugänge durch den Triceps oder durch das Olecranon. Bei der erstgenannten Form wird die Sehne des Muscu-

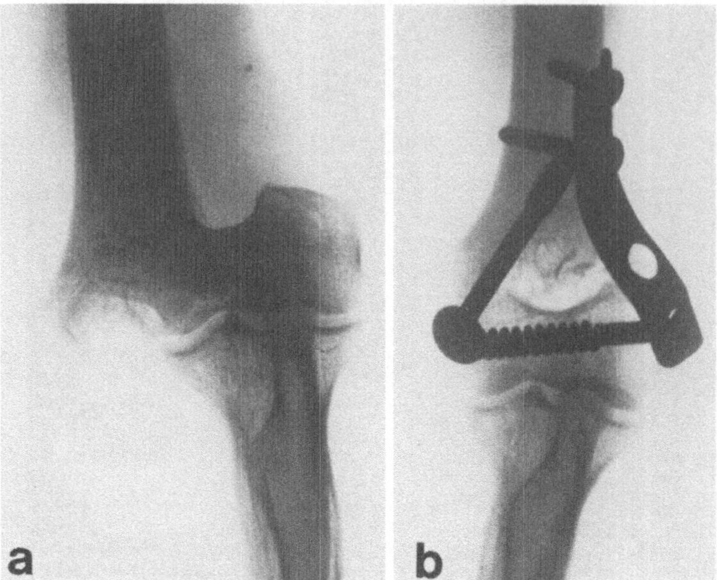

Abb. 3a, b. Osteosynthese bei supracondylärer Querfraktur mit Ulnarisschädigung. **a** Unfallbild. **b** Osteosynthese mit Halbrohrinnenplatte und gegenüberliegender Zugschraube

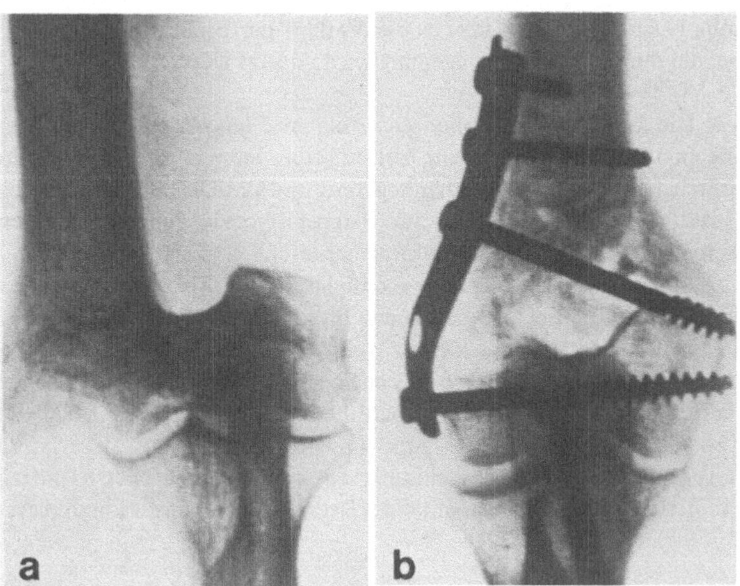

Abb. 4a, b. Bei entsprechendem Frakturverlauf kann die Zugschraube auch durch die Platte eingelegt werden. **a** Unfallbild. **b** Postoperative Kontrolle

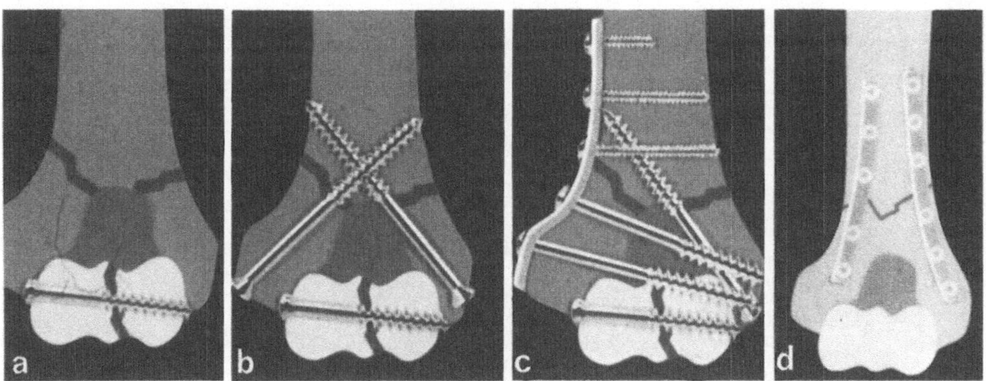

Abb. 5a—d. Prinzip der Stabilisierung von T- und Y-Frakturen. **a** Zunächst wird der Gelenkanteil durch Zugschraube versorgt. **b** Osteosynthese mit Schrauben. **c** Osteosynthese mit radialer Platte und gegenüberliegender Zugschraube. **d** Versorgung mit zwei kleinen DCP, alternativ Y-Platte oder versetzte Platten

lus triceps lappen- oder z-förmig durchtrennt, beim Zugang durch das Olecranon muß dieses osteotomiert werden. Dies geschieht mit dem Meissel, wobei der Gelenkanteil gebrochen und nicht durchmeisselt werden soll. Die exakte Readaptation und Stabilisierung der Olecranonosteotomie wird durch die Vorbereitung für das Einlegen einer Spongiosaschraube erleichtert. Dazu wird ein schräger Bohrkanal, der die Gegencorticalis miterfaßt, angelegt, das Spongiosagewinde geschnitten und anschließend die zur Schraubenlage annähernd senkrechte Osteotomie durchgeführt. Die Reinsertion des Olecranons nach abgeschlossener Rekonstruktion des Ellbogengelenkes erfolgt am sichersten unter Verwendung der Kombination Spongiosaschraube und Zuggurtung.

Das Prinzip der Osteosynthese ist mit dem bei T- und Y-Frakturen identisch, primär erfolgt die Readaptation der Gelenkanteile und sekundär die Verbindung mit dem proximalen Hauptfragment.

Gelenkfragmente können durch reine Einklemmung bewegungsstabil eingepaßt werden, gelegentlich wird die Anwendung eines Kirschner-Drahtes notwendig sein, größere Fragmente außerhalb des knorpeltragenden Anteils werden mit Kleinfragmentschrauben stabilisiert (Abb. 6—9). Bei offenen Zertrümmerungen und Substanzverlust sollen die entsprechenden Defekte primär mit autologer Spongiosa aufgefüllt werden (Abb. 10). Die Auswahl des richtigen Implantates erscheint von Bedeutung, sie hat nach sorgfältigen Überlegungen zu geschehen und entsprechend den vorliegenden Verhältnissen. Das Instrumentarium der AO bietet hier viele Kombinationsmöglichkeiten, die trotz schwieriger Verhältnisse eine bewegungsstabile Versorgung in der überragenden Mehrzahl der Fälle gewährleistet.

Weit offene Frakturen mit starker Verschmutzung können ohne weiteres durch einen gelenküberbrückenden Fixateur vorläufig ruhiggestellt werden. Erlauben es die Weichteile zu einem späteren Zeitpunkt, soll auf eine stabile innere Fixation, die die Gelenkmobilisation ermöglicht, übergangen werden (Abb. 11).

Bei jeder distalen Humerusfraktur erfolgt ein sorgfältiger Wundverschluß unter Einlage von chirurgischen Saugdrains. Die Haut wird durch die Intracutannaht nach Donati-Allgöwer verschlossen.

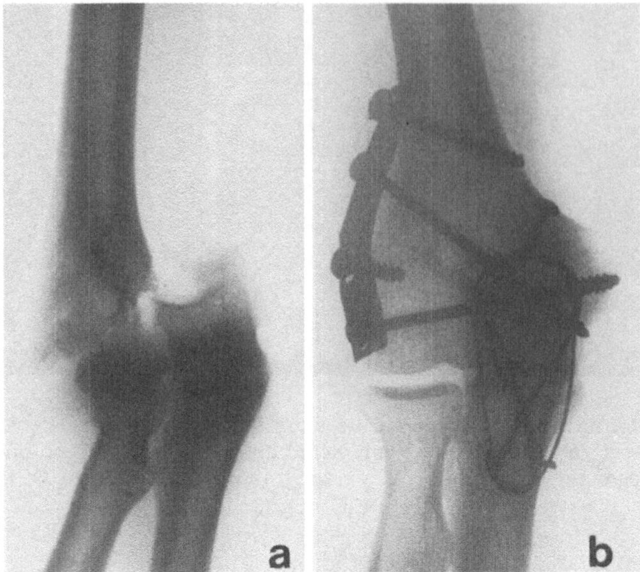

Abb. 6a, b. Osteosynthese bei T-Fraktur. **a** Unfallbild. **b** Postoperative Kontrolle

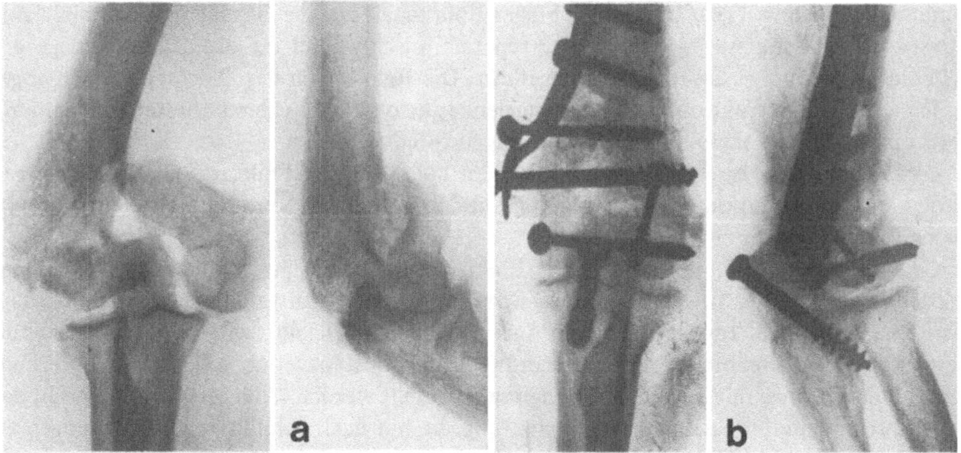

Abb. 7a, b. Osteosynthese bei distaler intraarticulärer Humerusmehrfragmentfraktur. **a** Unfallbild. **b** Postoperative Kontrolle: Kombination von Platte und Kleinfragmentschrauben. Reinsertion des Olecranons mit Spongiosaschraube

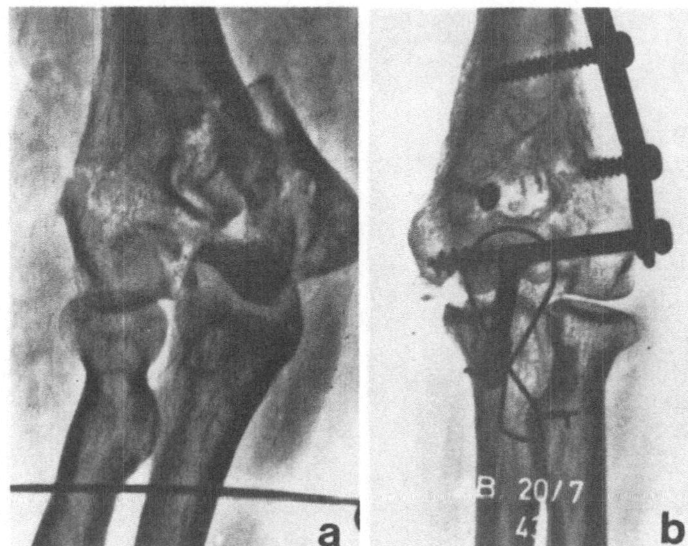

Abb. 8a, b. Innere Stabilisierung nach ungenügendem konservativen Ergebnis. a Nach 14tägiger Extensionsbehandlung. b 1 Jahr nach stabiler innerer Fixation. Reinsertion des Olecranons mit Spingiosaschraube und Zuggurtung

Nachbehandlung

Postoperativ wird die betroffene Extremität auf einer dorsalen Schiene (Weichteilgips) hochgelagert oder aufgehängt. Die aktiv unterstützte Mobilisation erfolgt nach 24–48 Std unter Wegnahme des Fixationsverbandes, sie soll die Schmerzgrenze nicht überschreiten und die übrigen Gelenke des Armes nicht vernachlässigen.

Behandlungsergebnisse

Wir haben 1976 in einer Sammelstudie der Deutschen Sektion der AO International 182 operativ versorgte distale intraarticuläre Humerusfrakturen erfaßt und die Ergebnisse publiziert [5]. Zu diesem Kollektiv kommen heute 64 neuere Fälle aus unserer Abteilung dazu. Im neuen Gesamtkollektiv überwiegen auch wieder die komplizierteren Frakturtypen, da die Studie auf diese Formen ausgerichtet war.

Betroffen waren 57,7% Männer und 42,3% Frauen. Altersverteilung und Beruf sind in Tabelle 1 festgehalten.

In 24,4% der Fälle lagen Dreifragmentbrüche vor, in 26,4% mehrere Fragmente und in annähernd 50% Trümmerfrakturen. Lediglich in etwas mehr als 1/3 der Fälle fanden sich keine signifikanten Weichteilveränderungen, in 31,3% war die Haut kontusioniert und über 30% waren offene Frakturen. Lokale Begleitverletzungen fanden wir in 13%, frakturferne in 24,8%. Bei 17,5% dieses Patientengutes lag ein Polytrauma vor (Tabelle 2).

Zum operativen Vorgehen können folgende Feststellungen getroffen werden (Tabelle 3): In Rückenlage wurden 37% der Patienten operiert, in Bauchlage 62,2% und in Seitenlage

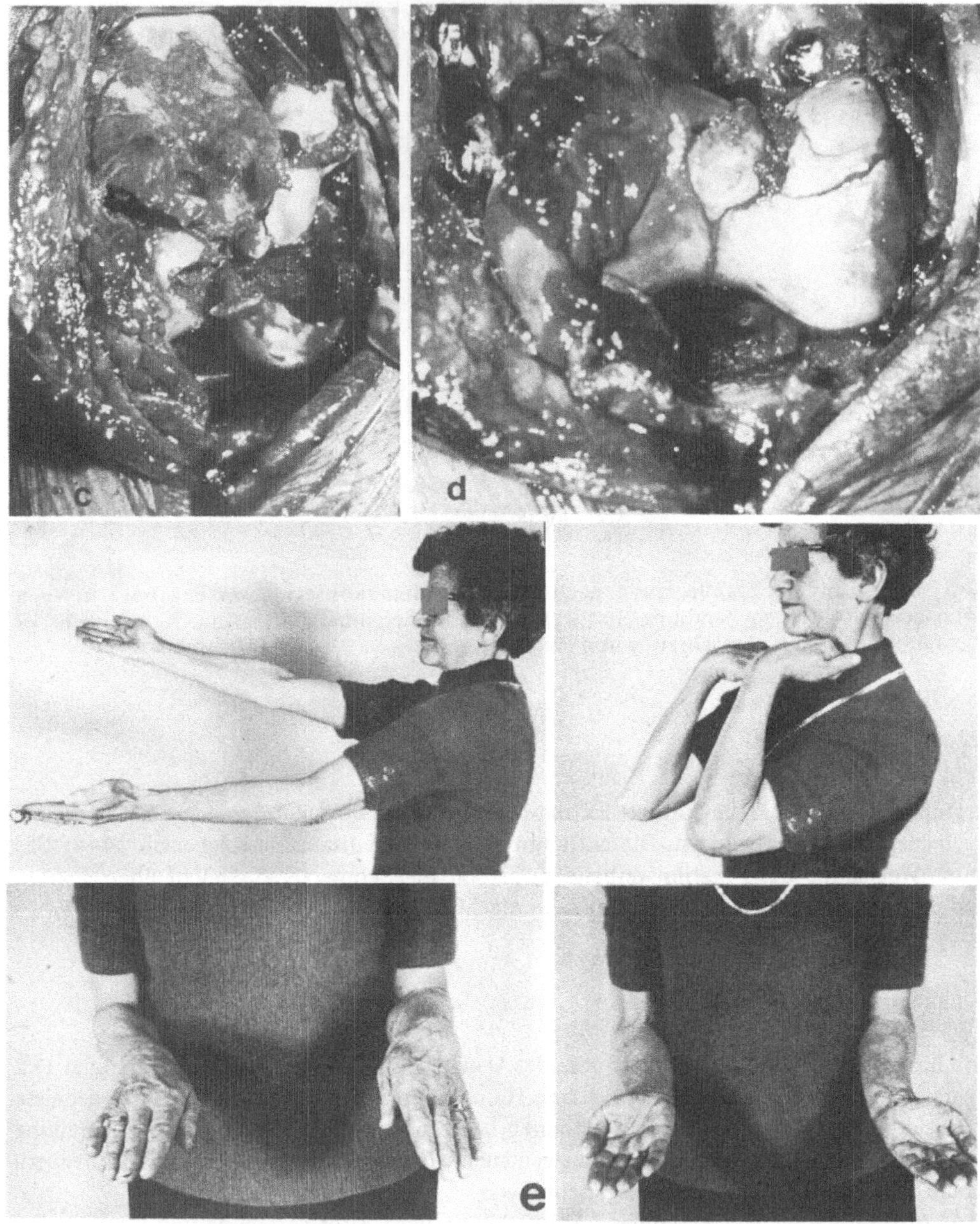

Abb. 8. c Intraoperativer Situs mit Trümmerzonen im Gelenkbereich. **d** Erreichtes Ergebnis. **e** Funktionelles Ergebnis

lediglich 0,8%. Der Zugang erfolgte in 22,4% durch den Triceps, 26,4% seitlich und 51,2% durch das Olecranon. Bei den Fixationsverfahren überwiegen die Kombinationen, was den Frakturtypen entspricht (Tabelle 3). In annähernd 75% wurde der Nervus ulnaris dargestellt, in 14,6% erfolgte die primäre Ventralverlagerung.

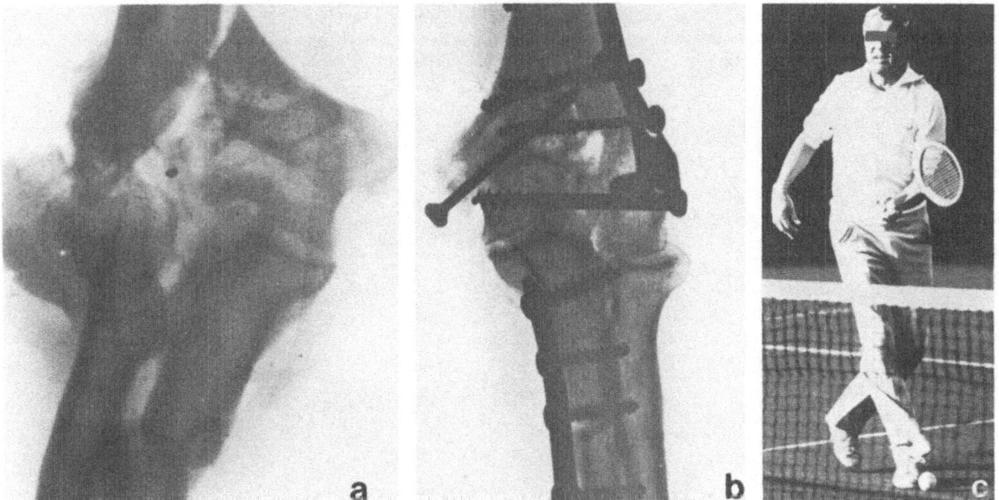

Abb. 9a, b. Distale intraarticuläre Humerustrümmerfraktur mit proximaler Ulnafraktur.
a Unfallbild. b Nach stabiler Osteosynthese und funktionelles Ergebnis

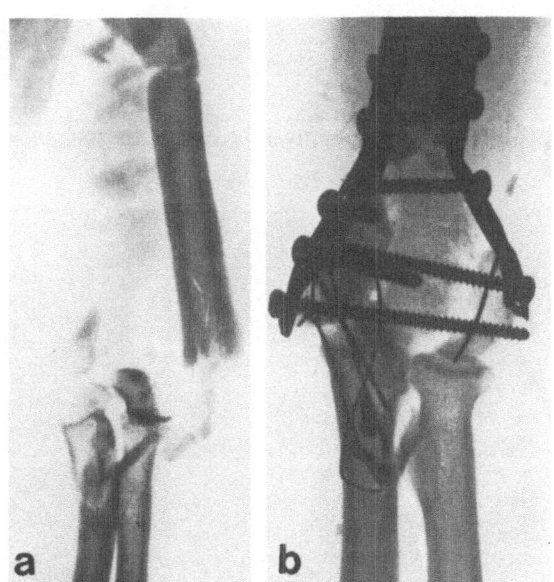

Abb. 10a, b. Offene Kettenfraktur
der oberen Extremität nach Auto-
unfall. a Unfallbild. b Osteosynthese mit Doppelplatte, Spickdraht und Spongiosaplastik

Lediglich 6,9% der Fälle verlangten nach einer längerdauernden äußeren Fixation, die
übrigen wurden ohne jede äußerliche Fixation oder mit einem Weichteilgips vorübergehend
versorgt. 153 Patienten konnten unmittelbar postoperativ physikalisch nachbehandelt werden, in 93 Fällen erfolgte die Aufnahme der Krankengymnastik erst nach Ablauf einer
Woche. Die Dauer des Krankenhausaufenthaltes lag bei 14,2% unter einer Woche, bei 34,6%
zwischen einer und zwei Wochen, bei weiteren 19,1% zwischen zwei und drei Wochen und
bei etwas über 30% bei über 3 Wochen. In diese Gruppe fallen die Patienten mit Polytrau-

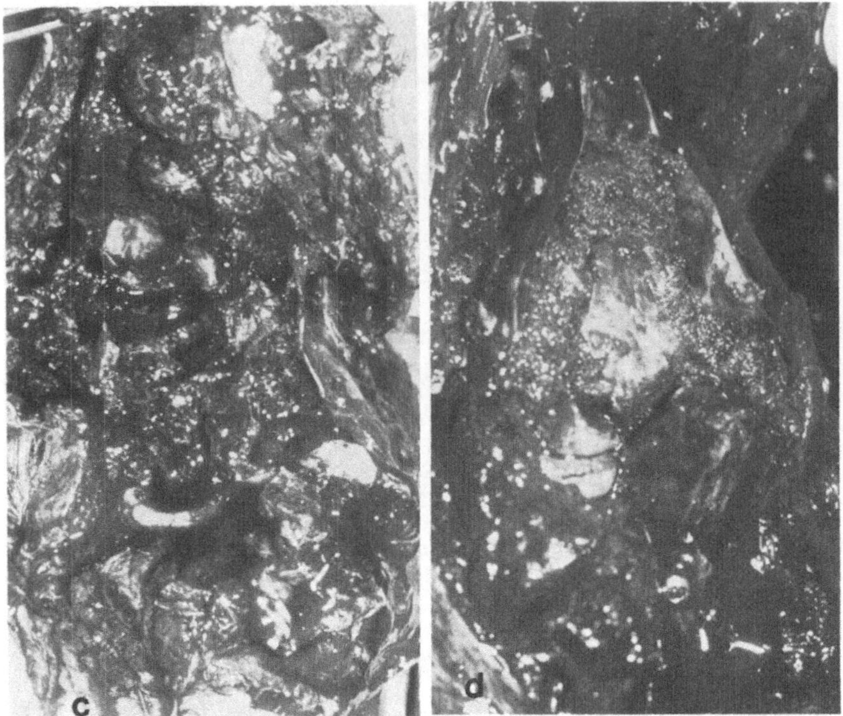

Abb. 10. c Intraoperativer Situs. **d** Nach Plattenosteosynthese

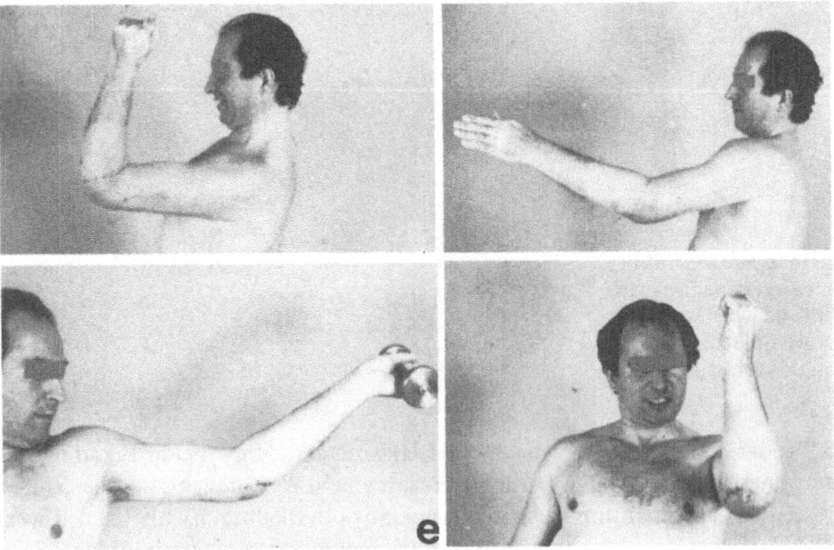

Abb. 10. e Funktionelles Ergebnis nach Hautplastiken

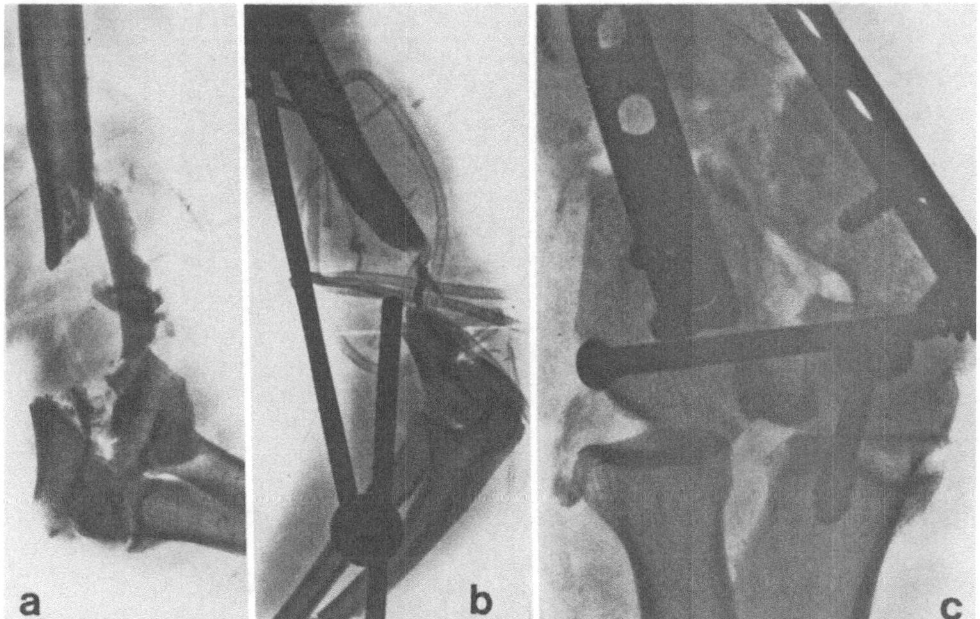

Abb. 11a—c. Vorübergehende Anwendung des äußeren Spanners bei drittgradig offener Fraktur. **a** Unfallbild. **b** Mit Fixateur externe und nach Entfernung von verschmutzten Fragmenten. **c** Osteosynthese 10 Tage später durch zwei dorsale Platten, Gelenkadaptation und spongiösem Transplantat

men und Fernverletzungen sowie nur sehr wenige wegen lokal offenen Verletzungen oder Komplikationen (Tabelle 4).

An *Komplikationen* mußten wir in 2,4% eine Instabilität der Osteosynthesen am Humerus und in 4,1% am Olecranon nach Osteotomie feststellen. Pseudarthrosen traten in 2,8% der Fälle auf, Wundheilungsstörungen — vorwiegend bedingt durch Kontusionen — in 7,3% und tiefe Infektionen in 4,1%. Diese Infektquote mag zunächst hoch erscheinen, es ist jedoch dabei zu berücksichtigen, daß 74 Patienten eine offene Fraktur aufwiesen (Tabelle 5).

Subjektiv beurteilten 38,2% unserer Patienten das erreichte Ergebnis als sehr gut, 30,1% als gut, 24% als mäßig und lediglich 7,7% als schlecht (Tabelle 6).

Bei strenger objektiver Beurteilung (Tabelle 7) fanden sich 30,1% sehr gute, 35% gute, 21,1% mäßige und 13,8% schlechte Ergebnisse.

Unter Herbeiziehung der Beurteilungskriterien von Cassebaum [6] würden die guten Ergebnisse über 90% ausmachen.

Die dargestellten Resultate zeigen, daß die Behandlung der distalen intraarticulären Humerusfrakturen, insbesondere wenn sie in der Form von Mehrfragment- oder Trümmerbrüchen vorliegen, die vollständige anatomische und funktionelle Restitutio nur relativ selten erreichen kann. Die nachgewiesenen Bewegungseinschränkungen bewegen sich jedoch in einem Umfang, der in den allermeisten Fällen eine gute Gebrauchsfähigkeit für den täglichen Bedarf gestattet. Bei richtiger Indikationsstellung und Wahl des geeigneten Operationszeitpunktes können durch die interne Stabilisierung auch schwierige Frakturen zufriedenstellend versorgt werden.

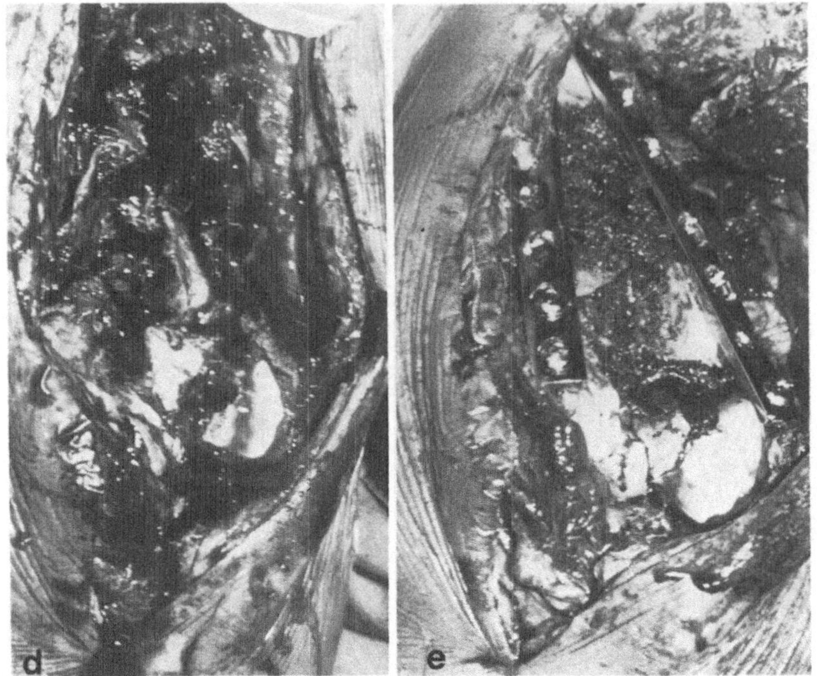

Abb. 11. d Intraoperativer Situs. **e** Nach Osteosynthese

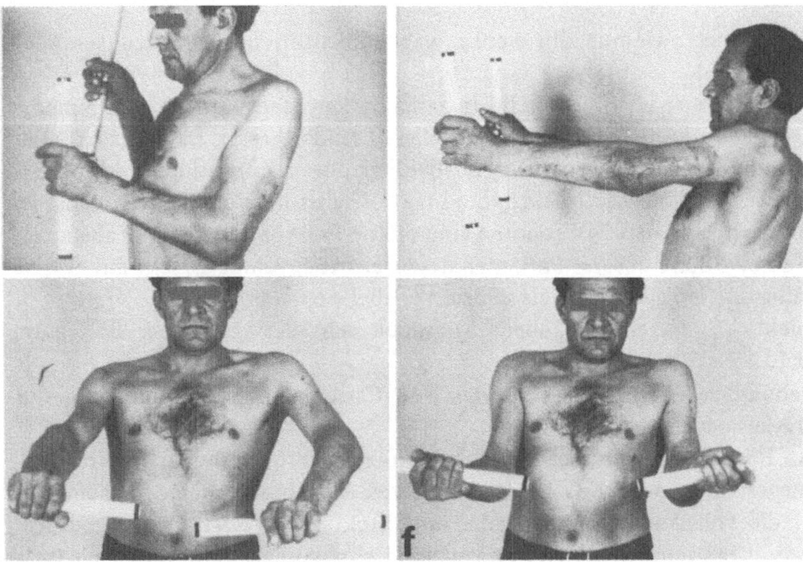

Abb. 11. f Funktionelles Ergebnis

Tabelle 1. Krankengut

Kriterien	Fälle	%
Geschlecht		
Männlich	142	57,7
Weiblich	104	42,3
Alter		
< 20 Jahre	63	25,6
20–29 Jahre	38	15,4
30–39 Jahre	28	11,4
40–49 Jahre	23	9,3
50–59 Jahre	31	12,7
60–69 Jahre	44	17,9
> 70 Jahre	19	7,7
Beruf		
Handwerker/Hausfrauen	132	53,7
Geistige Berufe	97	39,4
Rentner/Fürsorgeempfänger	17	6,9

Tabelle 2. Bruchformen und Begleitverletzungen

Kriterien	Fälle	%
Frakturen		
3 Fragmente	60	24,4
Mehrere Fragmente	65	26,4
Trümmer	124	49,2
Haut – Weichteile		
O.B. (Schwellung)	95	38,6
Kontusion	77	31,3
Offen	74	30,1
Begleitverletzungen		
Keine	139	55,5
Lokal	32	13,0
Fern	61	24,8
Polytrauma	43	17,5

Tabelle 3. Operatives Vorgehen

Kriterien	n Fälle	n %
Lagerung		
Rücken	91	37,0
Bauch	153	62,2
Seite	2	0,8
Zugang		
Triceps	55	22,4
Seitlich	65	26,4
Olecranon	126	51,2

Tabelle 3. (Fortsetzung)

Kriterien	n Fälle	n %
Fixation		
Schrauben	52	21,1
Schrauben + Spick	31	12,6
Platte allein oder mit		
zusätzlichen Schrauben	109	44,3
Platte + Spick	8	3,3
Platte + Schraube + Spick	15	6,1
Andere (Kombinationen)	31	12,6
Spongiosa	18	7,3
Corticospongiöser Span	4	1,6
Behandlung des N. ulnaris		
Nicht dargestellt	61	24,8
Dargestellt	149	60,6
Verlagert	36	14,6

Tabelle 4. Nachbehandlung

Kriterien	Fälle	%
Postoperative Fixation		
Keine äußere Fixation	57	23,2
Gipsschale (Weichteilgips)	171	69,5
Geschlossener Gips	17	6,9
Bewegungsgips	1	0,4
Krankengymnastik		
Beginn in der 1. Woche	153	62,2
Beginn nach der 1. Woche	93	37,8
Krankenhausaufenthalt		
< 1 Woche	35	14,2
1−2 Wochen	85	34,6
2−3 Wochen	47	19,1
> 3 Wochen	79	32,1
Metallentfernung		
Alles	176	71,1
Partiell	20	8,1
Nicht	51	20,8

Tabelle 5. Komplikationen

Kriterien	n Fälle	n %
Instabilität Humerus	6	2,4
Olecranon	10	4,1
Pseudarthrosen		
Humerus + Olecranon	7	2,8
Wundheilungsstörungen	18	7,3
Tiefe Infektionen	10	4,1

Tabelle 6. Ergebnisse subjektiv

Beurteilung	n Fälle	n %
Sehr gut	94	38,2
Gut	74	30,1
Mäßig	59	24,0
Schlecht	19	7,7

Tabelle 7. Beurteilung

Kriterien	Fälle	%
Sehr gut: Volle Arbeit, gleicher Beruf, subjektiv gut, Bewegungseinschränkung < 10%	74	30,1
Gut: Volle Arbeit, gleicher Beruf, subjektiv gut/ sehr gut, Bewegungseinschränkung < 1/3	86	35,0
Mäßig: Part. Arbeitsfähigkeit, gleicher Beruf, volle Arbeitsfähigkeit in anderem Beruf, subjektiv mäßig/gut, Bewegungseinschränkung < 1/2	52	21,1
Schlecht: Alles übrige	34	13,8

Literatur

1 Bandi W (1969) Die gelenknahen Frakturen des Oberarmes. Chirurg 40: 193
2 Baumann E (1965) Ellenbogen. Thieme, Stuttgart
3 Böhler L (1963) Konservative und operative Behandlung der kindlichen Oberarmbrüche. Langenbecks Arch Chir 304: 630
4 Burri C, Kinzl L, Pusterla C, Schweiberer L, Hertel P, Kuner E, Friedrich B (1973) Behandlungsergebnisse nach operativer Versorgung distaler intraartikulärer Humerusfrakturen. Chirurg 44: 78
5 Burri C, Rüter A (1976) Ergebnisse bei 182 operativ versorgten distalen intraartikulären Humerusfrakturen. Akt Traumatol 6: 105
6 Cassebaum W H (1969) Open reduction of T- and Y-fractures of the lower end of the humerus. J Trauma 9: 915
7 Jahna H, Wittich H (1973) Konservative und operative Behandlung von supra- und diacondylären Oberarmbrüchen. Akt Chir 8: 217
8 Müller M E, Allgöwer M, Willenegger H (1980) Manual der Osteosynthese. Springer, Berlin Heidelberg New York
9 Plank E, Burri C, Mutschler W (1979) Zur Versorgung schwerster Ellbogenverletzungen. Unfallheilkd 82: 435
10 Schweiberer L (1973) Indikation zur konservativen und operativen Behandlung der Ellbogenfrakturen. Hefte Unfallheilkd 114: 27
11 Trojan E (1973) Ellbogenfrakturen beim Erwachsenen. Indikation zur konservativen und operativen Behandlung und Nachbehandlung. Hefte Unfallheilkd 114: 24
12 Weyand F, Kreichgauer H P, Kuner E H (1976) Zur Behandlung der distalen intraartikulären Humerusfrakturen. Unfallchirurgie 2: 166

Diskussionsbemerkungen und Empfehlungen aller Teilnehmer
Leitung: J. Rehn

Zusammengefaßt und redigiert von C. Burri und A. Rüter

Diagnostik

Kernstück der Diagnose sind qualitativ ausreichende Röntgenaufnahmen in 2 Ebenen, auf denen auch der proximale Unterarm zur Darstellung kommen muß.

Unabdingbar ist jedoch ebenfalls eine sorgfältige Kontrolle der Weichteile, wobei besondere Beachtung der peripheren Durchblutung und Neurologie, speziell der Funktion des N. ulnaris zuzukommen hat.

Fraktureinteilung (Abb. 1)

Eine sorgfältige Unterteilung der Frakturformen dient nicht nur dem „akademischen" Ziel, bezüglich Verlauf und Endergebnis tatsächlich vergleichbare Bruchformen einander zuordnen zu können. Eine sorgfältige Unterteilung hat vielmehr den primären Nutzen, das therapeutische Vorgehen entscheidend zu beeinflussen. Beim Entschluß zur operativen Therapie hat diese Kenntnis richtungsweisende Bedeutung für die Wahl des Zugangs und der Implantate. Darüberhinaus lassen sich die zu erwartenden operationstechnischen Schwierigkeiten, die Notwendigkeit einer primären Spongiosatransplantation, voraussichtliche Operationsdauer etc. sicherer abschätzen und entsprechend Operationsteam, Instrumentarium, Lagerung des Patienten und Narkoseverfahren etc. zweckentsprechend festlegen.

Extraarticuläre Frakturen

Zu diesen zählen:
Ausrisse der Epicondylen,
supracondyläre Frakturen,
wobei in dieser Gruppe einfache Brüche von Trümmer und Mehrfragmentfrakturen zu unterscheiden sind.

Intraarticuläre Frakturen

Monocondyläre Brüche, ulnar oder radial
tangentiale Abscherungen der Condylenrolle

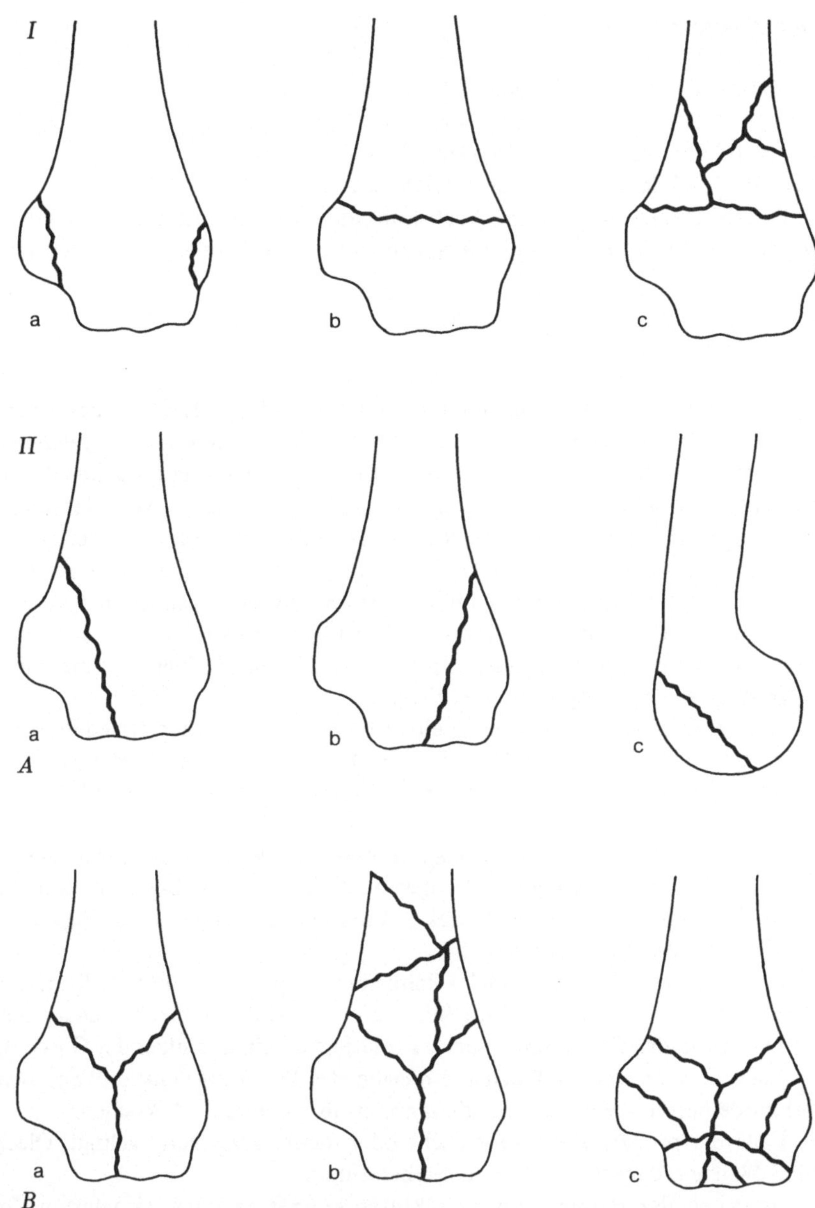

Abb. 1a–c. Einteilung der Frakturen am distalen Humerus.
I. Extraarticuläre distale Humerusfrakturen: **a** Abriß einer oder beider Epicondylen. **b** Einfache supracondyläre Fraktur. **c** Supracondyläre Fraktur mit supracondylärer Trümmerzone.
II. Intraarticuläre distale Humerusfrakturen: (*A*) Monocondyläre Bruchformen, **a** Monocondyläre Fraktur ulnar. **b** Monocondyläre Fraktur radial. **c** Tangentiale Abscherung. (*B*) Bicondyläre Bruchformen, **a** Einfache intercondyläre T- oder Y-Brüche. **b** Intercondyläre Brüche mit supracondylärer Trümmerzone. **c** Intercondyläre Brüche mit condylärer Trümmerzone

Bicondyläre Frakturen

Intercondyläre einfache T- oder Y-Brüche
Intercondyläre Brüche mit supracondylärer Trümmerzone
Intercondyläre Brüche mit condylärer Trümmerzone,
auch als Condylenmehrfach- oder Trümmerfrakturen bezeichnet.

Distale Humerusbrüche im Wachstumsalter können mit dieser Schematik nicht erfaßt werden, da durch die Epiphysenfugen andere Frakturformen vorgegeben sind.

Therapie

Nur durch operative Maßnahmen kann ein Bruch der Gelenkflächen sicher anatomisch reponiert und retiniert werden. Dies bedeutet, daß beim aktiven, „gelenkanspruchsvollen" Patienten die Indikation zur operativen Frakturbehandlung im generellen gegeben ist. Bei der Indikationsstellung muß beachtet werden, daß es sich — vor allem bei den condylären Mehrfragment- und Trümmerbrüchen — um schwierige und schwierigste Osteosynthesen in weichteilarmem Gebiet handelt und intra- oder postoperative Katastrophen immer zu viel schlechteren Endergebnissen führen als der unbefriedigendste Erfolg nach konservativer Therapie. Eine an sich notwendige weite Indikationsstellung ist also nur gerechtfertigt, wenn ein ausreichend erfahrenes Operationsteam zur Verfügung steht und eine genügende Auswahl geeigneter Implantaten vorliegt.

Supracondyläre Brüche können eine Indikation zur konservativen Behandlung darstellen. Hierbei ist jedoch zu bedenken, daß die Retention dieser Brüche eine Ruhigstellung des Schultergelenkes zumindest in den ersten Wochen erforderlich macht.

Folgendes Vorgehen wird empfohlen: Reposition der Fraktur in Narkose. Falls dies ausreichend gelingt, Thoraxarmgips in Pronation des Unterarms. Beim Anlegen des Gipsverbandes ist darauf zu achten, daß bei Abduktion des Oberarmes durch das Eigengewicht des Unterarmes kein Varusfehler entsteht.

Alternativ zum Thorax-Armgips kann eine doppelte U-Schiene in Kombination mit einem Desault-Verband zur Anwendung kommen. Ein Abduktionsschienenapparat ist zu instabil und wird von den Patienten schlechter toleriert als ein gut sitzender Gipsverband.

Nach 3, spätestens 4 Wochen Freigabe des Schultergelenkes, Weiterbehandlung durch gut modellierten geschlossenen Oberarmgips für weitere 3—4 Wochen.

Falls die primäre Reposition nicht oder nicht ausreichend gelingt, Olecranonextension für 3 Wochen, danach geschlossener Oberarmgips.

Bezüglich der Heilung dieser Frakturen können mit dem skizzierten Vorgehen ordentliche Ergebnisse bezüglich der späteren Ellbogenfunktion erzielt werden.

Das Problem ist jedoch die Ruhigstellung des Schultergelenkes, die Behinderung durch Thoraxabduktionsgips bzw. gegebenenfalls die Notwendigkeit einer 3-wöchigen Bettruhe in Extension. Gerade für den häufig als Gegenindikation zum operativen Vorgehen erwähnten alten Menschen stellen diese Faktoren doch erhebliche Gefährdungen dar. Weiterhin ist zu bedenken, daß die operative Versorgung der supracondylären Frakturen meist ein problemarmer, kurzdauernder Eingriff darstellt, so daß trotz den theoretischen Möglichkeiten einer erfolgreichen konservativen Behandlung auch für diese Brüche häufig die operative Therapie zum Vorgehen der Wahl wird.

Keinesfalls dürfen supracondyläre Brüche frühfunktionell behandelt werden, da dieses Verfahren praktisch immer zu Pseudarthrosen führt.

Bei den *articulären Brüchen* kann die Forderung nach einer exakten und übungsstabilen Wiederherstellung der Gelenkflächen, wie bereits erwähnt, erhebliche Schwierigkeiten bieten. Die Indikation zur Osteosynthese muß daher die Erfahrung des Operateurs berücksichtigen und die Verlegung entsprechender Patienten zu einem erfahrenen Spezialisten sollte in die Überlegungen mit einbezogen werden.

Falls aus „lokalen" Gründen oder wegen zumindest vorläufiger Inoperabilität des Patienten aus vitaler Indikation der Entschluß zur konservativen Therapie gefaßt wird, richtet sich das Vorgehen nach den Risikofaktoren und dem Alter des Verletzten. Bei älteren Patienten werden die intraarticulären Brüche maximal 3–4 Wochen durch eine dorsale Gipsschiene, die das Schultergelenk freiläßt, ruhiggestellt und spätestens dann mit der Übungsbehandlung begonnen.

Beim Jüngeren lohnt sich der Versuch einer Olecranonextension mit Bewegungsübungen in Extension. Der Wechsel auf den geschlossenen Oberarmgipsverband erfolgt wiederum nach 3–4 Wochen, nochmals für denselben Zeitraum.

Über den Nutzen einer Extensionsbehandlung der intraarticulären Bruchformen liegen unterschiedliche Erfahrungen vor. Bei einfachen bicondylären Brüchen scheint dieses Vorgehen nicht erfolgversprechend, da durch den Zug der Collateralbänder an den Epicondylen die beiden Gelenkfragmente häufig gegeneinander verkippen. Bei Mehrfragmentbrüchen mit Abriß der Epicondylen scheint dieser Effekt aufgehoben oder weniger stark in Erscheinung zu treten, so daß bei diesen Formen die Extension die Fragmentstellung verbessern kann. Durch notwendige Gegenzüge an Oberarm und Unterarm bei gleichzeitig einsetzender geführter Übungsbehandlung ist die Extension jedoch ein sehr differenziertes Vorgehen, das kurzfristig klinische und röntgenologische Kontrollen erfordert.

Frakturen, die bereits mit starker Weichteilschwellung, Hautkontusionen etc. zur Aufnahme kommen, müssen bis zur Normalisierung der Weichteilsituation konservativ durch Gipsschiene und Hochlagerung behandelt werden.

Bei weit offenen Brüchen hat sich eine temporäre Ruhigstellung durch einen Fixateur externe bewährt. Die Gelenkrekonstruktion kann in Angriff genommen werden, wenn die Wunden infektfrei abgeheilt sind.

Ganz generell gilt, daß jede konservative Therapie, auch wenn sie zunächst nur temporär geplant ist, so in die Wege geleitet werden muß, daß sie notfalls als endgültige Maßnahme weitergeführt werden kann.

Da Arthrolysen und Gelenkplastiken bezüglich der Funktion am nicht voll beanspruchten Ellbogen durchaus passable Ergebnisse liefern können, bedeutet eine nicht ideale Einstellung der Gelenkflächen beim konservativen Vorgehen nicht automatisch denselben Mißerfolg, wie dies z.B. bei entsprechenden Situationen nach distalen intraarticulären Femurfrakturen gegeben ist.

Operationstechnik

1. Lagerung

Die Lagerung des Patienten wird einerseits durch die Bruchform, andererseits durch das zu wählende Narkoseverfahren bestimmt. Monocondyläre Frakturen können problemlos in

Rückenlage des Patienten mit über den Thorax geführtem Arm angegangen werden. Dasselbe gilt ohne große Nachteile für die supracondylären Brüche.

Bicondyläre Frakturen, speziell intraarticuläre Mehrfragmentbrüche, werden mit erheblichem Vorteil in Bauchlage bei rechtwinklig gebeugtem Ellbogen operiert. In Anbetracht der zu erwartenden Operationszeiten von häufig 2 Stunden Dauer ist diese Lagerung jedoch nur in Allgemeinnarkose möglich.

2. Zugänge (Abb. 2)

Monocondyläre Brüche können ausreichend durch einen seitlich geführten Zugang dargestellt werden (Abb. 2a, b).

Ein radial geführter Längsschnitt kann auch für supracondyläre Brüche ausreichend sein, wobei im oberen Wundwinkel der kreuzende N. radialis zu beachten ist (Abb. 2b).

Zur Versorgung einfacher *bicondylärer Frakturen* können zwei, radial und ulnar geführte Zugänge genügen (Abb. 2c).

Da sich die Verhältnisse an der Trochlea röntgenologisch präoperativ häufig jedoch nicht mit letzter Sicherheit beurteilen lassen, erscheint es richtiger, auch für diese einfacheren Frakturen einen Zugang zu wählen, der ausreichend erweitert werden kann, wenn sich intraoperativ doch ausgedehntere Verletzungen zeigen (S. unten).

Intraarticuläre Frakturen mit supracondylärer Trümmerzone bzw. condyläre Mehrfragment- und Trümmerbrüche: Auf der Streckseite des distalen Oberarmes geführter, radial um das Olecranon ziehender Hautschnitt (Abb. 2d). Eingehen auf den distalen Humerus beidseits der Tricepssehne. Hierbei wird der N. ulnaris freipräpariert und durch Nervenzügel vorsichtig aus dem Operationsgebiet gehalten (Abb. 2e).

Bei einfacher Fraktursituation reicht diese Darstellung aus. Wird eine exakte Darstellung der supracondylären Region, speziell der cranialen Teile der Trochlea notwendig, kann dies durch Längsspaltung der Tricepssehne oder ihr zungenförmiges Auslösen erreicht werden (Abb. 2f). Finden sich mehrere Trochleafragmente, reicht auch diese Darstellung nicht aus. In diesen Situationen wird nun das Olecranon osteotomiert und mit dem bereits präparierten Triceps hochgeschlagen (Abb. 2g und h). Hieraus ergibt sich eine vollständige Darstellung des distalen Humerus einschließlich der Trochlea.

Die Osteotomie des Olecranons soll mit dem Meißel erfolgen, da ein Sägeschnitt mit Substanzverlusten einhergeht. Da die Trochlea physiologischerweise in ihrem cranialen und caudalen Ausläufer stärkeren Belastungen ausgesetzt ist und darüberhinaus der Zenit der Incisura semilunaris eine schmale knorpelfreie Zone aufweist, sollte die Durchtrennung des Olecranons auf diese Stelle, also den tiefsten Punkt der Incisur in einer leicht von dorsal-distal nach ventral-cranial ansteigenden Ebene durchgeführt werden (Abb. 2g).

Abb. 2a—h. Zugänge. **a** Seitlicher ulnarer Zugang. **b** Seitlicher radialer Zugang. **c** Kombinierter Zugang ulnar und radial. **d** Hautincision bei dorsalem Zugang. **e** Darstellung des distalen Humerus durch Zurseitehalten der Tricepssehne. **f** Darstellung des distalen Humerus durch zungenförmiges Ablösen der Tricepssehne. **g** Höhe und Richtung der Olecranonosteotomie. **h** Darstellung des distalen Humerus durch Hochschlagen der Olecranonspitze

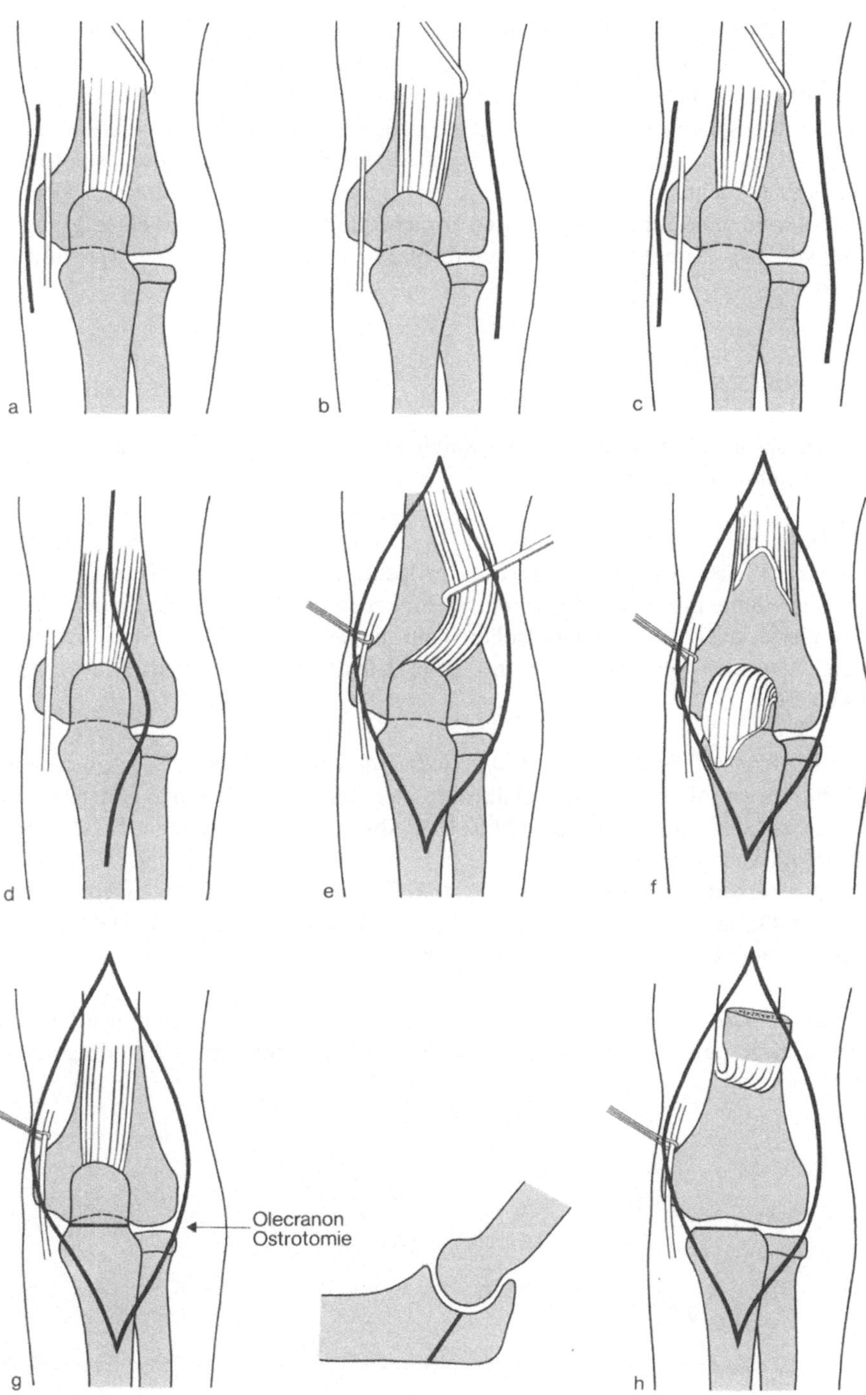

Abb. 2a–h

Die Refixation des Olecranons am Ende der Operation erfolgt durch eine Schraube (Abb. 3a) oder eine typische Drahtzuggurtung (Abb. 3b). Bei unsicherem Halt der Schraube empfiehlt sich die Kombination Schraube und Zuggurtungsdraht (Abb. 3c). In allen Fällen müssen die Spitzen oder Kirschner-Drähte eine Corticalis des Ulnaschaftes perforieren, um besseren Halt zu finden. Durch die beschriebene Schrägstellung der Osteotomiefläche und die hierzu rechtwinklig schräge Lage der Implantate wird eine axiale Kompression der Osteotomie ohne Scherkomponenten erreicht. Beim Vorgehen mit einer Spongiosaschraube soll vor der Osteotomie das Schraubenlager vorgebohrt und das Gewinde geschnitten werden.

3. Implantate

Epicondylenabrisse. Diese können durch zwei Kleinfragment-Spongiosaschrauben ausreichend stabilisiert werden (Abb. 4).

Einfache supracondyläre Frakturen. Die Osteosynthese erfolgt mit Halbrohrplatte am radialen Pfeiler. Um die ganze Frakturfläche unter Kompression zu bringen ist es notwendig, diese mit einer Zugschraube zu kreuzen. Hierbei kann diese Zugschraube von der Platte aus (Abb. 5a) oder isoliert vom ulnaren Pfeiler (Abb. 5b) aus eingebracht werden. Alternativ Osteosynthese mit zwei Kleinfragment-DC-Platten auf beiden Pfeilern (Abb. 5c).

Extraarticuläre Frakturen mit supracondylärer Trümmerzone. Osteosynthese mit entsprechend länger dimensionierter Halbrohrplatte auf der Radialseite und Kleinfragment-DC-Platte auf dem ulnaren Pfeiler (Abb. 6a). Alternativ Kleinfragment-DC-Platten auf beiden Pfeilern (Abb. 6b).

Zur Versorgung dieser supracondylären Trümmerzonen ist die derzeit im Handel befindliche Y-Platte der AO relativ schwach, so daß sich mit ihr in diesen Situationen häufig keine sichere Übungsstabilität erzielen läßt.

Intraarticuläre monocondyläre Brüche. Bei ausreichender Knochenqualität Osteosynthese durch zwei Zugschrauben, je nach Größe des Fragmentes zwei Kleinfragment-, zwei Mal-

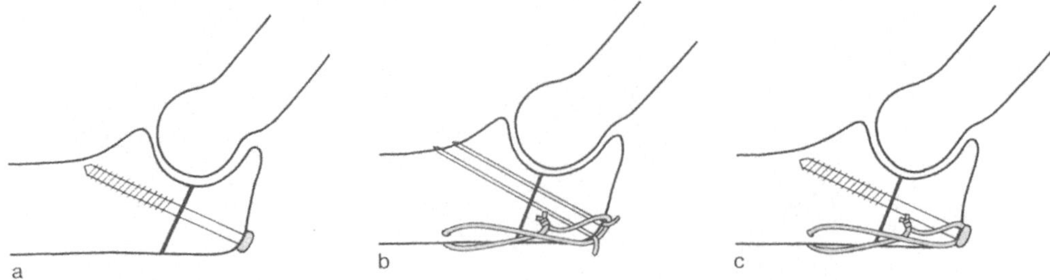

Abb. 3a–c. Refixation des Olexranons. **a** Mittels Schraube, **b** Mittels typischer Zuggurtung, **c** Mittels Kombination von Schraube und Zuggurtungsdraht

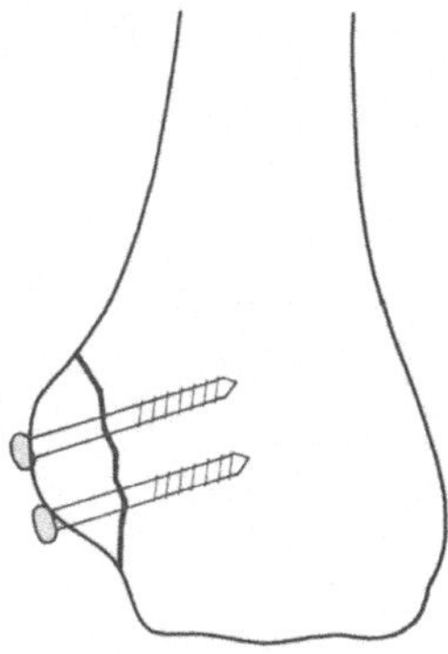

Abb. 4. Osteosynthese einer Epicondylenfraktur durch zwei
Kleinfragment-Spongiosaschrauben

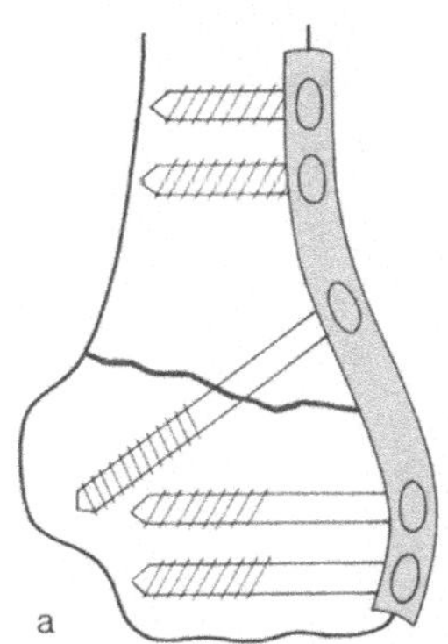
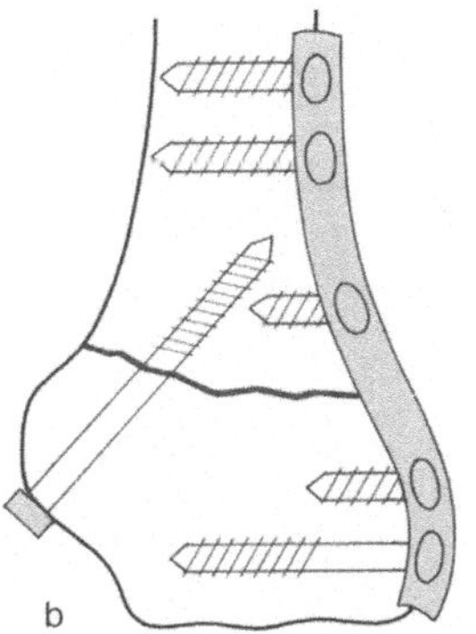
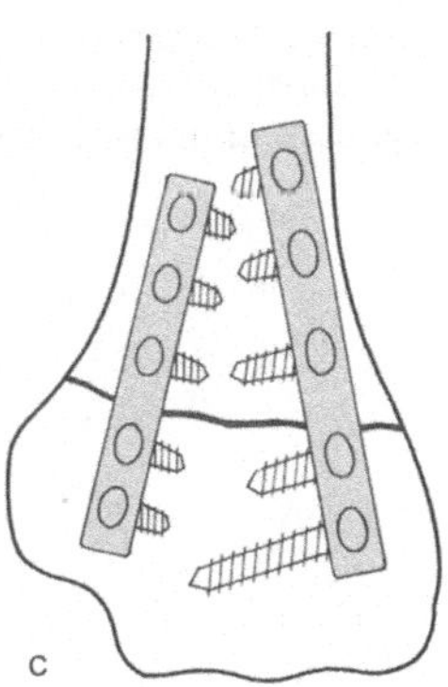

Abb. 5a–c. Osteosynthese einer einfachen supracondylären Fraktur. **a** Halbrohrplatte am
radialen Pfeiler, Zugschraube durch die Platte geführt. **b** Halbrohrplatte am radialen Pfeiler,
Zugschraube isoliert von ulnar geführt. **c** 2 Kleinfragmentplatten radial und ulnar

leolarschrauben, eine Groß- und eine Kleinfragmentschraube (Abb. 7a) oder bei fraglichem
Schraubenhalt Verwendung einer Halbrohr- oder Kleinfragment-DC-Platte auf dem gebrochenen Pfeiler (Abb. 7b).

Tangentiale Abscherungen. Osteosynthese durch zwei Kleinfragment-Spongiosaschrauben
vom Fragment aus. Hierbei müssen die Schraubenköpfe seitlich der Gleitfläche des Olecranons liegen (Abb. 8). Falls dies nicht möglich ist, Einbringen der Schrauben von ventral,
wobei u.U. das Gewinde gekürzt werden muß (Abb. 8b).

Einfache bicondyläre T- oder Y-Frakturen. Vereinigung der Gelenkfragmente durch einen
temporär eingebrachten Kirschner-Draht. Dann Verbindung des Gelenkblockes mit dem
Schaftfragment. Osteosynthese durch radial aufgebrachte Halbrohrplatte und isolierte Zugschraube von der Gegenseite (Abb. 9a) oder Kleinfragment-DC-Platte auf dem gegenseitigen
Pfeiler (Abb. 9b). Bei einfachen gut adaptierten supracondylären Bruchflächen kann auch
mit der Y-Platte ausreichende Stabilität erzielt werden (Abb. 9c).

Wesentlicher Schritt ist in jedem Fall das Einbringen einer Zugschraube quer durch die
Trochlea zur sicheren stufenfreien Adaptation der Gelenkfläche unter interfragmentärer
Kompression.

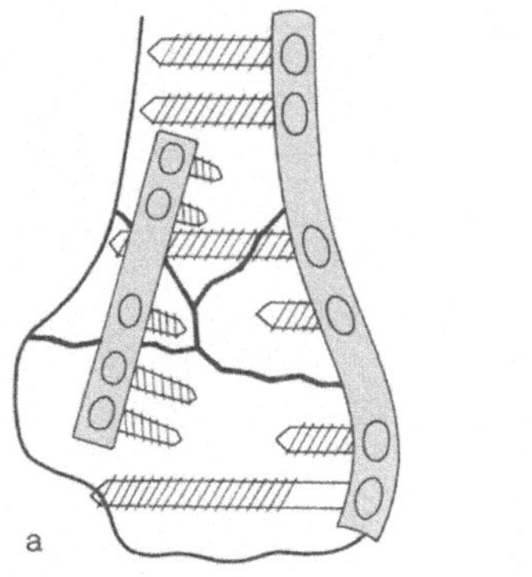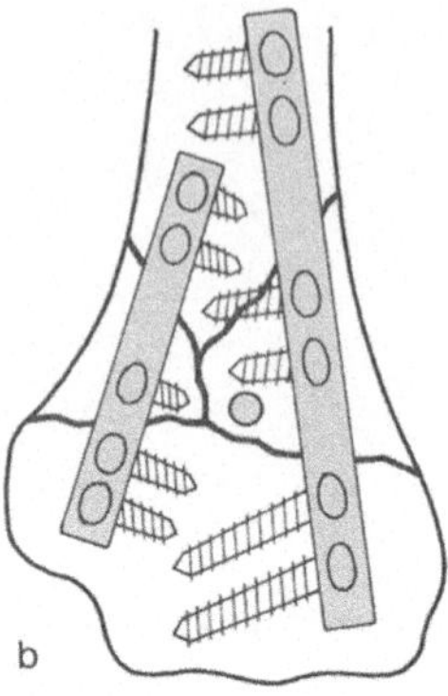

Abb. 6. Osteosynthese einer extraarticulären Fraktur mit supracondylärer Trümmerzone.
a Halbrohrplatte radial, Kleinfragment ulnar, **b** 2 Kleinfragmentplatten radial und ulnar,
gegebenenfalls isolierte Zugschrauben

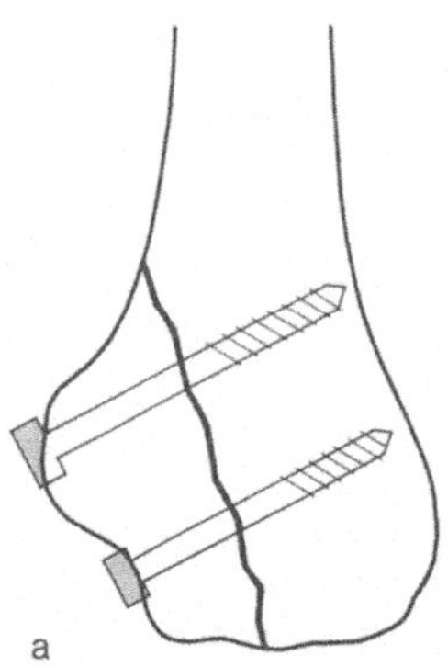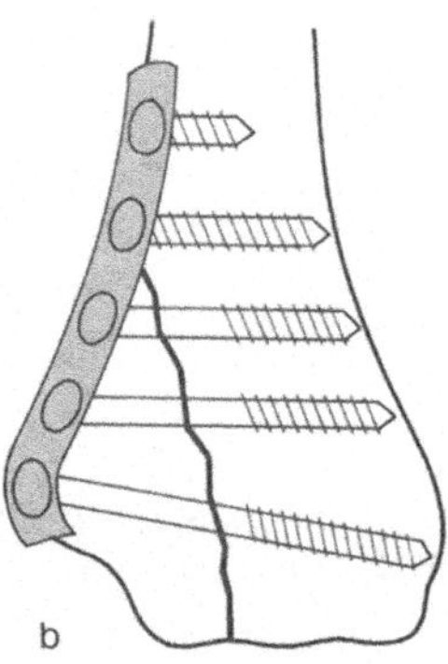

Abb. 7. Osteosynthese einer monocondylären Fraktur. **a** 2 Zugschrauben, je nach Größe
Malleolar- oder Kleinfragmentspongiosaschrauben bzw. Kombination Groß- und Kleinfragmentspongiosaschraube. **b** Halbrohr- oder Kleinfragmentplatte

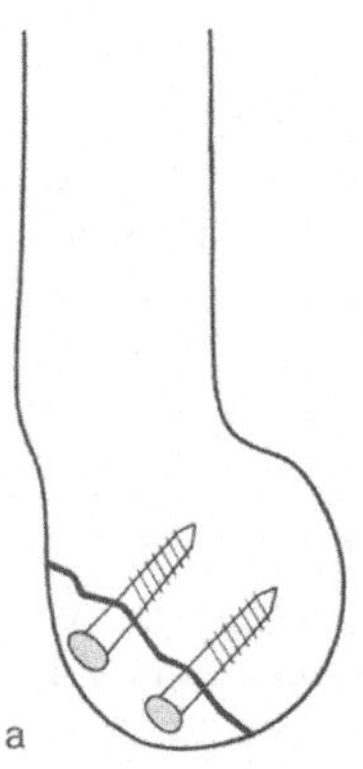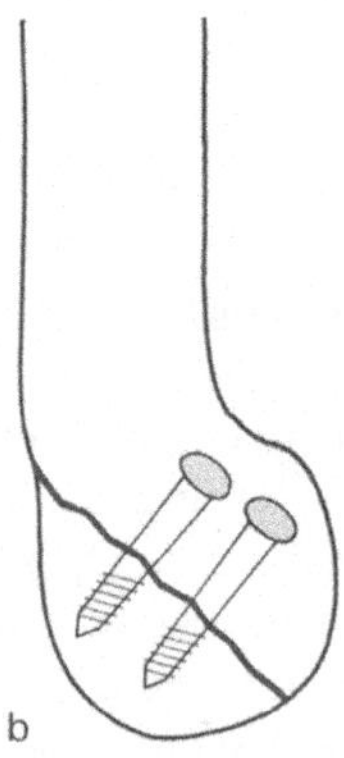

Abb. 8a, b. Osteosynthese einer tangentialen Abscherung. **a** Zugschrauben, vom Fragment
aus eingebracht. **b** 2 Zugschrauben von ventral eingebracht

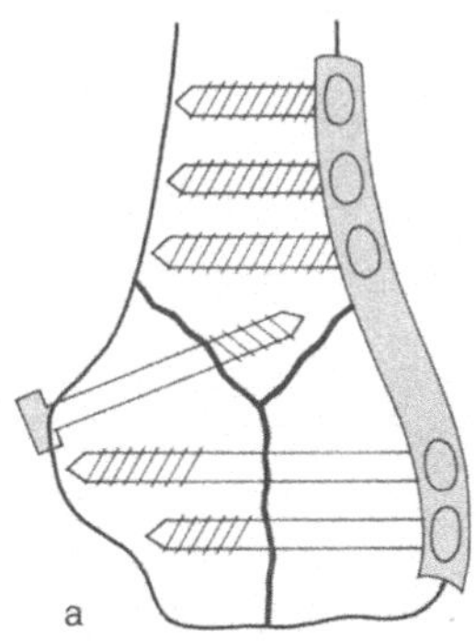 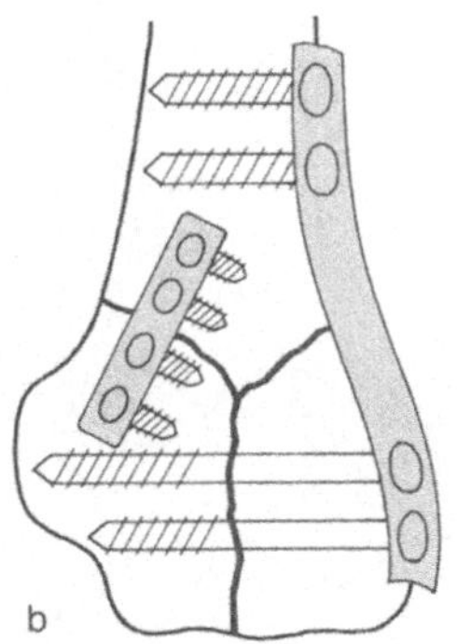 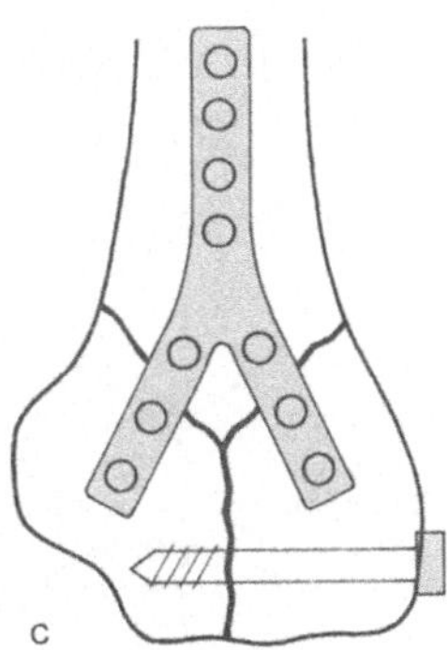

Abb. 9a–c. Osteosynthese einer einfachen bicondylären T- oder Y-Fraktur. **a** Halbrohrplatte radial, isolierte Zugschraube von ulnar. **b** Halbrohrplatte radial, Kleinfragmentplatte ulnar. **c** Y-Platte mit isolierter Zugschraube in der Trochlea

Bicondyläre T- oder Y-Frakturen mit supracondylärer Trümmerzone. Vorgehen analog den einfachen T- und Y-Frakturen, wobei die Implantate entsprechend der Ausdehnung der Trümmerzone länger gewählt werden müssen. Größere Zusatzfragmente sollen dabei mit kleinen Zugschrauben stabil eingefügt, Defekte mit autologer Spongiosa aufgefüllt werden.

Bicondyläre Frakturen mit condylärer Trümmerzone. Vorrangig ist der Wiederaufbau des Gelenkblockes mittels temporär eingelegten Kirschner-Drähten oder besser Kleinfragmentschrauben. Es folgt der Aufbau der einzelnen Pfeiler und die Vereinigung des geschaffenen Gelenkblockes durch eine oder zwei Platten wie bei den einfachen T- und Y-Frakturen (Abb. 10a–d).

Bei besonders kleinen Fragmenten werden mit Vorteil zwei Kleinfragment-DC-Platten verwendet. Auch hierbei sollte jedoch die Trochlea durch eine zentral liegende Schraube zunächst sicher wiederhergestellt sein.

Finden sich bei diesen condylären Trümmerzonen Defekte in der Trochlea (Abb. 11a) ist die Technik der Gelenkrekonstruktion zu modifizieren: Durch Einbringen einer Zugschraube in die Trochlea käme es zum Verkippen der Fragmente gegeneinander oder einer Verschmälerung der Gelenkfläche. In diesen Situationen, d.h. bei fehlender interfragmentärer Abstützung, ist daher auf dieses Zugschraubenprinzip zu verzichten. Vielmehr soll entweder eine Stellschraube zur Anwendung kommen (Abb. 11b), die die Länge und Winkelstellung der Trochlea abstützend sichert oder es empfiehlt sich das Einfügen eines corticospongiösen Spanes als „Distanzhalter" (Abb. 11c). Verbleibende Defekte werden abschließend durch autologe Spongiosa aufgefüllt.

Nachbehandlung

Lagerung in 60° Beugung des Ellbogens auf Armkissen. Hierbei muß der Ellbogen mindestens 20 cm höher liegen als die Schulter. Es ist notwendig, den postoperativen Verband gleich in entsprechender Stellung des Ellbogens anzuwickeln, da sonst Faltenbildungen in der Ellenbeuge entstehen.

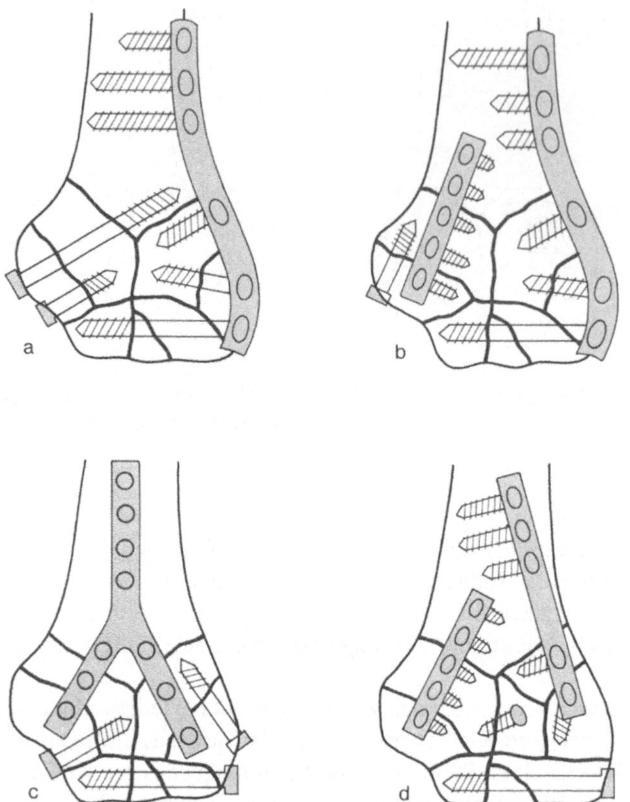

Abb. 10a—d. Osteosynthese einer bicondylären Fraktur mit condylärer Trümmerzone. **a** Halbrohrplatte radial, isolierte Zugschrauben, vor allem im ulnaren Pfeiler. **b** Halbrohrplatte radial, Kleinfragmentplatte ulnar. **c** Y-Platte, isolierte Zugschrauben, vor allem in der Trochlea. **d** 2 Kleinfragmentplatten, isolierte Zugschrauben, vor allem in der Trochlea

Das Anlegen einer dorsalen Gipsschiene für einige Tage vereinfacht die Lagerung, stellt die Weichteile ruhig und hat analgetischen Effekt. Aus dieser Schiene kann ab dem 1. postoperativen Tag mit geführten Bewegungsübungen begonnen werden. Da nur der Operateur die erreichte Stabilität und die Gelenkflächenverhältnisse sicher beurteilen kann, soll er selbst Beginn und Ausmaß der Übungsbehandlung bestimmen und sorgfältig überwachen.

Metallentfernung

Bei Verwendung von Doppelplatten ist es in dieser Lokalisation erlaubt, die Implantate gleichzeitig zu entfernen. Bei schlechter Gelenkfunktion soll die Metallentfernung möglichst frühzeitig erfolgen und dieser Eingriff zur Arthrolyse und Mobilisation genutzt werden. Dabei haben Arthrolyse und offene Mobilisation immer vor Lösung der Metalle zu erfolgen um mit Sicherheit einer Refraktur unter der Mobilisation zu vermeiden. Bei „ossärem" Anschlag sind die entsprechenden Vorsprünge abzumeißeln und die Fossa auszuräumen. Auch die Abmeißelung der Olecranonspitze ist gestattet.

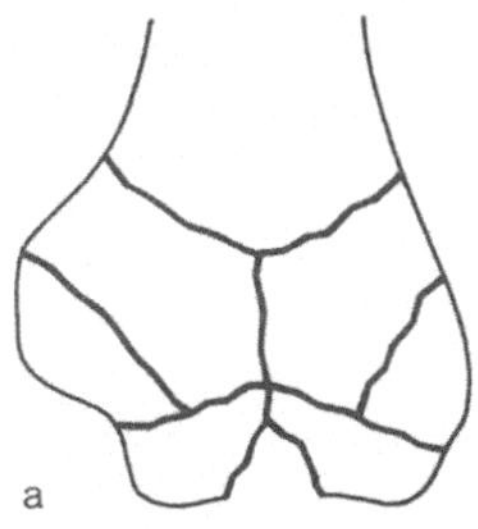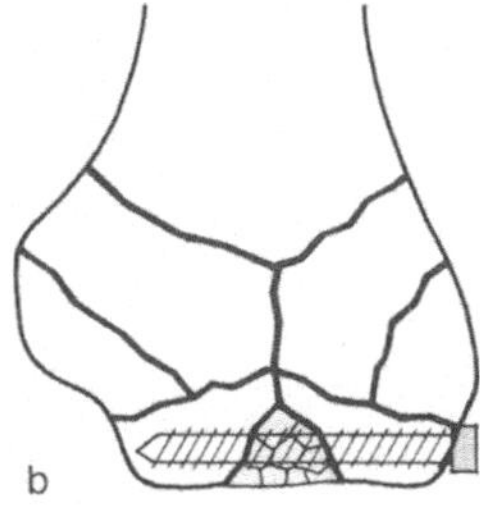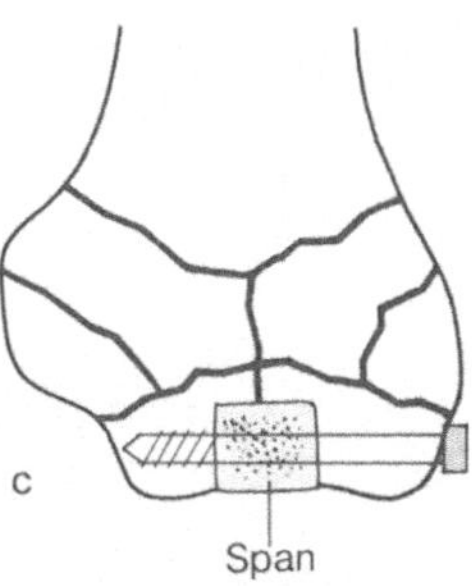

Abb. 11a–c. Osteosynthese bei condylären Trümmerzonen mit Defekt. **a** Ausgangssituation. **b** Sicherung der Länge und Winkelstellung der Trochlea durch Stellschraube. **c** Sicherung der Länge und Winkelstellung der Trochlea durch Einbringen eines corticospongiösen Spanes und Kompression mittels Zugschraube

Bei älteren Patienten und ordentlicher Funktion können die Implantate belassen bleiben.

Eine Verlagerung des N. ulnaris ist nur zu empfehlen, wenn der Sulcus erheblich verändert ist oder hier unbedingt Implantate plaziert werden mußten.

In jedem Fall ist in den Operationsberichten, nicht nur in demjenigen des Primäreingriffes, zu vermerken, wo der Nerv am Ende der Operation liegt.

III. Begleitverletzungen

Begleitverletzungen von Muskeln, Sehnen und Nerven bei Verletzungen des Ellbogens

J. Poigenfürst

Begleitverletzungen der Weichteile um den Ellbogen zeichnen sich − mit Ausnahme der Arterienverletzungen − durch spontane Heilungstendez einerseits und durch die Neigung zu sekundären Veränderungen andererseits aus, die zu Spätschäden führen können.

Muskeln und Sehnen

Primäre Schäden. Je nach Richtung und Ausmaß einer Dislokation muß mit Zerreißungen im M. brachialis, M. triceps und M. anconeaus und in den Handgelenkes- und Fingerbeugern und -streckern gerechnet werden. Bei der operativen Versorgung von Luxationen und Frakturen kann diese Annahme auch bestätigt werden. Allerdings heilen die Muskelverletzungen allein durch Ruhigstellung ohne Funktionseinbuße.

Dies gilt nicht für Abrißbrüche der Muskelansätze mit Diastase, die entsprechend einer Sehnendurchtrennung zum Funktionsausfall oder zum Stabilitätsverlust des Gelenkes führen. Typische Beispiele dafür sind der knöcherne Ausriß der Tricepssehne vom Olecranon und der Abbruch des Processus coronoideus (Abb. 1). Verletzungen der Sehnen selbst findet man lediglich bei scharfen Gewalteinwirkungen von außen oder bei offenen Frakturen. Sie folgen daher keinen Gesetzmäßigkeiten.

Sekundäre Veränderungen. Neben diesen groben Weichteilschäden finden sich auch Periostablösungen und Kapselrisse, die im Röntgenbild erst an sekundären Veränderungen erkennbar sind. Nach jeder scheinbar „reinen" Ellbogenluxation ohne sichtbare Abrißbrüche entwickeln sich regelmäßig subperiostale Knochenauflagerungen und metaplastische Verknöcherungen, die zu einer Verbreiterung und Verplumpung der Gelenkskörper führen [3, 6]. Im Einzelnen findet man Vergrößerung des Speichenköpfchens, des Processus coronoideus und der Olecranonspitze neben Verbreiterung der Epicondylen mit Bandverknöcherungen (Abb. 2 und 3). Diese Röntgenbefunde sind so charakteristisch, daß man an ihnen ein ehemals luxiertes Ellbogengelenk im Vergleich zur anderen Seite sofort erkennen kann. Es handelt sich aber bei diesen Veränderungen um Ausheilungszustände ohne negative Auswirkungen auf die Funktion. Im Gegensatz dazu steht die Myositis ossificans. L. Böhler [1] hat sie in die Gruppe der „vermeidbaren Behandlungsfolgen" eingereiht. Die klinische Erfahrung gibt ihm zumindest in dem einen Punkt recht, daß mechanische Beunruhigung durch ungenügende Ruhigstellung oder durch zu aggressive Nachbehandlung eine ursächliche Rolle spielt. In Einzelfällen wird man aber doch die schwere der Weichteilschädigung

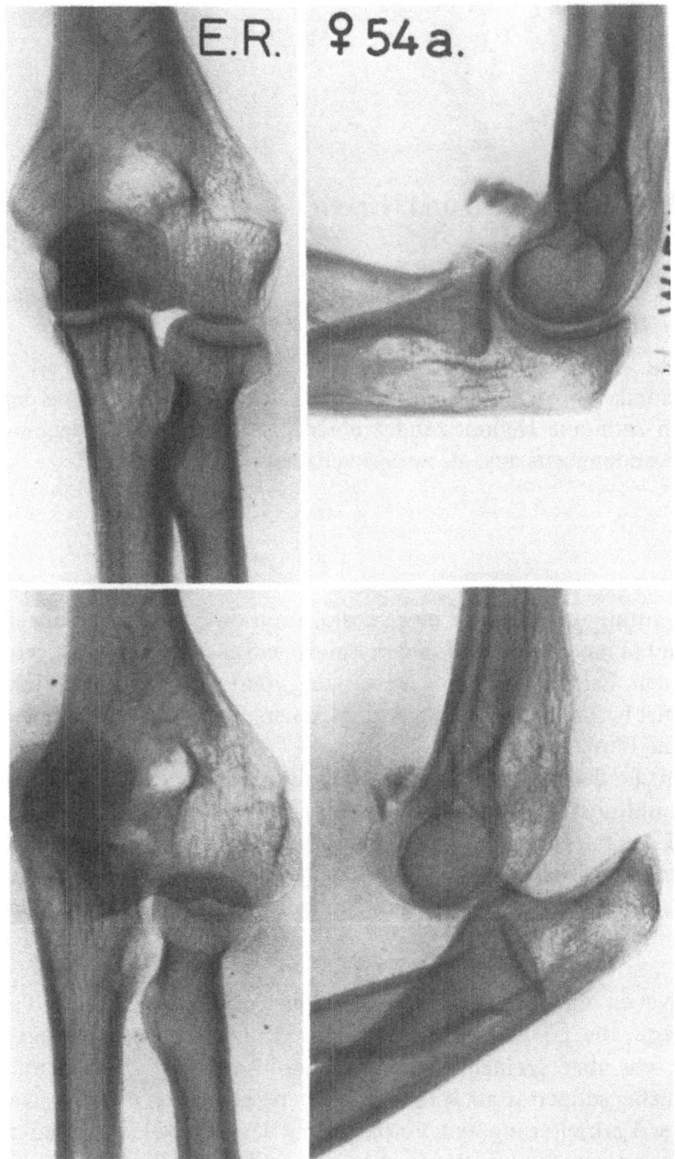

Abb. 1. Röntgenbilder des linken Ellbogens einer 54 Jahre alten Frau. Die Reihenfolge ist nicht vertauscht. Die Verletzte kam mit dem Abscherungsbruch des Processus coronoideus in das Unfallkrankenhaus. Die Luxation erfolgt unmittelbar nach der Röntgenaufnahme beim Anziehen der Jacke

oder eine individuelle Disposition zu paraarticulären Verknöcherungen dafür verantwortlich machen müssen (Abb. 4).

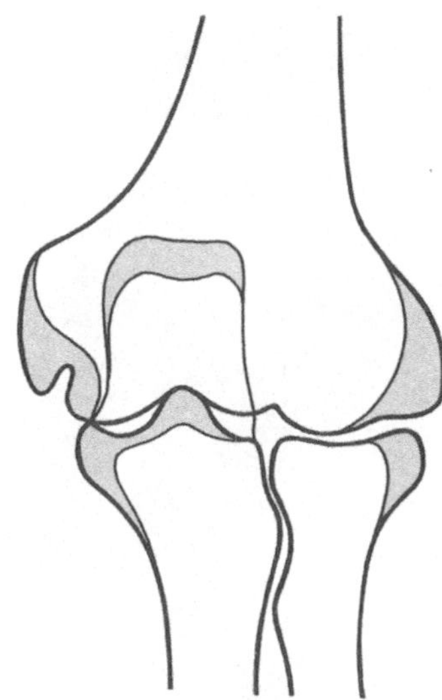

Abb. 2. Schematische Darstellung der nach Ellbogenluxation regelmäßig vorkommenden Knochenappositionen bzw. Bandverknöcherungen

Nerven

Häufigkeit von primären Schäden. Die Angaben der Literatur [2, 4, 5] und die eigenen Erfahrungen decken sich ziemlich genau. Danach ist — je nach Verletzungsart — mit folgender Häufigkeit von begleitenden Nervenläsionen zu rechnen:

Verrenkungsbrüche des proximalen Unterarmendes   1%
„reine" Ellbogenverrenkungen   2%
Brüche des distalen Oberarmendes   3%

Diese Zahlen beziehen sich auf Erwachsene. Verletzungen am wachsenden Skelet bilden eine Ausnahme. So muß bei 5% der Apophysenlösungen des Epicondylus ulnaris mit oder ohne Luxation mit einer Ulnarisläsion gerechnet werden. Bei kindlichen supracondylären Oberarmbrüchen steigt die Häufigkeit der begleitenden Nervenläsionen auf 25%—30% (Tabelle 1).

Betroffene Nerven. Insgesamt sind bei Ellbogenverletzungen Medianus und Ulnaris häufiger betroffen als der N. radialis. Bezogen auf die einzelnen Verletzungsarten zeigen sich jedoch, je nach der typischen Verschiebung auch gewisse typische Verletzungskombinationen. Dabei spielt das Ausmaß der Verschiebung eine geringere Rolle als ihre Richtung. Bei kindlichen supracondylären Frakturen mit der üblichen Verschiebung nach dorsal — radial ist daher der N. medianus am häufigsten betroffen (Abb. 5a, b), während die selteneren Frakturen mit Verschiebung nach ulnar sehr oft eine Radialislähmung aufweisen (Abb. 5c) (Tabelle 2).

Der Autor neigt zur blutigen Reposition der nach ulnar verschobenen supracondylären Frakturen mit primärer Radialislähmung, weil die unblutige Reposition häufig nicht gelingt und der Nerv durch mehrfache Repositionsmanöver gefährdet sein könnte.

Dieser Nerv wird bei Erwachsenen durch Brüche und Verrenkungsbrüche am distalen Oberarm oder am proximalen Unterarm am häufigsten verletzt (Abb. 6). Bei Ellbogenver-

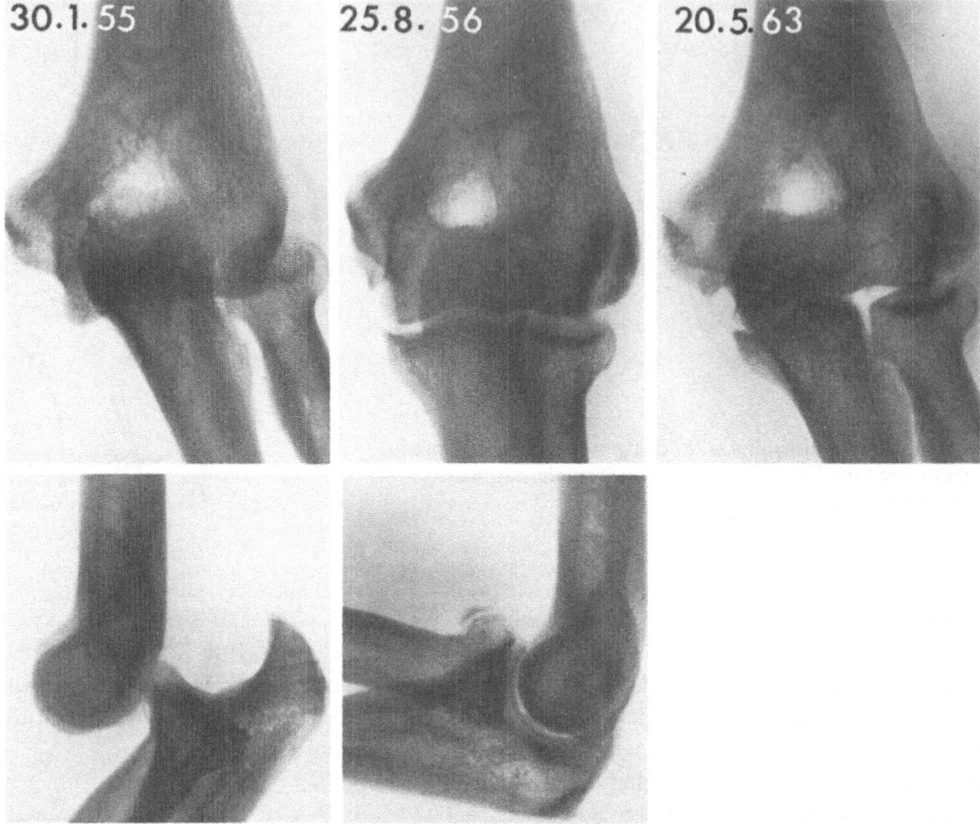

Abb. 3. Luxationsbilder des linken Ellbogens bei einem 45 Jahre alten Mann ohne sichtbare Knochenverletzung. 20 Monate nach der Reposition findet man die typischen Veränderungen des Gelenkes. Bei der Nachuntersuchung nach weiteren 7 Jahren hat sich durch das teilweise verknöcherte ulnare Seitenband ein Kanal für die Nervus ulnaris erhalten

renkungen überwiegt nur scheinbar der N. ulnaris durch die Einbeziehung der kindlichen Luxationen mit häufiger Beteiligung des Epicondylus ulnaris (Abb. 7).

Bei Erwachsenen sind hingegen Medianus und Radialis bei Luxationen zwar selten aber öfter als der Ulnaris betroffen. Die Ursache primärer Lähmungen kann eine Interposition des Nerven in das luxierte oder bereits reponierte Gelenk sein.

Prognose der primären Lähmungen. Bei Kindern und Jugendlichen liegt fast immer nur eine Neurapraxie vor, die innerhalb kurzer Zeit nach der Reposition des Bruches ohne Operation am Nerven reversibel ist. Mit der Nervenrevision kann daher bis zu drei Monate lang gewartet werden, weil auch dann, wenn ein Substrat gefunden wird, die Prognose sehr gut ist. Bei Erwachsenen ist die Indikation strenger zu stellen. Zwar bilden sich Teillähmungen innerhalb der Heilungsdauer der Fraktur spontan zurück [7]. Primär komplette Ausfälle oder langsam zunehmende Lähmungen stellen aber eine dringliche Operationsindikation dar. Je später die Operation erfolgt, umso länger dauert es bis zur Wiederherstellung und oft sind nur Teilerfolge zu erzielen.

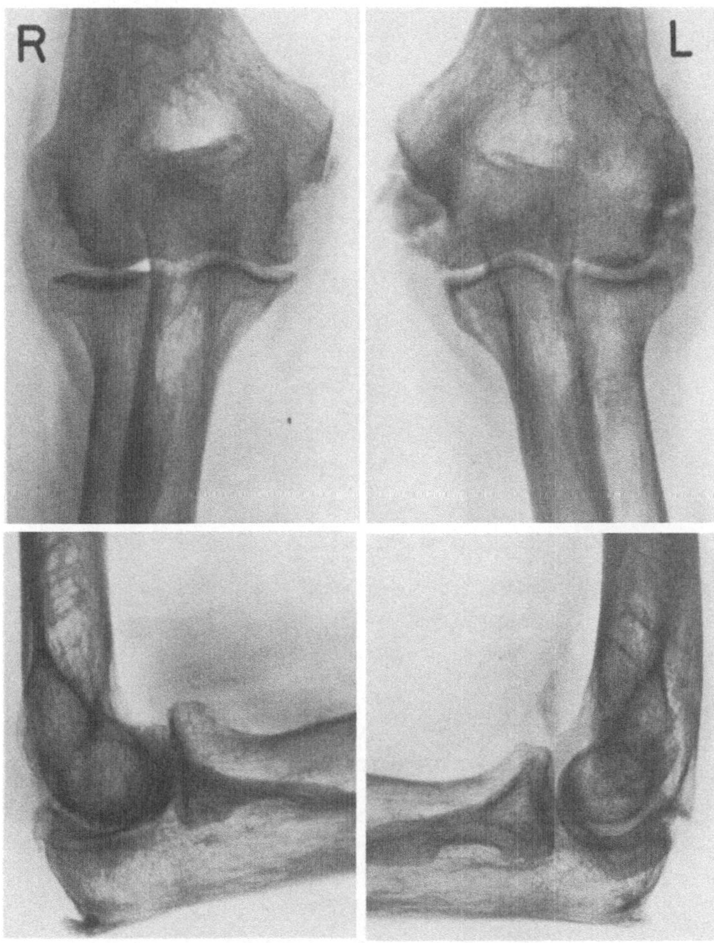

Abb. 4. Röntgenbilder beider Ellbogen einer 64 Jahre alten Frau, 8 Jahre nach „reiner"
Verrenkung des linken Ellbogens. Trotz schonender Reposition, ausreichender Ruhigstellung
und nicht agressiver Nachbehandlung ist es zu ausgiebigen Bandverknöcherungen und zur
Myositis ossificans im Musculus brachialis gekommen. Es finden sich jedoch auch an den
Gelenkskörpern der unverletzten Seite Bandverknöcherungen, die eventuell für eine indivi-
duelle Disposition sprechen können

Tabelle 1. 73 schwer verschobene supracondyläre Oberarmbrüche
bei Kindern (Jahna, 1959)

Davon 19 Nebenverletzungen von Nerven	8mal N. radialis
	7mal N. medianus
	2mal N. ulnaris
	2mal kombiniert
Konservative Behandlung nach Baumann	
Nachuntersuchung: Bei allen normale Funktion und Sensibilität	

H.E. ♀ 9a
KEINE
AUSFÄLLE
a
M.R. ♂ 12a.
PARESIS N. MEDIANI
b
K.A. ♂ 10a
c
PARESIS N. RADIALIS

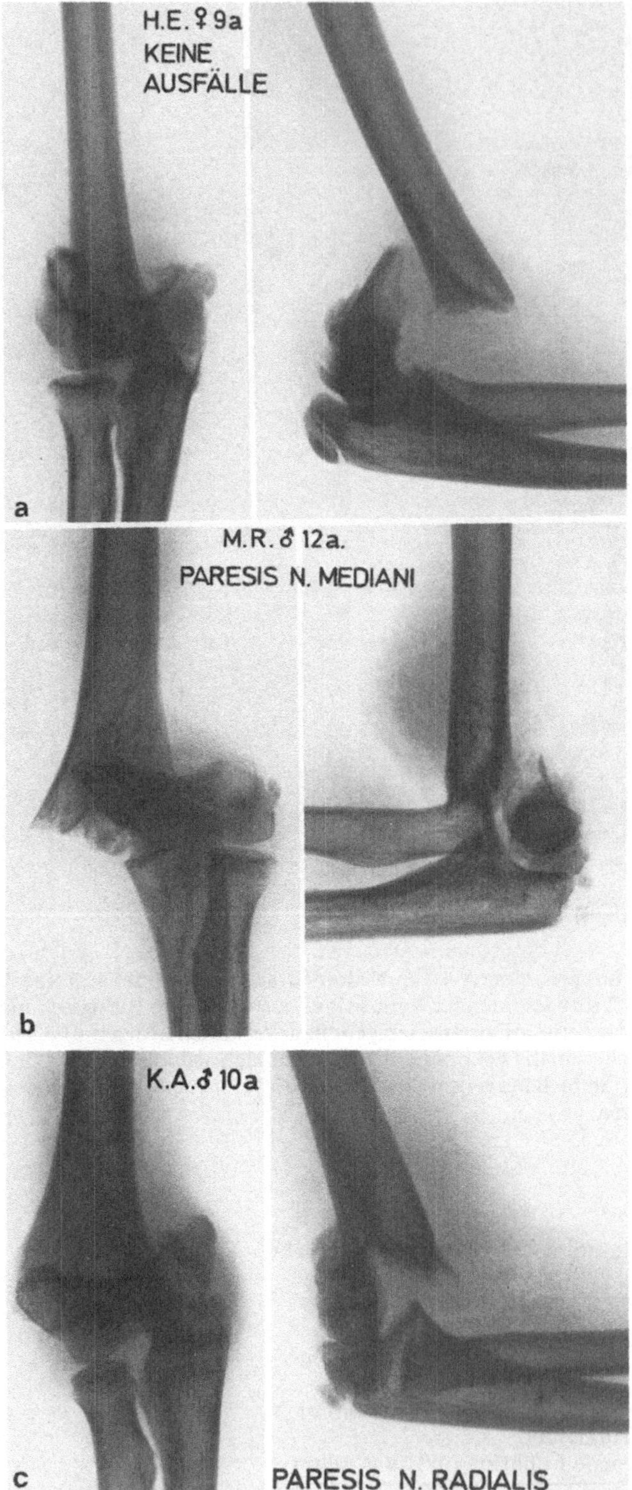

Abb. 5a—c

Abb. 5a—c. Nervenschäden bei supracondylären Frakturen. **a** Bruch ohne neurologische Komplikation. **b** Bruch mit Medianus-Schädigung. **c** Bruch mit Radialis-Schädigung. Die Frakturen von Abb. 5a, b wurden geschlossen reponiert und mit percutan eingebrachten gekreuzten Bohrdrähten fixiert. Die Medianuslähmung bildete sich spontan zurück. Die Fraktur von 5c wurde offen reponiert und mit gekreuzten Bohrdrähten fixiert. Der Radialis war makroskopisch unverletzt, die Lähmung hat sich spontan zurückgebildet

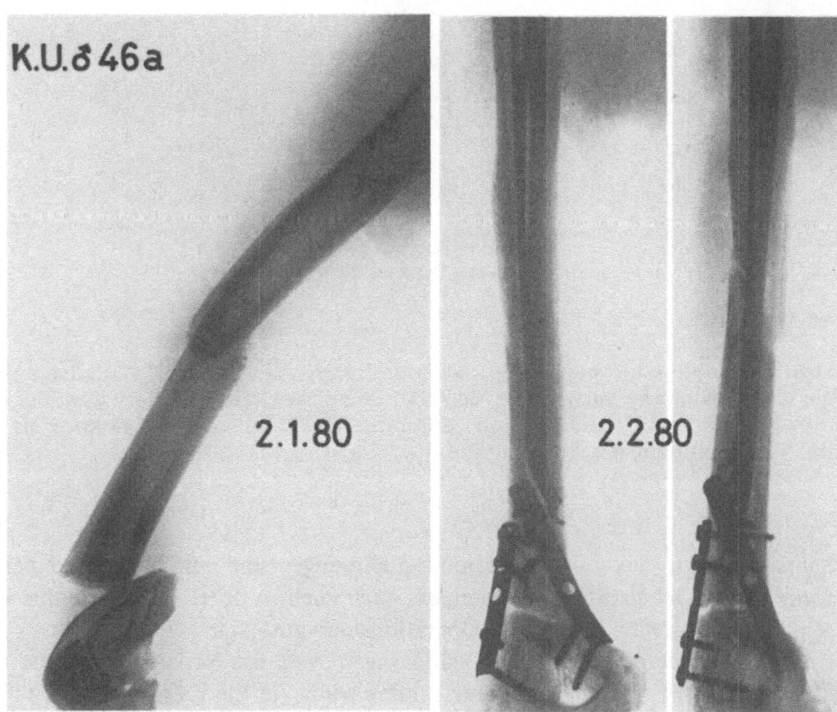

Abb. 6a, b. Oberarmstückbruch mit primär kompletter Radialislähmung bei einem 46 Jahre alten Zahntechniker (**a**). Die Osteosynthese wurde im örtlichen Krankenhaus ohne Nervenrevision am nächsten Tag durchgeführt (**b**). Bei der Nachrevision fand sich eine komplette Radialiszerreißung in Höhe der distalen Fraktur

Tabelle 2. Primäre Lähmungen bei 35 Kindern mit supracondylären Oberarmbrüchen (I. Universitätklinik für Unfallchirurgie Wien)

Richtung der Verschiebung	n	Betroffener Nerv		
		Medianus	Radialis	Ulnaris
Keine Verschiebung bzw. nur Rotation	9	0	0	0
Dorsal	14	3	0	0
Radial-(dorsal)	6	2	0	0
Ulnar-(dorsal)	6	1	2	0

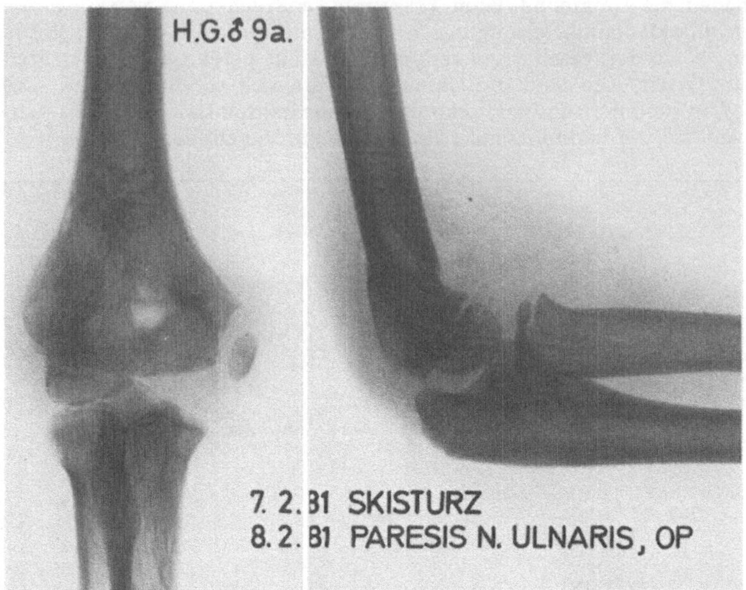

Abb. 7. Apophysenlösung des Epicondylus ulnaris, die erst nach 24 Std diagnostiziert wurde. Die Ulnarislähmung entwickelte sich während dieser Zeit. Der Nerv war über den Knochenkern gespannt und wurde befreit. Spontane Rückbildung der Lähmung nach Reposition und Verschraubung des Epicondylus

Spätlähmungen. Sekundär auftretende Lähmungen sind ein Hinweis auf narbige Veränderungen um den betroffenen Nerven, der auch in einen Bruch- oder Gelenkspalt interponiert sein kann. Sie stellen immer eine Operationsindikation dar.

Eine besondere Form der Spätlähmung ist jene des Nervus ulnaris, die als Folge einer Streckhemmung im Ellbogengelenk erklärt wird. Tabelle 3 zeigt die klinischen Daten von

Tabelle 3. Sechs Ulnarisverlagerungen nach Ellbogentrauma

Patient	Unfall-alter	Verletzung	Intervall bis Ulnarislähmung	Streck-defizit	Operationsbefund
H.J. m	33	Lux. cubitii aperta	1 Jahr	25°	Nerv unauffällig Knochenleiste
P.J. m	28	Lux. cubiti	2 Jahre	40°	Nerv abgeplattet Verknöcherungen
K.R. m	40	Lux. cubiti Fr. olecrani	3 Jahre	60°	Nerv abgeplattet Knochenleiste
F.K. m	26	„Ellbogen-verletzung"	10 Jahre	20°	Nerv unauffällig Knochenleiste
K.L. m	25	Fr. supracond. Humeri apert	11 Jahre	60°	Nerv aufgetrieben Bindegewebsstrang
H.J. m	20	„Kriegs-verletzung"	20 Jahre	30°	Nerv kolbig Knochenleiste

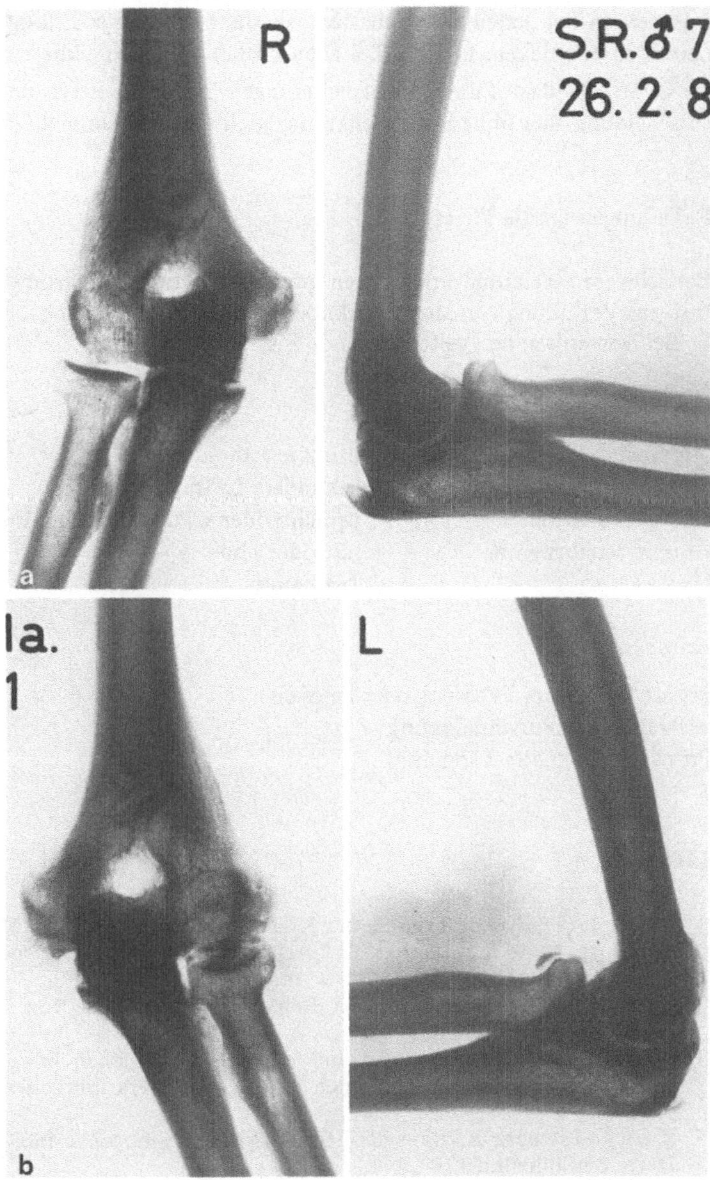

Abb. 8. Nachuntersuchungsbilder beider Ellbogen des Patienten von Abb. 3, 26 Jahre nach dem Unfall (*a = re/b = li*). Man sieht den Unterschied zwischen dem verletzten und dem unverletzten Gelenk. Der Kanal für den Nervus ulnaris hat sich nicht verändert. Es besteht eine Streckhemmung von 10° bei freier Beugung und Unterarmdrehung. Trotz der Nerveneinscheidung immer noch keine Ulnarislähmung

6 Patienten bei denen sich frühestens ein Jahr nach einer Ellbogenverletzung eine Ulnarisparese zu entwickeln begann. Bei allen bestand eine Streckhemmung von mindestens 20°. Im Gegensatz dazu führen Verknöcherungen im Sulcus nervi ulnaris allein bis zur Nerveneinscheidung aber ohne Streckhemmung auch nach Jahren nicht zur Lähmung (Abb. 8).

Folgerungen für die Therapie

Bei schweren Weichteilverletzungen mit ausgedehnten Hämatomen ist eventuell eine Operation zur Verhütung von Muskelverknöcherungen aussichtsreich.

Bei Nervenläsionen gelten folgende Indikationen:

Kinder

Supracondyläre Fraktur	–	primäre Lähmung	. . . . . zuwarten
Supracondyläre Fraktur	–	sekundäre Lähmung	. . . . . . Revision
Ellbogenluxation	–	primäre oder sekundäre Lähmung	. . . . . Operation
Apophysenabriß mit	–	mit oder ohne	
Diastase		Lähmung	. . . . . Operation

Erwachsene

Primär komplette Lähmung oder langsam auftretende Sekundärlähmung	. . . . . Operation
Primär inkomplette Lähmung	. . . . . zuwarten

Literatur

1 Böhler L (1953) Die Technik der Knochenbruchbehandlung. Maudrich, Wien
2 Galbraith K A, McCullough C J Acute nerve injuries as a complication of closed fractures or dislocations of the elbow
3 Iselin M, Poigenfürst J (1965) Behandlungsergebnisse von 78 Ellbogenverrenkungen. Arch Orthop Unfallchir 57: 81
4 Jahna H (1959) Erfahrungen mit einer ungefährlichen konservativen Behandlungsmethode bei 73 stark verschobenen kindlichen Oberarmbrüchen. Arch Orthop Unfallchir 50: 537
5 Kutscha-Lissberg E, Raus R (1979) Frische Ellbogenverletzungen im Wachstumsalter. Hefte Unfallheilkd 118
6 Poigenfürst J (1966) Röntgenologische Veränderungen nach Ellbogenverrenkungen. Klin Med 21: 216
7 Poigenfürst J, Jakesz R (1976) Zum Operationszeitpunkt bei Oberarmschaftbrüchen mit Radialislähmung. Unfallchirurgie 2: 107

Gefäßverletzungen

H. Loeprecht und J.F. Vollmar

Einleitung

Frakturen und Luxationen im Bereich des Ellbogengelenkes disponieren in hervorragendem Maße zu Begleitverletzungen, ganz besonders aber der Blutgefäße [1, 3, 4, 5, 6, 8, 9]. Hier liegt eine auffällige Parallele vor zu den Luxationen und Frakturen in oder nahe des Kniegelenkes.

Häufigkeit kombinierter Verletzungen im Ellenbogengelenksbereich

Bezogen auf alle klinische relevanten Frakturen stellt die *Begleitverletzung* einer *Arterie* eine *Rarität* dar [1, 9, 10]. Auf 2 133 Gliedmaßenfrakturen kamen in einem Zeitraum von 5 Jahren lediglich 19 Arterienverletzungen, dies entspricht einer Häufigkeit von 0,9% [9]. Hingegen schnellt die Zahl bei den Ellbogenluxationen und supracondylären Frakturen auf das 10fache hoch (10%–14%). Typische Verletzungsfolge ist bei der Luxation die Überdehnungsverletzung mit Einriß von Intima und Media und im Falle der supracondylären Humerusfraktur meist das scharfe Vordringen von Fragmenten auf die ventral kreuzende Arterie.

Diagnostik und Entstehungsmechanismus einer Arterienverletzung

Die Erkennung einer arteriellen Begleitverletzung bei einem Knochenbruch setzt besondere Wachsamkeit und ein „*Darandenken*" voraus (Tabelle 1). Es gehört zu den ersten Maßnahmen, sich Information über *Sensibilität* und *Pulsstatus* zu verschaffen. Allerdings läßt die Erhebung des Pulsstatus uns im Stich beim Vorliegen eines Schockzustandes mit Zentralisation. Andererseits wird sich bei offenen Verletzungen eine spritzende arterielle Blutung kaum der Diagnose entziehen. Sofortmaßnahme am Unfallort ist hier die digitale Kompression der Arterie proximal der Verletzungsstelle oder der aseptische Druckverband am Orte der Blutung. Obsolet sind Tourniquetmaßnahmen die meist nur eine venöse Stauungsblutung verursachen. Extremfälle stellen die partielle oder totale Gliedmaßabtrennung dar.

Die klinischen Zeichen der Ischämie sind in den bekannten 6-P nach Pratt zusammengefaßt [7]. Beim Gros aller Verletzten liegt dank eines besonders günstigen Umgehungskreislaufs (rete cubiti) meist ein *inkomplettes Ischämiesyndrom* vor, d.h. meist erhaltene Motorik, eingeschränke Sensibilität (Abb. 1). Bemerkenswerterweise lag bei den 8 besonders herausgestellten Verletzungen mit kompletter Ischämie regelmäßig eine ausgedehnte Zertrümmerung oder subtotale Amputation der entsprechenden Gliedmaße vor.

Durch die vasculär-anatomischen Gegebenheiten sind die Chancen der Gliedmaßerhaltung aufgrund rekonstruktiver Maßnahmen am Arm naturgemäß wesentlich günstiger als vergleichsweise am Bein.

Tabelle 1. Diagnostik einer Arterienverletzung (Linder F, Vollmar J (1965) Chirurg 36: 55)

1. Anamnese
Penetrierender Fremdkörper? − stumpfe Gewalt?

2. Blutung
Örtliche oder allgemeine Zeichen?

3. Ischämie
Hautfarbe? − Wärme? − Venenfüllung? − peripherer Arterienpuls?
Cave: kalte Gliedmaßen im Schock!
Wenn Gliedmaßenischämie trotz konservativer Therapie > 3 Stunden:

4. Arteriographie

5. Probefreilegung

Ca. 95% aller traumatischen Gefäßverletzungen rühren von stumpfer oder scharfer direkter Gewalteinwirkung her [11]. Das *direkte, scharfe Gefäßtrauma* ist gekennzeichnet durch die von außen nach innen gerichtete Schädigungsrichtung. Im Vordergrund steht die Blutung, wobei die periphere Ischämie meist erst bei kompletter Gefäßdurchtrennung resultiert.

Umgekehrt verläuft die Richtung und Intensität der Gefäßschädigung beim *direkten, stumpfen Trauma.* Die erstgradige Schädigung ist hierbei der Überdehnungsriß der Intima, der aber schließlich zur lokalen Thrombose führen kann bei erhaltener Adventitiahülle.

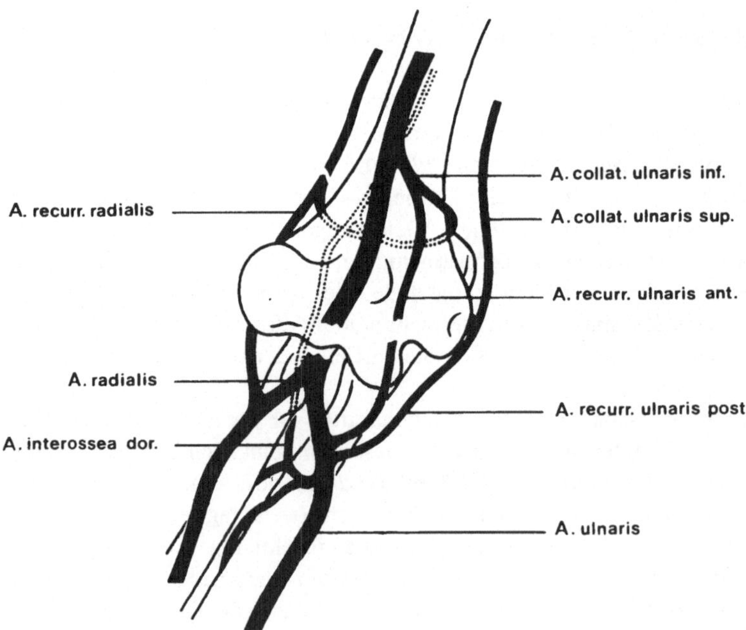

Abb. 1. Collateralkreislauf der A. brachialis im Ellbogenbereich (nach Louis 1974)

Hier dominiert die periphere Ischämie bei meist nur geringem lokalem Blutaustritt und das Vorliegen langstreckiger Intima- und Mediaschädigung.

Im Zeitraum zwischen 1.8.1980 und 31.12.1980 kamen 24 Patienten mit kombinierten Gefäß- und Knochenverletzungen im Ellbogenbereich in unsere stationäre Behandlung (Tabelle 2). Bei der Analyse der Unfallursache ist erstaunlicherweise festzustellen, daß jede zweite kombinierte Gefäß-Knochen-Verletzung auf einen *Sport-* oder *Spielunfall* zurückzuführen ist (Tabelle 3). Demgegenüber treten Verkehrsunfälle und Arbeitsunfälle als Ursachen ganz in den Hintergrund. Der Grund für diese Verteilungsmuster wird aber leicht ersichtlich, wenn wir uns die Altersverteilung der verunfallten Patienten ansehen. Das Gros der Unfallhäufigkeit fällt in die ersten zwei Lebensdezien (Abb. 2). Bei Kleinkindern ist es vor allem typischerweise der Sturz vom Baum oder der Schaukel mit der supracondylären Fraktur. Bei älteren Jugendlichen waren es vor allem die Luxation und Luxationsfraktur im Ellbogengelenk, häufig als Folge von Sportverletzungen. Hingegen herrschen bei den Arbeitsunfällen und Verkehrsunfällen komplexe Verletzungen vor, meist subtotale Amputationen, die auch bezüglich der Rekonstruktion wesentliche größere Anforderungen stellen.

Zeitintervall Unfall—Operation

Nach seitheriger Auffassung spielte das Zeitintervall Unfall—Operative Versorgung des Arterienschadens eine dominierende Rolle. Die ischämische Toleranzzeit, d.h. bei kompletter arterieller Einstromblockade, ist sowohl für die obere wie untere Gliedmaße auf 4—6 Std anzusetzen [1, 2, 8, 9]. Kombinierte Verletzungen im Ellbogenbereich nehmen nach unseren klinischen Beobachtungen in dieser Hinsicht eine gewisse Sonderstellung ein (Tabelle 4).

Bei den meisten (67%) lag keine komplette, sondern lediglich eine *inkomplette Ischämie* vor, regelmäßig dann, wenn es sich um geschlossene Verletzungen handelte ohne Zertrümmerung umgebender Weichteile. Pathophysiologisch ist hier ein weitgehend suffizienter Umgehungskreislauf verantwortlich zu machen, der die Vitalität von Hand und Unterarm auch bei Spätversorgungen, d.h. jenseits der 6. Stunde noch gewährleistet — restitutio ad integrum.

Tabelle 2. 24 operativ versorgte Ellbogentraumata mit Gefäßbeteiligung (Reg. Nr. 1-5075, 1.8.70—31.12.80)

Luxation im Ellbogengelenk	3	
Ellbogengelenksnahe Fraktur	16	(12 supracondylär)
Subtotale Amputation	5	
Sek. Amputation	4	(17%)
Letalität	0	

Tabelle 3. Unfallmechanismus bei 24 Ellbogentraumata mit Gefäßbeteiligung (Reg. Nr. 1-5075, 1.8.70—31.12.80)

Arbeitsunfall	Verkehrsunfall	Spiel und Sport	Haushalt
7 (29%)	4 (17%)	12 (50%)	1 (4%)

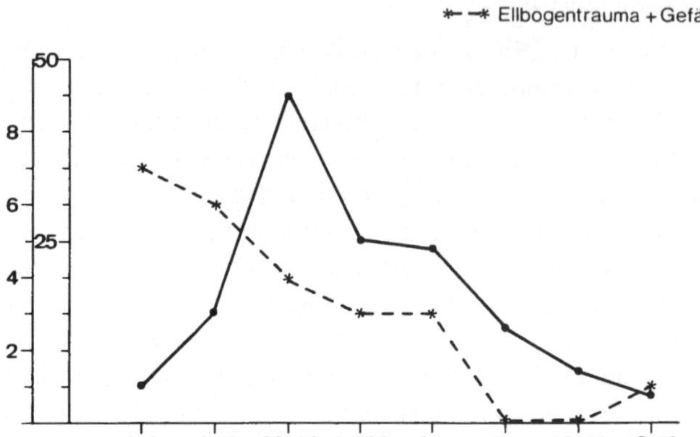

Abb. 2. Altersverteilung bei 24 Ellbogentraumata mit Gefäßbeteiligung und 145 Arterienverletzungen

Tabelle 4. Zeitintervall Unfall und Operation bei 24 Ellbogentraumata mit Gefäßbeteiligung
(Reg. Nr. 1-5075, 1.8.70−31.12.80)

h	Kompl. Ischämie	Sek. Amput.	Inkompl. Ischämie	Sek. Amput.
0− 2	2		1	
2− 4	1	2	2	
4− 6	4	1	6	1
6− 8				
8−10			1	
10−12				
> 12	1		6	
Gesamt	8	3 (37,5%)	16	1 (6%)

Anders ist die Situation bei Vorliegen einer *kompletten Ischämie*. Entweder die Schwere
des Krankheitsbildes (subtotaler Abriß) oder die ausgeprägten Ischämiezeichen führen zum
sofortigen Handeln. Zumindest bei den Verletzungen im Ellbogenbereich hatten wir nur
einen Patienten zu versorgen mit einer Ischämiezeit jenseits der 12-Stunden-Grenze. Entsprechend scheint hier auch die Amputationsrate hochzuschnellen (37%), jedoch war bei
allen 3 Fällen ein massiver Weichteilinfekt, z.T. mit Clostridium perfringens Ursache für die
sekundäre Amputation.

Aus den aufgezeigten Daten ergibt sich, daß das Handikap bei Ellbogenverletzungen in
der übersehenen inkompletten Ischämie liegt. Es geht hier vorwiegend um das Darandenken,
inwieweit eine Gefäßbeteiligung vorliegen könnte. Nur zu oft resultieren aus übersehenen
arteriellen Begleitverletzungen langjährige Rentenansprüche. Es gilt daher, bei jedem Verdachtsfall auf eine begleitende Verletzung der Gefäße innerhalb der ischämischen Toleranzzeit die Abklärung durch Angiographie oder operative Revision herbeizuführen.

Rekonstruktion der Strombahn

Jeder Gefäßbahnrekonstruktion sollte eine übungsstabile Osteosynthese vorausgehen. Liegen allerdings *vitale Begleitverletzungen* vor, wie parenchymatöse Verletzungen von Leber und Milz, so wird eine *provisorische Blutstillung* mit einer Blutdruckmanschette am Orte der Blutung durchgeführt. Eine *aufgeschobene Notversorgung* ist praktisch bei allen *Gliedmaßenarterienverletzungen* vertretbar, wenn andere Eingriffe, wie z.B. Versorgung einer traumatischen Aortenruptur innerhalb der ischämischen Toleranzgrenze oder simultan durch 2 Teams versorgt werden, was vor allem bei bilateralen Verletzungen praktikabel scheint. Zugangsort der Wahl zur A. brachialis ist eine schräg verlaufende Incision in der Ellenbeuge, entsprechend dem Verlauf der Arterie. Nach Durchtrennung des Lacertus fibrosus stößt man auf die Endstrecke der A. brachialis. Bei offenen Wunden wird man versuchen nach exakter Wundrandexcision und Débridement vom gleichen Zugang auch die arterielle Verletzung zu versorgen.

Das Rekonstruktionsverfahren der Arterie hängt ab vom Ausmaß der Intima- und Mediaschädigung (Abb. 3). Eine äußerlich nicht faßbare Schädigung der Arterienwandung bei peripher nicht tastbaren Pulsen, gibt bei der Revision Veranlassung zu einer Arteriotomie, um Intimaaufrisse zu beseitigen und lokale Thromben zu entfernen. Die quere Arteriotomie wird durch fortlaufende Naht verschlossen, Längsarteriotomien sollten grundsätzlich mit einem Venenpatch verschlossen werden, um sanduhrförmige Einengung zu vermeiden.

Liegt eine komplette Durchtrennung der Arterie ohne langstreckige Wandzerstörung vor, wird nach sparsamer Resektion der Arterienenden sowie Thrombektomie des proximalen und distalen Schenkels eine End-zu-End-Naht durchgeführt. Diese kann entweder fortlaufend angeschrägt oder in Modifikation durch fortlaufende Naht der Hinterwand und Einnähen eines ventralen Patches durchgeführt werden.

Bei jeder *langstreckigen Gefäßzerstörung* wird obligatorisch ein *Venentransplantat* interponiert, wofür die autologe V. saphena magna oder eine subcutane (V. cephalica oder V. basilica) vom Arm das ideale Substitut darstellt.

Jede periphere arterielle Rekonstruktion sollte noch auf dem Operationstisch durch ein Kontrollverfahren überprüft werden. Am einfachsten geschieht dies mittels Angiographie, da hier ein genauer Aufschluß über die periphere Gefäßmorphologie erhalten wird und insbesondere belassene Thromben erkannt und in derselben Sitzung entfernt werden können.

In Einzelfällen gibt es auch einen *Arteriospasmus* (zwei eigene Fälle) im Frakturbereich mit angiographisch nachweisbarem Collateralkreislauf, von einem echten Verschluß nicht zu unterscheiden.

Therapie der Wahl: Freilegen der Arterie, Arteriotomie und Aufdehnen der Arterie mittels eines Ballonkatheters.

Wird diese Maßnahme nicht durchgeführt, kann sich durchaus sekundär eine lokale Thrombose einstellen.

Wie aus der Auflistung der Rekonstruktionsverfahren zu entnehmen ist, stehen im Vordergrund in nahezu gleicher Häufigkeit die End-zu-End-Naht und die Transplantatinterposition.

Entsprechend den Prinzipien bei der Replantation abgetrennter Gliedmaßen müssen wir auch bei der subtotalen Gliedmaßendurchtrennung im Ellbogenbereich die Rekonstruktion in 4 Etappen vornehmen:

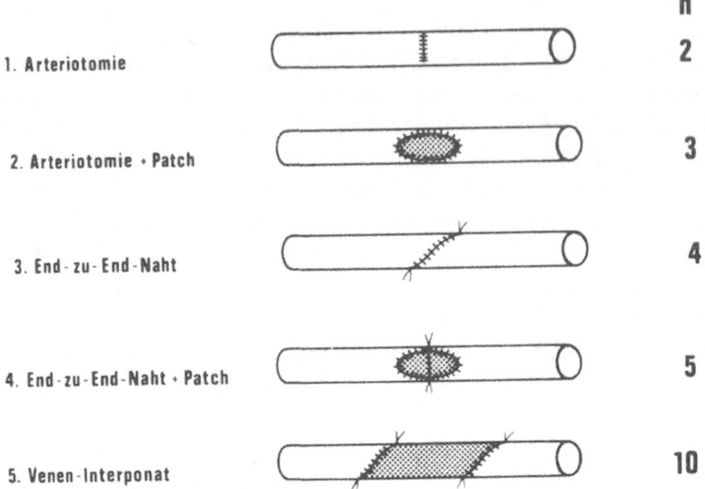

Abb. 3. Rekonstruktionsverfahren bei 24 Ellbogenverletzungen mit Gefäßbeteiligung

1. Osteosynthese des Knochens,
2. Naht der Arterie,
3. Naht der Vene,
4. Naht der Nerven und der Weichteile.

Eine Fasciotomie am Unterarm zur Dekompression der Ausflußbahn ist nur ganz vereinzelt als sekundärer Eingriff bei übermäßig starkem postischämischem Ödem gerechtfertigt. Der generellen prophylaktischen Anwendung dieser Maßnahme ist zu widerraten, da sie mehr Schaden als Nutzen stiftet.

Zusammenfassung

1. Luxationen und Frakturen im Bereich des Ellbogengelenks sind mit einer 10mal höheren Häufigkeit von begleitenden Gefäßverletzungen belastet.
2. Für jede Erstuntersuchung derartiger Kombinationsverletzungen ist daher ein peripherer Pulsstatus und die Prüfung von Sensibilität und Motorik zu fordern. In jedem Verdachtsfall gilt es, innerhalb der ischämischen Toleranzzeit durch Angiographie oder operative Revision eine Klärung herbeizuführen.
3. Kaum zu übersehen sind offene und scharfe Schlagaderverletzungen oder die komplette Ischämie von Hand und Unterarm bei schweren Trümmerverletzungen.
4. Die Strombahnwiederherstellung gelingt durch direkte Nahtverfahren oder Veneninterponate fast regelmäßig. Die beobachteten Amputationen betrafen durchweg Wundinfektionen bei kombinierten Trümmerverletzungen. Daher ist bei diesen eine prophylaktische Antibioticagabe klar indiziert.

Literatur

1 Burri P (1973) Traumatologie der Blutgefäße. Huber, Bern Stuttgart Wien
2 Burri P, Vogt E P (1978) Traumatische Amputation und Gliedmaßenverlust durch Gefäßverletzungen. VASA 7: 177
3 Biedermann H, Stoß F, Flora G (1980) Gefäßverletzungen bei Oberarmfrakturen und Schulterluxationen. Z Allgem Med 56: 1562
4 Kleinfeld F, Husfeldt K-J (1979) Periphere arterielle Verletzungen durch Frakturen und Luxationen. Chirurg 50: 164
5 Lindner F, Vollmar J (1965) Der augenblickliche Stand der Behandlung von Schlagaderverletzungen und ihrer Folgezustände. Chirurg 36: 55
6 Louis D S, Ricciardi J E, Spengler D M (1974) Arterial injury: a complication of posterior elbow dislocation. J Bone Joint Surg 56: 1631
7 Pratt G H (1954) Cardiovascular surgery. Kimpton, London
8 Steiner E, Flora G (1977) Traumatische Gefäßverschlüsse der oberen Extremität und ihre Behandlung. VASA 6: 164
9 Vollmar J, Jung M (1976) Kombinierte Gefäß- und Knochenverletzungen. Akt Traumat 6: 309
10 Vollmar J (1976) Gefäßverletzungen. In: Zenker R, Dencker F, Schink W (Hrsg) Chirurgie der Gegenwart. Urban & Schwarzenberg, München Berlin Wien
11 Vollmar J (1975) Rekonstruktive Chirurgie der Arterien. Thieme, Stuttgart

Diskussionsbemerkungen und Empfehlungen aller Teilnehmer
Leitung: L. Schweiberer

Zusammengefaßt und redigiert von A. Rüter und C. Burri

Nervenschäden

Primäre Nervenschäden im Erwachsenenalter stellen eine Indikation zur sofortigen Revision und nachfolgenden Skeletrekonstruktion mit stabiler Fixation dar.

Im Kindesalter kann bei Luxationen und Luxationsfrakturen des distalen Humerus mit Radialverschiebung, die mit Medianusschäden einhergehen, zunächst zugewartet werden. Das heißt, die Brüche werden konservativ reponiert und ruhiggestellt, als wenn kein Nervenschaden vorläge.

Bei den seltenen ulnarverschobenen Brüchen mit begleitender Radialisparese, die schwer einzurichten sind, sollten keine mehrfachen Repositionsversuche unternommen werden, um den Nerv nicht durch scharfkantige Fragmentenden weiter zu gefährden. In diesen Situationen ist die Indikation zur frühzeitigen offenen Reposition und Spickdrahtfixation gegeben.

Die offene Reposition und Fixation dieser Brüche geht jedoch keinesfalls obligatorisch mit einer Nervenrevision einher, da allein die Fragmenteinrichtung ausreichen kann, den Nerven zu entlasten.

Zur Erstdiagnostik jeder distalen Oberarmfraktur gehört die Prüfung der Nervenfunktion und der peripheren Durchblutung. Der Erstuntersucher muß den erhobenen Befund dokumentieren und dem Hinzugezogenen schildern können. Wenn möglich, ist ein Neurologe — nicht zuletzt aus forensischen Gründen — zuzuziehen.

Spätestens die Untersuchung durch den Fachmann muß Aussagen zur Schädigungshöhe erlauben, da bei allen Verletzungen der oberen Extremität Plexusschäden nicht nur als Rarität gefunden werden.

Falls der primäre Nervenausfall in der 3. Woche keine Remission zeigt, ist zu diesem Zeitpunkt die Nervenrevision angezeigt. Alle Fälle, bei denen mit der Revision bis zur Konsolidation der Fraktur gewartet wurde, zeigten allenfalls noch Teilerholungen der betroffenen Nerven.

Spätrevesionen (Nervenrevisionen nach der 4. Woche). Hier richtet sich das Vorgehen nach der angetroffenen Situation. Eine Verlagerung des N. ulnaris erscheint nur gerechtfertigt, wenn die Ursache des Schadens im Sulcus nervi ulnaris liegt. Bezüglich der Blutversorgung werden offensichtlich auch langstreckige Freilegungen des Nerven vertragen, da das intraneurale-axiale Gefäßnetz eine ausreichende Durchblutung sicherstellt. Jedenfalls sind Verläufe, bei denen die Nervenfunktion nach der Verlagerung schlechter war als vorher, und aus diesem Verhalten auf einen verlagerungsbedingten Durchblutungsmangel geschlossen werden konnte, im Teilnehmerkreis nicht bekannt. :

Der makroskopische Aspekt des Nerven zeigt meist deutlich, wo Narben oder zirkuläre Entscheidungen vorliegen, die zunächst makroskopisch perineural gelöst werden können. Nur wenn danach makroskopisch unklare Befunde zurückbleiben, ist die mikroskopisch endo-neurale Neurolyse indiziert.

Narbenbildungen in den Faszikeln selbst machen bei entsprechenden Ausfällen Kabeltransplantationen notwendig. Hierbei lassen sich gegebenenfalls Längengewinne erzielen.

Die Frage, inwieweit andauernde Streckausfälle zu Ulnarisspätschäden führen, kann nicht generell beantwortet werden. Häufig oder ganz zwangsweise scheint diese Auswirkung jedoch nicht zu bestehen. Fast alle Patienten, bei denen die Indikation zu einer Arthrolyse gestellt wird, zeigen erhebliche Streckausfälle. Ulnarisschäden bei Mobilisation zur Beugung wurden beobachtet, sie können durch eine vorangehende Neurolyse vermieden werden. Die typische Auslösesituation für die Spätschäden dieses Nerven ist jedoch vielmehr der Cubitus valgus.

Gefäßverletzungen

Periphere Pulsausfälle beim Erwachsenen stellen eine Indikation zur sofortigen Angiographie dar. Wird eine Gefäßläsion nachgewiesen, hat die operative Revision unverzüglich zu erfolgen. Vor der Behebung des Gefäßschadens erfolgt die Stabilisation der Fraktur.

Bei Kindern ist die Situation grundlegend anders. Das ausgeprägte Collateralnetz des Ellbogens erlaubt ein Zuwarten über die sonst kritische 6-Stunden-Grenze hinaus, sofern Hauttemperatur und Capillarpuls der Peripherie erhalten sind.

Eine Dopplersonographie ergibt orientierenden Aufschluß über die Gefäßdurchgängigkeit. Die Ätiologie eines Stops kann auch durch die Angiographie nicht immer sicher beurteilt werden, da sich eine Kompression von außen angiographisch häufig nicht von einer Intimaläsion mit aufgepropfter Thrombose unterscheiden läßt.

Es liegen Beobachtungen vor, in denen ein subfasciales Hämaton ausreichte, die A. cubitalis vollständig zu komprimieren.

Der Entschluß, bei erhaltenem Capillarpuls zuzuwarten, zwingt jedoch zu einer Kontrolle der Situation in stündlichem Abstand.

Nach allen distalen Oberarmfrakturen, speziell im Kindesalter, müssen entsprechende Kontrollen auch bei primär intakter Durchblutung zumindest in den ersten 48 Std mehrfach erfolgen, da an die Möglichkeit sekundärer Durchblutungsbehinderungen durch auf Intimaläsionen aufgepropfte Thrombosen zu denken ist.

Über die prozentuale Häufigkeit begleitender Gefäßverletzungen liegen unterschiedliche Angaben vor. Die Zahlen von Gefäßzentren, mit über 10% solcher Begleitschäden, erscheinen durch die konzentrierte Zuweisung dieser Problemfälle in Relation zum Gesamtkrankengut überhöht.

Kann die Gefäßrekonstruktion erst spät erfolgen oder besteht ein Kompartimentsyndrom und bahnt sich eine Volkmannsche Kontraktur an, sollte die Fascektomie so früh als möglich erfolgen, da zu diesem Zeitpunkt erst umschriebene Anteile des Fascienmantels geschrumpft sind. Bei längerem Zuwarten setzt eine strumpfförmige Schrumpfung der gesamten Fascie mit Strangulation aller Muskelgruppen ein. Hierdurch verschlechtert sich die Gesamtsituation bis zum vollständigen Funktionsverlust von Unterarm und Hand.

IV. Olecranonfrakturen

Olecranonfrakturen, Ursachen und Formen

L.-J. Lugger und O. Russe

Anatomie

Das *Olecranon* soll einleitend als Teil der Extremitas proximalis der Ulna aus anatomischer Sicht nach Platzer [10] abgegrenzt werden. Es ist nur jener hakenförmig gebogene, knöcherne Ellenanteil, der an seiner Vorderseite ein Stück der tiefen, mit Gelenkfläche versehenen und als Leitschiene profilierten, halbmondförmigen *Incisura trochlearis* trägt und die Humeruswalze von hinten her umfaßt. Den vorderen Anteil dieser Gelenkfläche trägt betreits das Massiv des *Processus coronoideus.*

Zwei Drittel des Ellenhakens werden von einem frühembryonal angelegten, perichondralen Ossifikationszentrum des Schaftes her bereits in kindlichem Alter zunehmend verknöchert. Der *Epiphysenkern,* der sich zwischen dem 4. und 11. Lebensjahr im Olecranon bildet, trägt so nur zur Ausformung der Ellenhakenspitze bei, und seine sich zwischen dem 13. und 17. Lebensjahr schließende Epiphysenfuge markiert eine knorpelarme manchmal freie Linie im Gelenk, die sich beim Erwachsenen als schonendste Osteotomiestelle anbietet. Die Olecranonepiphyse hat durch den Tricepssehnenansatz zusätzlich auch *apophysären Charakter.*

Nach Köhler u. Zimmer [5] formt sich später und weit proximal ein *Olecranonspitzenkern,* der unterteilt sein kann. Beide Epiphysenkerne verschmelzen miteinander und vereinigen sich mit der Metaphyse vorerst im gelenknahen Anteil. Dorsal kann über lange Zeit eine röntgenologisch auffällige Kerbe verbleiben, die nicht als Fraktur oder Wachstumsfugenlösung fehlgedeutet werden darf. Auch eine ausbleibende Verknöcherung — immer bilateral — wird von O'Donoghue u. Sell [8] beschrieben. Dies gilt auch für einen selten peristierenden Olecranonspitzenkern und einen gelenkig angelegten *Olecranonsporn* direkt am Tricepssehnenansatz.

Als Besonderheit ist die *Patella cubiti* zu werten, die nach Köhler u. Zimmer [5] als schiffchenförmiger Schaltknochen dem Tricepssehnenansatz eng anliegt. Watson-Jones [13] hingegen bezeichnet die nicht fusionierte Olecranonepiphyse als Patella cubiti. Sie liegt einem gut abgegrenzten stummelförmigen Ellenhaken als näpfchenförmiges, bei Bewegung nicht verschiebliches Ossiculum an (Abb. 1).

Die *Membrana synovialis* und die *Membrana fibrosa* der weiten Gelenkkapsel sind durch reichliche Fetteinlagerungen getrennt und umfassen breitflächig die Fossa olecrani des Humerus und den oberen Pol des Ellenhakens, so daß die kräftige Endsehne des *Musculus triceps brachii* breitbasig nicht an der Spitze, sondern an der Streckseite des Ellenhakens ansetzt. Zusätzlich findet sich radialseitig ein Reservestreckapparat. Als weiterer kleiner Streckmuskel und Kapselspanner setzt an der Radialseite des Olecranons der *Musculus anconaeus* an. Medialseitig läuft nur der hintere Zügel des *Ligamentum collaterale ulnare*

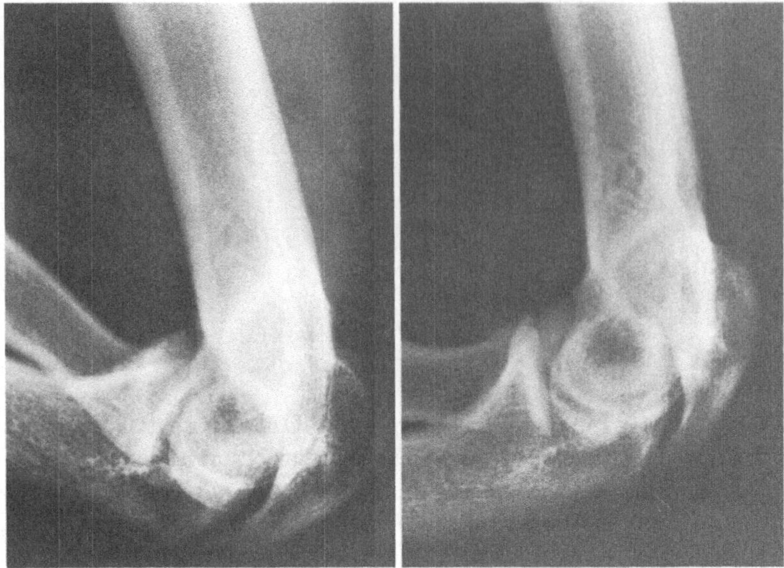

Abb. 1. S.R., 30.682/79: Patella cubiti, freie Funktion (beidseits angelegt), Beschwerde-
freiheit

vom Humerus auf den Seitenrand des Olecranons. Der *Nervus ulnaris* liegt hier in seinem
Sulcus, straff eingescheidet, dem Knochen eng an.

Ein kompensationsfähiges arterielles Netz, das *Rete cubiti,* sorgt für die schnelle knöcherne Heilung der vorwiegend spongiösen Knochenstruktur.

Vergleichende Anatomie

In der *Vertebratenentwicklung* ist das Olecranon, individuellen Erfordernissen entsprechend,
in Form und Stärke sehr unterschiedlich ausgebildet. Wissen darüber erweitert uns biome-
chanisches Verständnis und berechtigt die Skizzierung einiger charakteristischer Formen:

Bei den *Marsupialia* (Beuteltiere) spielt die Schultergliedmaße in der Fortbewegung nur
eine unbedeutende Rolle. Das Olecranon ist schmal und ausgezogen. Es hat sich in der
Ordnung der *Chiroptera,* beispielsweise der Fledermaus, bis zu einem kleinen Knochen-
wulst zurückgebildet, da hier die Ellbogenstreckung nur mehr zur Entfaltung der Flügel
notwendig ist. Beim *Anomalurus* (Flughörnchen) trägt der Ellenhaken zusätzlich zur Ver-
strebung des Patagiums (Flughaut) einen Knochenstab.

Die grabenden *Insektivoren,* wie Maulwurf und Igel, verlangen nach einem kräftigen,
kammartigen Olecranon. Dieses Merkmal findet sich auch an muskulären Vordergliedd-
maßen der *Edendata* und *Pholidota* („Zahnlose" und Schuppentiere). Es erreicht beim
Dasypus novemcinctus (neunringiges Gürteltier) fast gleiche Länge wie der gesamte Ellenschaft.

In der Ordnung der *Perissotactyla* (unpaarzehige Huftiere) — beim Pferd äußerlich sichtbar — endet der Ellenschaft in Speichenmitte und entwickelt von dort aus ein fersenbeinförmiges, breit-mächtiges Olecranon.

Auch bei den *Carnivora* (Raubtiere) finden wir als ausgeprägtes Beispiel einer *Zugepiphyse* einen überdurchschnittlich langen Ellenhöcker, wie er zur schnellen und ausdauernden Bewegung auf den Lande erforderlich ist. Zusätzlich wird bei vielen *quadrupeden Tieren,* bei denen eine volle Streckung im Ellbogengelenk nicht möglich ist, die Funktion des Musculus triceps brachii durch ein elastisches Band *(Ligamentum olecrani)* — vom Olecranon in die Fossa olecrani hin — passiv unterstützt.

Bei den *Primates* wird mit Ausformung der Hand und zunehmendem Dickenwachstum der Elle ihr Ende wiederum lang und wohlgeformt [6, 12].

Verletzungsursachen

Das Olecranon ist nur durch einen dünnen, aber weiten und gut verschieblichen Hautmantel gedeckt. Es liegt zusätzlich an streckseitig exponierter Stelle und ist auf ein direktes Trauma hin besonders verletzungsanfällig. Abschürfungs- und Prellungsmarken über ihm sind somit häufig.

Die gängigste Verletzungsursache ist ein *direkter Sturz* auf den gebeugten Ellenbogen oder ein gewaltsamer Schlag auf den Ellenhaken. Die reflektorische Kontraktion des Musculus triceps brachii kann zusätzlich zur weiteren Dislokation des abgesprengten Fragmentes nach proximal hin führen und durch den exzentrischen Ansatzpunkt der Tricepssehne an der Außencorticalis die Bruchfläche nach außen hin kippen (Abb. 2). Die scharfe Bruchkante ist so oft unter der Haut tastbar, sie kann sich einspießen und die Vitalität des Integuments gefährden. Der zusätzliche Riß des Reservestreckapparates begünstigt eine weitere Dislokation. Ein kleines Imprimat der subcutan gelegenen Olecranoncorticalis kann einen Hinweis auf den Ort der Gewalteinwirkung geben (Abb. 3).

Eine gewaltsame *Überstreckung* im Ellbogengelenk kann trotz dämpfender Wirkung des intracapsulären Fettkörpers in der Fossa olecrani zum Bruch des Olecranons und zum Riß der volaren Gelenkkapsel führen.

Die Druckverteilung im Ellbogengelenk hat Pauwels [9] zu einer grundsätzlichen Studie der Gelenkbelastbarkeit angeregt. Je mehr sich der *Durchstoßpunkt* bei Bewegung der Oberarmrolle in der Incisura trochlearis dem Rande der Gelenkfläche nähert, desto kleiner wird die tragende Fläche, größer die maximale Druckspannung und ungleichmäßiger die Druckspannungsverteilung über die gesamte Gelenkfläche hin. Die Resultierende aus Muskelkraft und Gegenkraft, die den Gelenkdruck erzeugt, kann so bei zusätzlicher Belastung von außen her besonders am Rande der Ellbogengelenkfläche, sowohl am Processus coronoides als auch am Olecranon zu bruchauslösenden Spannungsspitzen führen. Dabei muß die Lage des Spannungsmaximums nicht unbedingt mit dem Durchstoßpunkt der Kraft durch die Gelenkfläche identisch sein.

So wie das Olecranon die Oberarmgelenkfläche spalten kann, ist auch bei direktem Sturz auf den Ellenhaken ein Einstanzen der Oberarmrolle in die Gelenkfläche möglich. Ein Überknorpeltes, mit starker subchondraler Struktur und anhaftender komprimierter Spongiosa versehenes Fragment wird hier häufig in typischer Weise, ähnlich einer Tibiakopfimpression in die Tiefe geschlagen, ohne daß dabei die äußere Kontur des Ellenhakens das Vorliegen eines *dritten Fragmentes* zeigt (Abb. 4). Dies zu erkennen, ist für die anatomische Reposi-

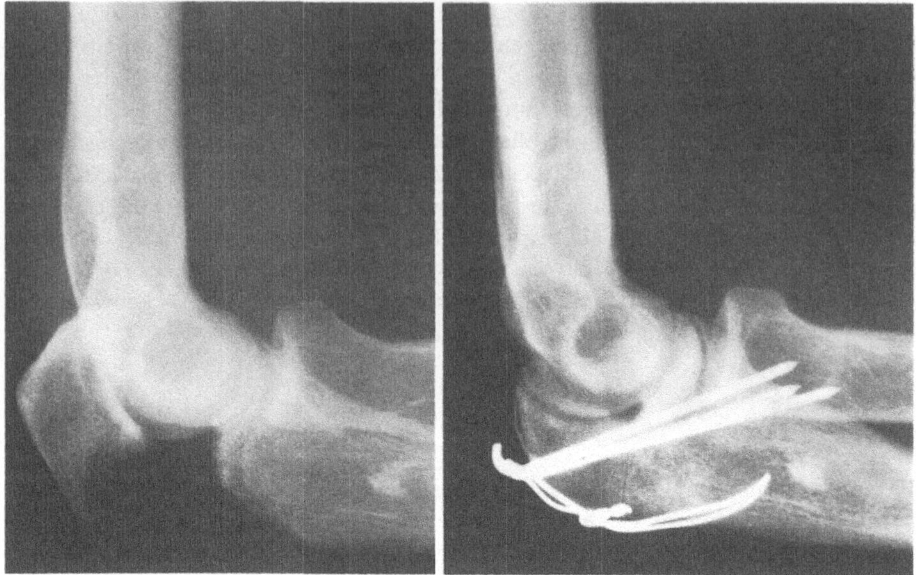

Abb. 2. S.Ch.B., 23 a, 18.260/78: Olecranonabriß, Zuggurtung mit typischer Verankerung der Stifte in der vorderen Ulnacorticalis

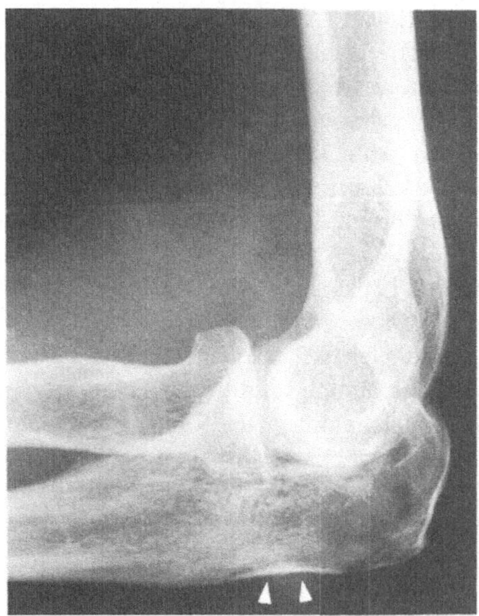

Abb. 3. K.F., 65 a, 16.364/77: Direkter Sturz auf das Olecranon, Imprimat der äußeren Corticalis am Verletzungsort, kaum verschobene Olecranonfraktur *proximal* der direkten Gewalteinwirkung

tion wesentlich, da bei alleiniger Orientierung an der äußeren, gut einsehbaren Frakturlinie die Gelenkflächerekonstruktion nicht beurteilbar ist. Es fehlt hier aufgrund der straffen Gelenkführung der freie Einblick auf die Knorpelfläche, auch bei „offener Reposition". Auf das Verbleiben einer kleinen Spongiosahöhle nach Imprimathebung mit der

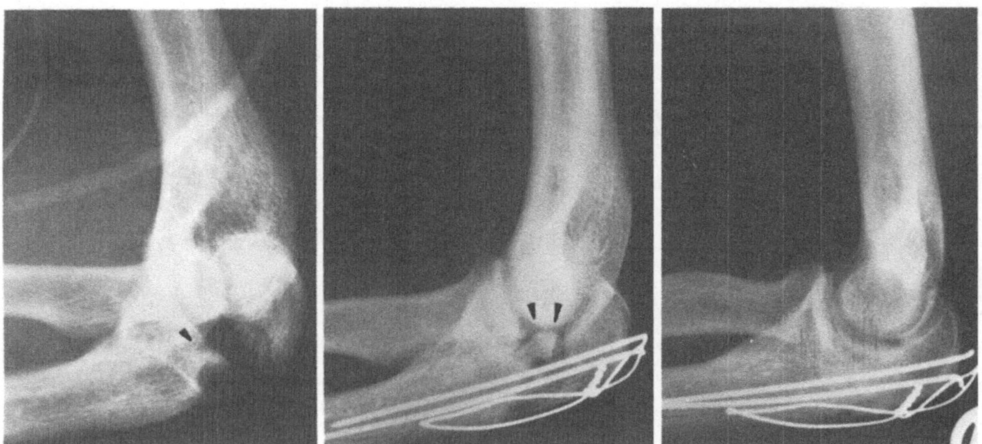

Abb. 4. Sch.H., 22 a, 22.978/76: Olecranonfraktur mit „drittem Fragment", Reposition, Fixation und Spongiosaunterfütterung, volle Wiederherstellung

daraus resultierenden Problematik der Spongiosaunterfütterung, des stabilen Einpassens, des sekundären Absinkens und der nekrotischen Fragmententartung sollte hingewiesen werden (Abb. 5).

Bei extremer Gewalteinwirkung kann je nach momentanem Beugezustand des Gelenkes das Olecranon durch die Oberarmrolle, wie mit einer stumpfen Axt, zertrümmert werden (Abb. 6). Begleitverletzungen der anliegenden Gelenkkörper, des Ellenschaftes, sind hier häufig.

Der typische *Ellenhakenschrägbruch* wird nach Eppright [4] durch direkten Sturz auf die ausgestreckte Hand bei plötzlich zusätzlich starker Tricepskontraktion ausgelöst. Dabei verrenkt häufig der Unterarm nach volar hin (Abb. 7). Das ulnare Seitenband verbleibt am abgesprengten Ellenhaken, der Reservestreckapparat und vor allem der volare Gelenkkapselanteil werden zerstört. Dieser Weichteilschaden begründet die Schwere der Verletzung des *volaren Verrenkungsbruches*.

Nach Rehn [11], O'Donoghue [7] und Baumann [1] ist entgegen anderweitig ständig beschriebener Verletzungsursache der direkte *Abriß der Ellbogenspitze* als reine Folge einer starken, unkoordinierten Kontraktion von Ellbogenstreckern und -beugern überaus selten (Abb. 8). Gut abgegrenzt hierzu soll die nur selten gesehene kleine Abscherung der nicht mehr gelenkbeteiligenden Ellenspitze werden, wie sie bei einer vorderen Luxation, die als spontan reponiert zur Diagnose kommen kann, möglich ist.

Nach Devas [3] kann auch am Ellenhaken eine anhaltende Mikrotraumatisierung durch ständigen Sehnenzug zum *Ermüdungsbruch* führen. Beim Speerwerfer etwa tritt hier während des Wurfes ein plötzlicher Schmerz auf, der sich jedoch schon nach kurzer Pause legen kann. Der Ellenhaken zeigt äußerlich nur eine leichte Weichteilschwellung und Druckschmerzhaftigkeit. Röntgenologisch wird die Verletzung erst nach Tagen sichtbar. Kleine knöcherne Sehnen- oder Bandausrisse — wie bei dieser Sportart am Ellbogen häufig — müssen differentialdiagnostisch streng abgegrenzt werden.

Olecranonepiphysenschmerzen beim Kind als Ausdruck einer röntgenologisch nicht faßbaren Lockerung sind überaus selten. Hier muß immer auch an eine krankheitsbedingte

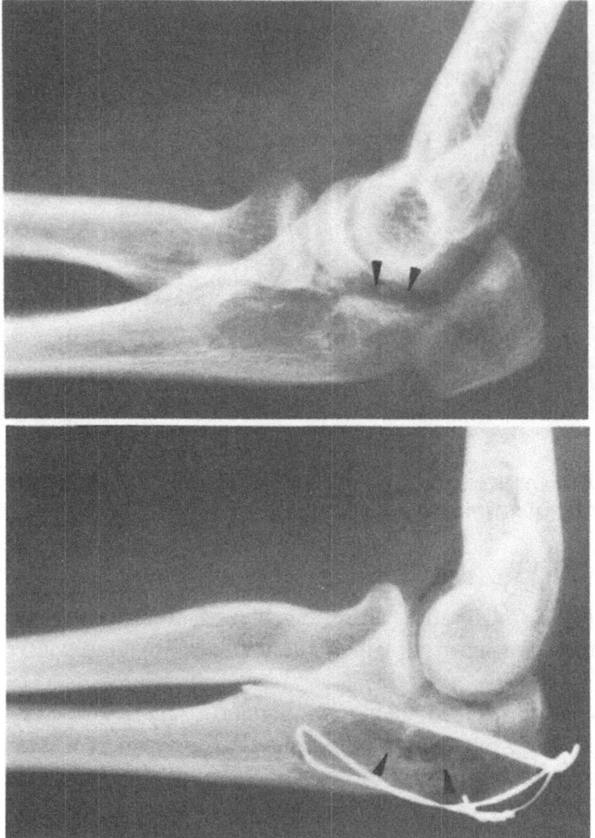

Abb. 5. B.T., 33 a, 25.425/78: Olecranonfraktur mit „drittem Fragment", deutliche Spongiosahöhle nach Hebung des Imprimats, stabile Zuggurtung

Apophysitis gedacht werden. Auch die *Epiphysenfraktur* und der Quer- oder Schrägbruch des Olecranons, weit von dessen Epiphysenfuge getrennt, sind als Einzelverletzung selten Folge direkter Traumatisierung (Abb. 9).

Der *Varus-Knickbruch* ist nach Zimmermann [14] eine eigenständige, sehr seltene kindliche Olecranonfraktur, die durch eine abnorme direkte Knickbelastung ausgelöst wird und zu nachfolgendem Fehlwachstum Anlaß geben kann.

Bruchformen und Verletzungsursachen bei 100, an der Univ.-Klinik für Unfallchirurgie Innsbruck stationär behandelten Ellenhakenbrüchen zeigen Tabelle 1 und 2. Es überwiegt also verletzungsauslösend der *einfache Sturz* auf den Ellbogen, die Sturzverletzung des Motorradfahrers und die Anprallverletzung des Autofahrers. Im alpinen Krankengut unseres Hauses sind auch Skifahrer im Rahmen zunehmender Verletzungsanfälligkeit der oberen Extremität häufig betroffen.

Der verschobene Querbruch ist dabei die häufigste Frakturform. Nur 2% der Brüche waren offen.

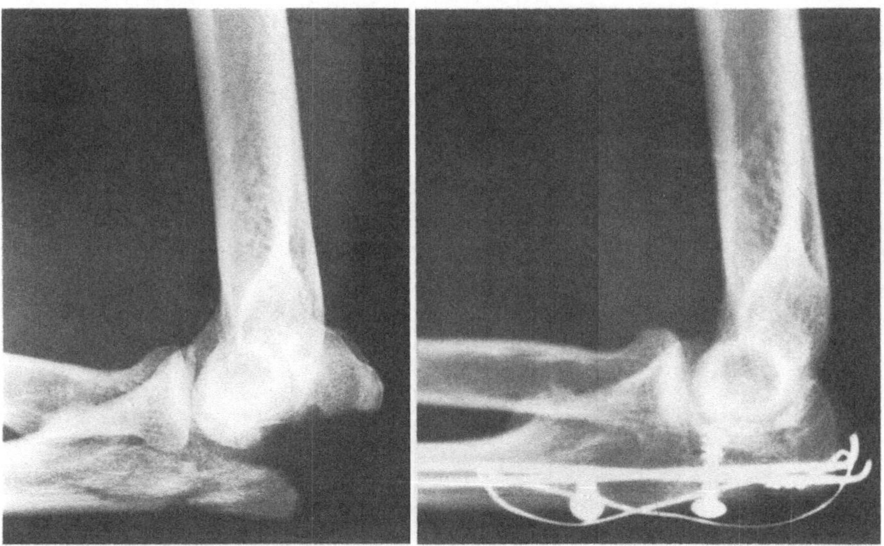

Abb. 6. K.D., 56 a, 20.609/79: Olecranontrümmerfraktur mit Splitterung des proximalen Ellenschaftes, Fragmentverschraubung und Zuggurtung

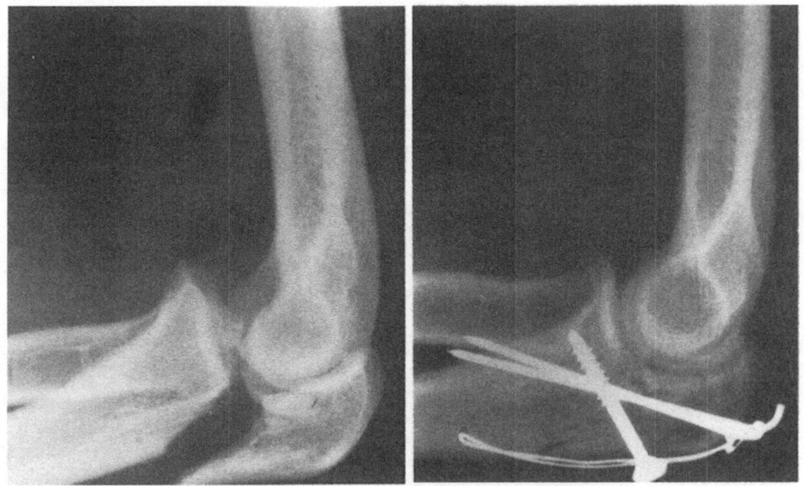

Abb. 7. B.W., 19 a, 11.571/76: Olecranonschrägbruch mit volarer Verrenkung von Elle und Speiche, „volarer Verrenkungsbruch", stabile Zugschrauben- und Zuggurtungsosteosynthese

Frakturformen

Neben der allgemein üblichen Einteilung von Gelenkverletzungen in *intraarticuläre* und *extraarticuläre* Frakturen, etwa den nicht mehr gelenkflächenberührenden Olecranon-spitzenabriß, in *verschobene* und *unverschobene* Brüche soll auch auf die Bedeutung des

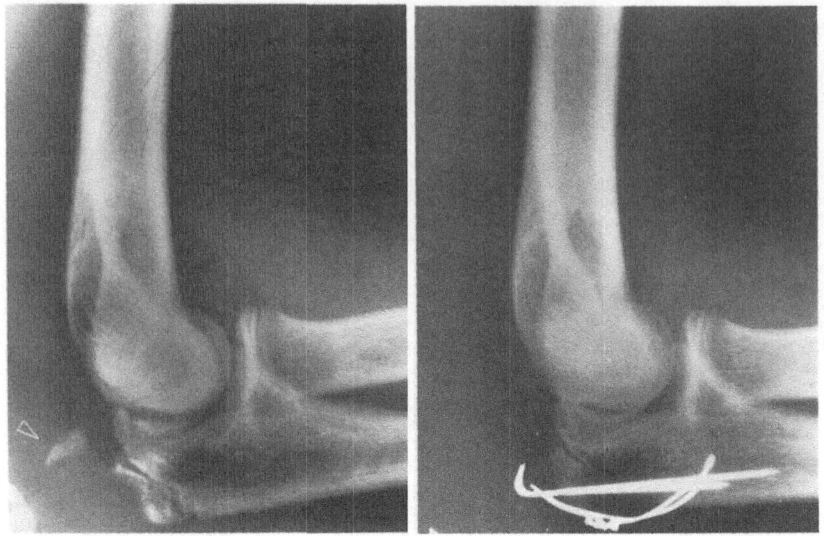

Abb. 8. B.K., 13 a, 27.805/80: Olecranonspitzenabriß, Reinsertion, Naht des Reserveband-apparates und kleine Zuggurtung

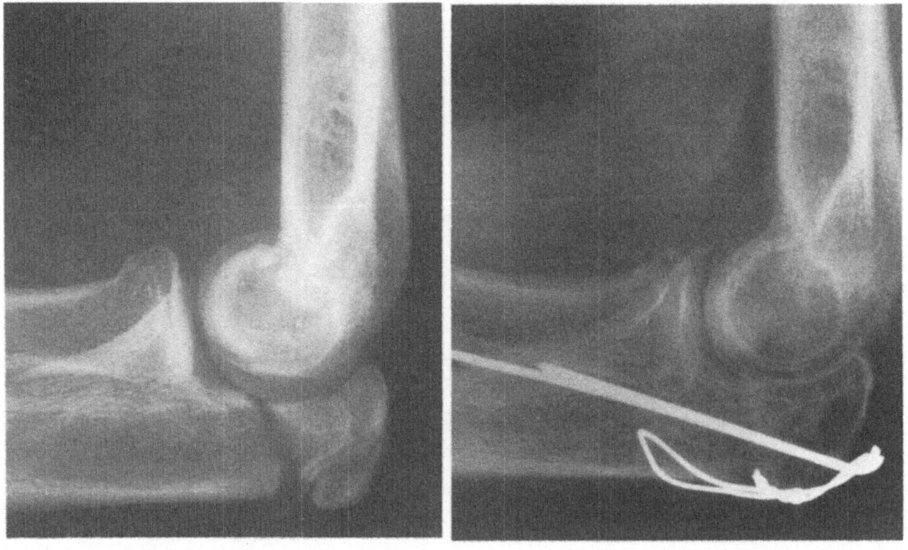

Abb. 9. H.Ch., 12 a, 13.342/75: Typischer epiphysenfugenferner Olecranonquerbruch im Jugendalter, Zuggurtungsosteosynthese

Tabelle 1. Bruchformen

Unverschoben	8
Spitzenabriß	1
Querbruch	45
Schrägbruch	16
Impressionsbruch	12
(3. Fragment)	
Trümmerbruch	12
Volarer Verrenkungsbruch	6
	100

Tabelle 2. Verletzungsursache

Sturz	53
Verkehr	
Pkw-Fahrer	11
Motorrad/Mopedfahrer	19
Fußgänger	4
Sport	
Schi	10
Bergsteigen	3
	100

Ellenhakenbruches für die Ellbogengelenkstabilität hingewiesen werden. Hier muß zwischen *stabilen* und *instabilen* Frakturen unterschieden werden, wobei die Lage der Frakturlinie zu den Collateralbändern des Gelenkes maßgebend ist. Bei der schrägen Fraktur des Ellenhakens vom vorderen Incisuranteil nach distal streckseitig hinziehend, binden die intakten Seitenbänder nur mehr den Ellenhaken und nicht mehr den Unterarm an den distalen Oberarm. Daraus erklärt sich die häufige Kombination des Schrägbruches mit der Verrenkung des Unterarmes nach volar hin (*volarer Verrenkungsbruch*, Abb. 7). Bereits bei einer im seitlichen Röntgenbild ausmeßbaren 45gradigen Neigung der Bruchlinie zur Senkrechten durch das Olecranon hin ist Instabilität zu erwarten — gleich ob das Röntgenbild eine Diastase des gebrochenen Olecranons oder die Verrenkung des Unterarms nach beugeseitig hin zeigt.

Auf die Bedeutung von zusätzlichen kleinen Abschlagfragmenten für die Gelenkstabilität, die Seitenbandstabilität und den Gelenkkontakt sei hier noch gesondert hingewiesen.

Die Olecranonfrakturen unterliegen bislang keiner Standardeinteilung. Sie sollen hier streng von kombinierten, knöchernen Ellbogenverletzungen getrennt werden.

In Anlehnung an Colton [2] soll eine praxisbezogene Neueinteilung der Ellbogenbrüche angeboten werden (Tabelle 3):

Tabelle 3

I. Unverschobene Fraktur
II. Juvenile Fraktur
    A: Epiphysenabriß
    B: Varus-Knickbruch
III. Verschobene Fraktur
    A: Abrißfraktur
    B: Querbruch
    C: Schrägbruch
    D: Impressionsbruch
     (3. Fragment)
    E: Trümmerbruch
IV. Volarer Verrenkungsbruch
V. Ermüdungsbruch
VI. Pseudarthrose

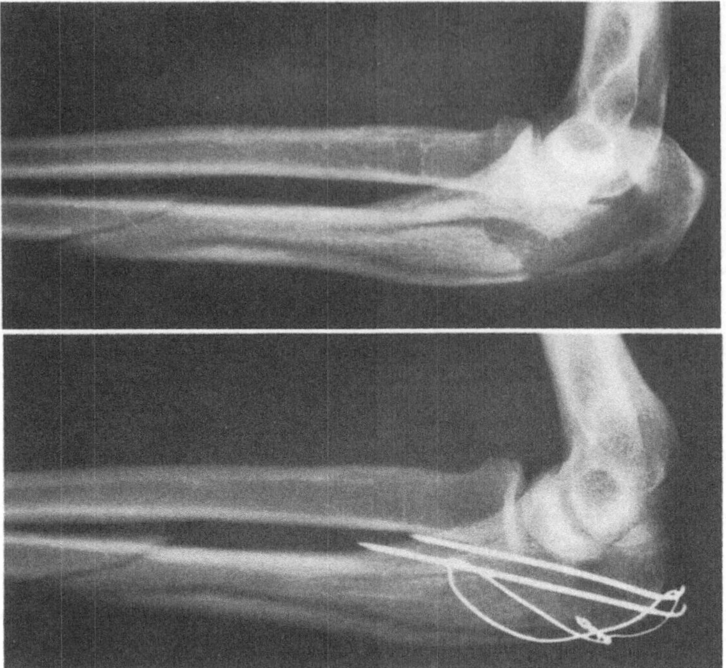

Abb. 10. B.W., 20 a, 8.257/76: Proximaler Ellentrümmerbruch mit Olecranontrümmer-fraktur, Zuggurtung des gelenkbeteiligenden Bruches und konservative Behandlung der Schaftfraktur, volle Wiederherstellung

I. Der *unverschobene Ellenhakenbruch* spricht für einen intakten Periostschlauch und eine festhaftende Tricepssehne. Die röntgenologische Diastase darf 1–2 mm nicht überschreiten. Der Ellbogen muß hier ohne Verschiebung des Ellenhakens *gegen* die Schwerkraft ohne weitere Dislokation der Fraktur voll streckbar und auf 90° beugbar sein.

II. *Juvenile,* früh- und spätkindliche *Frakturen* zeigen einerseits typische Bruchformen des Erwachsenen, wie Quer- und Schrägbrüche (Abb. 9). Vor Anlage des Epiphysenkerns ist röntgenologisch häufig nur ein kleiner Rand der Metaphyse abgesprengt, und es ist im Säuglings- und Kleinkindalter daran zu denken, daß ein Ellenhakenbruch bei noch vollständiger, knorpeliger Anlage des Ellenhakens im metaphysären und epiphysären Anteil röntgenologisch nicht dokumentierbar sein kann.

Der *Varus-Knickbruch,* als eigene juvenile Verletzungsform kann durch Zerstörung eines Teiles der medialen Epiphysenfuge auch am Olecranon zu zunehmendem Fehlwachstum führen.

III. *Abrißfrakturen* zeigen meist eine weite Diastase. Sie sind im hohen Lebensalter am häufigsten, kommen jedoch auch am kindlichen Skelet vor (Abb. 8).

Abb. 12. A.N., 72 a, 22.999/78: Ein Jahr alte, weit dislocierte Olecranonpseudarthrose, Ellbogenbeweglichkeit: S 0–30–130, ausreichende Funktion für die altersgemäßen Bedürfnisse eines kränkelnden Patienten

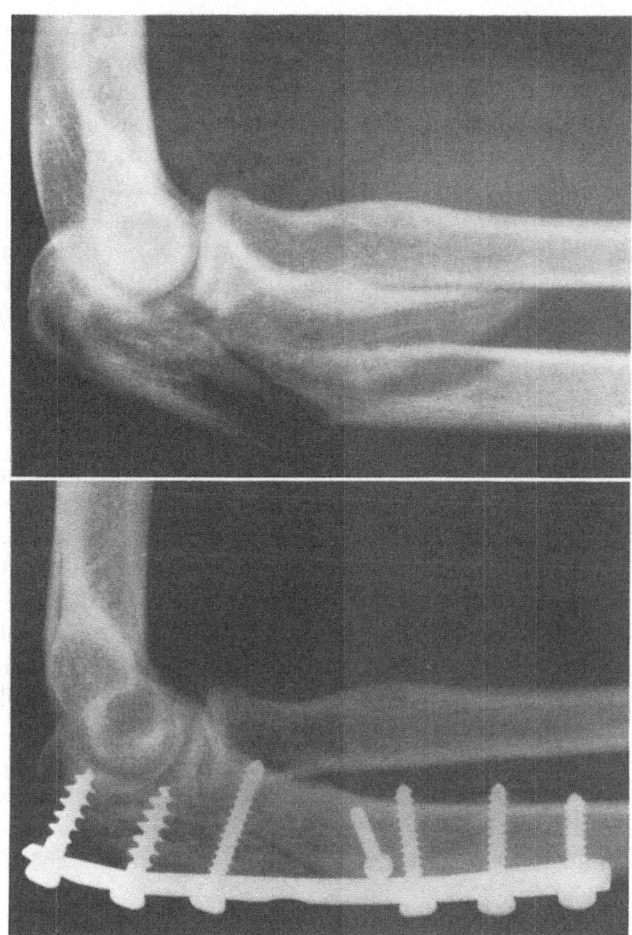

Abb. 11. S.R., 27 a, 30.682/ 79: Olecranontrümmerbruch mit großem, den Processus coronoides tragenden, beugeseitigen, nach volar dislozierten Fragments, Zugschraube und Neutralisationsplattenosteosynthese, volle funktionelle Wiederherstellung

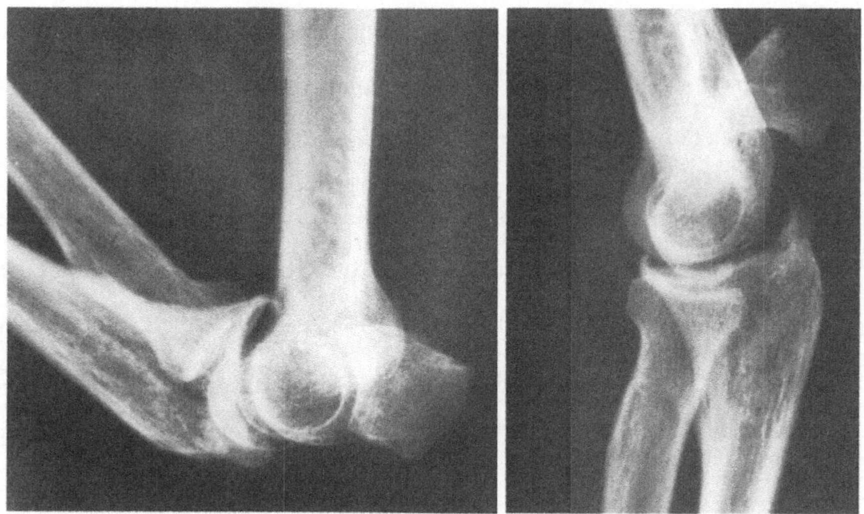

Abb. 12

94

Querbrüche mit geringer oder weiter Diastase, Riß des Reservestreckapparates, selten als Abscherbrüche beim Überstreckungstrauma, sind die häufigste Frakturform.

Auf die Problematik des *Schrägbruches* in Differentialdiagnose zum volaren Verrenkungsbruch wurde bereits ausführlich hingewiesen.

Der Impressionsbruch zeigt ein typisches intermediäres, in die Tiefe geschlagenes Gelenkfragment. Er ähnelt dem Tibiakopfimpressionsbruch.

Trümmerbrüche weisen je nach Art, Wucht und Richtung der Gewalteinwirkung, wie Widerstandskraft der Knochenstruktur, verschiedenste Zerstörungsbilder auf. Die Fragmente können groß und osteosynthetisch gut faßbar sein (Abb. 6), die Trümmerzone kann sich an den Unterarm fortsetzen (Abb. 10) und häufig ist ein beugeseitiges, den Processus coronoides tragendes Schaftfragment mitausgebrochen (Abb. 11).

IV. Der *volare Verrenkungsbruch* (Abb. 7) wurde bereits hinreichend gewürdigt.

V. Der *Ermüdungsbruch* ist stets unverschoben und wird nur aufgrund seiner Genese getrennt aufgeführt.

VI. Weit abgesprengte Olecranonfragmente verbleiben ohne ausreichende Adaptation und Fixation disloziert. Dabei können die *Vernarbung* und erhaltene Streckerreste eine aktive, doch kraftlose Streckung gegen die Schwerkraft ermöglichen (Abb. 12). Auch sekundäre Dislokationen nach mißlungener Osteosynthese oder zu kraftvoller Frühbelastung können zur neuerlichen Dislokation und pseudarthrotischen Anlagerung des Olecranons führen. *Pseudarthrosen* treten in jedem Lebensalter auf. Sie sind röntgenologisch atroph und häufig abgedeckelt; aber biologisch durch die spongiöse Struktur und günstige lokale Durchblutung bei operativer Stabilisierung zur knöchernen Heilung ausreichend reaktionsfähig (Abb. 13).

Die aus dieser Einteilung ableitbare Versorgungsart — operativ oder konservative — soll letztlich ihr Hauptaugenmerk auf die *Wiederherstellung der Handfunktion* werfen und sich nicht in alleiniger olecranonbezogener, röntgenkosmetisch einwandfreier Versorgung erschöpfen; dies im besonderen bei der Pseudarthrosebehandlung.

Literatur

1 Baumann E (1965) Ellbogen. Spezielle Frakturen und Luxationslehre, Bd II/1. Thieme, Stuttgart
2 Colton C L (1973) Fractures of the olecranon in adults: classification and management. Injurie 5: 121
3 Devas M (1975) Stress fractures. Churchill Livingstone, Edinburgh London New York
4 Eppright R H (1975) Fractures and dislocation of the elbow. In: Rockwood, Green (Eds) Fractures. Lippincott, Philadelphie Toronto
5 Köhler A, Zimmer E A (1967) Grenzen des Normalen und Anfänge des Pathologischen im Röntgenbild des Skeletts. Thieme, Stuttgart
6 Krüger W (1958) Der Bewegungsapparat. In: Krumbach T (Hrsg) Handbuch der Zoologie, Bd VIII, 13. u. 14. Lief. Walter de Gruyter, Berlin
7 O'Donoghue D H (1976) Treatment of injuries to athlets. Saunders, Philadelphia London Toronto
8 O'Donoghue D H, Sell L S (1942) Persistent olecranon epiphysis in adults. J Bone Joint Surg 24: 677
9 Pauwels F (1973) Die Druckverteilung im Ellbogengelenk, nebst grundsätzlicher Bemerkungen über den Gelenksbruch. Z Anat 123: 643

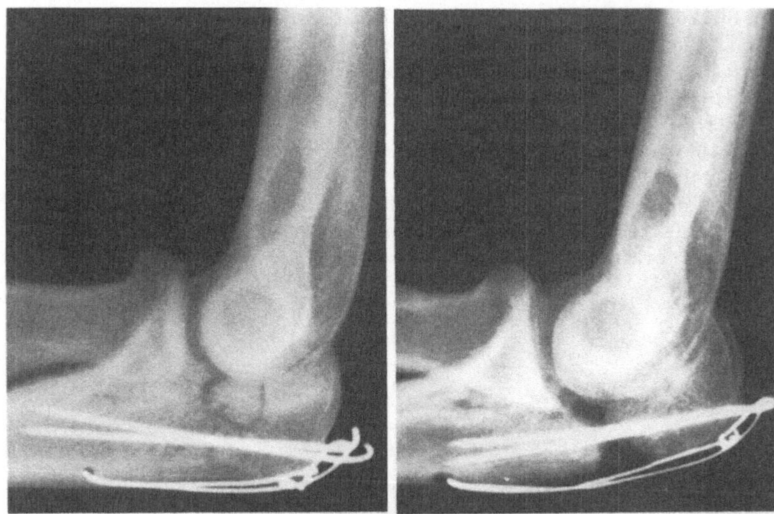
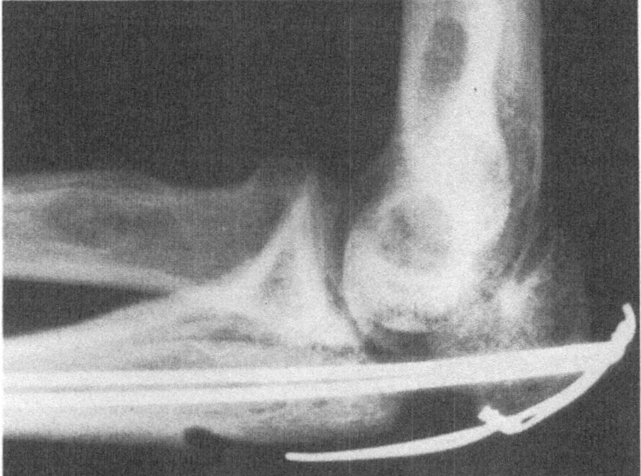
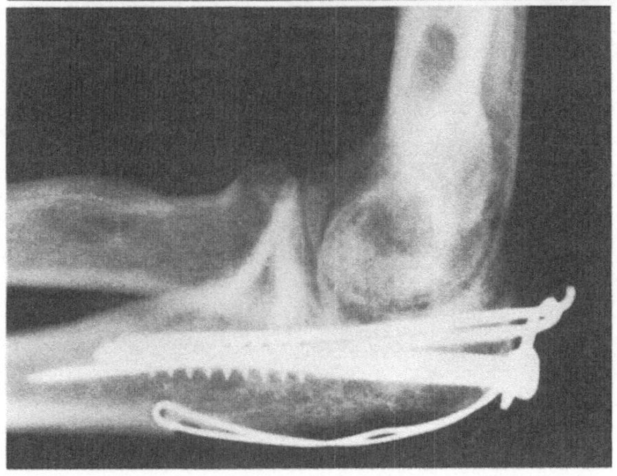

Abb. 13. K.G., 28 a 24.181/79: Olecranonfraktur, Zuggurtung ohne Fixation der Stifte in der ventralen Corticalis, gipsfreie Nachbehandlung, Redislokation des Olecranons, Wandern der Stifte, Reosteosynthese mit Zuggurtung und längeren, wiederum in der Markhöhle liegenden Stiften, Ausriß der zu corticalisnahe gelegenen Zuggurtung, neuerliche Dislokation und Reoperation einer Pseudarthrose durch Zuggurtung, Spongiosaschraube und Spongiosaplastik 6 Monate nach Trauma; Ellbogenbeweglichkeit: S 0−30 −130

10 Platzer W (1979) Bewegungsapparat. In: Kahle W, Leonhardt H, Platzer W (Hrsg) Taschenatlas der Anatomie, 3. Aufl. Thieme, Stuttgart
11 Rehn J (1973) Olecranonfrakturen. Hefte Unfallheilkd 114: 46
12 Romer A S (1971) Vergleichende Anatomie der Wirbeltiere. 3. Aufl. Parey, Hamburg Berlin
13 Watson-Jones R (1976) Fractures and joint injuries. Churchill Livingstone, Edinburgh London New York
14 Zimmermann H (1978) Ellbogenbrüche. In: Weber B G, Brunner Ch, Freuler F (Hrsg) Die Frakturbehandlung bei Kindern und Jugendlichen. Springer, Berlin Heidelberg New York

Olecranonfrakturen, Therapie und Ergebnisse

H.-J. Oestern und H. Tscherne

Wie bei allen Gelenkbrüchen besteht auch bei der Olecranonfraktur das Behandlungsziel in einer anatomischen Reposition der Gelenkfläche zur Vermeidung einer posttraumatischen Arthrose, in der Wiederherstellung einer uneingeschränkten Gelenkbeweglichkeit und normalen Kraft.

Pathogenese

Zur Fraktur führen einmal das Einwirken von direkten Traumen auf das gebeugte Ellbogengelenk oder der Sturz auf Unterarm oder Hand (Madlener [12]). Abrißfrakturen der Ellenspitze werden auch bei unkoordinierten Beuger- und Streckbewegungen wie etwa beim Werfen schwerer Gegenstände beobachtet (Lanz, Wachsmuth [10]).

Eine Kombinationsverletzung, d.h. eine begleitende Radiusköpfchenfraktur oder Luxation, findet sich häufig bei Sturz auf den halbgestreckten Arm. Die von der Trochlea humeri bestimmte Kraftachse verläuft dabei in einem spitzen Winkel zur Ulna und ist gegen den distalen Anteil der Olecranongelenkfläche gerichtet. Da hierbei kein reiner Biegungs-, sondern auch ein Stauchungsmechanismus zur Olecranonfraktur führt, kann die Verkürzung der Ulna zu einer Mitbeteiligung des Radiusköpfchens führen.

Das Olecranon wird auf Zug und Biegung beansprucht. Mit dem Muskelzug des M. triceps und der Ellenbeuger werden durch eine Fraktur die Fragmente bei zusätzliche Zerreißung des Reservestreckapparates distrahiert. Eine Annäherung der Fraktur auf konservativem Wege ist nur in Streckstellung des Ellbogengelenkes möglich mit resultierender Gelenksteife bei funktionell ungünstiger Streckhaltung und ist in einem hohen Prozentsatz mit einer Pseudarthrosebildung belastet (Heimann [3]).

Daraus ergibt sich als *Indikation* für die *konservative* Behandlung lediglich die unverschobene Olecranonfraktur, die in einem dreiwöchigen Oberarmgipsverband ruhiggestellt wird. Eine konservative Behandlung empfiehlt sich zunächst auch bei Patienten in stark gefährdetem Allgemeinzustand, d.h. insbesondere beim Polytraumatisierten. In allen übrigen Fällen besteht die Notwendigkeit zu einem operativen Vorgehen.

Operationsverfahren bei Olecranonfrakturen

Die Grundlagen der operativen Behandlung gehen auf Lister [11] zurück, der 1883 die Drahtnaht durchführte. Die operativen Methoden können eingeteilt werden in 3 Gruppen:
1. Excision des Olecranonfragmentes,
2. intramedulläre Methoden,
3. extramedulläre Methoden.

Ad 1: Bei Abbrüchen der Olecranonspitze, Trümmerfrakturen und ausgeprägter Osteoporose im Alter wurde von Hofmeister [4], Flach [2], Dunn [1], Viernstein [20], McKeever [14],

Rombold [16] die Fragmentexstirpation empfohlen. Die Fragmente werden entfernt, weil sie gekippt einheilen und als Bewegungssperre wirken können. Bei dieser Methode werden jedoch häufig eine Instabilität des Ellbogengelenkes sowie eine posttraumatische Arthrose beschrieben.

Ad 2: Zu den intramedullären Methoden zählen der Küntscher-Nagel, Rush-pin, Tapezier und Smith-Peterson-Nagel sowie die Schraubenosteosynthesen wie etwa die Federschraube nach Maatz [12]. Durch den Federdruck sollte bei dieser Schraube die Fragmentadaptation auch nach der Resorption im Frakturspalt erhalten bleiben. Allen intramedullären Operationsverfahren haftet jedoch der Nachteil einer instabilen Osteosynthese an. Zwar läßt sich primär fast immer ein günstige und auch gelenkgerechte Fragmentstellung erzielen, doch schon kurze Zeit nach der Operation kommt es durch die weiter auf das Frakturgebiet einwirkenden Zug- und Biegungskräfte zur Stufenbildung und Distraktion der Fragmente, weil die Verschraubung oder Nagelung nicht imstande ist, die Beanspruchung auf Höhe der Fraktur in reine Druckkräfte umzuwandeln (Abb. 1).

Wird bei der Küntscher-Nagelung ein ausreichend dicker Nagel gewählt, besteht immer die Gefahr einer Sprengung des Olecranon. Beim Rush-pin kann es zu Hebelwirkungen am Nagelende und damit zu einem Abkippen des proximalen Fragmentes kommen. Ebenso trägt die mit dem jeweiligen Operationsverfahren verbundene relativ lange Ruhigstellung in Gipsverbänden zu den insgesamt mäßigen Behandlungsergebnissen bei.

Ad 3: Zu den extramedullären Methoden zählen die Drahtnaht, der U-Nagel (Sprengell [19]), die Zuelzer-Klammer [23] sowie die Plattenosteosynthese und Zuggurtungsosteosynthese nach Weber [22, 23]. Das früher am häufigsten geübte Verfahren war die Drahtnaht, die entweder durch den Knochen oder bei kleineren Fragmenten subperiostal angelegt wurde. Die Zuelzer-Klammer hat ihr Anwendungsgebiet speziell bei Mehrfragmentbrüchen. Dem Behandlungsziel einer frühfunktionellen Therapie bei rascher Frakturheilung wird am besten die Zuggurtungsosteosynthese nach Weber gerecht. Dies wird bestätigt durch verschiedene Nachuntersuchungen mit guten Ergebnissen (Kouwenhoven [5], Schmelzeisen [18], Scharplatz [17]).

Theoretische Grundlagen der Zuggurtungsosteosynthese

Das Verfahren beruht auf den von Pauwels [15] in die Medizin eingeführten Vorstellungen über die Zuggurtung am Knochen. Diese Methode ist aus dem Betonbau bekannt, der Spannbeton-Konstruktion nach Finsterwalder. Durch das Eigengewicht eines gelenkig verbundenen Balkens werden über ein eingebautes zugfestes Element im Gesamtbalken Druckkräfte erzeugt, die den zu erwartenden Zugspannungen entgegenlaufen. An der Unterfläche des Betonbalkens entstehen erst dann Risse, wenn die auftretenden Zugspannungen wesentlich größer sind als die durch die Verspannung erzeugten Druckkräfte auf der einwirkenden Kraft abgekehrten Seite. Durch die Verbindung eines druckfesten mit einem zugfesten Element, einem Verbundbau, wird der Bau konstruktiver Elemente mit weit höherer Festigkeit möglich. Unter Vorspannung des zugfesten Elementes wird ein Maximum an Festigkeit mit einem Minimum an Material erreicht. Dem druckfesten Element entspricht am Knochen das Calciumapatit und dem zugfesten die Kollagenfasern und das Periost.

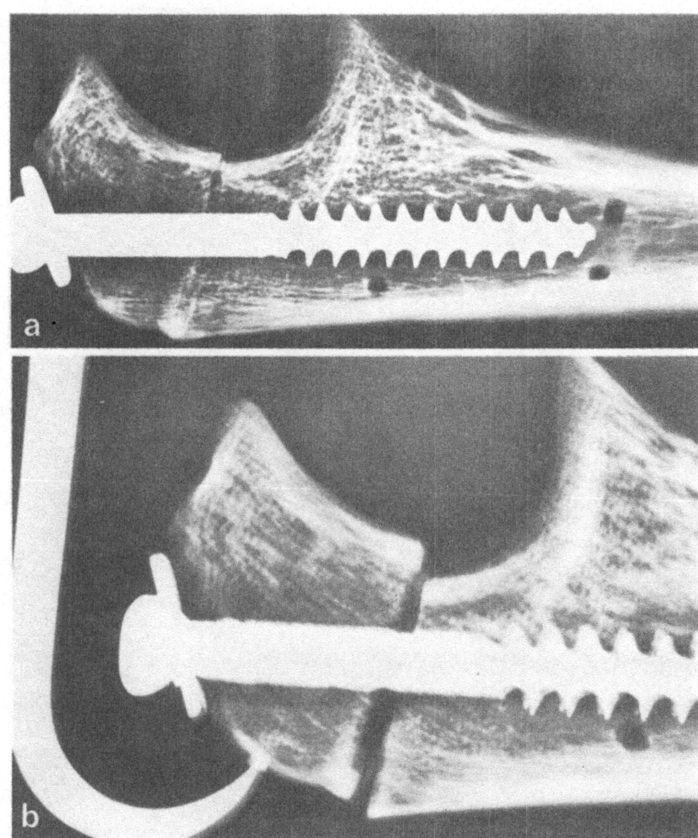

Abb. 1. Instabilität bei Schraubenosteosynthesen. Anatomische Reposition nach Osteosynthese mit Spongiosaschraube (**a**). Nach Belastung mit 10 kp Distraktion und Verwerfung der Gelenkfläche (**b**)

Der Verbundbau am Olecranon setzt sich zusammen aus den zugfesten Kollagenfasern am Periost, den Band- und Tricepssehneneinstrahlungen sowie dem Knochen als dem druckfesten Element. Ähnlich aufgebaut ist auch der Baukran, der aus druckfesten Pfeilern und aus zugfesten Drahtseilen zusammengesetzt ist. Die Biegebeanspruchung wird zerlegt in reine Zug- und Druckspannungen und auf die betreffenden Bauteile übertragen. Die Zugseile wirken als Zuggurtung, so daß die Eisenkonstruktion keine kritischen Biegespannungen aufnehmen muß. Von einer Osteosynthese am Olecranon ist deshalb zu fordern, daß die zerstörte Zuggurtung ersetzt wird.

Operationstechnik (Abb. 2)

In Bauchlage mit rechtwinklig gebeugtem Ellbogengelenk und herabhängendem Unterarm oder in Rückenlage wird die Fraktur mit einem längsgestellten am Oberarm begonnenen und leicht s-förmig über das Olecranon entlang der Ulnakante verlaufenden Hautschnitt

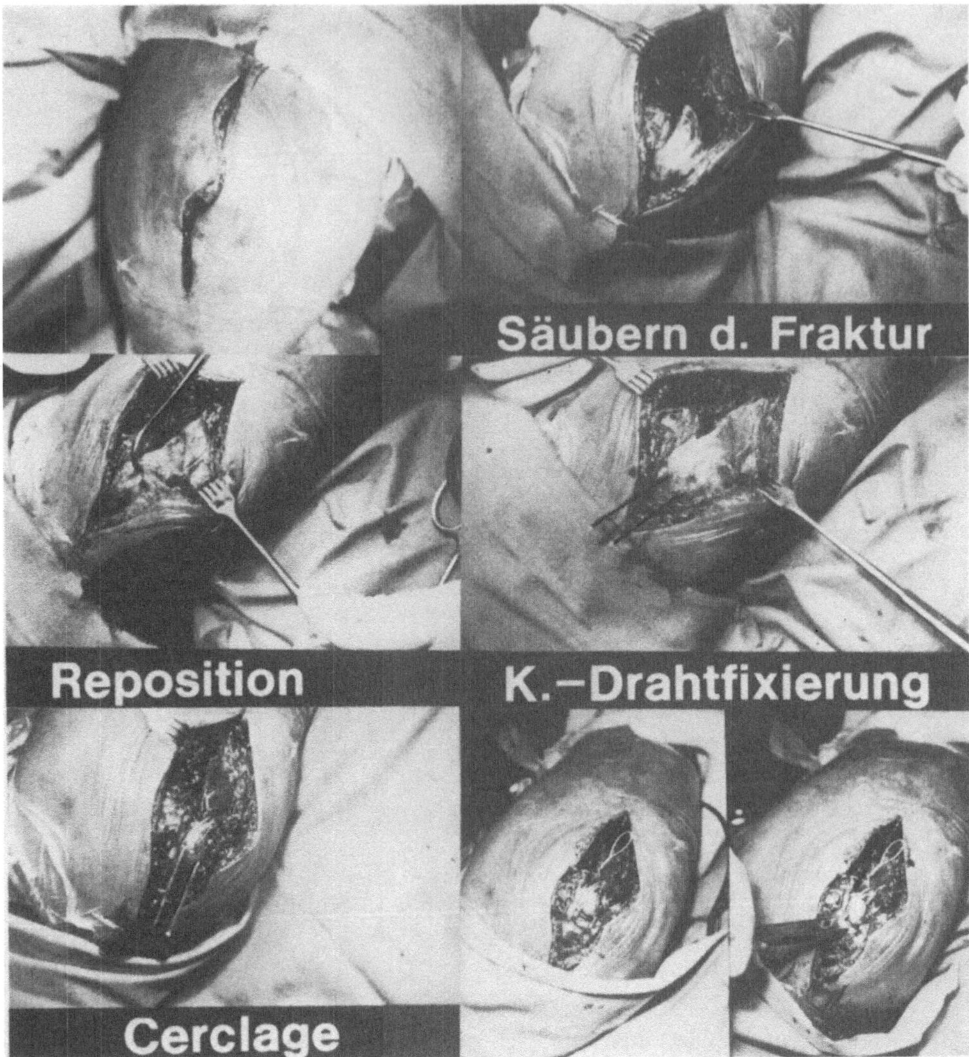

Abb. 2. Operationsschritte: Stabilisierung einer Olecranonfraktur mittels Zuggurtungsosteo-synthese

freigelegt. Der Bruchspalt wird von Bruchhämatom, Periostfetzen und Knochensplittern gesäubert. Die Fragmente werden mit dem Einzinkerhaken stufenlose anatomisch reponiert und mit Kirschner-Drähten fixiert. Die Aufgabe der Drähte, welche die ventrale Corticalis fassen sollten, besteht in der Verankerung der Cerclage, um ein Nachlassen der Spannung zu verhindern sowie in der Aufnahme der Querkräfte in der Bruchstelle.

Daraus ergibt sich die Notwendigkeit einer entsprechenden Drahtstärke zwischen 1,5– 1,7 mm. Die Kirschner-Drähte sollten gelenknah und weit voneinander entfernt parallel eingebracht werden, um die gesamte Fraktur unter Druck zu bringen. Zur Verankerung der Cerclage im Knochen wird ein Bohrkanal in einer Entfernung von mehr als 3 cm von der distalen Bruchfläche entfernt in querer Richtung durch die dorsale Ulnakante gebohrt und ein 1 mm dicker Draht hindurchgezogen, gekreuzt und um die vorstehenden Enden der Kirscher-Drähte herumgeführt. Ein dickerer Draht erweist sich als zu steif, ein dünnerer bricht leicht beim Verquirlen der Enden ab. Dieser Draht wird unter maximaler Anspannung verquirlt, die Kirschner-Drahtenden gekürzt und um 160°–170° umgebogen zu kleinen Haken und so in den Knochen eingeschlagen, daß ein Abgleiten des Zuggurtungsdrahtes nicht möglich ist.

Die Cerclage wirkt als Ersatz für die bei der Fraktur mitzerrissenen vorgespannten kollagenen Fasern. Durch die Vorspannung der Cerclage wird die Kompression im Frakturgebiet entscheidend beeinflußt, die Lage und Richtung der Cerclage bestimmt die Kompensation muskelbedingter Kräfte und die Entstehung neuer Kräfte im Frakturbereich. Um möglichst den zentralen Querschnitt der Ulna zu treffen und einen gleichmäßigen interfragmentären Druck zu erzeugen, sollte deshalb der dorsale Kreuzungspunkt der Achtertour möglichst weit vom Bruchspalt nach distal und nicht direkt über den Bruchspalt gelegt werden (Abb. 3).

Um die Achterschlinge kräftiger anziehen zu können empfiehlt es sich, nicht nur an der Verbindungsstelle der Drahtenden, sondern auch an der gegenseitigen Geraden einen Quirl anzulegen, welcher zur genauen Adaptation und Fixation alternierend angezogen wird.

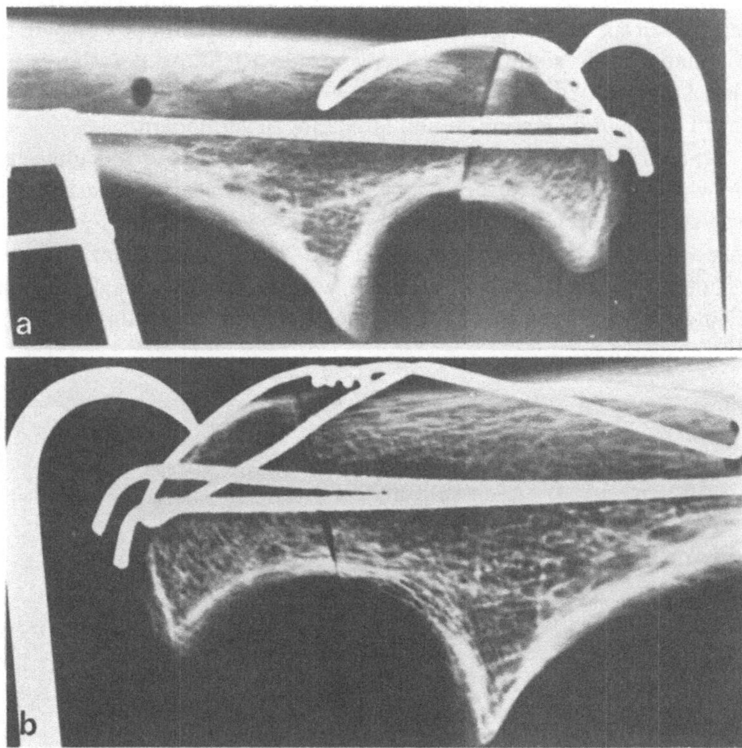

Abb. 3. Instabile Zuggurtungsosteosynthese bei Lage der Kreuzungsstelle der Achtertour über der Fraktur (a), Stabilität bei Lage der Kreuzungsstelle der Achtertour distal der Fraktur (b)

Nach Weber [22] wird eine optimal angelegte Zuggurtung durch ein Klaffen des gelenknahen Frakturspaltes und dorso-konkav durchgebogene Kirschner-Drähte charakterisiert. Unter Beanspruchung steigt der interfragmentäre Druck gelenkflächenseitig um ein Vielfaches. Die Vorspannung hat nach Weber [21] Dauercharakter.

Demgegenüber faßt Labitzke [7] das gelenknahe Klaffen der Fraktur nicht als Maß für die Größe der druckerzeugenden Kraft, sondern nur als Zeichen für die Exzentrizität der Kraft auf. Je größer der Spalt, desto kleiner der unter Druck gesetzte dorsale Bereich. Entsprechend den Berechnungen und experimentellen Untersuchungen Labitzkes [6] ist eine Unterscheidung zwischen exzentrischer und optimaler dorsaler Zuggurtung sowie lateraler Zuggurtung zu treffen.

Während bei der exzentrischen Form in der ventralen Bruchfläche keine interfragmentären Druckkräfte entstehen, sollen bei der optimalen Metallanordnung 38% der dorsalseitig meßbaren Kraft erzeugt werden. Bei der von ihm entwickelten lateralen Zuggurtung soll die ventral meßbare Druckkraft 80% der dorsalen betragen. Bei der von Labitzke [8] empfohlenen Methode greift durch 2 seitliche Drahtschlingen und einen weiteren quer durch das Olecranon verlaufenden Kirschner-Draht oder eine Schraube der Gurtungseffekt nicht mehr dorsal, sondern jeweils seitlich in der Fraktur an. Durch diese bilaterale Verspannung wirkt sie wie ein Fixateur externe, so daß auf die zusätzliche Muskelkraft, d.h. die dynamische Komponente der Zuggurtungsosteosynthese nach Weber verzichtet werden kann. Um der Biegesteifigkeit des Cerclagedrahtes zu begegnen, empfiehlt Labitzke [9] statt dessen spezielle Drahtseile, die die Dauerhaftigkeit der Verspannung gewährleisten.

Grundsätzlich sollte die krafterzeugende Richtung der Cerclage möglichst in einem Winkel von 90° zur Bruchfläche liegen, um die gesamte Kraft als Druckkraft wirksam werden zu lassen und Querkräfte und Momente zu verhindern.

Schrägfrakturen sind deshalb für eine alleinige Zuggurtung ungeeignet, weil statt Drucküberwiegend Querkräfte erzeugt werden ähnlich wie bei den Schenkelhalsfrakturen nach Pauwels III. Durch die Anspannung des Zuggurtungsdrahtes würde eine Verschiebung der Fragmente und damit eine Instabilität und Gelenkinkongruenz eintreten.

Um die Scherkräfte auszuschließen, wird zuerst die Schrägfraktur mit einer Zugschraube versorgt. Dadurch ist jedoch die biomechanische Zugfestigkeit der proximalen Ulna nur

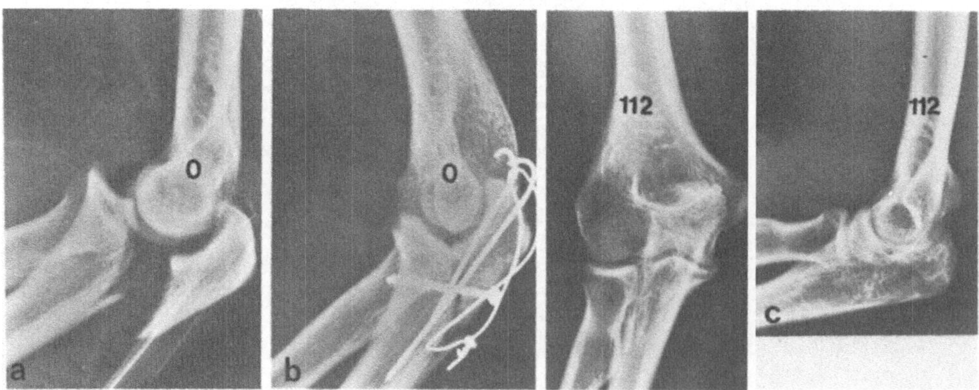

Abb. 4. Olecranon-Schrägfraktur (a), Stabilisierung mittels Zugschraubenosteosynthese, anschließend zusätzliche Zuggurtung (b), Ausheilungsergebnis nach 112 Wochen (c)

ungenügend wiederhergestellt und eine zusätzliche Zuggurtungsosteosynthese ist notwendig. Während des Anspannens der Zuggurtung ist jetzt eine Verschiebung der Fragmente nicht mehr möglich (Abb. 4).

Eine *Trümmer- oder Stückfraktur* läßt zumeist eine einfache Zuggurtungsosteosynthese nicht zu. Durch die Anspannung des Zuggurtungsdrahtes entstünde eine Verkürzung, Instabilität und Inkongruenz. Deshalb kommt hier die Plattenosteosynthese zur Anwendung, als Drittelrohr-, Halbrohr- oder als kleine DC-Platte. Die Platte wird der anatomischen Form des Olecranon angepaßt und streng dorsal aufgelegt und verschraubt. Diese Platte ist auf Zug beanspruchbar und übernimmt während der Frakturheilung die auftretenden deformierenden Zugspannungen (Abb. 5). Impressionen der Gelenkfläche werden angehoben und mit Spongiosa unterfüttert.

Ergebnisse

Patientengut

Vom 1.1.1972 bis 1.3.1980 wurden in der Medizinischen Hochschule Hannover 81 frische Olecranonfrakturen operativ versorgt. 62 Patienten konnten 6 Monate bis 8 Jahre postoperativ nachuntersucht werden. Die Altersverteilung läßt eine Bevorzugung der jüngeren Jahrgänge bis zum 30. Lebensjahr erkennen, die Geschlechtsverteilung war in beiden Gruppen ungefähr gleich (Abb. 6).

Unfallart

32 Patienten zogen sich ihre Olecranonfraktur während der Freizeit zu, 24 erlitten einen Verkehrsunfall, die übrigen Unfallursachen verteilten sich auf Arbeitsunfälle und Unfälle im Haushalt.

Frakturtyp

Bei 27 Patienten mit geschlossenen Frakturen lag ein Weichteilschaden unterschiedlichen Ausmaßes vor. Eine offene Fraktur I. Grades wurde bei 9 Patienten, II. Grades bei 3 Patienten und III. Grades bei einem Patienten diagnostiziert (Tabelle 1).

Die häufigste Frakturform war die Querfraktur (47), 16mal handelte es sich um eine Schrägfraktur. Eine Trümmerfraktur lag 12mal, eine Luxationsfraktur 6mal vor.

Begleitverletzungen

31 Patienten hatten sich noch zusätzliche Verletzungen zugezogen. An der selben Extremität fanden sich 2mal eine Oberarmschaftfraktur bzw. eine supradiacondyläre Oberarmfraktur, 8mal eine Radiusköpfchenfraktur, 2 Unterarmschaftfrakturen und einmal eine distale Radiusfraktur.

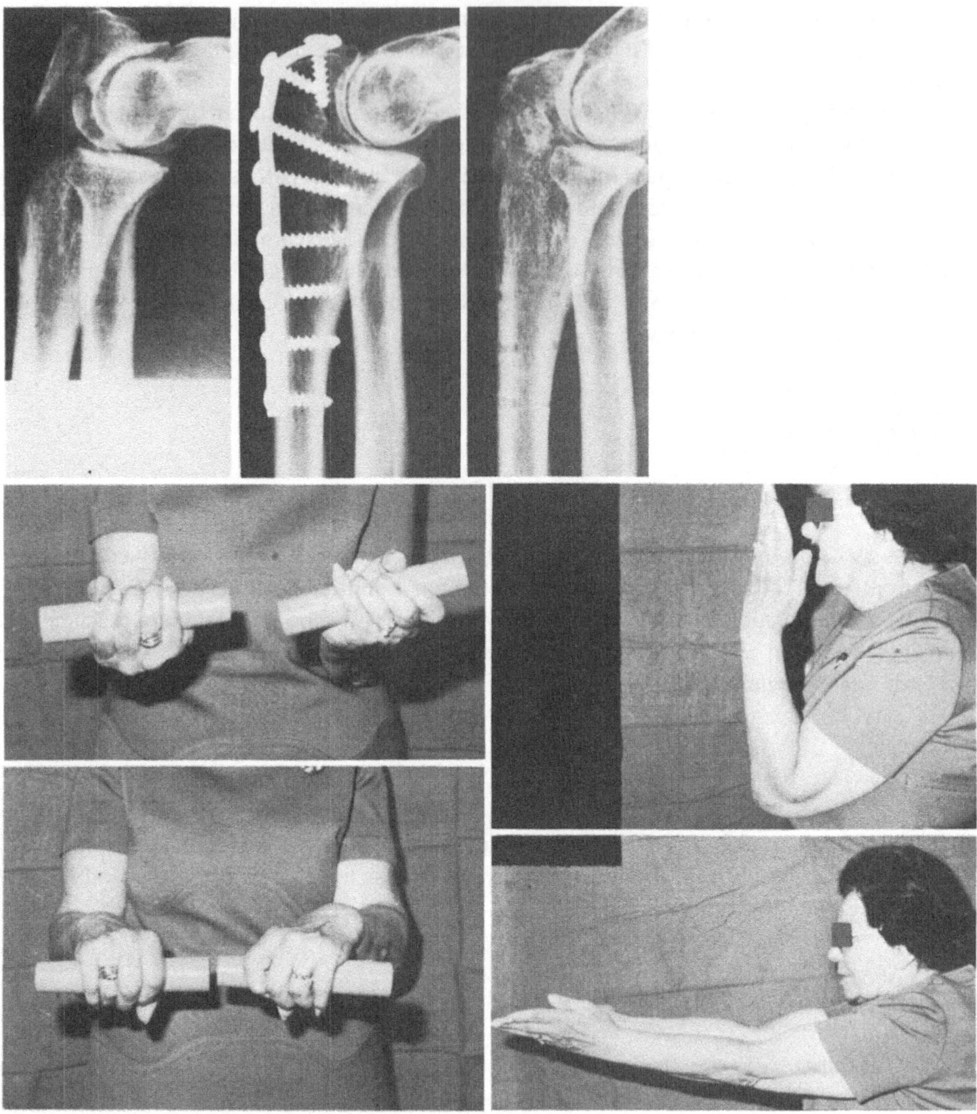

Abb. 5. Olecranon-Mehrfragmentbruch (**a**), Stabilisierung mit dorsal aufgelegter Drittelrohr-platte (**b**), Ausheilungsergebnis nach Plattenentfernung (**c**), Funktionsergebnis 3 1/2 Jahre nach der Operation (**d**)

Operationszeitpunkt

44 Patienten wurden am Unfalltag, 24 innerhalb der ersten Woche und 13 polytraumati-sierte Patienten zwischen dem 8. und 14. Tag operiert.

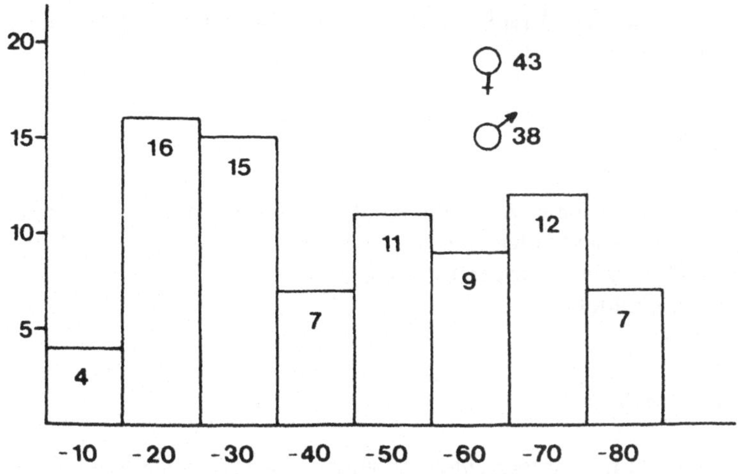

Abb. 6. Alters- und Geschlechtsverteilung von 81 Patienten mit Olecranonfrakturen. Auf der Ordinante Anzahl der Patienten, auf der Abscisse das Lebensalter der Patienten

Operationstechnik

50 Patienten wurden in Bauchlage, 31 wegen der begleitenden Verletzungen in Rückenlage operiert. Das am meisten durchgeführte Operationsverfahren war die Zuggurtungsosteosynthese, 16mal wurden zusätzlich Zugschrauben eingebracht. 13 Frakturen wurden mittels Plattenosteosynthese stabilisiert. Wegen einer begleitenden Trümmerfraktur mußte das Radiusköpfchen 4mal reseziert werden, 2mal konnten die Radiusköpfchenfrakturen mittels Schraubenosteosynthese stabilisiert werden. Zweimal wurde eine Radiusköpfchenprothese zur Sicherung der Stabilität implantiert.

Krankenhausaufenthalt

Unter den 50 Patienten mit isolierten Olecranonfrakturen erstreckte sich bei 17 Patienten der Krankenhausaufenthalt bis zum 5. Tag, 33 Verletzte wurden zwischen dem 6. und

Tabelle 1. Übersicht über den Weichteilschaden bei 27 Patienten mit geschlossenen Frakturen und bei 13 Patienten mit offenen Frakturen. Bei 41 Patienten lag kein Weichteilschaden vor

Weichteilschaden	I.	Grades	10
	II.	Grades	14
	III.	Grades	3
Offene Fraktur	I.	Grades	9
	II.	Grades	3
	III.	Grades	1

10. Tag aus dem Krankenhaus entlassen. Der durchschnittliche Krankenhausaufenthalt dieser Patienten betrug 7 Tage.

Komplikationen

Dreimal mußte eine Drahtwanderung beobachtet werden, die zu einem Reeingriff zwang. Bei einem Patienten lag eine Pseudarthrose vor, die nach Reosteosynthese glatt ausheilte. Zweimal mußte postoperativ ein Hämatom ausgeräumt werden, eine Infektion wurde nicht beobachtet.

Beschwerdebild

Von den 62 nachuntersuchten Patienten gaben 37 keine Beschwerden an, 14 klagten über gelegentliche Schmerzen und 10 über häufigere Schmerzen. Ein Patient klagte über Dauerschmerzen mit grober Behinderung. Bei diesem Patienten lag allerdings noch eine begleitende supradiacondyläre Oberarmfraktur vor.

Beweglichkeit (Tabelle 2, Abb. 7)

Eine freie Streckung wurde bei 38 Patienten, freie Beugefähigkeit bei 42 Verletzten beobachtet. Die Unterarmdrehbeweglichkeit war in einem hohen Prozentsatz frei, keine Pronationseinschränkung hatten 53 Patienten, eine uneingeschränkte Supination wurde bei 57 Patienten beobachtet. Alle Patienten konnten ihre ursprüngliche Tätigkeit wieder ausüben.

Tabelle 2. Übersicht der Beweglichkeit bei den 62 nachuntersuchten Patienten

Beugedefizit		Streckdefizit	
$0°$	42	$0°$	38
Bis $10°$	12	Bis $10°$	9
Bis $20°$	4	Bis $20°$	8
Bis $30°$	3	Bis $30°$	5
Bis $40°$	1	Bis $40°$	2
Supinationsdefizit		Pronationsdefizit	
$0°$	57	$0°$	53
Bis $10°$	2	Bis $20°$	3
Bis $30°$	2	Bis $30°$	4
Bis $50°$	1	Bis $40°$	2

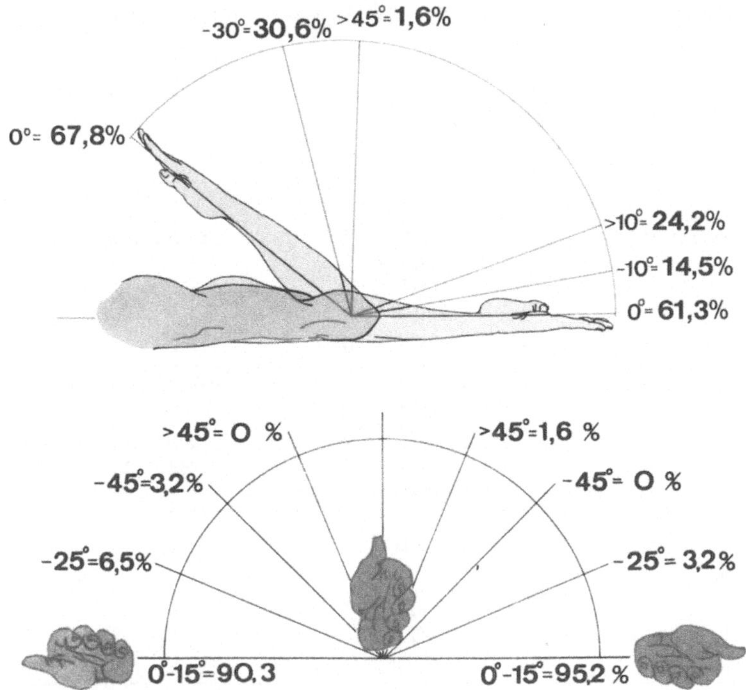

Abb. 7. Übersicht der Beweglichkeit bei den 62 nachuntersuchten Patienten

Objektive Beurteilung

Zur objektiven Beurteilung der Ergebnisse wurde ein Bewertungsschema aufgestellt, welches Schmerzen, die Beweglichkeit sowie Röntgenbefund im Vergleich zur Gegenseite umfaßte (Tabelle 3). Das Maximalergebnis betrug 30 Punkte. Ein sehr gutes Ergebnis lag bei 29 und 30 Punkten vor, ein gutes zwischen 25 und 28 Punkten, ein befriedigendes zwischen 20 und 24 und ein schlechtes unter 20 Punkten.

Wurden unter diesen Kriterien die Gesamtergebnisse zusammengefaßt, so ergaben sich 19 sehr gute, 31 gute, 10 befriedigende und 2 schlechte Gesamtergebnisse. Die 2 schlechten Ergebnisse resultierten einmal aus einer Trümmerfraktur, zum anderen aus einer Kombinationsverletzung mit einer gleichseitigen diacondylären Oberarmfraktur.

Insgesamt zeigen die Untersuchungen eine Korrelation zwischern der Schwere der Fraktur und dem subjektiven und objektivem Resultat. Die sehr guten Ergebnisse resultieren aus der Gruppe der Schräg- und Querfrakturen, während die befriedigenden und schlechten Ergebnisse überwiegend bei den Patienten mit Luxationsfrakturen und begleitenden Radiusköpfchenverletzungen sowie Trümmerfrakturen beobachtet wurden.

Tabelle 3. Bewertungsschema zur Beurteilung des Gesamtergebnisses bei Olecranonfrakturen

Schmerzen:	keine	5	*Pronationsdefizit:*	0°	5
	gelegentlich	4		-10°	4
	häufig	2		-20°	3
	Dauer	0		-30°	2
				$>30^o$	0
Streckdefizit:		0° 5	*Supinationsdefizit:*	0°	5
		-10° 4		-10°	4
		-20° 3		-20°	3
		-30° 1		-30°	2
		$>30^o$ 1		$>30^o$	0
Beugedefizit:		-10° 5	*Röntgenbefund:*		
		-20° 4	keine Arthrose	5	
		-30° 3	geringe Arthrose	3	
		-40° 2	schwere Arthrose	0	
		$>40^o$ 0			

Bewertung	Punktzahl
Sehr gut	29–30
Gut	25–28
Befriedigend	20–24
Schlecht	<20

Literatur

1 Dunn, Naughton (1939) An operation for fractures of the olecranon. Br med J 1: 214
2 Flach K (1969) Olecranonfrakturen bei Erwachsenen, Behandlung und Ergebnisse. Arch Orthop Unfallchir 65: 173
3 Heimann D, Schlachetzki J, Bommert E (1970) Zur konservativen Behandlung von Olecranonfrakturen. Unfallheilkd 73: 325
4 Hofmeister F (1963) Die Behandlung der knöchernen Verletzungen des Olecranons. Unfallheilkd 66: 224
5 Kouwenhoven G C, Weber B G (1969) Zuggurtungs-Osteosynthese bei Olecranonfrakturen. Arch Orthop Unfallchir 65: 244
6 Labitzke R (1975) Bipolare interfragmentäre Druckkraftmessung am Modellknochen bei Variierung der Zuggurtung einer Olecranonfraktur. Arch Orthop Unfallchir 81: 199
7 Labitzke R (1975) Überlegungen zur Therapie der Zuggurtung. Arch Orthop Unfallchir 81: 179
8 Labitzke R (1975) Die laterale Zuggurtung. Arch Orthop Unfallchir 81: 193
9 Labitzke R, Towfigh H (1980) Laterale Zuggurtung an Patella und Olecranon. Unfallheilkd 83: 450
10 Lanz T von, Wachsmuth W (1959) Praktische Anatomie, Arm. Springer, Berlin Heidelberg New York
11 Lister J (1883) An address on the treatment of fracture of the patella. Br Med J 2: 855
12 Maatz R (1949) Osteosynthese mit Feder. Langenbecks Arch Chir 263: 201
13 Madlener M J, Wienert B (1932) Beitrag zu den Olekranonbrüchen unter besonderer Berücksichtigung der Spätresultate. Langenbecks Arch Chir 168: 577
14 McKeever F M, Buck R M (1947) Fracture of the olecranon process of the ulna. J.A.M.A. 135: 1

15 Pauwels F (1966) Über die Bedeutung einer Zuggurtung für die Beanspruchung des Röhrenknochens und ihre Verwendung zur Druckosteosynthese. Verh Dtsch Orthop Ges, Beih Orthop 101: 231
16 Rombold C (1934) Operation for suture of fracture of the olecranon. J Bone Joint Surg 16: 947
17 Scharplatz D, Allgöwer M (1978) Ergebnisse der Olecranonzuggurtungen. Akt Traumatol 8: 105
18 Schmelzeisen H (1977) Olecranonfrakturen. BG-Schriftenreihe: Unfallmedizinische Tagungen der Landesverbände der gewerblichen Berufsverbände 32: 193
19 Sprengell H (1941) Zur operativen Behandlung von Olecranonbrüchen. Zbl Chir 38: 1775
20 Viernstein K, Keyl W (1966) Die Fragmentexstirpation bei Olecranonfrakturen. Z Orthop 102: 119
21 Weber B G, Vasey H (1963) Osteosynthese bei Olekranonfraktur. Z Unfallmed Berufskr 2: 90
22 Weber B G (1964) Grundlagen und Möglichkeiten der Zuggurtungsosteosynthese. Chirurg 35: 81
23 Zuelzer W A (1951) Fixation of small but important fragments with a hook plate. J Bone Joint Surg 33A: 430

Theorie und Klinik der lateralen Zuggurtung am Olecranon, ausgeführt mit Draht-Seilen

R. Labitzke

Die *laterale Zuggurtung* des Olecranon (Labitzke [2]) hat sich an gut 40 unserer Patienten klinisch sehr bewährt. Diese kurze Information soll einen Vergleich ermöglichen zu den im Rahmen dieser Tagung mitgeteilten Behandlungsergebnissen nach konventioneller Zuggurtung, wie sie in den verschiedenen Kliniken modifiziert gehandhabt wird.

Die der klassischen Zuggurtung (Weber [4]) eigene *exzentrische* Metallanordnung ist in vielen Fällen nicht in der Lage, die bei (isometrischer) Muskelaktivität auftretenden Distraktionskräfte und die bei Gleitbewegungen der Elle über den Gelenkpartner des Humerus entstehenden Scherwirkungen und Biegemomente sicher aufzunehmen [2, 3]. Deshalb geben bereits einfach Bruchformen, besonders aber die per se schwer zu stabilisierenden Mehrfragment- und Trümmerbrüche dem Kräftespiel in den Bruchflächen nach und führen zu den Mißerfolgen, die im AO-Bulletin vom Sommer 1972 (und auch während dieser Tagung) exemplarisch mitgeteilt wurden: 12 von 13 Patienten (92%) wiesen Funktionseinschränkungen bis zum 35° auf [1].

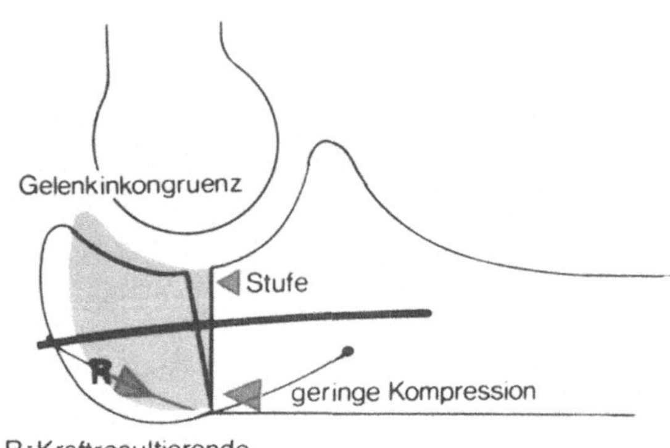

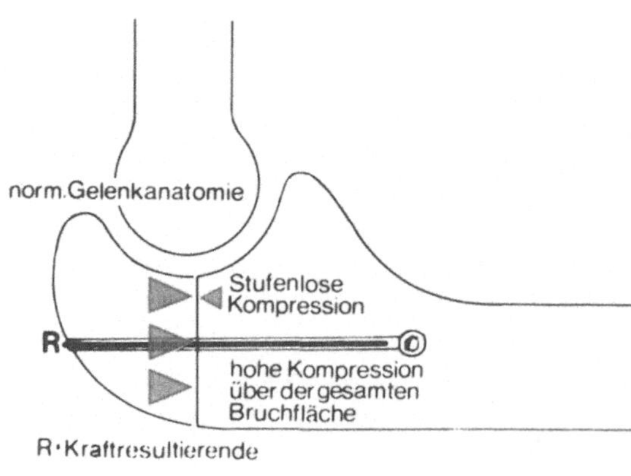

Abb. 1a, b. Kraftverlauf nach Zuggurtung einer Olecranonfraktur. **a** Konventionelle, exzentrische Zuggurtung, **b** laterale Zuggurtung

Die laterale Zuggurtung zeigt weit bessere Ergebnisse, wie kürzlich eine klinisch-röntgenologische Nachuntersuchung an ebenfalls ungünstig zusammengesetztem Krankengut bewies [3]. Sie verspannt an *beiden Seiten* der Elle, ihr Prinzip geht eindeutig aus der Abb. 2 hervor. Ohne die schädlichen Nebenkräfte der konventionellen Zuggurtung (Abb. 1) zu erzeugen, wurde experimentell eine 3,5fach höhere interfragmentäre Kompression gemessen.

Alle bis zum 31.12.1979 in der Abteilung für Unfallchirugie am Universitätsklinikum der GHS Essen lateral angelegten 31 Olecranon-Zuggurtungen bauten knöchern durch. Darunter befanden sich 4 Pseudarthrosen und 3 sekundär nach konventioneller Zuggurtung distrahierte Osteotomien bei distalen Humerusgelenkbrüchen (23%). Die 21 frischen Frak-

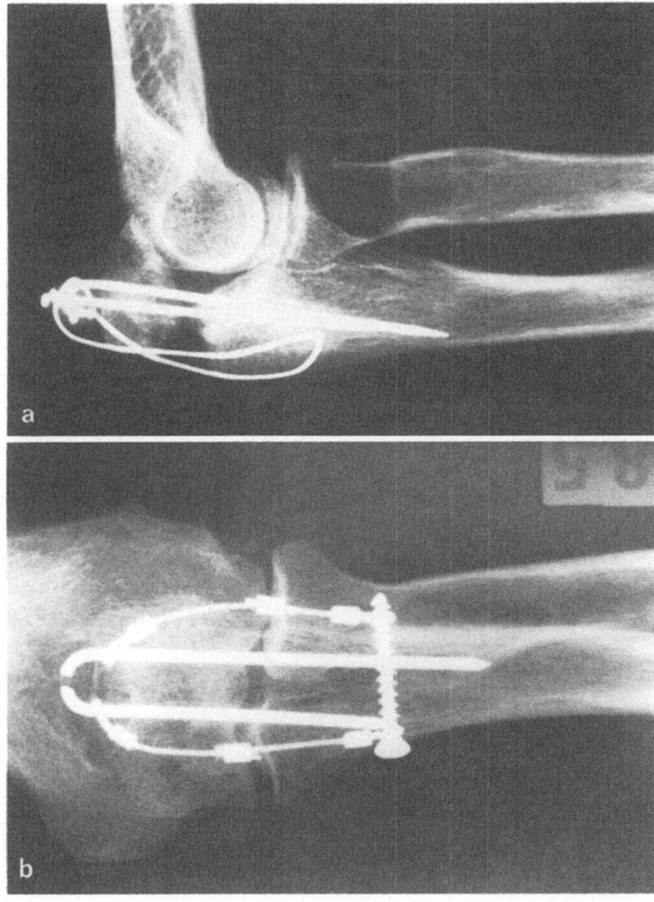

Abb. 2a, b. Olecranonpseudarthrose nach konventioneller Zuggurtung mit herkömmlichem Osteosynthesematerial. Reosteosynthese mit lateraler Zuggurtung durch neu eingeführte Drahtseile. **a** Aufnahmebefund. **b** Seilosteosynthese; die Aufsicht zeigt das Prinzip der lateralen Zuggurtung besonders deutlich. Auf jeder Seite der Ulna werden zwei konfektionierte Seile mit vorgefertigen Ösen an Kirschner-Draht und Zügelschraube verankert, gespannt und mit einer Pressklemme fixiert

turen waren nur 5mal reine Olecranonbrüche, 16mal (75%) lagen Mehrfragment- und Trümmerbrüche in der Kombination mit intraartikulären Ulnabrüchen vor. 19 (86%) heilten ohne jegliche Funktionsverlust aus, 2 blieben mit 0–10 (20)–130° leicht behindert.

Auch die Pseudarthrosen (darunter eine 3mal konventionell voroperierte) heilten funktionsgerecht aus; die seit 1980 Operierten zeigen die gleiche Tendenz.

Einmal mußte wegen Distraktion reoperiert werden, 2 einseitige Metallockerungen haben den Durchbau nicht verzögert. Diese Fälle zeigen aber, daß der Realisierung einer Zuggurtung mit handelsüblichem Osteosynthesematerial Grenzen gesetzt sind, die wesentlich von der hohen Steifigkeit des Cerclagedrahtes und seiner ungenügenden Fixierbarkeit bestimmt werden.

Wir führen ein neues Osteosynthese-Set ein, das den seit ca. 140 Jahren üblichen starren Cerclagedraht eliminiert und durch konfektionierte Draht-*Seile* ersetzt [3]. Deren Vorteile sind enorm: sie erzeugen wesentlich höhere interfragmentäre Kompression, lassen sich „spielend" anlegen und lockern sich nicht (Abb. 2). Die technischen Schwierigkeiten der Operation (die im übrigen den gleichen Zugang zur Fraktur nimmt wie die konventionellen Methoden) werden deutliche herabgesetzt.

Resümee

Konventionelle Zuggurtungen und das für sie verwandte Osteosynthesematerial weisen Nachteile auf, die ihre Ergebnisse ungünstig beeinflussen. Biomechanisch und bezüglich der technischen Durchführbarkeit erscheint uns die *laterale* Zuggurtung, ausgeführt mit Draht-*Seilen,* der jüngsten Generation von Draht-Implantaten, das optimale Verfahren.

Literatur

1 Blank H (1972) Osteosynthesen bei Olecranonfrakturen. AO-Bulletin, Sommer 1972
2 Labitzke R (1975) Neues Prinzip der Zuggurtung. Unfallheilkd 120: 76
3 Labitzke R, Towfigh H (1980) Operationstechnik und Behandlungsergebnisse nach lateraler Zuggurtung an Patella und Olecranon. Unfallheilkd 83: 450
4 Weber B (1964) Grundlagen und Möglichkeiten der Zuggurtungsosteosynthese. Chirurg 35: 81

Olecranonfrakturen

Diskussionsbemerkungen und Empfehlungen aller Teilnehmer
Leitung: K.-H. Jungbluth

Zusammengefaßt und redigiert von A. Rüter und C. Burri

Fraktureinteilung (Abb. 1)

Brüche ohne Gelenkflächenbeteiligung

Spitzenabrisse (Abb. 1a).

Brüche mit Gelenkflächenbeteiligung

Querbrüche (Abb. 1b).
Schrägbrüche (Abb. 1c).
Impressionsbrüche (Abb. 1d).
Mehrfragmentbrüche (Abb. 1e).
Luxationsfrakturen (Abb. 1f).

Die Stabilität der Fraktur und damit das Ausmaß der notwendigen Osteosynthese richtet sich nach der Beziehung der Frakturfläche zum Verlauf der Pars anterior des Ligamentum collaterale ulnare. Dieses zieht vom ulnaren Epicondylus unter 45° zur Seitenfläche der Elle.

Brüche, die proximal dieses Bandes liegen, sind durch eine Zuggurtungsosteosynthese ausreichend stabilisiert, da der Bandansatz das distale Fragment führt. Verläuft die Fraktur so schräg, daß der Bandansatz am proximalen Fragment verbleibt, wird die Stabilisierung der Fraktur wesentlich schwieriger.

Therapie

Unverschobene Brüche können konservativ behandelt werden, sofern auch bei Beugung des Ellbogens um 90° keine Fragmentverschiebung eintritt. In diesen Fällen Ruhigstellung im Oberarmgipsverband für 2–3 Wochen. Eine Ruhigstellung des Ellbogens in Streckstellung ist wegen drohendem Funktionsverlust nicht erlaubt. Falls die zunächst unverschobene Fraktur bei Beugung des Ellbogens klafft, ist die Indikation zur Operation gegeben. Falls man sich aus vitalen Indikationen bei verschobenen Brüchen zum konservativen Vorgehen entschließen muß, soll sofort funktionell behandelt werden, da eine Pseudarthrose gegenüber einer Einsteifung das kleinere Problem darstellt.

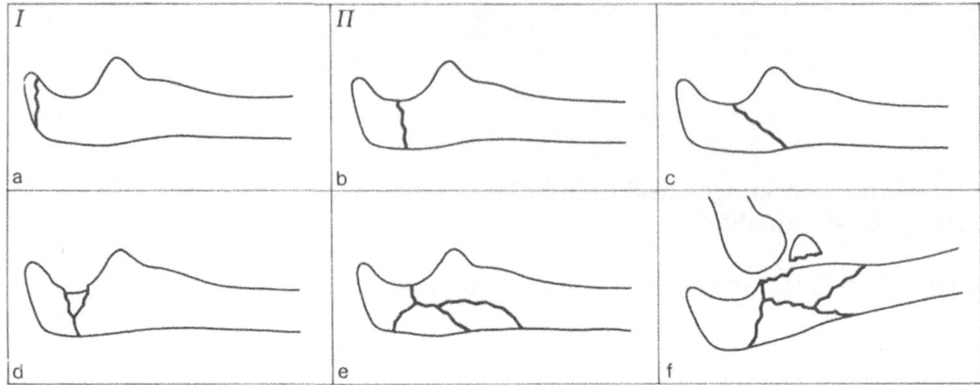

Abb. 1a–f. Einteilung der Olecranonfrakturen. *I.* Brüche ohne Gelenkbeteiligung: **a** Spitzenabrisse. *II.* Brüche mit Gelenkflächenbeteiligung: **b** Querbrüche. **c** Schrägbrüche. **d** Impressionsbrüche. **e** Mehrfragmentbrüche. **f** Luxationsfrakturen mit Abscherung des Processus coronoideus

Operationstechnik

1. Lagerung. Der weitaus größte Teil des Diskussionskreises operiert diese Brüche in Rückenlage des Patienten. Hierbei reichen Plexusanästhesie oder i.v.-Lokalanästhesie aus.

2. Zugang (Abb. 2). Längsschnitt knapp radial der Ulnakante, bogenförmig radial um das Olecranon ziehend.

3. Osteosyntheseverfahren (Abb. 3).

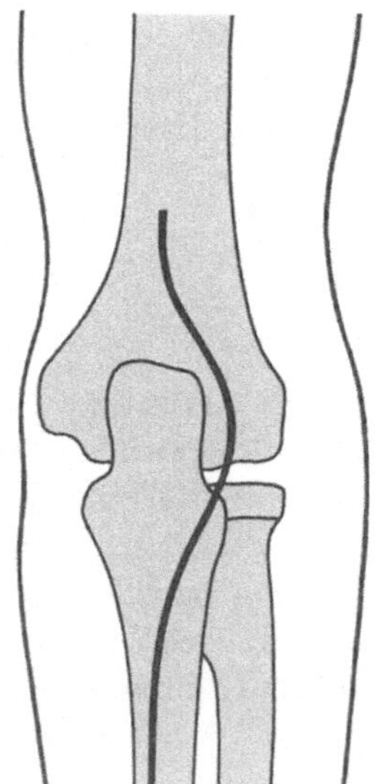

Abb. 2. Zugang

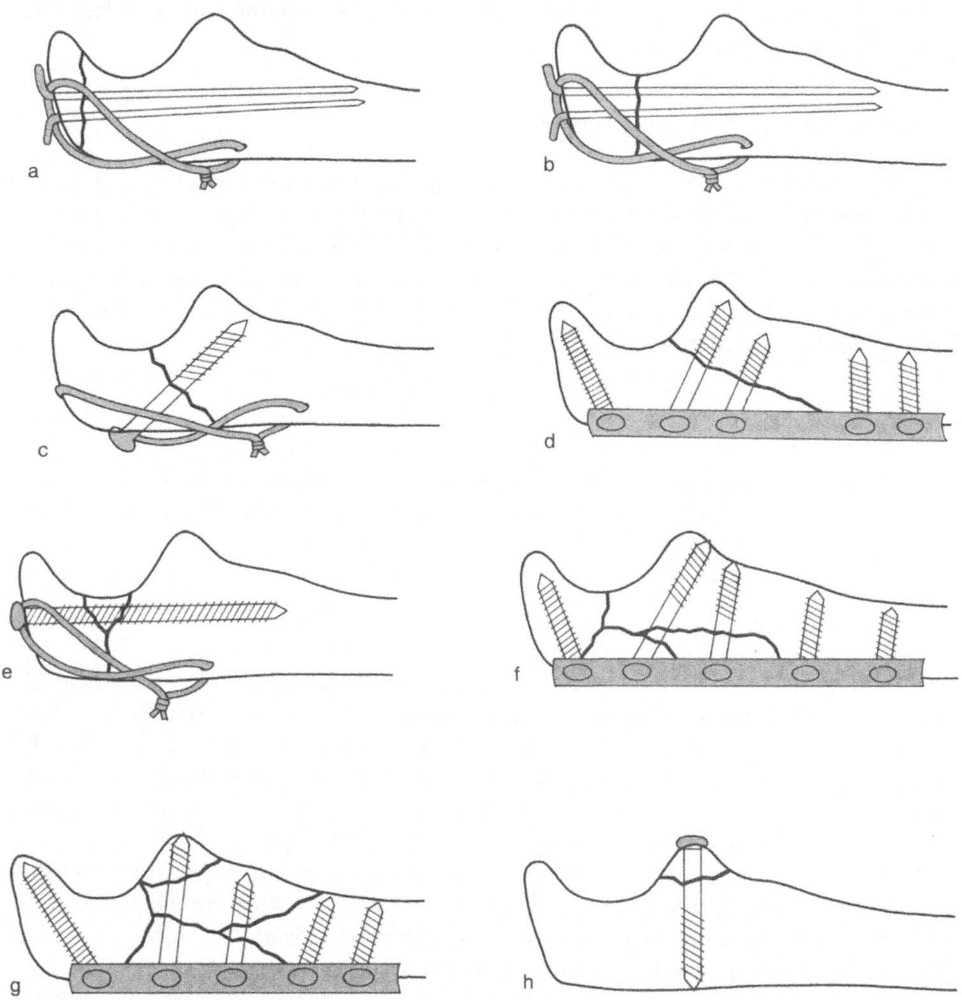

Abb. 3a–h. Osteosyntheseverfahren. **a** Osteosyntheseverfahren eines Spitzenabrisses durch reine Zuggurtung. **b** Osteosynthese einer Querfraktur durch reine Zuggurtung. **c** Osteosynthese eines kurzen Schrägbruches durch Zugschraube senkrecht zur Fraktur und Zuggurtungsdraht. **d** Osteosynthese einer Schrägfraktur, distal des Bandansatzes durch Drittelrohrplatte. **e** Osteosynthese einer Impressionsfraktur durch Stellschraube und Zuggurtungsdraht. **f** Osteosynthese einer Mehrfragmentfraktur durch Drittelrohrplatte, gegebenenfalls in Kombination mit Zugschrauben. **g** Osteosynthese einer Fraktur mit Beteiligung des Processus coronoideus, der mittels einer durch die Platte eingebrachten Zugschraube gefaßt wird. **h** Osteosynthese einer Fraktur des Processus coronoideus durch von ventral eingebrachte Zugschraube

Spitzenabrisse und Querbrüche

Reine Zuggurtung mit Kirschner-Drähten (Abb. 3a, b).

Kurze Schrägbrüche: 1 Zugschraube, senkrecht zur Fraktur und Zuggurtungsdraht. In aller Regel keine zusätzlichen Kirschner-Drähte (Abb. 3c).

116

Längere Schrägfraktur: 2 bis 3 Zugschrauben und Zuggurtungsdraht. In aller Regel keine zusätzlichen Kirschner-Drähte.

Schrägfrakturen distal des Bandansatzes

Drittelrohrplatte auf der Ulnakante (Abb. 3d). Impressionsfrakturen: Inspektion der Gelenkfläche, Anhebung und Unterfütterung des Gelenkfragmentes vor Reposition der Hauptfragmente. Weiteres Vorgehen je nach Bruchform. Ist die Impression so ausgedehnt, daß die interfragmentäre Abstützung nicht mehr gewährleistet ist muß durch eine tangential eingebrachte Stellschraube der Abstand der Hauptfragmente und damit der Durchmesser der Fossa semilunaris gesichert werden (Abb. 3e).

Mehrfragmentbrüche

Drittelrohrplatte, gegebenenfalls in Kombination mit Zugschrauben. Hierbei sind die beiden proximalen Schrauben schräg so zu führen, daß sie proximal und distal der Incisura semilunaris weitstreckigen Halt im Knochen finden (Abb. 3f).

Luxationsfrakturen

Das Problem stellt hier der begleitende Abriß des Processus coronoideus dar, der aus Stabilitäts- und Kraftgründen unbedingt refixiert werden soll. Falls dies vom dorsalen Zugang aus nicht gelingt (Abb. 3g), kann in Einzelfällen eine zusätzliche Darstellung und Verschraubung von beugeseits notwendig werden (Abb. 3h). Dieser Zugang empfiehlt sich auch bei isolierten Abscherungen des Processus coronoideus. Dieser Zugang erfordert jedoch wegen der beugeseits verlaufenden Nerven und Gefäße besondere Sorgfalt.

Bezüglich der Frage, ob 1 oder 2 Quirle im Zuggurtungsdraht angelegt werden sollen, herrscht im Gegensatz zu Weber die Ansicht vor, daß zunächst die Drahtenden einer Schlinge verquirlt und angezogen werden sollen. Nur wenn sich hierbei zeigt, daß der Draht nicht mitgleitet, soll gegenseitig ein zweiter Quirl angelegt werden.

Die von Labitzke vorgeschlagene doppelseitige Fixation durch Spickdrähte und achterförmig geführten Draht ergibt zwar eine solidere Fixation, erscheint jedoch bezüglich Freilegung und Operationsdauer aufwendiger. Außerdem verwirklicht sie nicht das Zuggurtungsprinzip. Größere Erfahrungen mit diesem Vorgehen liegen nur in wenigen Kliniken vor. Sichere Vorteile dieses Verfahrens gegenüber der herkömmlichen Technik sind in der Praxis nicht belegbar.

Nachbehandlung

Die Osteosynthese soll Übungsstabilität erbringen. Falls sich bei der Bewegungskontrolle am Abschluß der Operation hier Zweifel ergeben, ist auf das nächst aufwendigere Osteosyntheseverfahren zu wechseln. Das Anlegen einer dorsalen Gipsschiene in den ersten postoperativen Tagen vereinfacht die Lagerung und wirkt durch das Ruhigstellen der Wunde schmerzlindernd. Spätestens ab dem 3. Tag sind jedoch aktiv unterstützte Bewegungsübungen sowohl im Sinne der Streckung und Beugung wie der Pro- und Supination durchzuführen.

V. Radiusköpfchenfrakturen

Ursachen und Formen der Radiusköpfchenfraktur

D. Wolter, Ch. Eggers und J. Seeger

Anatomie und Funktion

Die Kugelgelenkverbindung zwischen Humerus und proximalem Radiusende ist durch das kugelförmige Capitulum humeri und die tellerartige Fovea capitis radii charakterisiert, wobei die Kugel jedoch einen kleineren Radius aufweist. Dies kann zur punktförmigen Druckbelastung bei der Kraftübertragung führen. Die volle Bewegungsfreiheit dieses Kugelgelenkes ist durch das Ringband und die Incisur der Ulna eingeschränkt.

Die Gelenkverbindung zwischen Radiusköpfchen und proximaler Ulna ist ein Radgelenk. Das Köpfchen mit seiner circumferentia articularis schleift dabei in der Incisur der Ulna und wird von der Gelenkkapsel umfaßt, die auf der radialen Seite durch das Seitenband und das Ringband verstärkt wird [8, 11]. Somit entsteht ein osteofibröser Ring, durch den das Radiusköpfchen in seinen Bewegungen geführt wird, wie der den Stock umfassende Zeigefinger beim Billardspiel.

Die knöcherne Struktur des Radiusköpfchens weist eine Ausrichtung der Spongiosabälkchen insbesondere in der Achse des Radius auf. Dies ist ein Zeichen dafür, daß das Radiusköpfchen in erster Linie Druckbelastungen aufnehmen muß. Über die Gelenkkapsel erfolgt die Gefäßversorgung des Radiusköpfchens aus einem Ast der Arteria interossea recurrens sowie über die Markraumgefäße [11, 12].

Radius und Ulna sind durch die straffe und sehr feste Membrana interossea sowie die Chorda obliqua miteinander verbunden.

Aufgrund der Faserrichtung kann davon ausgegangen werden, daß die Membran bei der Einwirkung von distal (z.B. Sturz auf die Hand) die Kraft teilweise vom Radius auf die Ulna überträgt. Die Chorda obliqua dagegen dürfte für die Kraftübertragung bei Zugbelastungen (Heben von Gegenständen) von der Ulna auf den Radius verantwortlich sein.

Den wichtigsten musculären Ansatz im Bereich des proximalen Radius stellt die Bicepssehne dar. Ihre Funktion besteht in Supination bei proniertem Unterarm sowie der Beugung des Ellenbogengelenkes.

Beim kindlichen Skelet läßt sich zuerst der Knochenkern des Humerusköpfchens im 8. Monat röntgenologisch nachweisen. Erst nach einem Intervall von mehreren Jahren werden dann die anderen Knochenkerne (Radiusköpfchen, Olecranon, Epicondylus) sichtbar. Ein wichtiger Anhaltspunkt für Verletzungen stellt die Achse des Radius dar, welche bei regelrechten Verhältnissen durch den Knochenkern des Radius- und Humerusköpfchens gehen muß. Eine Veränderung dieser Lagebeziehung spricht für eine Verletzung.

118

Verletzungsmechanismen

Bei der Untersuchung der Verletzungsmechanismen und den ihnen zugeordneten Verletzungsformen ist es notwendig, diesen Gelenkabschnitt als funktionelle Einheit zu sehen. Folgende anatomische und funktionelle Gegebenheiten scheinen für die Art der Verletzung von besonderer Bedeutung zu sein.

1. Die Führung des Radiusköpfchens durch den osteofibrösen Ring.
2. Die unterschiedlichen Radien des Humerusköpfchens und des Radiustellers.
3. Der Ort der punktuellen Druckbelastung in Abhängigkeit von der Supinations- und Pronationsstellung.
4. Die direkte Kraftübertragung von der Hand über den Radius auf das Humerusköpfchen (Billardphänomen).
5. Die Rotations- und Scherkraft durch den Ansatz der Bicepssehne, welche im Bereich des proximalen Radiusendes zu einem Klappmoment führen kann (Beispiel: Radiushalsfraktur).
6. Die Kerbwirkung durch die Verjüngung des Radiusköpfchens zum Hals hin sowie die stärkere Ausladung des lateralen Köpfchenkragens (s. auch Abb. 3).

Weiterhin muß berücksichtigt werden, daß das Radiusköpfchen zur Radiusachse um ca. 7°-12° gekippt ist. Dies führt zu einer wandernden Achse bei der Rotation.

Ein in der Literatur bisher besonders herausgestellter Faktor stellt die Valgusstellung des Ellengelenkes dar. Nach Lanz [11] ist diese Stellung jedoch erheblichen Schwankungen unterworfen.

Bei der von Flemming [7] vertretenen Auffassung des Verletzungsmechanismus stand das direkte Trauma im Vordergrund. Später erfolgte eine differenziertere Betrachtung der Frakturmechanismen durch Watson-Jones [18].

Er führte als entscheidende Faktoren die Abduktionsstellung des gestreckten Armes aufgrund der physiologischen Valgusstellung im Ellenbogengelenk an. Durch diese Abduktion kommt es nach seiner Auffassung zum Druck des Radiusköpfchens gegen das Capitulum und somit zur Fraktur. Watson-Jones [18] ist dabei der Auffassung, daß diese Verletzung immer mit Knorpelschäden im Bereich des Capitulums oder Kapselbandläsionen und Nervenschäden auf der ulnaren Seite verbunden ist. Unterstützt wird diese Ansicht durch die Beobachtung von Arvidsson [2], welcher arthrographisch in 17 von 44 Radiusköpfchenfrakturen Zeichen von Verletzungen der medialen Kapsel oder des medialen Bandes fand, und den Ergebnissen von Johansson [9]. Diese Auffassung des Abduktions- und Stauchungsmechanismus ist die auch heute in erster Linie vertetene Pathogenese [1, 3, 4, 14, 15].

Betrachtet man jedoch die Stellung des Armes bei der häufigsten Verletzungsart — dem Sturz nach vorn auf die vorgehaltene Hand bei leicht gebeugtem Ellengelenk — so findet man hier, daß der Unterarm proniert ist [3]. Der in Supination laterale Kragen des Radius liegt dabei medial. Der größte Teil der Kraft wird direkt von der Hand über den Radius auf das Capitulum übertragen, der kleinere Teil vom Radius über die Membrana interossea auf die Ulna und die Trochlea. Die Achse des Radius geht dabei nicht durch die Mitte des Humerusköpfchens, sondern trifft es exzentrisch. Radius, Humerusköpfchen und Ringband bilden dabei eine dem Billardspiel vergleichbare Einheit. In dieser Position trifft die Hauptbelastung auf den medial gelegenen Köpfchenkragen (Abb. 1).

Aufgrund der geschilderten Verhältnisse scheint die Auffassung, daß die forcierte Abduktion durch Stauchung zur Fraktur führt, nicht mehr gerechtfertigt zu sein. Es entsteht durch axiale Stauchung die medial liegende Meißelfraktur in Pronationsstellung. Im Röntgenbild

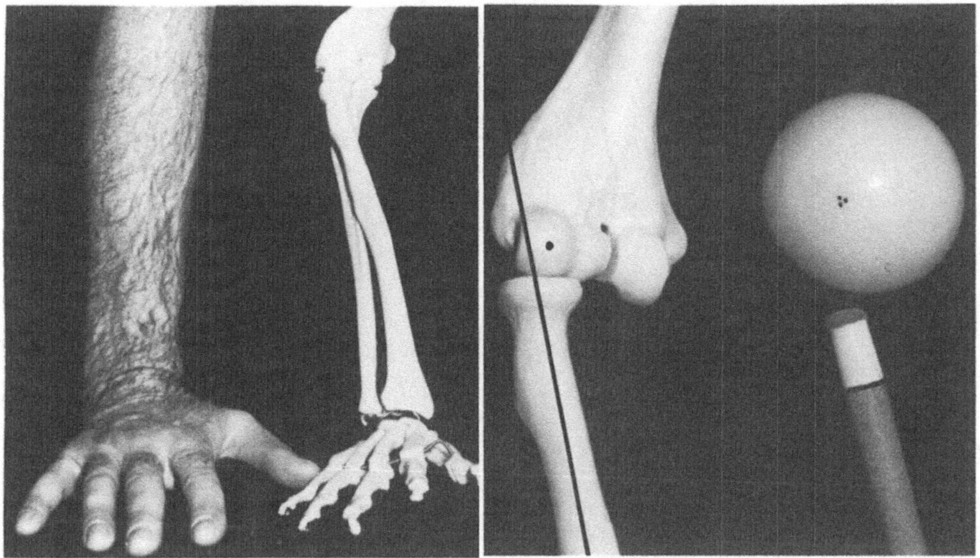

Abb. 1. Position des Unterarmes und Ellengelenkes beim Sturz nach vorn auf die Hand. Pronation der Hand und des Unterarmes. Direkte Kraftübertragung vom Radius auf das Humerusköpfchen (*li. Bild*). Die Achse des Radius geht dabei nicht durch die Mitte des Humerusköpfchens, sondern trifft exzentrisch. Hauptbelastung im Bereich des Köpfchenkragens – „Billardphänomen" (*re. Bild*)

liegt diese Fraktur lateral, da die Aufnahme in Supination des Unterarmes erfolgt. Die Achse der Trochlea verläuft dabei nach unserer Auffassung in einem Winkel von ca. 30° zur Frontalebene und nicht senkrecht zu ihr, wie von Lanz und Wachsmuth [11] dargestellt. Somit liegt eine stärkere Pronationsstellung beim Sturz auf die vorgestreckte Hand vor als bisher angenommen. Das dadurch exzentrische Auftreffen der Kraft führt zu einer punktuellen Belastung des Radiusköpfchens im Kragenbereich und zur Abscherfraktur (Abb. 2). Die dadurch entstehende vermehrte Abduktion kann nun, wie bisher schon angenommen, zur Verletzung auf der medialen Seite führen.

Zusammenfassend scheinen folgende Faktoren für die Entstehung der Radiusköpfchenfraktur eine besondere Rolle zu spielen (Abb. 3).

Der *osteofibröse Ring* führt das Radiusköpfchen wie der Zeigefinger den Queue beim Billardspiel, wobei die *unterschiedlichen Radien* der Gelenkpartner zu einer punktuellen Druckbelastung führen können. Die Stellung und Rotation des Radius ist für den *Ort der punktuellen Druckbelastung* verantwortlich. Die *Kraftübertragung* erfolgt *direkt ossär*. Die *Bicepssehne* als stärkster musculärer Ansatz in der Nähe des Radiusköpfchens führt zu einem zusätzlichen Rotations-, Scher- und Klappmoment. Durch die Verjüngung des Radiusköpfchens zum Hals hin entsteht hier eine zusätzliche *Kerbwirkung*.

Über die Häufigkeit der Beteiligung des Radiusköpfchens an Ellbogenverletzungen liegen unterschiedliche Mitteilungen vor. Mason [13] fand bei 30%, Beck [3] bei 10% eine Radiusköpfchenfraktur.

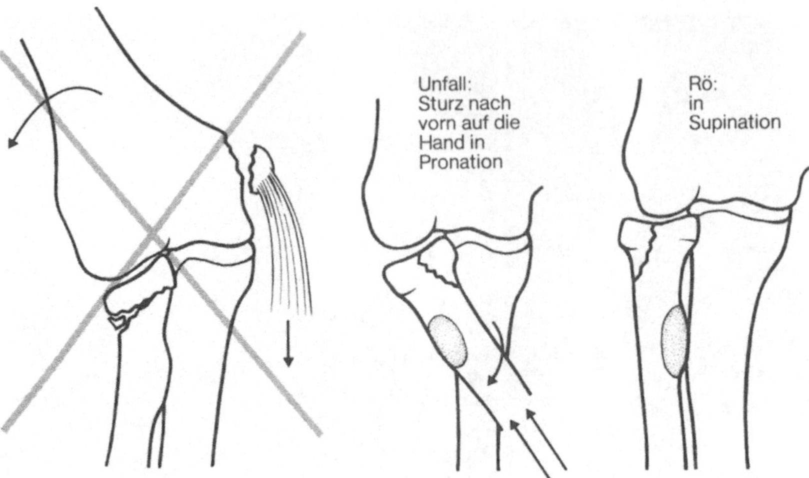

Abb. 2. Abduktion und Stauchung als primäre Frakturursache (*li.*) scheint dem eigentlichen Verletzungsmechanismus nicht gerecht zu werden. Die im Röntgenbild *lateral* liegende „Meißelfraktur" entsteht jedoch *medial* durch die exzentrisch einwirkende Kraft bei Pronationsstellung

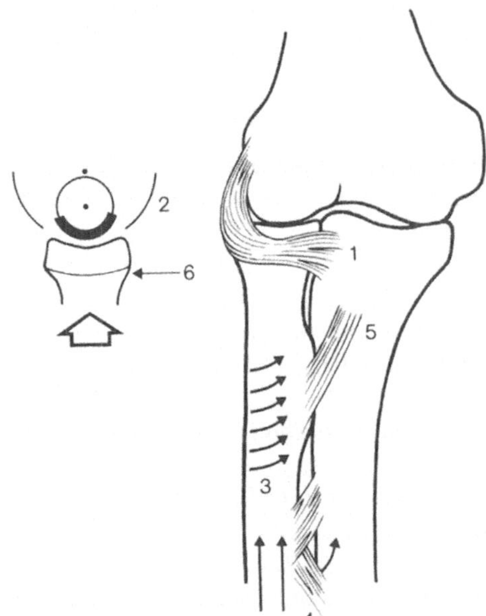

Abb. 3. Wichtige Faktoren für die Entstehung der Radiusköpfchenfraktur. *1* = der osteofibröse Ring, *2* = die unterschiedlichen Radien des Gelenkpartners, *3* = die Stellung und Rotation des Radius und der Ort der punktuellen Druckbelastung, *4* = die direkte Kraftübertragung („Billardphänomen"), *5* = die Bicepssehne, *6* = die Kerbwirkung im Kragenbereich

Eigene Untersuchungen

Bei 55 Patienten mit Radiusköpfchenfrakturen wurde der Verletzungsmechanismus untersucht. Dabei zeigt sich, daß die Verletzungsart einmal in den Sturz auf die Hand, zum andern in den Sturz auf den Unterarm und das Ellbogengelenk unterteilt werden kann (Tabelle 1).

Tabelle 1. Die Verletzungsart in Abhängigkeit vom Verletzungsmechanismus

A. Sturz auf die Hand (n = 38)

Radiusköpfchenfraktur	35
Luxation, Fraktur des Radius- köpfchens und Proc. coronoideus	2
Luxation und Radiusköpfchenfraktur	1

B. Sturz auf Unterarm und Ellbogen (n = 16)

Radiusköpfchenfraktur	7	
Radiusköpfchen- und Olecranonfraktur	3	
Radiusköpfchen- und Epicondylus medialis-Fraktur	2	
Luxation, Radiusköpfchen- und Proc. coronoideus-Fraktur	3	9
Luxation, Radiusköpfchenfraktur und Radialisschaden	1	

C. Tragen einer schweren Last

Radiusköpfchenspontanfraktur	1

Wie aus der Tabelle zu entnehmen ist, steht der Sturz auf die Hand im Vordergrund. In fast allen Fällen kam es dabei zu einer Radiusköpfchenfraktur, wobei die sogen. Meißelfraktur den größten Anteil darstellt.

Bei dem Sturz auf den Unterarm bzw. das Ellbogengelenk kam es in über der Hälfte der Fälle neben der Radiusköpfchenfraktur zu Begleitverletzungen der umliegenden Strukturen, wie Luxationen mit Abbruch des Proc. coronoideus oder die Olecranonfrakturen (s. auch Copf [5]).

In dem untersuchten Kollektiv fand sich nur einmal eine Nervenschädigung (sensibler Radialisast). Es handelt sich hier um eine Ellengelenksluxation mit Radiusköpfchenfraktur.

Bei einem Patienten kam es zu einer spontanen Radiusköpfchenfraktur beim Heben einer schweren Last bei leicht gebeugtem Arm. Wahrscheinlich ist der Verletzungsmechanismus hier der starke Zug der Bicepssehne, welcher zu einem Biegemoment bei feststehendem Radiusköpfchen geführt hat.

Die enge Beziehung zwischen dem Sturz auf die Hand und der isolierten Radiusköpfchenfraktur unterstützt die pathogenetische Auffassung, daß diese Frakturform nach dem „Billardprinzip" entsteht. Erst sekundär kommt es durch die vermehrte Valgisation im Ellengelenk zu einer Verletzung der ulnaren Strukturen.

Bruchformen

Die Brüche des Radiusköpfchens lassen sich in die eigentlichen Brüche des Radiusköpfchens, die subcapitalen Frakturen sowie die kindlichen Frakturen einteilen (Abb. 5).

Die vorliegende Einteilung (Abb. 5) ist in Anlehnung an das Schema von Stankovic [15, 16] entstanden. Die Frakturtypen A, B 1—4 stellen die häufigsten Verletzungsformen

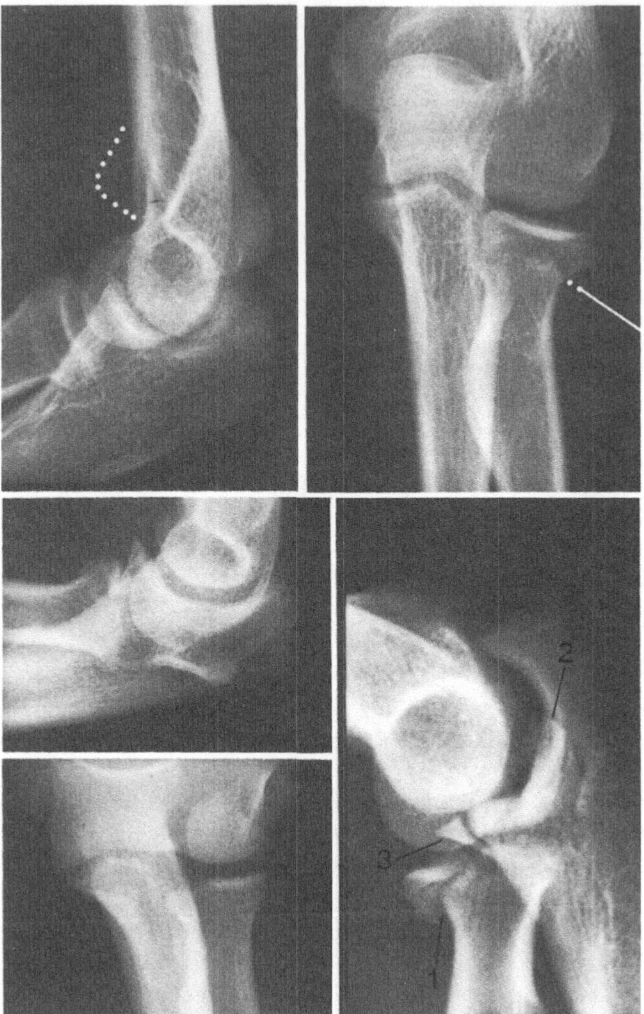

Abb. 4. Das röntgenologische Weichteilzeichen eines Ergusses kann ein Hinweis für eine knöcherne Verletzung sein (*oben li.*), erst die andere Ebene zeigt dann die Fraktur (*oben re.*). Bei schwieriger Fragment- und Frakturdifferenzierung gibt die Zielaufnahme mit Vergrößerung besseren Aufschluß (*unten*). *1* = lat. Radiusköpfchenfragment, *2* = dislociertes med. Radiusköpfchenfragment, *3* = frakturierter Proc. coronoideus

des Radiusköpfchens dar. Es handelt sich hier in erster Linie um Kragenrand- und Meißelfrakturen sowie den Mehrfragmentbruch des Radiusköpfchens. Die Gruppe A—C 4 zeigt die subcapituläre Radiushalsfraktur mit verschiedenen Dislokationsgraden in der Einteilung nach Judet [19].

Diese Einteilung hat ihre Bedeutung insbesondere im Hinblick auf die Gefäßversorgung des Radiusköpfchens, da mit zunehmender Dislokation die den Kopf versorgenden Gefäße aus der A. recurrens interossea unterbrochen werden, welche über das Periost zum Radiusköpfchen gelangen.

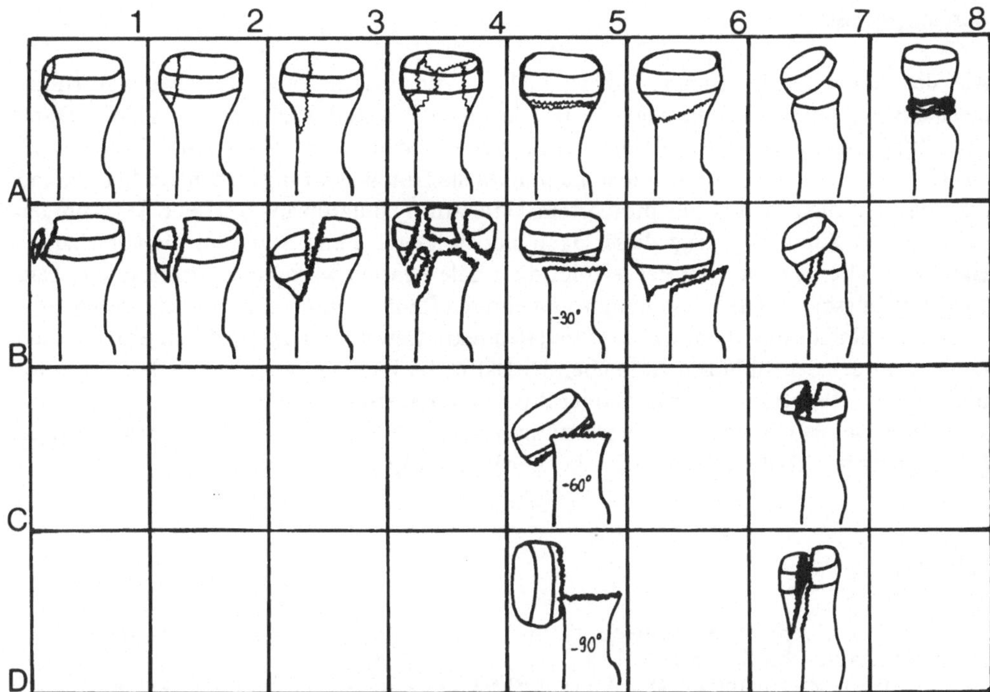

Abb. 5. Schematische Darstellung der Radiusköpfchenverletzungen. *A, B 1—4* zeigen die häufigsten Verletzungensformen, die sogenannten Meißelfrakturen und Kragenrandbrüche, den Mehrfragmentbruch des Radiusköpfchens. *A—D 5* die subcapituläre Fraktur mit dem Grad der Dislokation in der Einteilung nach Judet. *A, B 6* die subcapituläre Fraktur mit metaphysärem Keil. *A—D 7* die kindliche Fraktur in der Einteilung nach Aitken. *A 8* die kindliche subcapituläre Grünholzstauchungsfraktur

Der Radiushalsbruch mit einem metaphysären Keil ist in der Abb. 5, A, B 6 dargestellt.

Die kindlichen Verletzungen der Wachstumsfuge im Bereich des Radiusköpfchens sind in Anlehnung an die Einteilung nach Aitken unter 7, die kindliche capituläre Grünholzstauchungsfraktur unter 8 dargestellt [10, 17].

Auf einen diagnostischen Fehler hat Cotta [6] hingewiesen. So kann eine Knorpelfraktur röntgenologisch nicht erfaßt werden, wogegen unter Umständen ein Apophysenkern mit breit angelegter Fuge als Fraktur mißdeutet wird. Weiterhin kann auch eine mehrkernige Ossifikation insbesondere im Bereich des Olecranon oder der Trochlea humeri eine Trümmerfraktur vortäuschen.

Abschließend bleibt zu erwähnen, daß die Radiusköpfchenfraktur mit einer Luxation im distalen Radio-ulnar-Gelenk einhergehen kann (Essex-Lopresti). Hierbei ist das luxierte Ulnaköpfchen unter der Haut deutlich tastbar [14].

Zusammenfassung

Aus der Anatomie des humero-radialen Gelenkes und seiner Mechanik sowie dem Unfall-mechanismus lassen sich die meisten Bruchformen des Radiusköpfchens erklären. Durch den Sturz auf die vorstreckte Hand kommt es zu einem axialen Druck des Radius gegen das Humerusköpfchen. Durch eine hohe punktuelle Druckbelastung erfolgt ein Kragenrand- oder Meißelbruch medial bei proniertem Unterarm („Billardprinzip"). Bei der Röntgen-aufnahme in Supination liegt dieser dann jedoch lateral. Beim Sturz auf die vorgehaltene Hand zur Seite oder nach hinten erfolgt die axiale Krafteinwirkung zentraler, und es kann zum Berstungsbruch mit Entstehung von mehreren Radiusköpfchenfragmenten kommen.

Die zur Radiusköpfchenfraktur führende direkte Gewalteinwirkung durch Sturz auf den Unterarm oder den Ellbogen ist in über der Hälfte der Fälle mit weiteren Verletzungen ver-bunden (z.B. Luxation, Olecranon- oder Proc. coronoideus-Fraktur).

Eigene Untersuchungen des Verletzungsmechanismus bei 55 Patienten bestätigen die Pathogenese des „Billardphänomens" bei der Radiusköpfchenfraktur.

Literatur

1 Arner O, Ekengren K, Schreeb T von (1956) Fractures of the head and neck of the radius. Acta Chir Scand 112: 115
2 Arvidsson H, Johansson O (1955) Arthrography of the elbow-joint. Act Radiol 43: 445
3 Beck E (1973) Radiusköpfchenfrakturen. Hefte Unfallheilkd 114: 68
4 Burri C (1976) Unfallchirurgie. Springer, Berlin Heidelberg New York
5 Copf F, Holz U, Schauwecker H H (1980) Biomechanische Probleme bei Ellenbogen-luxationen mit Frakturen am Processus coronoideus und Radiusköpfchen. Langenbecks Arch Chir 350: 245
6 Cotta H, Puhl W, Martini A K (1979) Über die Behandlung knöcherner Verletzungen des Ellbogengelenkes im Kindesalter. Unfallheilkd 82: 41
7 Flemming C W (1932) Fractures of the head of the radius. Proc Roy Soc Med 25: 1011
8 Jäger M, Wirth C J (1978) Kapselbandläsionen. Thieme, Stuttgart
9 Johansson O (1962) Capsular and ligament injuries of the elbow joint. Acta Chir Scand (Suppl) 287
10 Kutscha-Lissberg E, Rauhs R (1974) Frische Ellbogenverletzungen im Wachstumsalter. Hefte Unfallheilkd 118: 25
11 Lanz T von, Wachsmuth W (1959) Praktische Anatomie I, 3. Teil. Springer, Berlin Heidelberg New York
12 Magerl F, Zimmermann H (1978) Suprakondyläre Humerusfrakturen. In: Weber B G, Brunner Ch, Freuler F (Hrsg) Die Frakturenbehandlung bei Kindern und Jugendlichen. Springer, Berlin Heidelberg New York
13 Mason J A, Shutkin N M (1943) Immediate active motion treatment of fractures of the head and neck of the radius. Surg Gynecol Obstet 76: 731
14 Renné J, Weller S (1976) Ellenbogengelenk, Unterarm. In: Baumgartl K, Kremer K, Schreiber H W (Hrsg) Spezielle Chirurgie für die Praxis, Bd III, 1. Thieme, Stuttgart, S 273
15 Stanković P (1978) Über die operative Versorgung von Frakturen des proximalen Radiusendes. Chirurg 49: 377
16 Stanković P, Stuhler Th, Tiling Th (1980) Die Frakturen des proximalen Radiusendes im Kindesalter. Hefte Unfallheilkd 148: 477
17 Tachdjian M O (1972) Pediatric Orthopedics, Vol. 2. Saunders, Philadelphia

18 Watson-Jones R (1955) Fractures and joint injuries, 4. ed. Livingstone, Edinburgh
19 Zimmermann H (1978) Ellbogenbrüche. In: Weber B G, Brunner Ch, Freuler F (Hrsg) Die Frakturenbehandlung bei Kindern und Jugendlichen. Springer, Berlin Heidelberg New York

Ergebnisse nach konservativer Behandlung der Radiusköpfchenfraktur

U. Holz, S. Weller und Ch. Schikarski

Die meisten Radiusköpfchenfrakturen werden konservativ behandelt [2, 6, 7, 10, 11, 14]. Diese Einstellung ist begründet in den funktionell guten Ergebnissen nach wenig oder gar nicht dislocierten Frakturen beim Erwachsenen und den oftmals guten Repositionsergebnissen der Radiusköpfchenfraktur bei Kindern und Jugendlichen. Die Zurückhaltung gegenüber der operativen Therapie ergibt sich aus Überlegungen, die sich aus dem Studium der Artikulation des Radiusköpfchens ergeben. So vermag die Osteosynthese am Gelenkanteil des Radiusköpfchens zwar die Kongruenz zum Capitulum humeri zu verbessern, sie wirkt sich aber oftmals störend unter dem Ligamentum anulare und im Kontaktbereich zum Olecranon aus (Abb. 1). Abgesehen von den Besonderheiten, die eine primäre oder sekundäre Resektion des Radiusköpfchens ratsam erscheinen lassen, wird die Indikation zur konservativen oder operativen Behandlung der Radiusköpfchenfraktur vor allen Dingen durch die an den eigenen Patienten gemachten Erfahrungen bestimmt. Eine sorgfältige Analyse des eigenen Krankengutes mit immer wieder neuer Überprüfung des Standortes ist ein gewichtiges indikatorisches Argument. Derartige Kontrolluntersuchungen basieren stets auf einer Einteilung der Verletzungsmuster.

Unserer Untersuchung liegt in Anlehnung an andere Frakturklassifikationen eine Aufteilung nach funktionell-anatomischen Gesichtspunkten in drei Hauptgruppen zugrunde:
A: Frakturen im Bereich der Gelenkflächen (Abb. 2)
B: Frakturen außerhalb der Gelenkflächen (Abb. 3)
C: Frakturen im Wachstumsalter (Abb. 3)

Die weitere Unterteilung ergibt sich aus morphologischen Gesichtspunkten (Abb. 4).

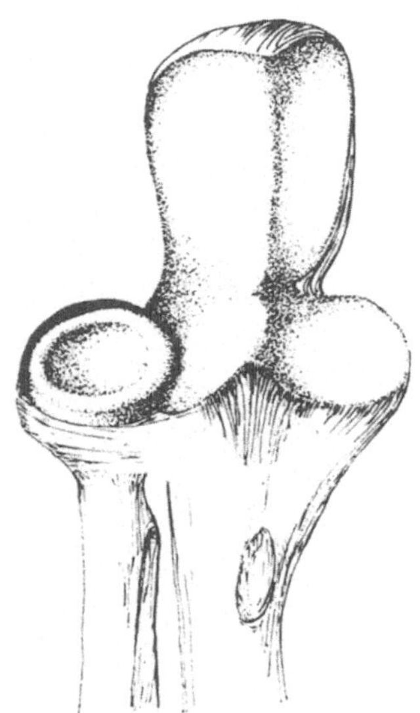

Abb. 1. Beziehung des Radiusköpfchens zur proximalen Ulna

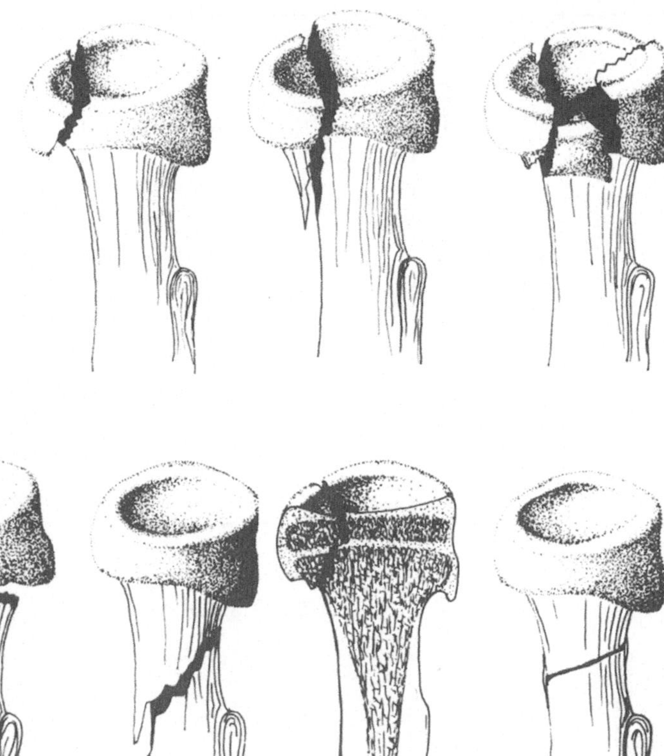

Abb. 2. Radiusköpfchenfrakturen mit Gelenkbeteiligung (Typ A)

Abb. 3. Radiusköpfchenfrakturen außerhalb der Gelenkflächen (Typ B) und Frakturen im
Wachstumsalter (Typ C)

Diagnostik der Radiusköpfchenfraktur

Die isolierte Radiusköpfchenfraktur ist charakterisiert durch lokalisierten Druckschmerz
und unterschiedliche Funktionseinbußen, je nach Frakturtyp und Begleitverletzung am
Ellenbogen oder Handgelenk. Nicht dislocierte Frakturen sind im Röntgenbild, auch im
Schrägbild, leicht zu übersehen. Ein diagnostischer Hinweis ist das im Röntgenbild nach
cranial verschobene und als plumper Schatten zur Darstellung kommende Fettpolster
auf der Ventral- und Dorsalseite des Humerus dicht oberhalb des Ellenbogengelenkes.
Ursache dieser Fettpolsterverschiebung ist ein Gelenkerguß bzw. ein Hämarthros (Abb. 5).

Konservative Therapie

Nicht verschobene Frakturen werden im Gipsverband je nach Autor drei Tage bis vier
Wochen ruhiggestellt [1, 13, 14].
    Im Gipsverband ist der Ellenbogen rechtwinklig gebeugt und der Unterarm in mittlerer
Supinationsstellung. Unter den dislocierten Frakturen sind einer geschlossenen Reposition

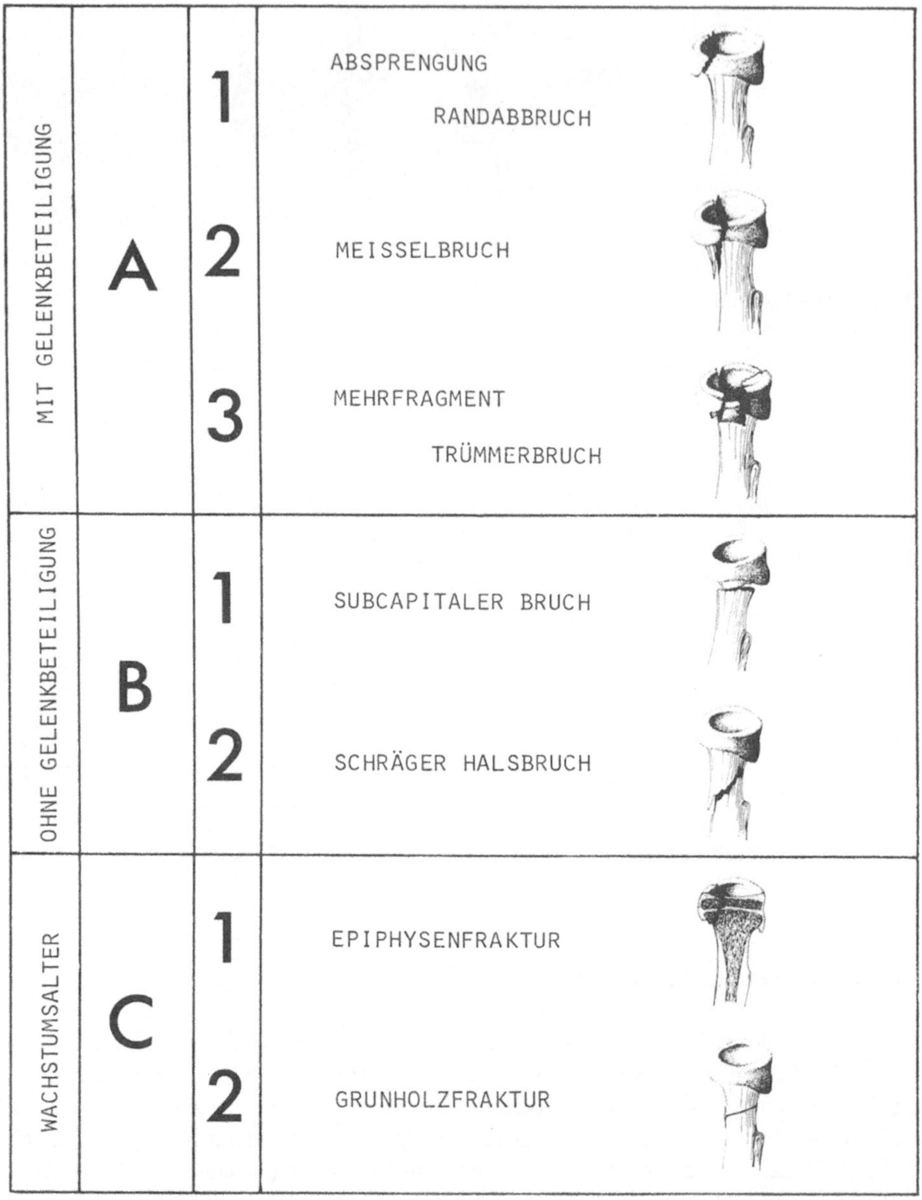

Abb. 4. Klassifikation der Radiusköpfchenfrakturen. Diese Einteilung liegt der nachfolgenden Auswertung der konservativen Behandlung bei Radiusköpfchenfrakturen zugrunde

und Retention vornehmlich die Frakturen außerhalb der Gelenkfläche zugänglich (Typ B). Zur Reposition subcapitaler Frakturen wird der Arm in Streck- und vollständiger Supinationsstellung im Varus-Sinne aufgebogen und das Radiusköpfchen mit dem Daumen in seine korrekte Position gedrückt. Oppolzer [10] ist der Auffassung, daß subcapitale Radiusköpfchenfrakturen und Frakturen im Halsbereich beim Kind und Jugendlichen fast immer

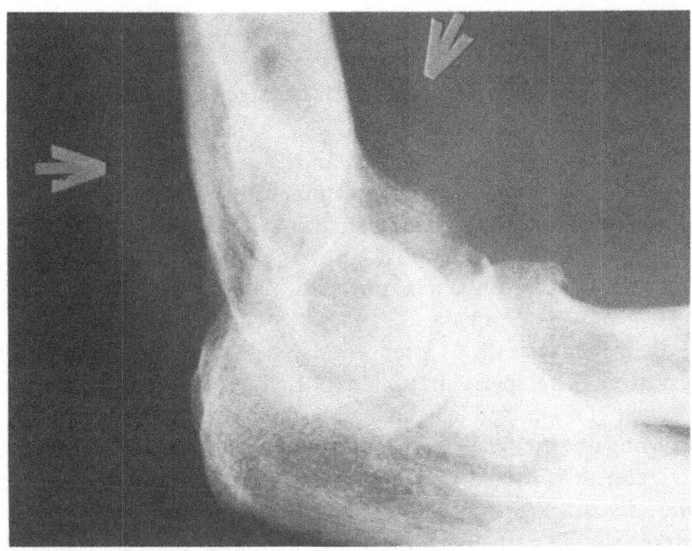

Abb. 5. Vorderer und hinterer Weichteilschatten eines gelenknahen Fettpolsters, das durch einen blutigen Gelenkerguß abgedrängt wurde

konservativ eingerichtet werden können. Die Reposition erfolgt in Narkose oder Plexus-Anästhesie. Die Punktion eines schmerzhaften Hämarthros kann gelegentlich erforderlich werden.

Achsenabweichungen nach Radiusköpfchenfrakturen sind bei Kindern und Jugendlichen zu vermeiden, denn der spontane Ausgleich ist begrenzt und aus bereits geringfügigen Achsenfehlern resultieren Funktionseinschränkungen [3, 5, 17]. Hervorzuheben ist hier auch die Beobachtung von Ellman [3], der bei jugendlichen Baseballspielern deutliche Streckbehinderungen festgestellt hat, wenn nach wiederholtem Valgusstress epiphysäre Störungen mit leichten Achsenabknickungen entstanden sind.

Nach konservativer Behandlung der Radiusköpfchenfraktur ist, wie bei der operativen Therapie, nur eine aktive Bewegungstherapie angezeigt. Passive Mobilisierungen bergen die Gefahr der Entstehung periarticulärer Verknöcherungen.

Sollten unter der funktionellen Therapie Reizzustände des Ellenbogengelenkes auftreten, so sind kurzfristige Eisauflagen günstig. Massagen und Wärmeanwendungen sind kontraindiziert.

Ergebnisse der konservativen Therapie

Die eigenen Ergebnisse der konservativen Behandlung von Radiusköpfchenfrakturen wurden bei 57 Patienten überprüft. Zehn dieser Patienten wiesen folgende Begleitverletzungen am selben Arm auf:

Kleine Ausrisse am Processus coronoideus	2
Olecranonfraktur und Ulnafraktur	1
Distale Radiusfrakturen	3

| Epicondylenfrakturen | 2 |
| Handwurzelfraktur buw. Luxationsfraktur | 2 |

Das funktionelle Ergebnis wurde strenger als bei Krösl [8] sowie Radin u. Riseborough [12] in drei Kategorien unterteilt:

Gut: Keine oder maximal bis 5° messende Einschränkung in allen Bewegungsrichtungen des Humero-Radial-Gelenkes.

Mittelmäßig: Einschränkungen in zwei Richtungen bis zu 10° oder in einer Richtung bis maximal 20°.

Unbefriedigend: Einschränkungen die über die oben genannten Funktionseinbußen hinausgehen.

Beim Anlegen dieses strengen Maßstabes müssen die funktionellen Ergebnisse der konservativen Therapie von isolierten Radiusköpfchenfrakturen als gut bezeichnet werden (Tabelle 1). Die verbleibenden Einschränkungen betreffen vorwiegend die Streckung und Beugung und zu einem geringen Anteil die Drehbewegungen des Unterarmes.

Unter dem Aspekt des Frakturtyps sind Funktionseinbußen am ehesten bei den Meißel- und Mehrfragmentbrüchen, also bei Brüchen im Gelenk (Typ A) zu erwarten. Ungünstig wirken sich Begleitverletzungen am Ellenbogen oder am Handgelenk aus (Abb. 6).

Primäre Stufenbildungen der Frakturen im Gelenk von wenigstens 2 mm müssen nicht zwangsweise zur Funktionseinbuße führen (Tabelle 2).

Die röntgenologische Nachuntersuchung zeigt, daß zum Teil Repositionen der intraarticulären Frakturen eintreten, bzw. daß primäre Stufen sich abflachen oder verschwinden.

Bleibende Abkippungen des Radiusköpfchens über 10° nach guter Reposition sind bei der konservativen Therapie selten und auch periarticuläre Reaktionen sind rar (Tabelle 3).

Werden röntgenologisch ungünstige Veränderungen wie periarticuläre Reaktionen, Arthrose oder Verplumpung des Radiusköpfchens sichtbar, so korrelieren sie eng mit dem funktionellen Resultat. Für die Beweglichkeit ebenso ungünstig wie größere Stufen in der Gelenkfläche wirken sich offenbar Verschiebungen und Abkippungen des Radiusköpfchens nach subcapitalen Frakturen aus (Tabelle 4).

Beschwerdebild und Funktionseinbuße sind nach den eigenen Untersuchungen in der Mehrzahl der Fälle eng miteinander verknüpft. Nur ausnahmsweise waren funktionell gute Ergebnisse mit Beschwerden verbunden und umgekehrt.

Tabelle 1. Funktionelle Ergebnisse bei isolierten Radiusköpfchenfrakturen (n = 47)

Einschränkung in Grad	Extension	Flexion	Supination	Pronation
0	35	34	45	43
10	4	7	1	1
20	4	3	–	1
30	–	2	1	0
> 30	4	1	–	2

Gut	31
Mittelmäßig	7
Unbefriedigend	9

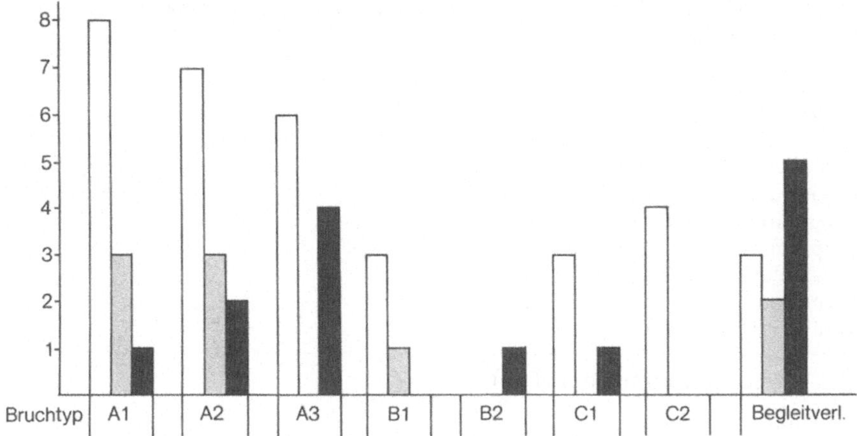

Abb. 6. Funktionelle Ergebnisse bei den unterschiedlichen Typen der Radiusköpfchen-fraktur

Mit zunehmender Dauer der Ruhigstellung im Gipsverband fanden sich schlechtere funktionelle Ergebnisse (Tabelle 5).

Dieser Umstand wird darauf zurückgeführt, daß bei längerer Immobilisation neben dem eigentlichen Frakturschaden Immobilisationsschäden des Kapselbandsystems am empfindlichen Ellenbogengelenk zusätzlich zur Auswirkung kommen.

Schlußbemerkungen

Unsere Untersuchungen unterstützen die Auffassung, daß die Mehrzahl der Radiusköpf-chenfrakturen mit gutem Ergebnis konservativ behandelt werden kann [11]. Dies muß insbesondere für die intraarticulären Frakturen herausgehoben werden, bei denen auch Gelenkstufen über 2 mm nicht notwendigerweise zur Funktionsbehinderung führen müssen. Einschränkend muß hier allerdings erwähnt werden, daß aus eigener Erfahrung und in Kenntnis der Ergebnisse von Keyl [6] bei stark dislocierten Meißelbrüchen und Trümmer-brüchen mit nicht ausgleichbarer starker Verschiebung die operative Therapie gewählt wurde [4].

Tabelle 2. Funktionelle Ergebnisse der im Gelenk mehr als 2 mm dislocierten Frakturen des Radiusköpfchens (n = 17)

Einschränkung in Grad	Extension	Flexion	Supination	Pronation
0	11	11	14	14
10	3	4	1	–
20	1	–	–	–
30	1	1	1	–
> 30	1	1	1	3

Tabelle 3. Röntgenologische Veränderungen nach der Ausheilung konservativ behandelter Radiusköpfchenfrakturen (n = 47)[a]

Kein pathologischer Befund	11
Stufe in der Gelenkfläche bis 2 mm	15
Stufe in der Gelenkfläche > 2 mm	4
Abkippung des Radiusköpfchens < 10°	7
Abkippung des Radiusköpfchens > 10°	3
Fragmentverschiebung ≥ 2 mm	4
Verplumpung des Radiusköpfchens	4
Periarticuläre Reaktionen	2
Arthrose	3
Kein Röntgenbefund	4

[a] Z.T. Überlagerungen der Befunde

Tabelle 4. Röntgenbefund und funktionelle Ergebnisse

	Gut	Mittelmäßig	Unbefriedigend
Kein pathologischer Befund	9	2	—
Stufen in der Gelenkfläche	12	4	3
Verschiebung und Abkippung	8	1	5
Verplumpung	—	—	4
Periarticuläre Reaktion	—	—	2
Arthrose	—	—	3

Tabelle 5. Funktionelle Ergebnisse bei isolierten Radiusköpfchenfrakturen bei unterschiedlicher Dauer der Ruhigstellung (n = 47)

Ruhigstellung	Gut	Mittelmäßig	Unbefriedigend
8 Tage	3	—	—
8–14 Tage	4	2	—
15–23 Tage	15	4	4
> 23 Tage	9	1	5

Achsenabkippungen nach Halsfrakturen beeinträchtigen vor allem Flexions- und Extensionsbewegungen. Aus diesem Grund ist auf eine möglichst genaue Reposition und Retention zu achten [9, 17]. Bei ungenügender Reposition der Radiushalsfraktur ist bei Kindern die Operation und die Stabilisierung mit Kirschner-Drähten angezeigt. Frakturen am Radiushals sind gelegentlich von primär nicht erkennbaren oder erkannten Epiphysenläsionen begleitet, so daß erst aus dem später zu beobachtenden Fehlwachstum auf das eigentliche Ausmaß der primären Läsion rückgeschlossen werden kann [15, 16].

Literatur

1 Beck E (1973) Radiusköpfchenfrakturen. Hefte Unfallheilkd 114: 69
2 Böhler J (1950) Die konservative Behandlung von Brüchen des Radiushalses. Chirurg 21: 687
3 Ellman H (1975) Anterior Angulation Deformity of the Radial Heas. J Bone Joint Surg 57 A: 776
4 Habekost H J, Pfister U (1980) Ergebnisse der operativen Behandlung der Radiusköpfchenfraktur. Langenbecks Arch Chir 351: 105
5 Jungbluth K H (1976) Osteosynthesen am kindlichen Ellenbogengelenk. Z Kinderchir 19: 66
6 Keyl W (1971) Zur Indikation der Speichenköpfchenresektion unter Berücksichtigung der Spätergebnisse von 251 Frakturen und Luxationen des Radiusköpfchens. Arch Orthop Unfallchir 70: 243
7 Kraus J (1975) Läsionen der Epiphysenfuge am Radiusköpfchen. Act Traumatol 5: 127
8 Krösl W (1955) Die Brüche am proximalen Speichenende. Arch Orthop Unfallchir 47: 272
9 Mommsen U, Sauer H-D, Bethke K, Schöntag H (1980) Der Bruch des proximalen Radius im Kindesalter. Langenbecks Arch Chir 351: 111
10 Oppolzer R v (1939) Zur Reposition des abgebrochenen Radiusköpfchens. Zbl Chir 4: 194
11 Poulsen J O, Tophoj K (1974) Fracture of the head and neck of the radius. Acta Orthop Scand 45: 66
12 Radin E L, Riseborough E J (1966) Fractures of the radial head. J Bone Joint Surg 48 A: 1055
13 Scheuer I (1978) Konservative und operative Behandlung von Radiusköpfchenbrüchen und deren Ergebnisse. Act Traumatol 8: 119
14 Stanković P, Emmermann A, Krtsch H (1974) Behandlungsmethoden und Ergebnisse von 111 Radiusköpfchenfrakturen. Unfallheilkd 77: 179
15 Vahvanen V, Gripenberg L (1978) Fracture of the radial neck in children. Acta Orthop Scand 49: 32
16 Weber M (1978) Fehlwachstum nach isolierten Frakturen am proximalen Radiusende. Orthop Praxis 2: 94
17 Weiß H, Wilde C D (1980) Intraarticuläre Ellenbogengelenksverletzungen im Kindesalter: Diagnostik, Therapie und Behandlungsergebnisse. Hefte Unfallheilkd 148: 468

Radiusköpfchenfrakturen – operative Behandlung und Ergebnisse

P. Hertel, Ch. Braun, L. Schweiberer

Die Grenzen zwischen konservativer und operativer Behandlung von Radiusköpfchenfrakturen sind fließend, abhängig von Frakturform, Dislokation, Lebensalter, Begleitverletzungen und nicht zuletzt von der persönlichen Erfahrung und Auffassung des Operateurs. Publikationen über eine größere Anzahl von Patienten, die eine konsequente operativ-rekonstruktive Behandlung bestimmter Radiusköpfchenfrakturen erfuhren, sind selten. Meist ist die Fallzahl gering und die Dokumentation ungenau [11, 12, 13]. Schon die Einteilung der Radiusköpfchenfrakturen ist nicht unproblematisch, da häufig anatomisch-deskriptive mit ätiologischen Einteilungsprinzipien konkurieren [13]. Wir bevorzugen folgende Einteilung mit 4 hauptsächlichen anatomischen Frakturformen (Abb. 1):
1. Kopfrandbrüche,
2. Kopfmeißelbrüche (Spaltbrüche),
3. Halsbrüche,
4. Trümmerbrüche.

Randbrüche beschränken sich auf den knorpelüberzogenen, im Lgt. anulare radii verlaufenden Anteil des Radiusköpfchens und nehmen bis zu etwa 1/4 der Gelenkfläche ein. Das kleine Fragment wird entfernt, wenn eine Fragmentlösung befürchtet werden muß [14].

Meißelbrüche, der Form nach Spaltbrüche des Radiusköpfchens, erreichen den Metaphysenbereich des Radiusköpfchens. Sie nehmen meist mehr als 1/4 der humero-radialen Gelenkfläche ein. Dislocierte Meißelbrüche werden operativ behandelt. Als Operationsverfahren konkurrieren Fragmententfernungen [1, 5] mit primären Köpfchenresektionen und Rekonstruktionen. Primäre Resektionen werden bei Meißelfrakturen durchgeführt, die mehr als 1/4 der Radiusköpfchengelenkfläche [5, 14] oder mehr als 1/3 der Radiusköpfchengelenkfläche [7] einnehmen. Heute wird häufiger die Rekonstruktion mit Kleinfragmentschrauben empfohlen [1, 2, 4, 8].

Bei den Halsbrüchen ist die gesamte Radiusköpfchengelenkfläche in toto dislociert, ohne daß die wesentlichen Knorpelflächen zerstört wären. Diese Form findet sich selten bei Erwachsenen [2, 10], häufig dagegen im Kindesalter als Metaphysenbruch oder als Aitken I-Verletzung [9, 10]. Bei Erwachsenen werden oft eingestauchte Halsbrüche ohne gröbere Dislokation gefunden. Bei Seitverschiebung ist operative Behandlung notwendig [1, 2, 14]. Im Kindesalter gelingt häufig die konservative Einrichtung nach Oppolzer [10].

Die Zuordnung eines Radiusköpfchenbruches zu einem Trümmerbruch hat zur Voraussetzung, daß mindestens 3 Fragmente vorliegen und auch der in der Incisura radialis olecrani verlaufende Anteil des Radiusköpfchens gebrochen ist. Als Operationsverfahren der Wahl wird die Frühresektion des Radiusköpfchens [2, 6, 7, 15] vorgeschlagen.

Material und Methoden

Wir haben insgesamt 44 Patienten nachuntersucht, bei denen eine Radiusköpfchenfraktur operativ behandelt wurde. Das Durchschnittsalter der Patienten betrug 34 Jahre (8–73 Jahre). Nach Abzug der Halsbrüche, die vorwiegend bei Kindern beobachtet wurden

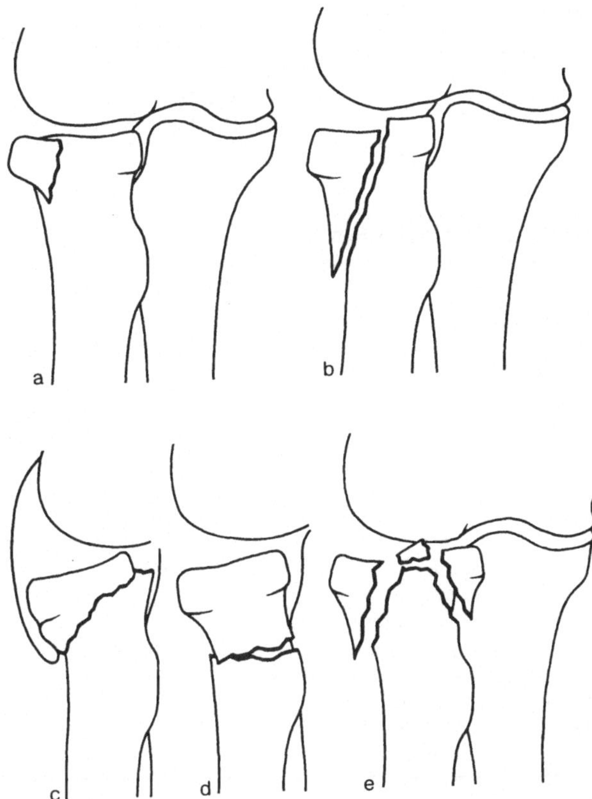

Abb. 1a—d. Schematische Darstellung der verschiedenen Frakturformen des Radiusköpfchens. **a** Kopfrandbruch, **b** Kopfmeißelbruch, **c** Halsbruch beim Kind und beim Erwachsenen, **d** Trümmerbruch

(Durchschnittsalter 12,5 Jahre) ergab sich ein Durchschnittsalter von 44,5 Jahre (Tabelle 1). Über die Verteilung der Frakturformen orientiert Tabelle 2. Meißelbrüche, Halsbrüche und Trümmerbrüche waren in annähernd gleicher Zahl vertreten, seltener waren Randbrüche operativ behandelt worden. Begleitverletzungen lagen bei 26 Patienten vor (Tabelle 3), am häufigsten waren Frakturen bzw. Luxationsfrakturen des Ellenbogengelenkes. Durchschnittlich wurde die Verletzung 4,6 Tage nach dem Unfall operativ versorgt. Insgesamt 3 sekundäre Resektionen wurden 2, 4 und 5 Monate nach der Verletzung durchgeführt (Tabelle 4). Eine durchschnittlich 4-wöchige Ruhigstellung wurde bei 35 Patienten eingehalten (Oberarmgipsverband), gipsfrei konnten 9 Patienten nachbehandelt werden.

Die häufigste Komplikation war der Metallbruch bei der kindlichen Radiushalsfraktur, die durch transarticuläre Kirschner-Drahtosteosynthese operativ versorgt wurde. Die Folgen waren Bewegungseinschränkungen und arthrotische Veränderungen. Reluxationen traten bei 3 Patienten nach einer Ellenbogenluxation mit Radiusköpfchenfraktur bei unzureichender Gipsruhigstellung ein. Alle Reluxationen wurden noch während der stationären Behandlung erkannt und nach Reposition durch mehr spitzwinklige Ruhigstellung bzw. durch eine temporäre transarticuläre Kirschner-Drahtfixation stabilisiert (Tabelle 5).

Die Metallentfernung wurde bei Verwendung von Kirschner-Drähten in der Regel nach 6 Wochen, bei Kleinfragmentplättchen in der Regel nach 9 Monaten und bei Zugschrauben nur in Ausnahmefällen vorgenommen (Tabelle 6).

Tabelle 1. Altersverteilung

Insgesamt	34 Jahre (8–73)
Ohne Halsbrüche	44,5 Jahre (22–73)
Halsbrüche	12,5 Jahre (13 von 8–14, 1 mit 35)

Tabelle 2. Frakturformen Radiusköpfchen

Randbrüche	4
Meißelbrüche	12
Halsbrüche	15
Trümmerbrüche	13
	44

Tabelle 3. Begleitverletzungen (26 Patienten)

Olecranonfraktur	3
Ellenbogenluxation	
Mit Kronenfragment	7
Ohne Kronenfragment	5
Capitulum radialis humeri-Fraktur	2
Handgelenksfraktur	1
Handgelenksdistorsion	1
Monteggia-Verletzung	9
	28

Tabelle 4. Versorgungszeitpunkt

Primärversorgung	4,6 Tage (0–31 Tage)
Sekundäre Resektion	2, 4 und 5 Monate

Tabelle 5. Komplikationen

Reluxation	3
Subluxation	1
Kirschner-Drahtbruch	4
Radialisparese	
postoperativ passager	1
Infekte	0
	9

Tabelle 6. Metallentfernung

Kirschner-Drähte 14/15	6 Wochen
Kleinfragmentplättchen 3/3	9 Monate
Zugschrauben 2/9	11 und 18 Monate

Ergebnisse

Die Patienten wurden durchschnittlich 51,6 (6−112) Monate nach der Verletzung untersucht.

Randbrüche (n = 4): Bei Randbrüchen wurde das Fragment entfernt, wenn seine Dislokation die Entwicklung eines freien Gelenkkörpers oder eine Behinderung der Unterarmumwendbewegungen durch Einklemmen im Lgt. anulare radii befürchten ließ (Abb. 2). Die Ergebnisse sind in Tabelle 7 wiedergegeben. Mäßige periarticuläre Verkalkungen und arthrotische Veränderungen bedeuteten keine Bewegungsbehinderung. Ein offensichtlich capsulär fixierter freier Gelenkkörper führte nur gelegentlich zu Reibegeräuschen bei guter Beweglichkeit und geringen subjektiven Beschwerden.

Meißelbrüche (n = 12): Hier wurde in der Regel die Rekonstruktion mittels Schraubenosteosynthese durchgeführt (8mal), unabhängig davon, welche Größe das Meißelfragment hatte (Abb. 3). Kirschner-Drähte wurden seltener verwendet (3mal), eine primäre Radiusköpfchenresektion bei dorsaler Monteggia-Verletzung war notwendig (Tabelle 8). Die Ergebnisse sind in Tabelle 9 dargestellt. Beugebehinderungen größeren Ausmaßes (95° Beugedefizit) waren nur bei der Patientin mit einer dorsalen Monteggia-Verletzung vorhanden, wohingegen die Unterarmdrehung bei insgesamt 6 Patienten über 30° hinausgehend beschränkt war.

Halsbrüche (n = 15): Halsbrüche führten nur bei einem Erwachsenen (Kleinfragmentplatte, später Rotationseinschränkung von insgesamt 110° bei freier Beugung und Streckung), jedoch bei insgesamt 14 Kindern zur operativen Behandlung. Hier wurden alle über 20° dislocierten Radiusköpfchenfrakturen operativ eingerichtet, sofern ein einmaliger geschlossener Repositionsversuch nicht zum Ziel führte [10]. Dreimal wurde die Dislokation lediglich offen beseitigt, bei 5 Kindern erfolgte eine schräge und bei weiteren 5 Kindern eine transarticuläre Kirschner-Drahtosteosynthese. Bei einem Mädchen entwickelte sich nach einer Kirschner-Drahtosteosynthese eine Radiushalspseudarthrose in Höhe der Epiphysenfuge, die im Alter von 13 Jahren mittels einer Köpfchenresektion mit einwandfreiem Ergebnis behandelt wurde (Tabelle 10). Die Ergebnisse der offenen Reposition und der schrägen Kirschner-Drahtosteosynthese waren gleichermaßen ausgezeichnet (Tabelle 11, Abb. 4), wohingegen bei 4 von 5 transarticulären Kirschner-Drahtfixationen noch während der Gipsbehandlung ein Metallbruch im Humeroradialgelenk erfolgte. Nach Rearthrotomie mit erschwerter Metallentfernung verblieb in vielen Fällen ein Bewegungsdefizit (Tabelle 12).

Trümmerbrüche (n = 13): Bei 5 Patienten wurde das zerlegte Radiusköpfchen rekonstruiert, vorwiegend mit Kirschner-Drähten, aber auch mit Zugschrauben und Kleinfragmentplätt-

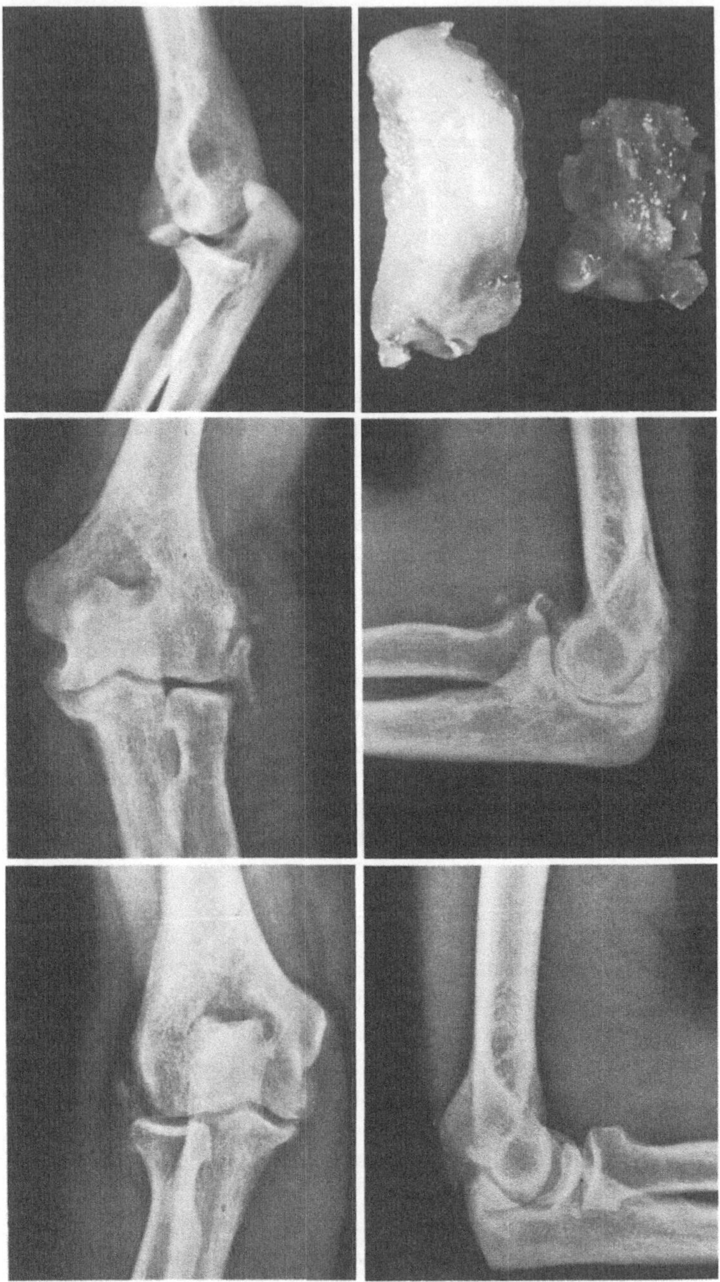

Abb. 2. W.B., weiblich, 52 Jahre, Subluxation des Ellenbogengelenkes mit 2 ventralen Randfragmenten, die durch den Condylus ulnaris teilweise verdeckt werden (a). Entfernung der Randfragmente (b). Nach 5 Jahren flache Kontur am radialen Umfang des Radiusköpfchens, ausgedehnte radiale und volare periarticuläre Verkalkung. Beginnende Arthrose mit ulnaren Kantenanbauten (c, d). Auch auf der Gegenseite beginnende arthrotische Veränderungen und periarticuläre Verkalkungen (e, f). Nachuntersuchung 64 Monate nach der Verletzung: 5° Streckdefizit, 10° Pronationsdefizit, ansonsten unauffällig

Tabelle 7. Ergebnisse Randbrüche (n = 4)

		Durchschnitt	0^0-30^0	0^0-50^0	Über 50^0
Defizit	Streckung + Beugung	13^0	4		
	Pronation + Supination	16^0	4		
Periarticuläre Verkalkung		3			
Arthrose		1			
Freie Gelenkkörper		1			

chen. Achtmal wurde eine primäre, 2mal eine sekundäre Radiusköpfchenresektion vorgenommen (Tabelle 13). Die Ergebnisse der Erhaltung bzw. der Resektion wichen nicht wesentlich voneinander ab (Tabelle 14 und Tabelle 15).

Diskussion

Wenn man Bewegungsverluste bis 30^0 bei der Beuge-Streckbewegung und bei der Unterarmdrehung als gut bezeichnet und alle darüberhinausgehenden Bewegungseinschränkungen als mäßig, so finden sich bei unseren Randbrüchen nur gute Ergebnisse, bei den Meißelbrüchen zu 71%, bei den Halsbrüchen zu 87% und bei den Trümmerbrüchen zu 77% gute Ergebnisse (Tabelle 16).

Die subjektive Einschätzung des Ergebnisses einer operativen Behandlung im Ellenbogengelenkbereich hängt im wesentlichen von der erreichten Beweglichkeit ab. In der erreichten Beweglichkeit spiegeln sich auch sekundäre Veränderungen, wie massive periarticuläre Verkalkungen, Myositis ossificans oder arthrotische Veränderungen wieder. Häufig bestehen jedoch Diskrepanzen zwischen Röntgenbild und Funktion [14] (Abb. 5). Schmerzen spielen bei der statisch nicht belasteten oberen Extremität nur eine untergeordnete Rolle und verringern sich im Laufe der ersten Monate und Jahre [14]. Deshalb ist es gerechtfertigt, die Beweglichkeit als das objektive Kriterium für die Qualität des Ergebnisses als alleinigen Parameter heranzuziehen, zumal auch die subjektive Bewertung nicht selten durch bestehende Versicherungsverträge gefärbt wird.

Die Wertigkeit der Bewegungseinschränkung nimmt von Beugung zu Streckung über Supination nach Pronation hin ab. Beugewinkel unter 100^0 lassen nur schwerlich einen Gesichtskontakt der Hand zu, woraus sich mannigfaltige Beeinträchtigungen des täglichen Lebens ergeben. Die Streckbehinderung schränkt vor allem Tätigkeiten in kniender oder auf dem Boden sitzender Position bzw. in Bauchlage ein, jedoch auch Tätigkeiten mit erhobenen Armen (Maler) sind beeinträchtigt. Am wenigsten hindern Pronationseinschränkungen, da sie im Schultergelenk durch Innenrotation leicht kompensiert werden können. Aus entsprechendem Grund ist eine Supinationseinschränkung viel eher ein Hindernis, da die Außenrotationsfähigkeit im Schultergelenk begrenzt ist.

Für die Randbrüche ist eine Operationsindikation nur gegeben, wenn eine Fragmentlösung befürchtet werden muß. In vielen Fällen von Randbrüchen wird man konservativ verbleiben können und einen operativen Eingriff erst dann vornehmen, wenn die Umstände, wie Dislokation oder Bewegungseinschränkung dies erzwingen [2, 11].

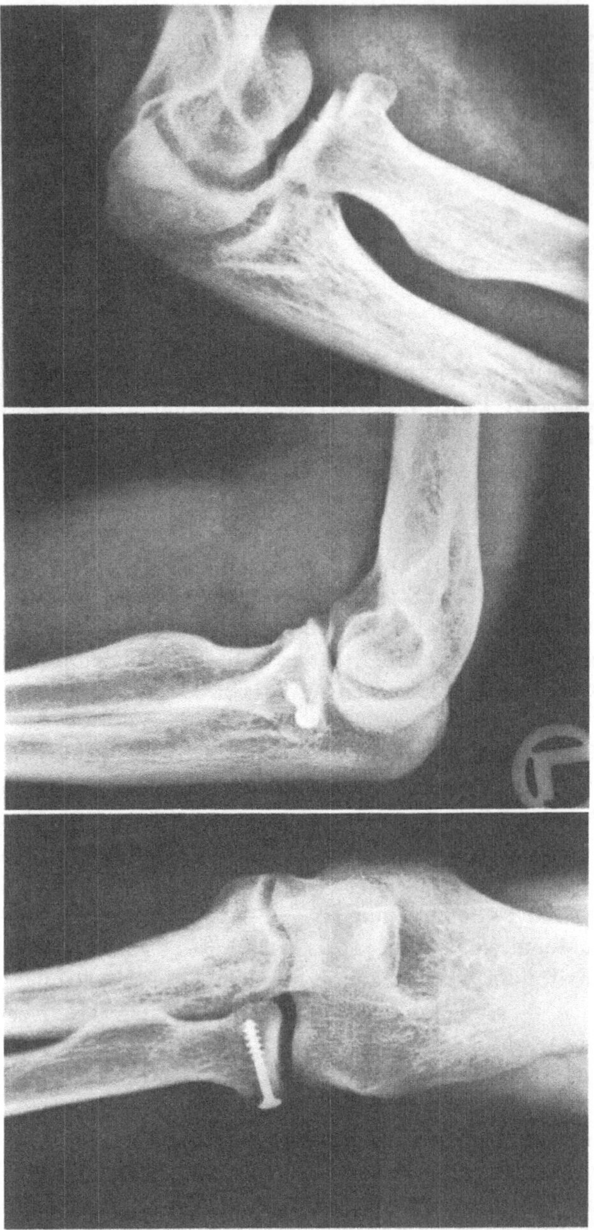

Abb. 3a. D.K., männlich, 26 Jahre. Radial gelegene kombinierte Randmeißelfraktur, die durch dorso-radialen Zugang mit einer Kleinfragmentspongiosaschraube stabilisiert wurde. Nach 38 Monaten freie Funktion ohne Beschwerden, die Schraube braucht nicht entfernt zu werden

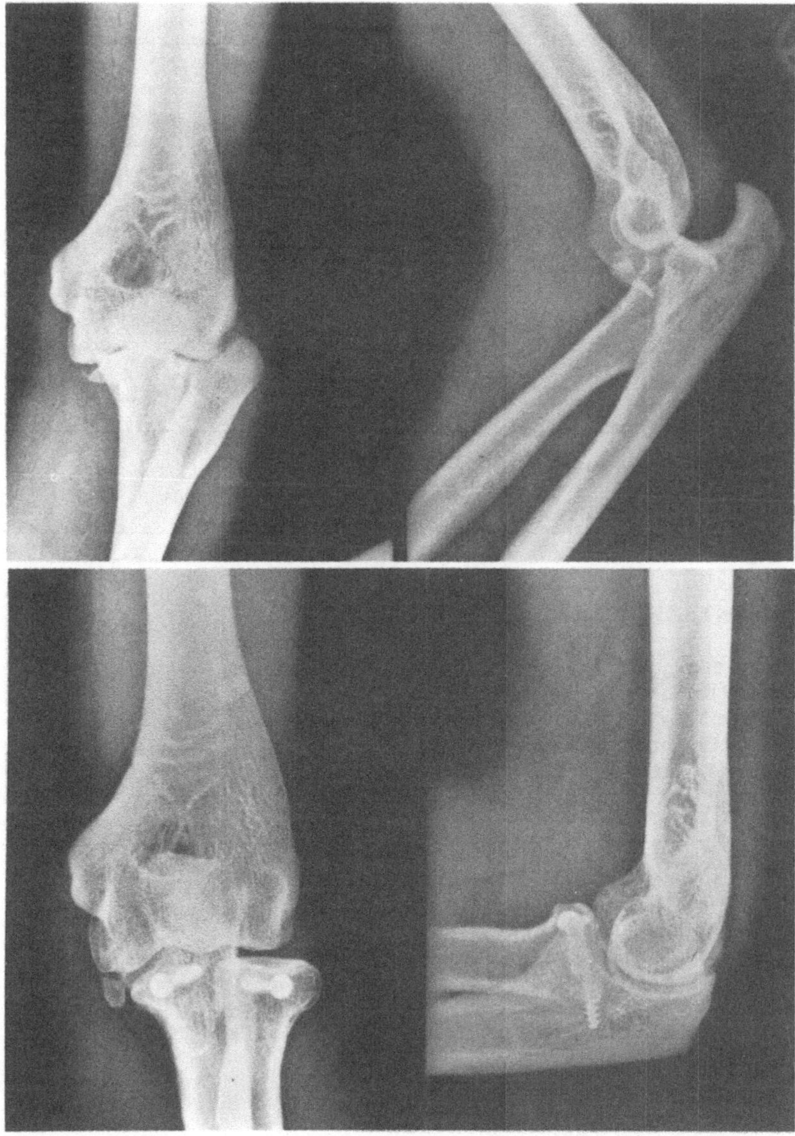

Abb. 3b. G.W., männlich, 27 Jahre. Dorsale Ellbogenluxation mit volarem Meißelfragment des Radiusköpfchens und Abriß der Spitze des Processus coronoideus sowie kleiner Kantenabsprengungen am ulnaren Umfang des Olecranons. Fixation der beiden Fragmente von volar her durch Kleinfragmentspongiosaschrauben. 65 Monate nach der Verletzung 5° Streckdefizit und 10° Beugedefizit bei freier Unterarmdrehbeweglichkeit. Isoliert liegendes ulnares Kantenfragment

Tabelle 8. Meißelbrüche

Kirschner-Drahtosteosynthese	3
Schraubenosteosynthese	8
Köpfchenresektion	1
	12

Tabelle 9. Ergebnisse Meißelbrüche (n = 12)

		Durchschnitt	0°-30°	35°-50°	Über 50°
Defizit	Streckung + Beugung	18°	11		1
	Pronation + Supination	38°	6	3	3
Arthrotische Veränderungen	6				
Subluxation Radiusköpfchen	1				
Periarticuläre Verkalkung	6				

Tabelle 10. Halsbrüche

Kleinfragmentplatte	1
Offene Reposition	3
Schräge Kirschner-Drahtosteosynthese	5
Transarticuläre K-Drahtosteosynthese	5
Sekundäre Resektion	1
	15

Tabelle 11. Ergebnisse Halsbrüche

Offene Reposition		(3)		
+ schräge Kirschner-Drahtosteosynthese		(5)		
	Durchschnitt	0°-30°	35°-50°	Über 50°
Defizit Streckung + Beugung	0	8	0	0
Pronation + Supination	0	8	0	0
Leichte Abkippung Radiusköpfchen 1				

Kopfmeißelfrakturen lassen sich dann optimal operativ versorgen, wenn das Meißelfragment groß und stabil ist und gut mit einer oder zwei Kleinfragmentzugschrauben an das Hauptfragment fixiert werden kann [4]. Dies ermöglicht eine übungsstabile Nachbehandlung, eine Implantatentfernung ist nicht notwendig. Bei Einbringung der Schrauben ist auf Supinationsstellung des Unterarmes zu achten, damit die Schraubenköpfe bei den Pronationsbewegungen von der Incisura radialis olecrani fortgleiten. Werden die Schrauben in

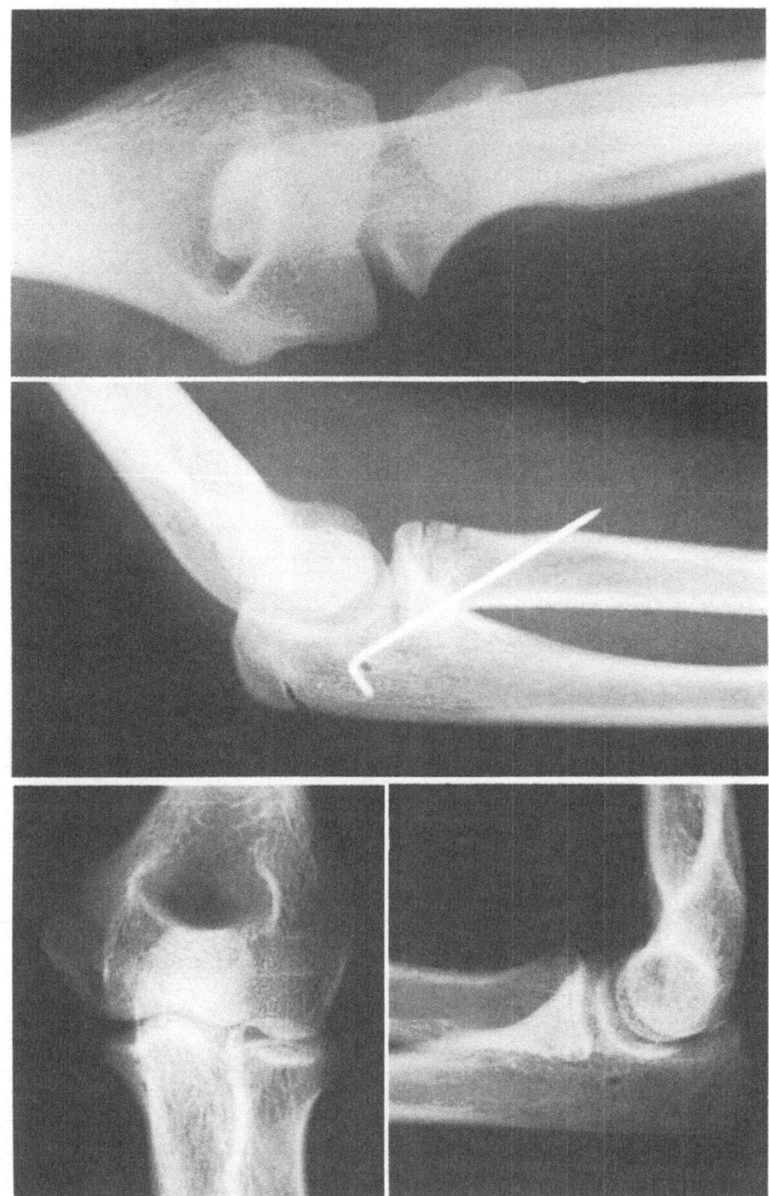

Abb. 4. B.C., weiblich, 13 Jahre. Radiushalsfraktur mit starker Abwinkelung von etwa 70°. Offene Reposition und schräge Kirschner-Drahtfixation des Fragmentes. 1 Jahr später intaktes Gelenk

Tabelle 12. Ergebnisse Halsbrüche

Transarticuläre Kirschner-Drahtosteosynthese   (5)

		Durchschnitt	$0^{\circ}-30^{\circ}$	$35^{\circ}-50^{\circ}$	Über 50°
Defizit	Streckung + Beugung	4°	5	0	0
	Pronation + Supination	48°	2	1	2

Periarticuläre Verkalkung   3

Tabelle 13. Trümmerbrüche

Erhaltung	Kirschner-Drähte	1
	K-Drähte + Zugschraube	1
	Kleinfragmentplatte	2
	Teilresektion	1
Resektion	Köpfchenresektion primär	6
	Köpfchenresektion sekundär	2
		13

Tabelle 14. Ergebnisse Trümmerbrüche — Erhaltung (5)

		Durchschnitt	$0^{\circ}-30^{\circ}$	$35^{\circ}-50^{\circ}$	Über 50°
Defizit	Streckung + Beugung	25°	3	2	
	Pronation + Supination	28°	4		1
Arthrotische Veränderungen		3			
Periarticuläre Verkalkung		2			

Tabelle 15. Ergebnisse Trümmerbrüche — Resektion (8)

		Durchschnitt	$0^{\circ}-30^{\circ}$	$35^{\circ}-50^{\circ}$	Über 50°
Defizit	Streckung + Beugung	19°	7		1
	Pronation + Supination	34°	6	1	1
Valgusfehlstellung bis 10°		6			
Subluxationsstellung		1			
Ellenvorschub		2			
Periarticuläre Verkalkung		5			

Pronationsstellung des Unterarmes fixiert, so besteht die Gefahr einer Schädigung des proximalen Humeroradialgelenkes mit Supinationsbehinderung (Abb. 6). Eine Unterfütterung von Impressionszonen mit autologer Spongiosa ist nur in Ausnahmefällen angebracht, ebenso die Verwendung von Kleinfragmentplatten. Auch wenn das Meißelfragment in sich

Tabelle 16. Gesamtergebnisse

	Rand- brüche (4)	Meißel- brüche (12)	Hals- brüche (15)	Trümmer- brüche (13)
Excellent – Gut	100%	71%	87%	77%
Mäßig – Schlecht		29%	13%	23%

zerlegt ist, sollte es nur dann refixiert werden, wenn ein größeres Hauptmeißelfragment stabil adaptiert werden kann, kleinere Nebenfragmente wegfallen können und der verbleibende Defekt klein ist. Ist dies nicht der Fall, so soll bei Meißelfragmenten, die bis zu einem Drittel der Circumferenz einnehmen, die vollständige Fragmentenentfernung vorgenommen werden [15]. Bei Meißelfragmenten, die mehr als ein Drittel der Circumferenz des Radiusköpfchens umfassen und wegen Fragmentzerlegung mit einfachen Mitteln nicht readaptiert werden können, ist die Radiusköpfchenresektion angezeigt. Puzzle-Rekonstruktionen mit Hilfe von Kirschner-Drähten sind nicht angebracht, in Anbetracht der guten Ergebnisse der primären Radiusköpfchenresektion auch nicht notwendig.

Halsfrakturen im Erwachsenenalter sind extrem selten. Bei geringer Dislokation wird konservativ behandelt, bei Parallelverschiebung ist einmal die Indikation für eine Kleinfragmentplattenosteosynthese gegeben. Erwachen hierbei Schwierigkeiten, so ist die Radiusköpfchenresektion vorzuziehen.

Im Kindesalter sind, wie auch im Erwachsenenalter, die schonendsten Repositionsmethoden die besten. Das heißt, nach einmaliger erfolgloser konservativer Behandlung unter optimalen Bedingungen (Vollnarkose, Varusbelastung des gestreckten Ellenbogens, dosierter Repositionsdruck durch den Daumen bei Bildwandlerkontrolle [2, 10]), muß der operative Weg eingeschlagen werden. Zeigt sich dabei nach Reposition des Radiusköpfchens keine Tendenz zur Redislokation, kann das Gelenk verschlossen und der Arm durch einen Gipsverband ruhiggestellt werden. Anderenfalls muß das Fragment durch einen schräggeführten Kirschner-Draht [3] stabilisiert werden. Eine intraoperative Röntgenkontrolle ist empfehlenswert. Die transarticuläre Kirschner-Drahtfixation ist in einem hohen Maße durch Metallbruch gefährdet. Diese Operationsmethode sollte verlassen werden, auch wenn Fehler in der Nachbehandlung für diese Komplikation mit anzuschulden sein sollten. Auch stark dislocierte bzw. völlig gelöste Radiusköpfchen sollten bei der Radiushalsfraktur im Kindesalter nicht entfernt, sondern wieder reponiert werden. Köpfchennekrosen oder Pseudarthrosen treten hierbei nicht auf [1, 10].

Bei Trümmerfrakturen ist nahezu immer die primäre Radiusköpfchenresektion angezeigt [2, 3, 14, 15]. Auf die Entfernung sämtlicher Splitterfragmente und des Periostes ist besonderer Wert zu legen, da sonst Regeneratbildung und Brückencallus drohen [7, 14]. Die Frühresektion des Radiusköpfchens innerhalb der ersten Tage nach dem Unfall bietet Vorteile gegenüber der sekundären Resektion [2, 6, 7, 15], obwohl dies bei der geringen Fallzahl in unserem Krankengut nicht zum Ausdruck kommt. Erhaltende Operationsverfahren weisen bei Trümmerfrakturen keine Vorteile auf. Die Beweglichkeit nach Radiusköpfchenresektion ist im allgemeinen gut, die Valgusfehlstellung ist geringfügig, der Ellenvorschub und die Beeinträchtigung des Handgelenkes ist nahezu zu vernachlässigen [7, 14, 15]. Dies bestätigen auch unsere Verletzten und erhebt die primäre Radiusköpfchen-

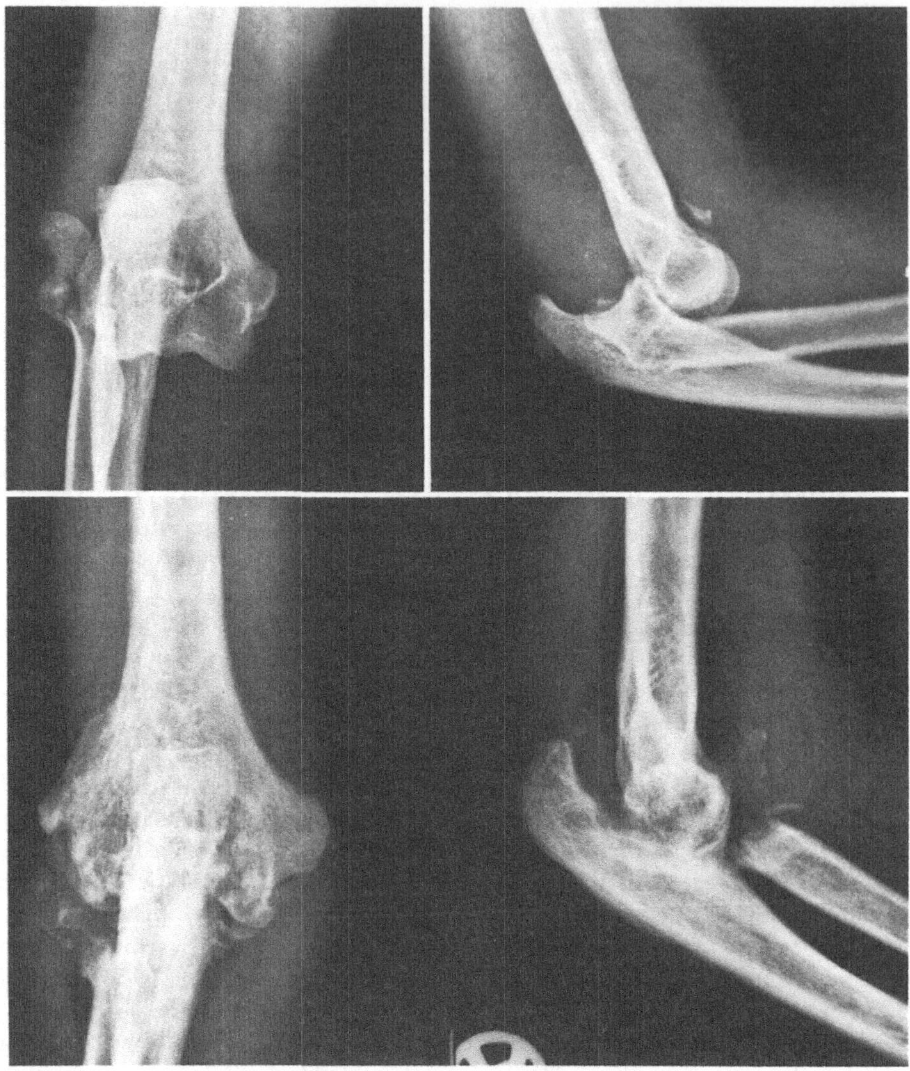

Abb. 5a. M.I., weiblich, 68 Jahre. Dorsale Ellenbogenluxation mit Trümmerfraktur des Radiusköpfchens und Fraktur des Processus coronoideus. 1 Jahr später ausgedehnte periarticuläre Verkalkungen. Teilauflösung des Processus coronoideus, dorsale Subluxationsstellung des Olecranon

resektion zu einem ausgezeichneten Operationsverfahren, wobei die Resektionshöhe nicht ausschlaggebend zu sein scheint [2, 14]. Als wirkungsvolle Maßnahmen zur Verhinderung eines Ellenvorschubes werden sparsame Radiusköpfchenresektionen [15], aber auch Ruhigstellung durch Oberarmgipsverband in ulnarer Abduktion des Handgelenkes [2, 7] angegeben.

Gerade bei Radiusköpfchentrümmerfrakturen ist auf eine sorgfältige Behandlung der weiteren Verletzungen Wert zu legen: Bei Monteggia-Verletzungen muß die Ulnafraktur

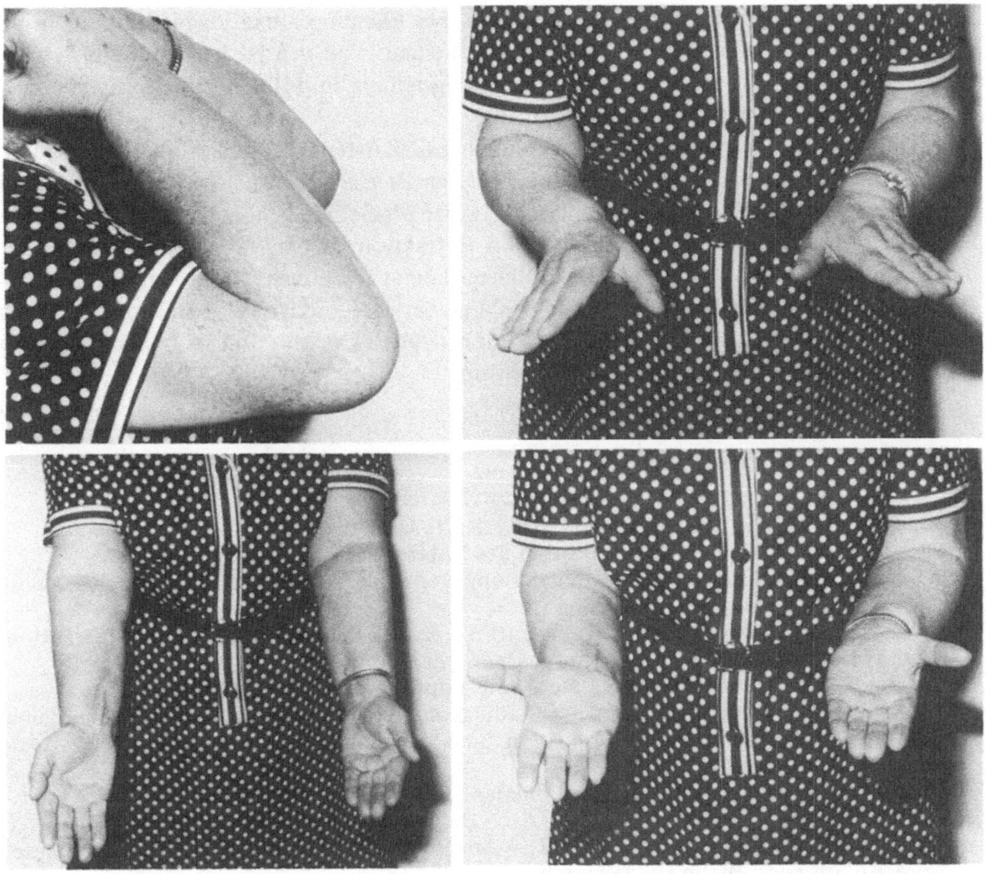

Abb. 5b. Die Funktion ist jedoch völlig frei von Schmerzen und Bewegungseinschränkungen

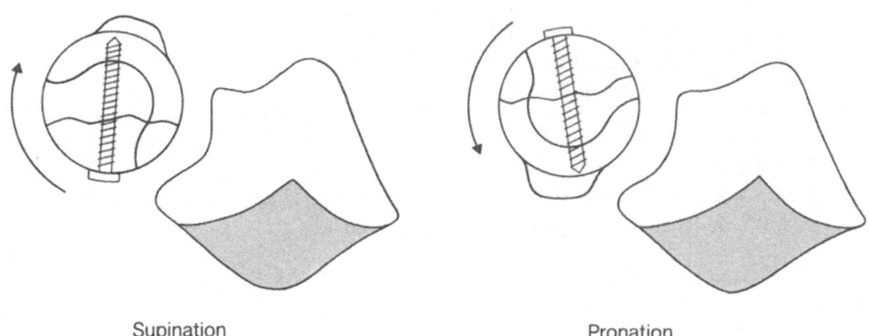

Abb. 6. Querschnitt des linken Ellenbogengelenkes von proximal gesehen. Bei dorsoradialen Schraubenosteosynthesen sollte darauf geachtet werden, daß die Schrauben in Supinationsstellung des Unterarmes eingebracht werden, damit der Schraubenkopf das proximale Humero-Ulnargelenk nicht tangiert. Entsprechend sollten Osteosynthesen im Bereich des volaren Umfanges des Radiusköpfchens in Pronationsstellung des Unterarmes erfolgen

148

in Form und Länge exakt stabilisiert werden, bei Ellenbogenluxationen sollte auch ein noch so kleines Fragment des Processus coronoideus von ventral her refixiert werden, wegen der Gefahr der Reluxation ist eine Ruhigstellung in 110° Beugung mit häufigen postoperativen Röntgenkontrollen angebracht.

Als allgemeiner Zugangsweg für die Versorgung aller Arten von Radiusköpfchenfrakturen hat sich die dorsoradiale Incision bewährt, die den Bereich des M. anconaeus nach lateral hin nicht überschreiten sollte. Bei ventral gelegenen Meißelfragmenten ist eine mehr radiale Schnittführung angebracht. Bei Incision und Retraktion ist der Verlauf des tiefen Astes des N. radialis direkt volar des Radiusköpfchens immer in Betracht zu ziehen. Zur besseren Darstellung des Radiusköpfchens muß das Lgt. anulare radii nahe seines dorsoulnaren Ansatzes durchtrennt werden, seine Refixation oder Rekonstruktion ist im Gegensatz zu Cotta [3] nicht von ausschlaggebender Bedeutung.

Literatur

1 Beck E (1973) Radiusköpfchenfrakturen. Hefte Unfallheilkd 114: 68
2 Böhler J (1969) Gelenknahe Frakturen des Unterarmes. Chirurg 40: 198
3 Cotta H (1958) Die operative Behandlung der Radiusköpfchenfraktur. Arch Orthop Unfallchir 50: 260
4 Heim U (1973) Die Schraubenosteosynthese der Radiusköpfchenfraktur – Indikation und Technik. Z Unfallmed Berufskrankh 66: 11
5 Hertel E (1938) Zur Behandlung der Radiusköpfchenbrüche. Chirurg 10: 193
6 Keyl W (1971) Zur Indikation der Radiusköpfchenresektion unter Berücksichtigung der Spätergebnisse von 251 Frakturen und Luxationen des Radiusköpfchens. Arch Orthop Unfallchir 70: 243
7 Krösl W (1955) Die Brüche am proximalen Speichenende mit besonderer Berücksichtigung der totalen Köpfchenresektion. Arch Orthop Unfallchir 47: 272
8 Müller M E, Allgöwer M, Schneider R, Willenegger H (1977) Manual der Osteosynthese, 2. Aufl. Springer, Berlin Heidelberg New York
9 Newman J H (1977) Displaced radial neck fractures in children. Injury 9: 114
10 Oppolzer R v (1939) Zur Reposition des abgebrochenen Radiusköpfchens. Zbl Chir 66: 194
11 Scheuer I (1978) Konservative und operative Behandlung von Radiusköpfchenbrüchen und deren Ergebnisse. Akt Traumatol 8: 119
12 Soler R R, Tarela J P, Soler J M (1978) Internal fixation of fractures of the proximal end of the radius in adults. Injury 10: 268
13 Stanković P, Emmermann H, Krtsch H (1973) Unsere Ergebnisse bei der Behandlung von 110 Radiusköpfchenfrakturen. Hefte Unfallheilkd 114: 291
14 Steinhäuser J (1968) Die Totalresektion des Radiusköpfchens bei Brüchen am oberen Speichenende. Arch Orthop Unfallchir 63: 162
15 Wenzel K-P (1969) Ergebnisse nach partieller und totaler Entfernung des Speichenköpfchens beim Erwachsenen. Unfallheilkd 72: 59

Radiusköpfchenfrakturen

Diskussionsbemerkungen und Empfehlungen aller Teilnehmer
Leitung: A. Pannike

Zusammengefaßt und redigiert von A. Rüter und C. Burri

Fraktureinteilung (Abb. 1)

Radiusköpfchenbrüche sind immer um intraarticuläre Frakturen. Die Unterteilung stützt sich auf die Beteiligung der eigentlichen Gelenkfläche.

Brüche ohne Gelenkflächenbeteiligung

Radiushalsfrakturen quer (Abb. 1a),
Radiushalsfrakturen mit metaphysärem Keil (Abb. 1b),
Radiushalsfrakturen mit subcapitaler Einstauchung (Abb. 1c).

Brüche mit Gelenkflächenbeteiligung

Rand- und Meißelfrakturen, zusammengefaßt auch als Spaltbrüche bezeichnet (Abb. 1d und e).
Trümmerfrakturen (mehrere Kopffragmente mit oder ohne Halsfraktur) (Abb. 1f).

Therapie

Operationsindikation

Kleinere Randabbrüche können konservativ behandelt werden. Verschobene Meißelfrakturen sind eine sichere Operationsindikation. Dasselbe gilt für Trümmerbrüche im aktiven Lebensalter. Bei verschobenen Halsfrakturen ohne Einstauchung kann der Versuch einer konservativen Reposition unternommen werden.

Ruhigstellung bei konservativer Therapie

Dorsale Gipsschiene in 90° Beugung des Ellbogens und mittlerer Supination, so daß sich der Verletzte eben in der Handfläche sehen kann.
Ruhigstellung 10–14 Tage, keinesfalls länger.

150

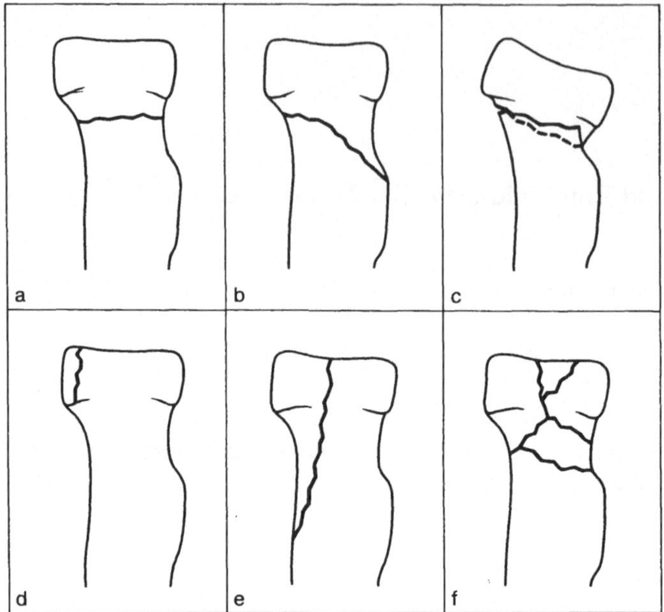

Abb. 1a–f. Fraktureneinteilung. *Brüche ohne Gelenkflächenbeteiligung.* a Radiushalsfraktur quer. **b** Radiushalsfraktur mit metaphysärem Keil. **c** Radiushalsfraktur mit subcapitaler Einstauchung. *Brüche mit Gelenkflächenbeteiligung.* **d** Randfraktur. **e** Meißelfraktur. **f** Trümmerfraktur

Operationstechnik

1. Lagerung

Operation in Rückenlage, Arm über den Thorax geführt.

2. Zugänge (Abb. 2)

Bei isolierten Radiusköpfchenfrakturen radialer leicht bogenförmig geführter Längsschnitt, von 2 QF proximal des Epicondylus bis 3 QF distal der Gelenkfläche reichend (Abb. 2a). Nach Spaltung von Gelenkkapsel, Ligamentum anulare erlangt man meistens eine ausreichende Übersicht über die Fraktur.

Falls diese Darstellung nicht genügt, Abmeißeln des Epicondylus, der zusammen mit den hier entspringenden Extensoren nach distal geklappt werden kann (Abb. 2b). Der Epicondylus wird nach erfolgter Osteosynthese des Radiusköpfchens mit einer Kleinfragment-Spongiosaschraube refixiert.

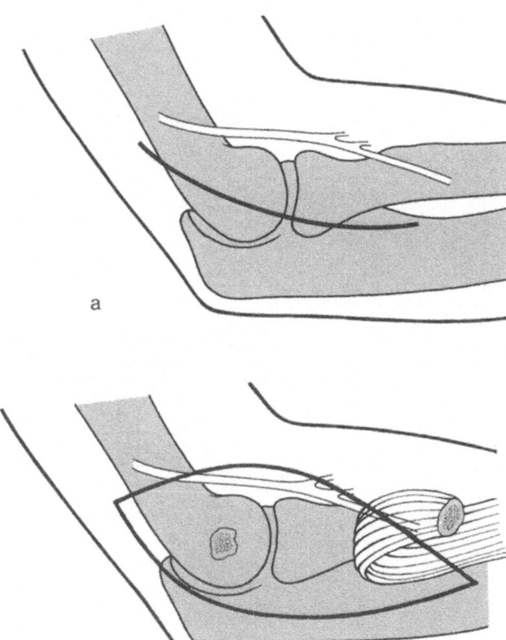

Abb. 2a, b. Zugänge. **a** Hautschnitt.
Incision von Gelenkkapsel und Lig.
anulare in derselben Richtung. **b** Über-
sichtlichere Darstellung nach Abmeis-
seln des Epicondylus radialis, der mit
den Extensorenursprüngen nach distal
geklappt wird

3. Osteosyntheseverfahren (Abb. 3)

Besteht bei einem Bruch des Radiusköpfchens die Indikation zur Operation, muß versucht
werden, mit einfachen Osteosyntheseverfahren, d.h. ein bis zwei Kleinfragment- oder Minischrauben, eine stufenfreie Wiederherstellung der Gelenkfläche übungsstabil zu erreichen.
Wenn dies nicht gelingt, ist die Radiusköpfchenresektion, in Einzelfällen mit prothetischem
Ersatz, angezeigt.

Eine Osteosynthese mit einer kleinen Platte ist kontraindiziert. Dieses Implantat führt
auch in kleinster Dimension an dieser Stelle zu erheblichen Weichteilirritationen mit bleibender Beeinträchtigung der Unterarmdrehbeweglichkeit.

In der Literatur finden sich Hinweise auf gute Ergebnisse nach konservativ behandelten
verschobenen Mehrfragmentbrüchen. Alle Erfahrungen des Teilnehmerkreises widersprechen
solchen Behandlungsrichtlinien. Auch der Versuch, einen verschobenen Mehrfragmentbruch
zunächst konservativ zu behandeln um mit der Radiusköpfchenresektion zu warten „wenn
es nicht gut geht" ist gefährlich und deswegen nicht angezeigt. Alle verzögerten oder Spät-
resektionen bringen vor allem bezüglich der Unterarmumwendungen wesentlich schlechtere
Ergebnisse als eine Frühresektion.

Somit ergeben sich folgende Behandlungsrichtlinien:

Quere Halsfrakturen

Konservativer Repositionsversuch (Abb. 3a). Falls dieser nicht gelingt offene Reposition
und Spickung von distal (Abb. 3b).

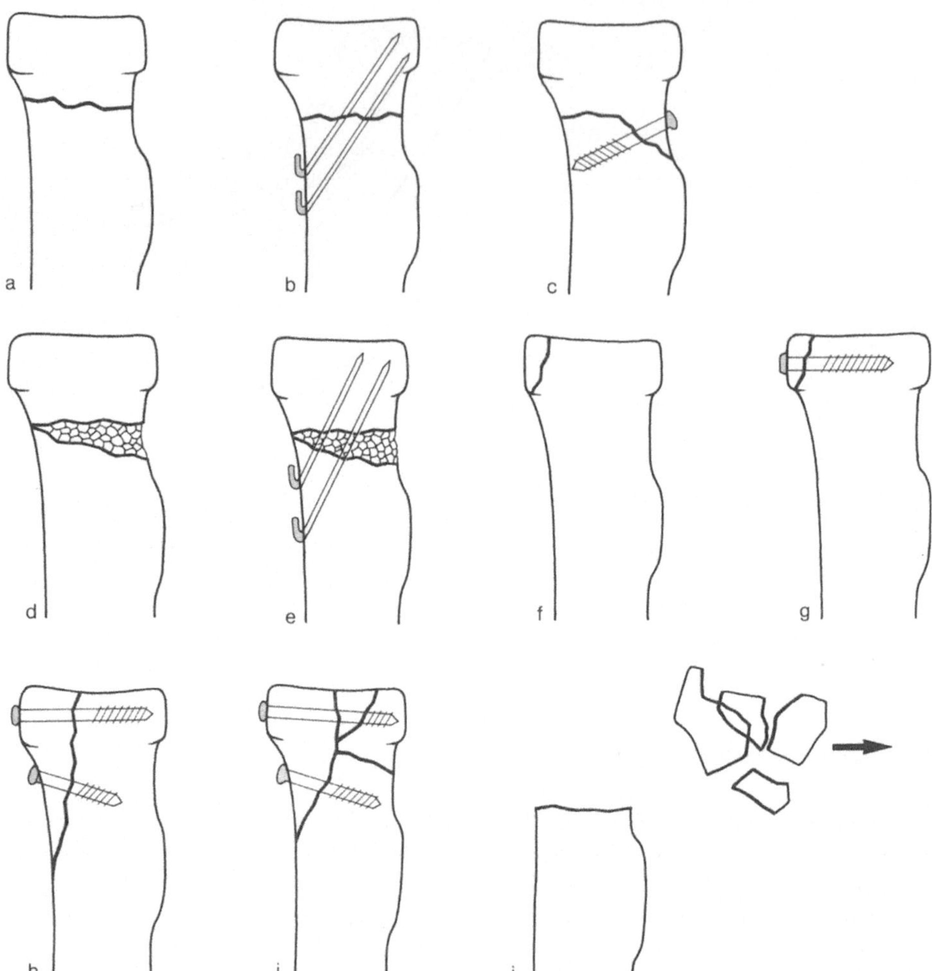

Abb. 3a—j. Therapieverfahren. *Quere Halsfrakturen.* **a** Konservativ. **b** Spickung. *Halsfrakturen mit metaphysärem Keil.* **c** Verschraubung durch den Keil, falls konservative Reposition nicht gelingt. *Halsfrakturen mit subcapitaler Einstauchung.* **d** Alleinige Auffütterung der Impression bei stehender Corticalisbrücke. **e** Zusätzliche Spickung bei fraglicher Stabilität. *Kleine Randabbrüche.* **f** Konservative Behandlung. *Größere Randabbrüche und Meisselfrakturen.* **g** Osteosynthese mit einer Kleinfragment- oder Minischraube. **h** Osteosynthese mit 2 Kleinfragment- oder Minischrauben bei größeren Bruchstücken. *Trümmerfrakturen.* **i** Versuch der Osteosynthese mit 2 bis 3 Kleinfragment- oder Minischrauben. **j** Radiusköpfchenresektion falls **i** nicht gelingt

Halsfrakturen mit metaphysärem Keil

Konservativer Repositionsversuch. Falls dieser nicht gelingt Schraubenosteosynthese am Keil (Abb. 3c).

Halsfrakturen mit subcapitaler Einstauchung

Konservativer Repositionsversuch. Bei Fehlschlag Anheben der Einstauchung, Unterfütterung mit Spongiosa. Je nach Stabilitätsverhältnissen (häufig stehende Corticalis oder Periost an der Konvexseite) keine weitere Osteosynthese (Abb. 3d) oder kurzfristige Spickung (Abb. 3e).

Kleine Randabbrüche

Konservative Behandlung (Abb. 3f).

Größere Randabbrüche und Meißelfrakturen

Osteosynthese mit ein bis zwei Kleinfragment- oder Minischrauben (Abb. 3g und h).

Trümmerfrakturen

Versuch der Osteosynthese mit zwei bis drei Kleinfragment- oder Minischrauben (Abb. 3i). Falls dies nicht gelingt, Radiusköpfchen-Resektion (Abb. 3j). Eine primäre Radiusköpfchenprothese hat nach Ansicht des Teilnehmerkreises nur bei Luxationsfrakturen mit folgenden Stabilitätsproblemen eine gute Indikation.

Das Ausmaß der begleitenden Weichteilschädigung und evtl. vorliegender cartilaginärer Abscherfragmente, die bei sorgfältiger Beachtung nicht selten am Capitulum humeri gefunden werden, sind vor allem im Hinblick auf spätere Verkalkungen und Bewegungseinschränkungen von Interesse. Sie sollten im Aufnahmebefund bzw. Operationsbericht vermerkt werden.

Der Einfluß des Intervalls zwischen Unfall und Operation auf die Rate der Kopfnekrosen ist nicht bekannt. Im Hinblick auf entsprechende Studien wäre es wertvoll, diesen Zeitraum im Operationsbericht zu vermerken.

Gelegentlich finden sich Meißelbrüche, bei denen das abgescherte Fragment so in sich gesplittert ist, daß es nicht refixiert werden kann. Nach Ansicht der Teilnehmer ist in diesen Situationen eine ausschließliche Entfernung dieses Bruchstückes mit Belassen des restlichen Radiusköpfchens angezeigt, wenn der zu entfernende Kopfteil ein Drittel der Circumferenz nicht überschreitet.

Ist das Ligamentum anulare traumatisch verletzt oder zur Verbesserung der Darstellung durchtrennt, soll es, um Narbenbildungen mit Drehbehinderungen zu vermeiden, nicht genäht werden. Dagegen ist bei Luxationsfrakturen der Versuch zu unternehmen, das radiale Seitenband am Ligamentum anulare zu reinserieren.

Nachbehandlung

Bei konservativer Behandlung, mit oder ohne Reposition, Ruhigstellung auf dorsaler Oberarmschiene in 90° und mittlerer Supination für 10—14 Tage.

Nach Osteosynthese oder Resektion dorsale Gipsschiene zur Verbesserung der Lagerung und Ruhigstellung der Wunde für 3—4 Tage. Aus der Schiene geführte Bewegungsübungen unter besonderer Beachtung der Rotation ab dem 2. Tag.

Bei stagnierender Bewegungseinschränkung frühzeitige Metallentfernung in der 10. bis 12. Woche mit offener Mobilisation.

Bei guter Beweglichkeit können die Implantate belassen werden, sofern die Schraubenköpfe bei der Umwendbewegung nicht die ulnare Gelenkfläche erreichen.

VI. Kindliche Ellbogenverletzungen

Ellbogenverletzungen im Kindesalter

H. Soeder und A. Pannike

Die Ellbogenverletzungen zählen zu den häufigsten traumatischen Schäden des Kindesalters. Ihre röntgenologische Darstellung und Beurteilung ist durch den altersabhängigen Entwicklungsstand der Knochenkerne deutlich erschwert. Bei nicht ganz exakter Röntgentechnik kann eine Ellbogenverletzung trotz gesetzmäßiger Knochenreifung durch die individuelle Vielfalt der Entwicklungs- und Verletzungsform leicht übersehen, oder in ihrer besonderen Problematik fehlgedeutet werden.

Der klinischen Untersuchung und dem Zusammenhang zwischen Unfallmechanismus und konsekutivem Verletzungsmuster ist daher besondere Aufmerksamkeit zu widmen. Das individuelle, aber dennoch nahezu gesetzmäßig entstehende Verletzungsmuster wird begünstigt durch 2 anatomische Besonderheiten, deren Einfluß besonders in Streckstellung des Ellbogengelenkes, wirksam wird. Erstens die physiologische Valgität von durchschnittlich 15° (Lanz, Wachsmuth [13]) und zweitens die mechanische Mehrbeanspruchung des Humero-Radialgelenkes.

Die Mehrbelastung des Oberarm-Speichengelenkes in Streckstellung des Armes hat Pauwels [17] durch seine Untersuchungen über die Druckverteilung im Ellbogengelenk nachgewiesen (Abb. 1a, b). Dies steht in Übereinstimmung mit den Angaben von Frick [6], wonach 57% des auf die Haut ausgeübten Druckes über die Speiche und das Humero-Radialgelenk auf das Capitulum humeri, und nur 43% über die Elle und das Humero-Ulnargelenk auf die Trochlea übertragen werden. Die klinischen Befunde bestätigen diese Annahme. Speichenwärts finden sich Abbrüche des Capitulum humeri und Stauchung- oder Abbrüche des Speichenköpfchens, ellenwärts dagegen Abrißfrakturen des Epicondylus ulnaris oder Zerreißungen des ellenwärtigen Seitenbandes. Wenn diese biomechanischen Besonderheiten auch nur einen Teil der Verletzungsmuster am Ellbogen erklären können, so geben sie doch in jedem Falle Anlaß zu einer systematischen Betrachtungsweise aller Ellbogenverletzungen.

Bei der klinischen Untersuchung ist vor allem auf lokale Verletzungsmerkmale (Schürfungen, Schwellungen) sowie auf Achsenabweichungen und Deformierungen des Hueterschen Dreiecks zu achten. In jedem Fall ist die Durchblutung sowie die motorische und sensible Funktion aller 3 Armvenen bei Behandlungsbeginn und in Zusammenhang mit jeder einzelnen therapeutischen Maßnahme zu prüfen.

Zur röntgenologischen Beurteilung des Ellbogengelenkes ist neben der möglichst in Streckstellung und Supination des Unterarmes anzufertigenden Aufnahme im a.p.-Strahlengang vor allem eine Aufnahme in exakt seitlicher Einstellung erforderlich. Wegen der erschwerten röntgenologischen Darstellung und Beurteilung des wachsenden Skeletes sollte nur ausnahmsweise auf Vergleichsaufnahmen der Gegenseite verzichtet werden.

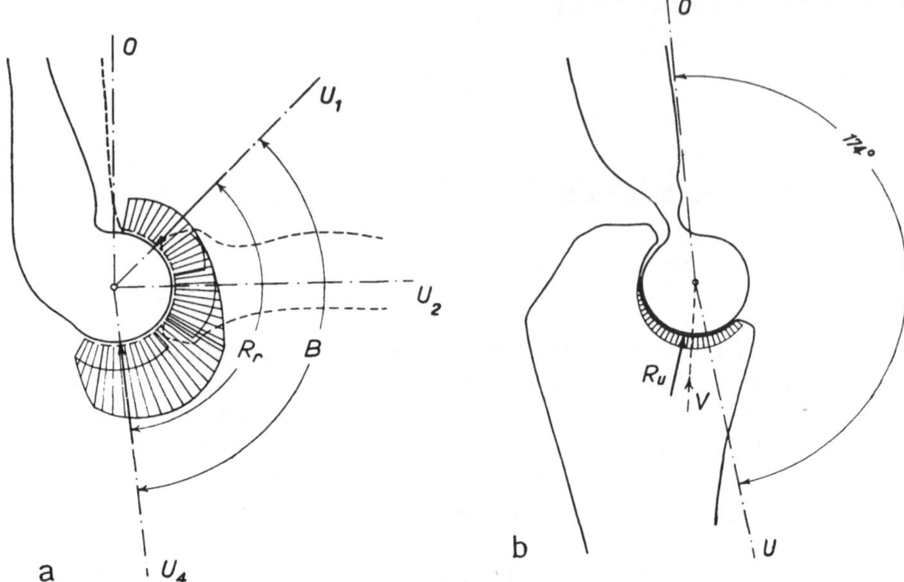

Abb. 1a, b. Spannungsverteilung im Ellbogengelenk. a Spannungsverteilung in den Gelenk-
knorpeln des Humeroulnargelenkes. b Spannungsverteilung in den Gelenkknorpeln des
Humeroradialgelenkes. Der Vergleich der Vektoren zeigt die Mehrbeanspruchung des
Humeroradialgelenkes

In diesem Beitrag kann auf die Problematik der nicht zu den echten Ellbogenverletzungen zählenden supracondylären Humerusfrakturen und der außerordentlich seltenen
Lösung der körperfernen Oberarmfuge nur kurz eingegangen werden.

Es soll lediglich daran erinnert werden, daß der gefürchtete Varusfehler nach supracondylärer Fraktur nahezu ausnahmslos Folge der primären und durch die Behandlung nicht
behobenen Innendrehverschiebung ist und Fehlwachstum nur nach Ausschluß eines Drehfehlers angenommen werden kann (Hörster [8], v. Laer [12]). Insbesondere die instabilen,
supracondylären Querbrüche, aber auch Varusschrägbrüche neigen zur Ausbildung eines
Rotationsfehlers. Vor allem hier ist im röntgenologischen Seitenbild auch bei vermeintlich
idealer Reposition auf den ventralen Sporn als Ausdruck der fortbestehenden Innenver-
schiebung zu achten. Der peristierende ventrale Sporn bei der supracondylären Humerusfraktur des Kindes gilt in unserem Hause als Indikation zur offfenen Reposition über einen
ulnaren Zugang mit anschließender Fixation durch gekreuzte Spickdrähte (Abb. 2a–e).

Die außerordentlich seltene Lyse-Fraktur der körperfernen Oberarmfuge berührt die
Gruppe der in diesem Beitrag zu diskutierenden Verletzungen nur dann, wenn sie als
Fraktur des Condylus lateralis oder als Ellbogenverrenkung fehlgedeutet wird. Als extra-
capsuläre Verletzung ist die Lösung der distalen Oberarmfuge geschlossen zu reponieren,
während die Frakturen des Condylus lateralis überwiegend offen eingerichtet und fixiert
werden sollte.

Der Abbruch des Condylus lateralis (radlialis) entsteht durch das bei einem Valgus-
trauma auf das Capitulum humeri aufprallende Speichenköpfchen. Von einigen Autoren
wird die Anordnung der Kollagenfasertextur als Grund für den typischen Bruchlinien-

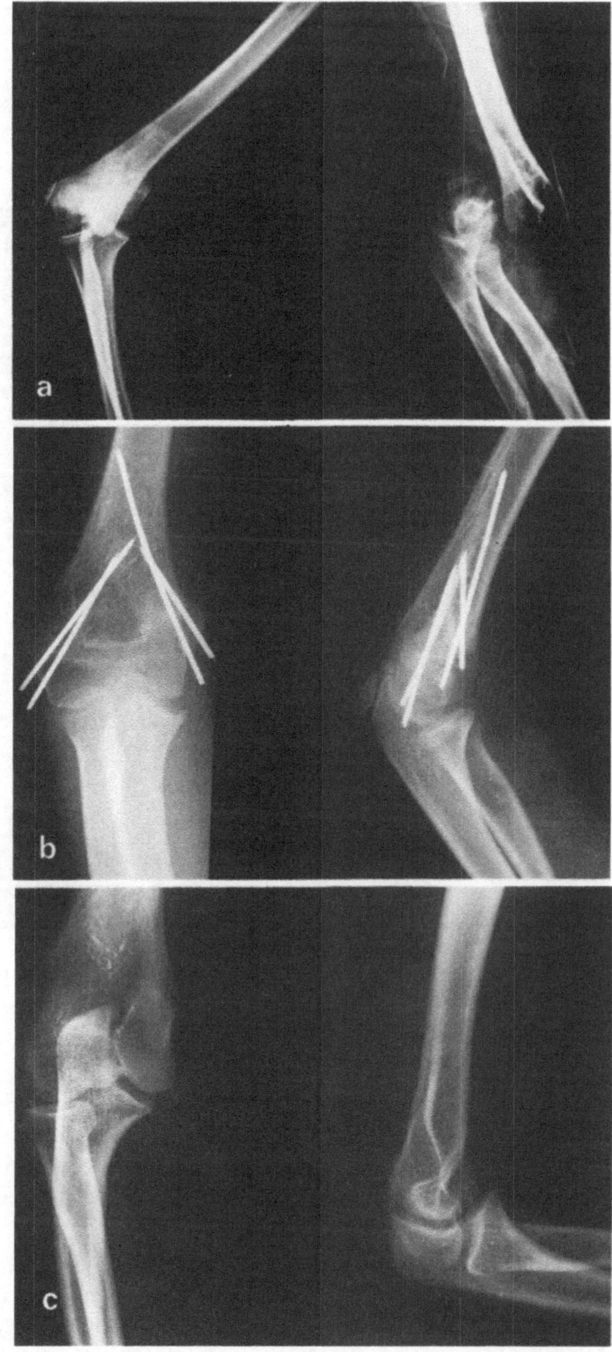

Abb. 2a–e. Supracondyläre Hyperextensionsfraktur bei einem 12jährigen Mädchen. **a** Unfallbild. **b** Kontrolle nach offener Reposition und Spickdrahtfixation. **c** Röntgenbefund bei Spätkontrolle

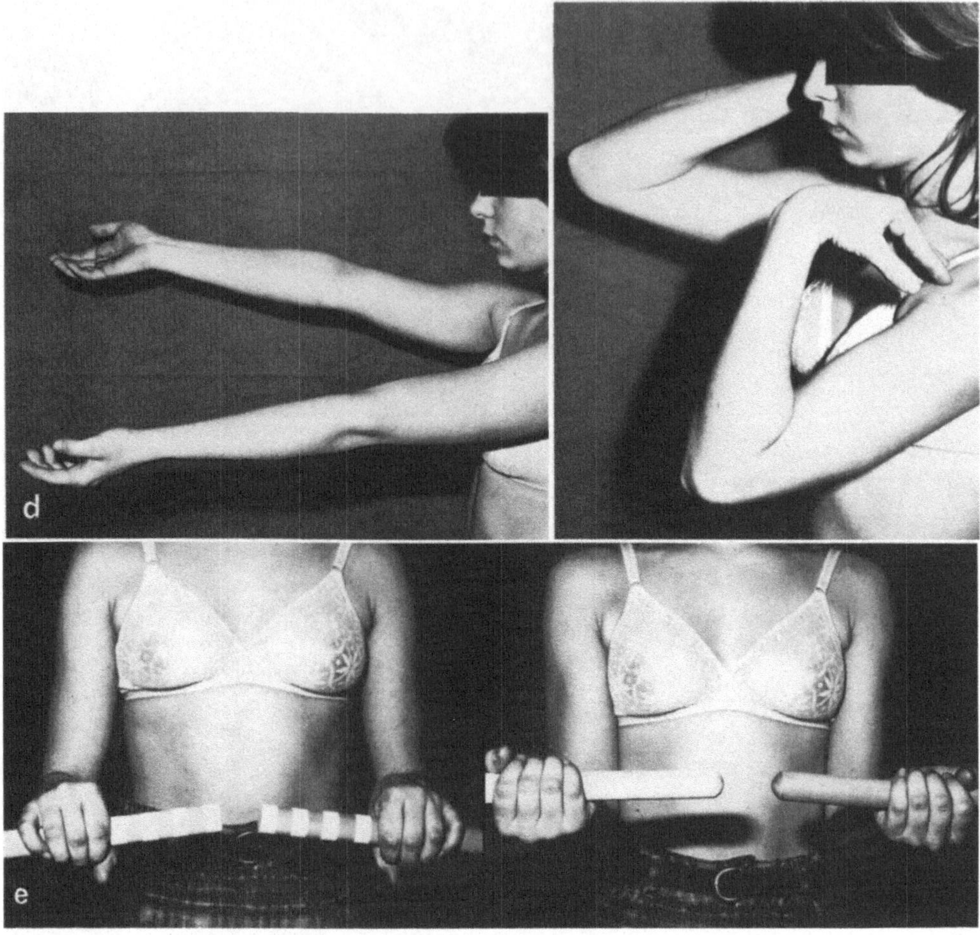

Abb. 2. d Funktionelles Ergebnis Streckung/Beugung. **e** Pronation/Supination

verlauf angegeben (Jungbluth [10]). Überwiegender Frakturmechanismus ist die bei gestrecktem oder leicht gebeugtem Ellbogengelenk longitudinal über das Speichenköpfchen oder transversal über das körpernahe Ellenende auf den Humerus einwirkende Gewalt. Die gelenkübergreifende Unterarmstreckmuskulatur zieht das Fragment nach distal und verdreht es zugleich in radio-volarer Richtung.

Bei axialer Stauchung des Unterarmes wird der laterale Condylus durch das Speichenköpfchen abgeschert. Die Frakturlinie verläuft entlang dem Capitulum humeri nach lateral ansteigend und endet oberhalb des Condylenmassivs (Typ Milch I [15]). Beim Sturz auf den Ellenhaken wird die einwirkende Gewalt durch die meißelartig auf die Oberarmrolle aufschlagende Leiste der Incisura seminlunaris direkt auf den Humerus übertragen. Die Frakturlinie verläuft in diesem Fall durch den radialen Anteil der Oberarmrolle, kreuzt die Fuge und steigt schräg nach lateral an (Typ Milch II [15]). In beiden Fällen handelt es sich um eine Epiphysenfraktur Aitken III.

Da der Frakturverlauf im chondralen Gelenkanteil des Humerus röntgenologisch nicht darstellbar ist, unterscheiden Jakob und Mitarb. [9] auf indirektem Wege zwischen einer „inkompletten" und einer „kompletten" Fraktur. Charakteristicum der inkompletten Fraktur ist ein chondraler Zügel, der die geschlossene Reposition der Fraktur ermöglicht. Zeigt sich eine Seitwärtsverschiebung des Condylenfragmentes, die sich durch Adduktion nicht beseitigen läßt, so ist dies eine Bestätigung der „kompletten" Fraktur, die der offenen Einrichtung und Stabilisierung bedarf.

Für den klinischen Gebrauch empfiehlt sich die von Beck [1] angegebenen Differenzierung der radialen Condylenbrüche in 4 Gruppen. In den ersten 3 Gruppen sind die unverschobenen Frakturen des lateralen Condylus sowie die Frakturen mit geringer und starker Fragmentverschiebung zusammengefaßt. Durch den Muskelzug der Unterarmstrecker muß bei den nach distal und lateral verschobenen Brüchen zugleich mit einer geringer, oder stärker ausgeprägten Fragmentverdrehung gerechnet werden, die durch konservative Maßnahmen nur ausnahmsweise beseitigt werden kann. Flynn u. a. [5] haben darauf hingewiesen, daß bei einer initialen Fragmentverschiebung von mehr als 2 mm eine knöcherne Ausheilung der Fraktur auf konservativem Wege nicht zu erwarten ist. Der 4. Gruppe sind die radialen Condylenbrüche mit gleichzeitiger Verrrenkung des Unterarmes zugeordnet. Weiterführend wird bei diesen Verrenkungsbrüchen unterschieden zwischen dem instabilen Scherbruch mit Dislokation nach radial (Kocher [11]) und dem eher stabilen Abrißbruch mit Verschiebung zur Ellenseite (Posadas zit. nach Rockwood [19], Beck [1]) bei dem ein konservativer Einrichtungsversuch erfolgreich sein kann. Aus diesen Gründen empfiehlt sich bei den erstgenannten die offene Einrichtung und operative Stabilisierung mit Kirschner-Drähten. Auch bei den unverschobenen und gering verschobenen Condylenbrüchen muß mit einer Sekundärverschiebung durch Muskelzug bei liegendem Gipsverband gerechnet werden. Es sind daher kurzfristige Röntgenkontrollen nach 2 und 5 Tagen notwendig. Bei einer Sekundärdislokation sollte kein weiterer Repositionsversuch gemacht, sondern der Entschluß zur offenen Einrichtung und Stabilisierung gefaßt werden. Die Dauer der Ruhigstellung im Oberarmrundgips beträgt bei konservativem wie bei operativem Vorgehen 3—4 Wochen (Abb. 3a—e). Einige Autoren empfehlen die offene Reposition und Fixation auch für veraltete Frakturen bis zu 3 Monaten nach dem Unfall. Dieses Vorgehen hat sich jedoch nach Ansicht von Jakob u. Mitarb. [9] nicht bewährt. Das verspätete Vorgehen, d.h. nach mehr als 3 Wochen, bietet nach ihrer Erfahrung keinen Vorteil gegenüber dem Verzicht auf jede Behandlung und birgt zusätzlich die Gefahr der Fragmentnekrose durch zusätzliche Schädigung der Durchblutung in sich.

Frakturen des Oberarmköpfchens sind außerordentlich selten. Der nach Hahn-Steinthal [7, 20] benannte vollständige Abbruch des Capitulum mit Kippung und Drehung nach distal und ventral wurde zuerst beim Erwachsenen beobachtet. Die Abscherung eines schalenförmigen Knorpel-Knochenfragmentes mit Verschiebung nach dorsal wurde erstmals von Kocher [11] und Lorenz [14] beschrieben. Als Entstehungsmechanismus wird eine gewaltsame Valgisation des gestreckten Armes mit gleichzeitiger Verrenkung im Oberarmspeichengelenk angenommen, die mit einer Zerreißung des ulnaren Seitenbandes oder einem Ausriß des Epicondylus ulnaris verbunden sein kann.

Die mehrfach empfohlene Exstirpation des Köpfchenfragmentes scheint nicht mehr zeitgemäß, zumal ausreichende Erfahrungen in der Knorpel-Knochen-Replantation und -Transplantation an anderen Gelenken vorhanden sind.

Die Existenz der isolierten Abrißverletzung des Epicondylus radialis wird für den Erwachsenen bestritten. Auch beim Kind ist sie allenfalls zwischen dem 11. und 14. Lebens-

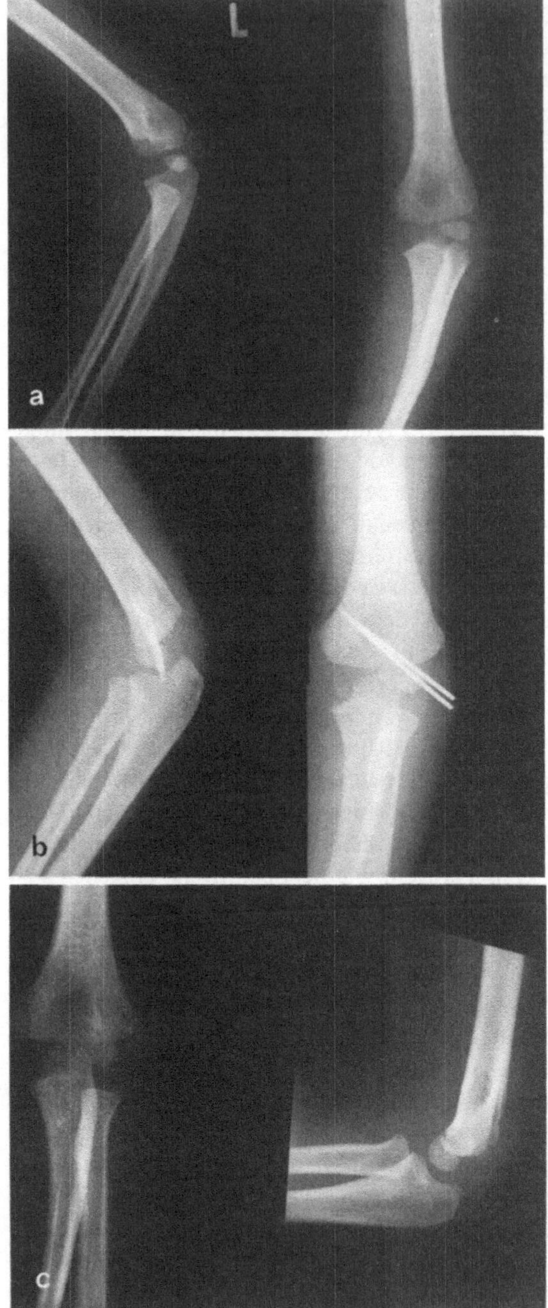

Abb. 3a—c. Fraktur des Condylus radialis bei einem 5jährigen Jungen. **a** Unfallbild. **b** Kontrolle nach offener Reposition und Spickdrahtfixation. **c** Ausheilungsbild

jahr denkbar, da der Knochenkern des Epicondylus lateralis im 11. Altersjahr erscheint und nach Beginn der Pubertät mit dem Condylus lateralis verschmilzt. Darüberhinaus wurde der Ausriß des Epicondylus lateralis als Komplikation der Ellenbogenverrenkung nach medial

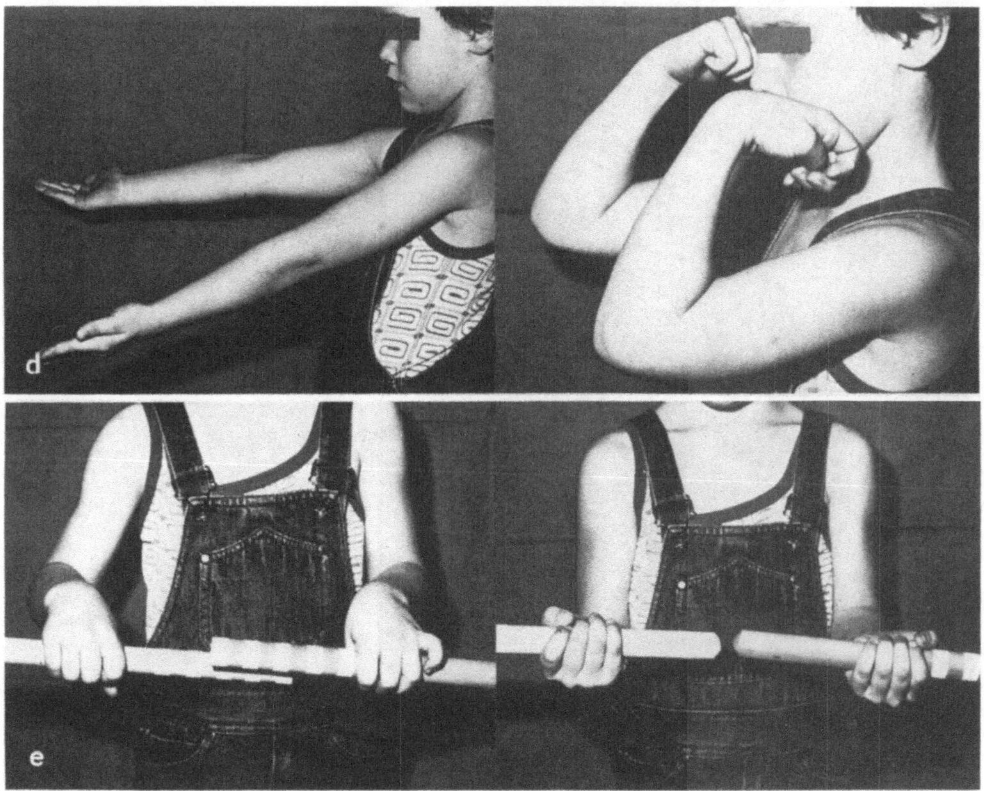

Abb. 3. d Funktionelles Ergebnis Streckung/Beugung. **e** Pronation/Supination

beschrieben (Watson-Jones [21]). In der Regel ist die Ruhigstellung im aufgeschnittenen Oberarmrundgips für 3 Wochen als ausreichende Therapie anzusehen. Die operative Versorgung des Epicondylus radialis wird, wenn überhaupt, im Zusammenhang mit der offenen Einrichtung und Versorgung einer Ellbogenverrenkung zu erwägen sein.

Während der Ausriß des Epicondylus medialis bei Kindern relativ häufig zu beobachten ist, wird über die schrägverlaufende Abrißfraktur des Condylus medialis (ulnaris) sehr selten berichtet.

In der Regel werden 2 Frakturformen nach Frakturverlauf, Größe und Lage des medialen Condylenfragmentes unterschieden. Beim Typ I beginnt die Fraktur in der Grube zwischen Capitulum trochlea, steigt schräg nach ulnar an und endet oberhalb des Epicondylus ulnaris. Das Fragment ist geringfügig ellenwärts verschoben und nicht rotiert. Beim Typ II ist, bei annähernd gleichem Frakturverlauf das Condylenfragment stärker nach medial verschoben und meist auch nach distal-ventral verzogen und rotiert.

Einige Autoren, wie Chacha [2], Cothay [3] und Fahey [4] berichten, daß diese Frakturen zwischen dem 8. und 11. Lebensjahr auftreten, wenn der Knochenkern der Trochlea noch nicht vollständig ausgebildet ist. Insbesondere bei den stärker verschobenen Frakturen mit deutlicher Rotation (Typ II) muß daher daran gedacht werden, daß ein relativ großer Anteil der röntgenologisch nicht dargestellten chondralen Trochlea durch die Fraktur miterfaßt ist. Aus diesem Grunde empfiehlt sich die offene Einrichtung und Kirschner-Draht-

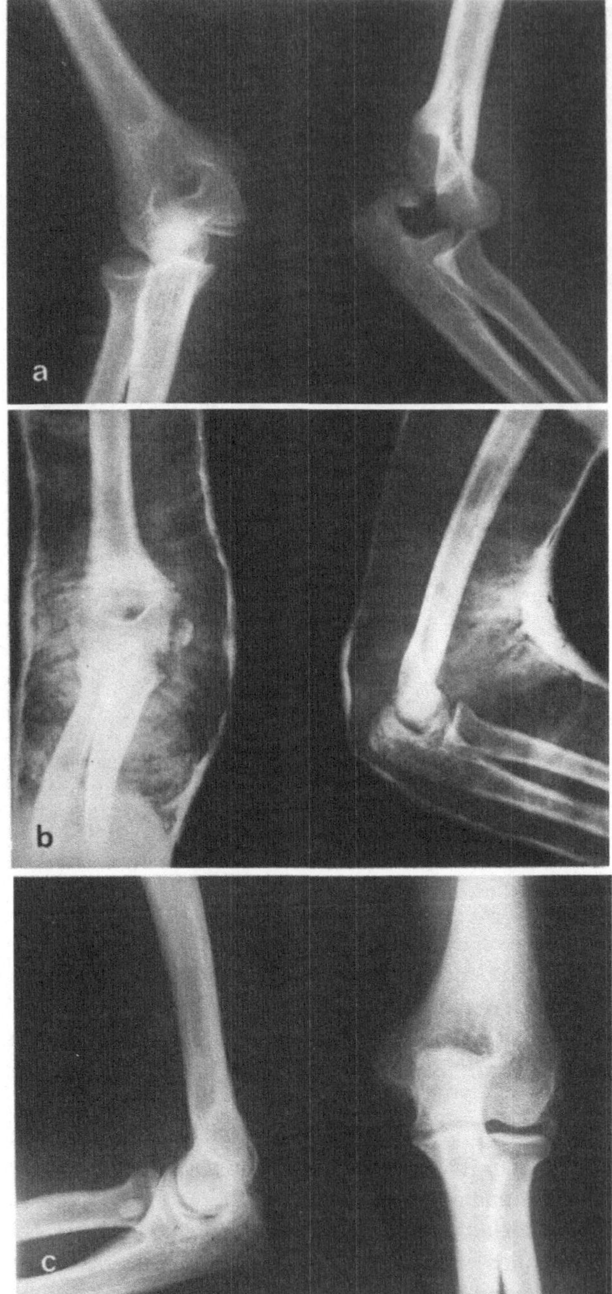

Abb. 4a—c. Hintere Ellbogenluxation mit Abrißfraktur des Epicondylus ulnaris. **a** Unfallbild. **b** Kontrolle nach Reposition. Das Abrißfragment liegt annähernd anatomisch korrekt. **c** Ausheilungsbild

fixation dieser instabilen Verletzung, um Pseudarthrosen und dauerhaften Funktionsverlust zu vermeiden.

Die Ausrißverletzung des Ansatzes der Unterarmbeuger entsteht relativ häufig in Verbindung mit einer Ellbogenverrenkung nach dorsal oder lateral. Unverschobene oder gering

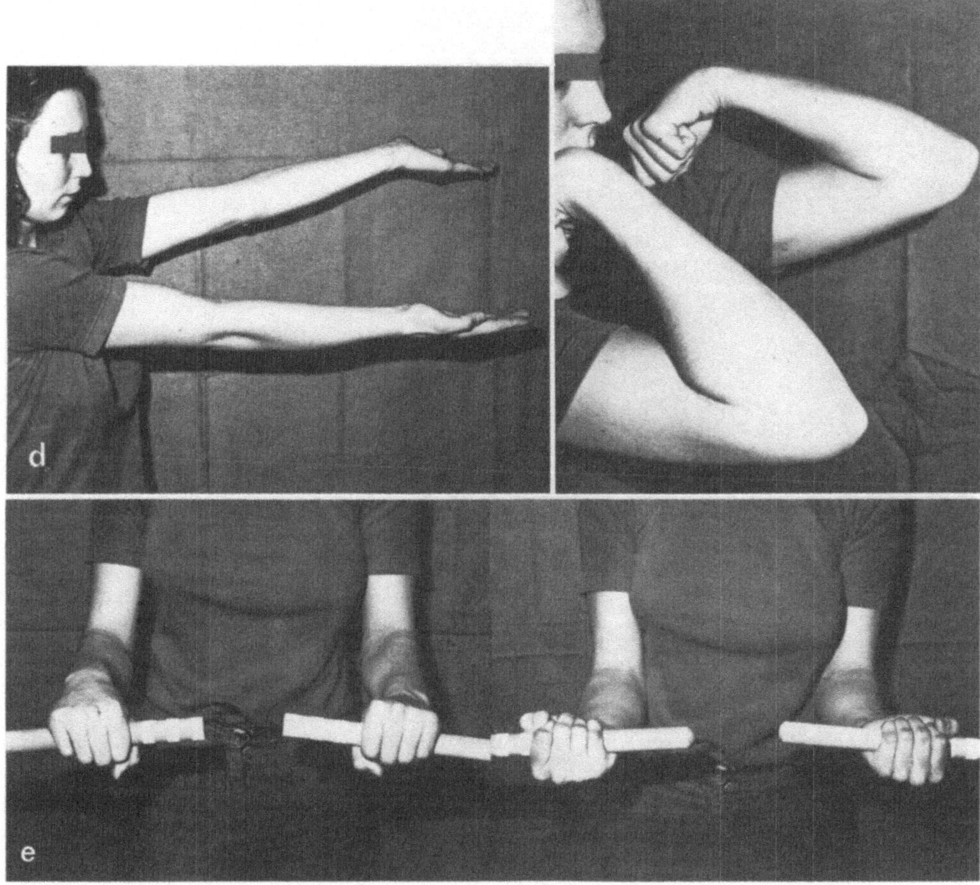

Abb. 4. d Funktionelles Ergebnis Streckung/Beugung. **e** Pronation/Supination

verschobene Abrisse der Apophyse können durch Ruhigstellung im aufgeschnittenen Oberarmrundgips für 4 Wochen mit guten funktionellen Ergebnissen zur Ausheilung gebracht werden (Abb. 4a–c). Bei der Ellbogenverrenkung kann der Epicondylus stärker dislociert oder in das Gelenk eingeschlagen sein. Hier ist die operative Revision und Fixation (Kirschner-Draht, Drahtzuggurtung) angezeigt, wenn das Apophysenfragment nicht durch einmalige Reposition aus dem Gelenk gelöst und in korrekte Position gebracht werden kann (Abb. 5a–f). Das gleiche Vorgehen ist zu wählen bei primären Irritationen des N. ulnaris. Veraltete Abrisse werden nur dann operativ angegangen, wenn eindeutige Funktionseinbußen bestehen oder eine Schädigung der Ellennerven vorliegt. In diesem Falle empfiehlt sich die Ventralverlagerung des N. ulnaris.

Für den von den meisten Autoren nicht erwähnten und außerordentlich seltenen Bruch der Oberarmrolle gelten im wesentlichen die selben Überlegungen wie die Capitulumfrakturen. Es ist vorstellbar, daß die Fraktur der Trochlea vor Ausbildung ihres Knochenkernes nur dann erkannt wird, wenn gleichzeitig eine stärker verschobene Fraktur des Condylus medialis besteht.

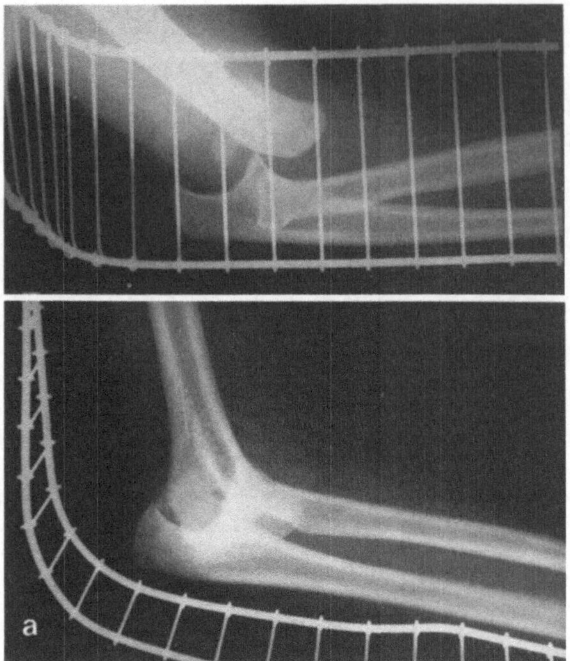

Abb. 5a. Hintere Ellbogenluxation mit Abrißfraktur des Epicondylus ulnaris. a Unfallbild

Ellenhakenbrüche sind beim Kind selten und entstehen durch Sturz auf den gebeugten Ellbogen. Die geringe Zahl von Olecranonfrakturen im Kindesalter erklärt Riess [18] damit, daß Kinder im Gegensatz zu Erwachsenen nur ausnahmsweise auf den gebeugten Ellbogen stürzen. Der Ellenhakenbruch des Kindes ist eine metaphysäre Fraktur, die Traktionsepiphyse bleibt fast immer unverletzt. Die Fraktur beginnt in der Regel in Höhe des Scheitelpunktes der Oberarmrolle, verläuft schräg und zeigt gelegentlich einen freien Biegungskeil. Da es sich bei den Olecranonfrakturen definitionsgemäß um eine Verletzung des Streckapparates handelt, sollte diese Verletzung auch im Kindesalter operativ versorgt werden. Verfahren der Wahl ist die Drahtzuggurtung. Eine Schädigung der Epiphysenfuge läßt sich vermeiden, wenn die Zuggurtung nicht um die Drahtenden, sondern metaphysär ausgeführt wird (Abb. 6a–d).

Ausrißfrakturen des Kronenfortsatzes können als isolierte Verletzung auftreten, sind jedoch in Verbindung mit einer Ellbogenverrenkung nach dorsal zu beobachten. Bei bleibender Instabilität und Tendenz zur Reluxation kann die transossäre Fixation der vorderen Kapsel erwogen werden. Meist erreicht man durch Ruhigstellung im Oberarmrundgips für 3–4 Wochen ein zufriedenstellendes funktionelles Ergebnis.

Die für das Kindesalter typischen Verletzungen des körpernahen Speichenendes sind der Speichenhalsbruch und die eher seltene Epiphysenlösung. Charakteristische Unfallmechanismen sind die entlang der Speichenachse einwirkende Gewalt und die Aufstauchung des Speichenköpfchens auf das Capitulum humeri. Die Schweregrade I–III nach Judet sind in der Regel geschlossen mit der Technik nach Oppolzer [16] relativ gut reponibel. Bei diesem Vorgehen wird das Ellbogengelenk bei gestrecktem und supiniertem Unterarm adduziert, um den Gelenkspalt speichenwärts aufzuklappen, damit das Speichenköpfchen durch Daumendruck unter gleichzeitigem Einwärts- und Auswärtsdrehen des Unterarmes reponiert

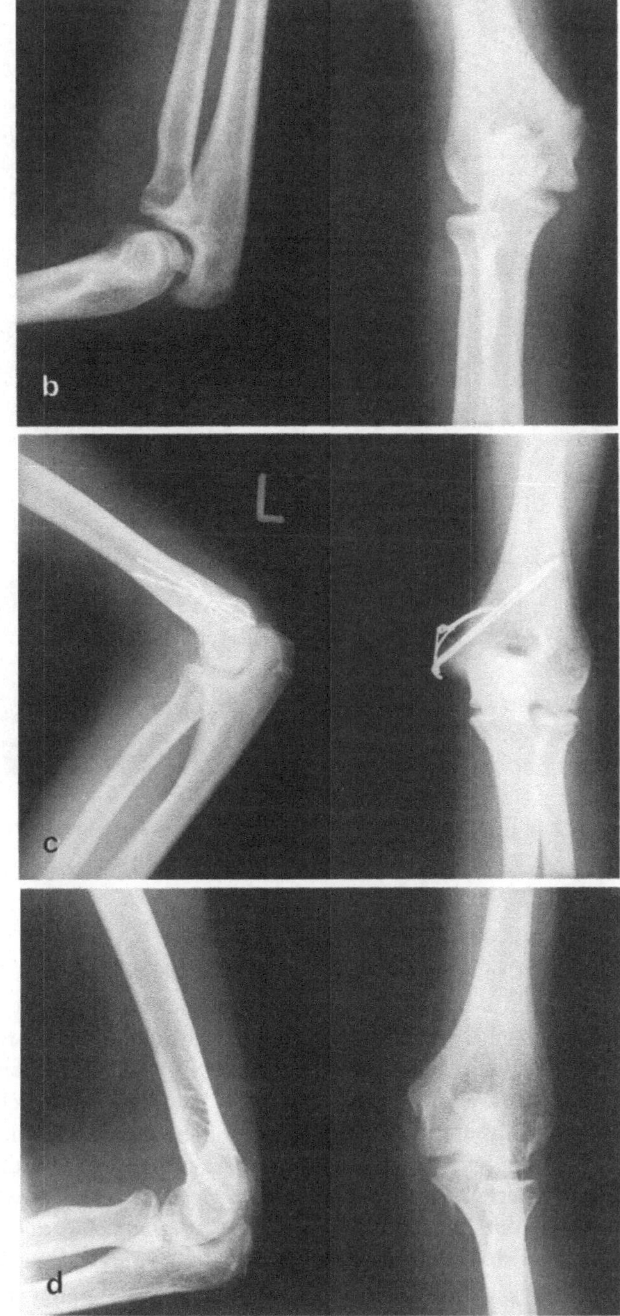

Abb. 5. b Kontrolle nach geschlossener Reposition. Das Fragment liegt im Humeroulnargelenk. **c** Kontrolle nach der sofort vorgenommenen offenen Reposition und Zuggurtungsosteosynthese. **d** Ausheilungsbild

werden kann. Anschließend wird im aufgeschnittenen Unterarmrundgipsverband und Rechtwinkelstellung des Ellbogengelenkes für 3 Wochen ruhiggestellt. Gelingt dies nicht, wird offen reponiert und das Repositionsergebnis durch transarticuläre Kirschner-Drahtfixation

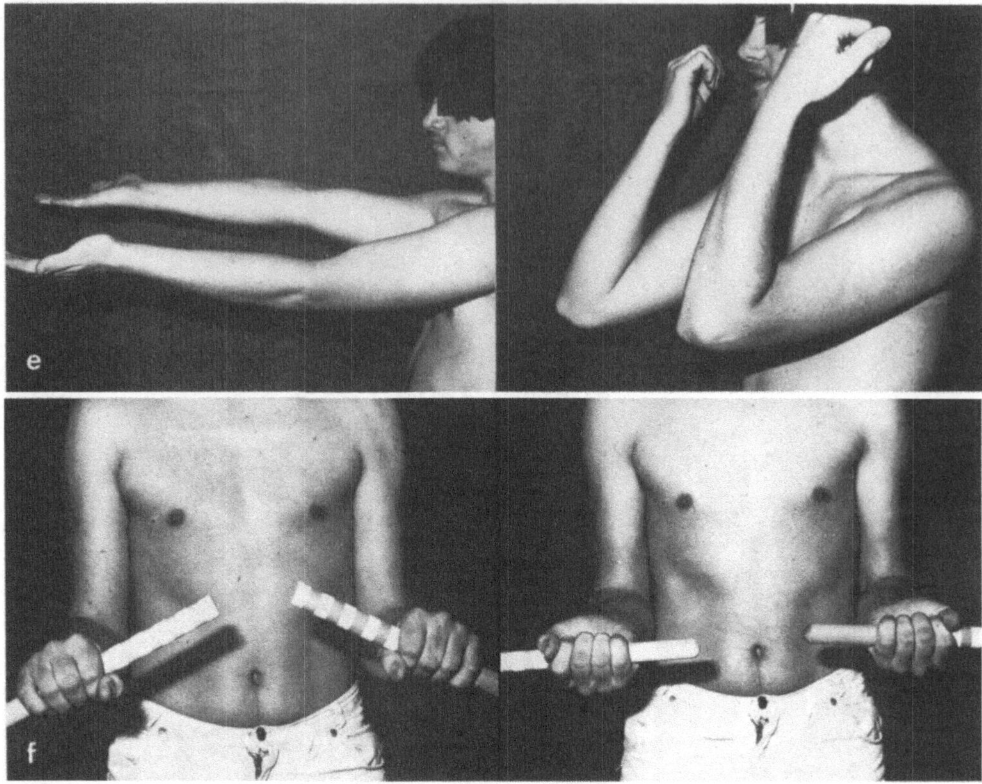

Abb. 5. e Funktionelles Ergebnis Streckung/Beugung. **f** Pronation/Supination

nach Witt in Rechtwinkel- und Außendrehstellung des Unterarmes gesichert. Wichtig ist hierbei die konsequente Ruhigstellung im Gipsverband bis zum Zeitpunkt der Metallentfernung nach 3–4 Wochen, da der intraarticuläre Drahtbruch andernfalls unvermeidlich ist.

Bei der seltenen Meißelfraktur des Speichenköpfchens handelt es sich um eine echte Fraktur der Wachstumsfuge (Aitken III). Falls man sich in diesen Fällen zu einer operativen Stabilisierung entschließt, muß diese außerordentlich schonend durchgeführt werden, da ohnehin bereits durch die Verletzung Wachstumsstörungen drohen. Bei Kindern darf das zertrümmerte Speichenköpfchen im Gegensatz zum Erwachsenen grundsätzlich nicht entfernt werden, da sonst die Abstürzung der Speiche am Capitulum humeri verlorengeht und eine Wachstumsdeformität mit Ausbildung eines Cubitus valgus eintritt.

Monteggia-Verletzungen lassen sich im Kindesalter meist zufriedenstellend geschlossen einrichten. Hierbei muß jedoch darauf geachtet werden, daß die Luxation des Speichenköpfchens nach korrektem Längsausgleich der Elle vollständig beseitigt wird. Wenn dies gelingt, kann mit einer anschließenden Ruhigstellung im gespaltenen Oberarmrundgips für 5 Wochen ein gutes funktionelles Ergebnis erzielt werden. Während der Ruhigstellung im Gipsverband sind regelmäßige Röntgenkontrollen erforderlich, um eine Fragmentverschiebung der Elle oder eine Reluxation des Speichenköpfchens rechtzeitig zu erkennen.

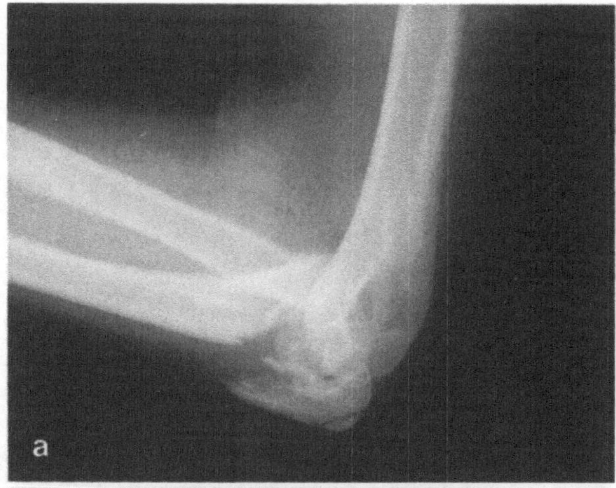
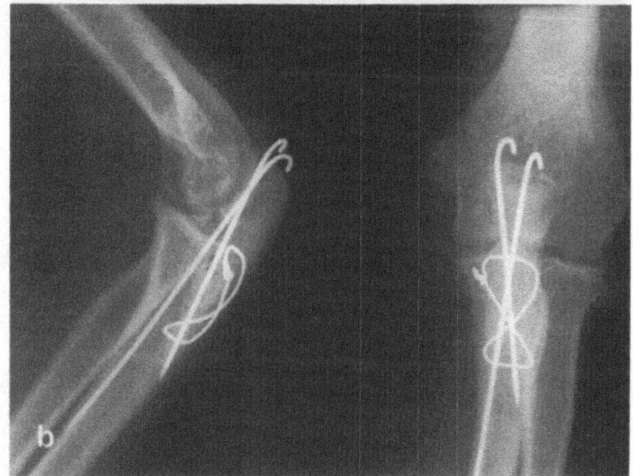

Abb. 6a, b. Olecranonfraktur bei einem 13jährigen Jungen. **a** Unfallbild. **b** Kontrolle nach offener Reposition und Zuggurtungsosteosynthese. Der Zuggurtungsdraht wurde distal der Wachstumsfuge durch einen Bohrkanal geführt

Verrenkungen des Ellbogengelenkes ohne knöcherne Begleitverletzung sind im Kindesalter selten, im Schulalter etwas häufiger zu beobachten. Entstehung, Erkennung und Behandlung folgen den gleichen Regeln wie bei den Erwachsenen.

Die im Kindesalter seltene und wegen der geringen Symptomatik leicht zu übersehende traumatische Verrenkung des Speichenköpfchens ist von der angeborenen Verrenkung zu unterscheiden. Hilfreich sind hierbei Vergleichsaufnahmen der Gegenseite. Die frische traumatische Verrenkung läßt sich in Allgemeinnarkose durch Daumendruck gut geschlossen einrichten. Durch Kontrolle der Umwendbewegung kann die Stabilität des Repositionsergebnisses überprüft werden. Falls Repositionshindernisse vorhanden sind, ist die offene Reposition angezeigt. Nach geschlossener oder offener Einrichtung ist eine Ruhigstellung durch Oberarmrundgips in Rechtwinkelstellung des Ellbogengelenkes und Pronation des Unterarmes für 4 Wochen anzuschließen.

Die perianuläre Teilverrenkung des Speichenköpfchens Pronatio dolorosa (M. Chassaignac, pulled elbow) ist ein bekanntes Verletzungsbild des Kleinkindesalter. Sie entsteht durch plötzlichen Zug am gestreckten pronierten Arm. Plötzlicher Schmerz und ein knackendes

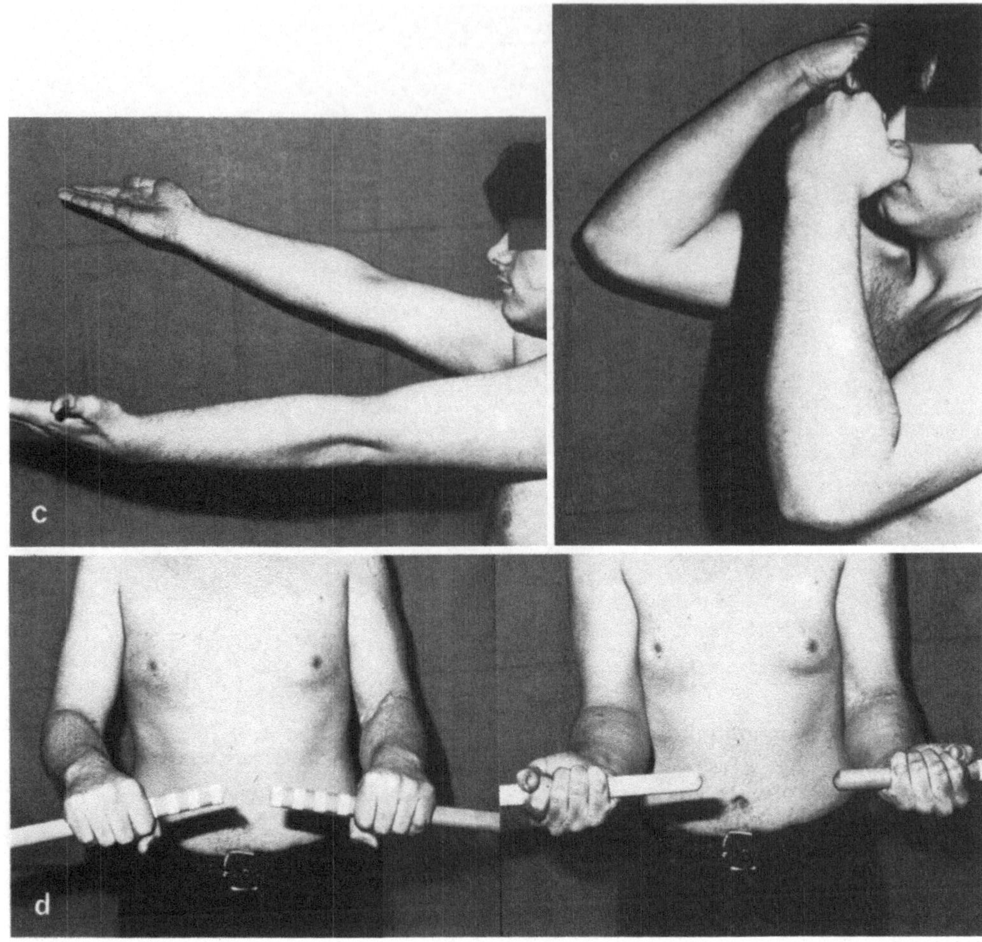

Abb. 6. c Funktionelles Ergebnis 5 Jahre nach dem Unfall Streckung/Beugung. **d** Pronation/Supination

Geräusch im Ellbogengelenk mit nachfolgender federnder Fixation des Ellbogengelenkes in Pronationsstellung des Unterarmes bestätigen die röntgenologisch meist nicht darstellbare Verletzung. Die perianuläre Teilverletzung ist meist einfach zu beseitigen. Falls sich das Speichenköpfchen nicht spontan reponiert, wird die Reposition durch Daumendruck auf das Speichenköpfchen bei gleichzeitiger Beugung des Ellbogengelenkes und Supination des Unterarmes erreicht. Nach erfolgreicher Einrichtung sind Beugung, Streckung und Umwendbewegung sofort wieder unbehindert möglich. Die Ruhigstellung im Oberarmrundgips ist nur im Wiederholungsfall erforderlich.

Literatur

1 Beck E (1966) Brüche des radialen Oberarmcondylus bei Kindern. Arch Orthop Unfallchir 60: 340
2 Chanca P B (1970) Fracture of the medial condyle of the humerus with rotational displacement. J Bone Joint Surg (Am) 52: 1453
3 Cothey D M (1967) Injury to the lower medial epiphysis of the humerus before development of the ossific centre. J Bone Joint Surg (Br) 49: 766
4 Fahey J J, O'Brien E T (1977) Fracture seperation of the medial humeral condyle in a child confused with fractures of the medial epicondyle. J Bone Joint Surg (Am) 53: 1102
5 Flynn J C, Richards F J jr, Salzmann R J (1963) Prevention and treatment of nonunion of slightly fracture of the lateral humeral condyle in children. J Bone Joint Surg (Am) 57
6 Frick H (1972) In: Starck D, Frick H (Hrsg) Repetitorium anatonicum. Thieme, Stuttgart
7 Hahn N F (1853) Fall von einer besonderen Varietät der Frakturen des Ellenbogens. Z Wundärzte u Geburtsh 6: 185
8 Hörster G, Hierhölzer G, Kleining R (1976) Der Repositionsfehler als Ursache des Cubitus varus nach supracondylärem Oberarmbruch im Kindesalter. Unfallchirurgie 2: 6
9 Jakob R, Fowles J V, Rang M, Kassab M T (1975) Observations concerning fractures of the lateral humeral condyle in children. J Bone Joint Surg (Br) 57: 430
10 Jungbluth K H, Dallek M, Mommsen U (1980) Die Bedeutung der Kollagenfasertextur der distalen Humerusepiphyse für die Verlaufsrichtung der Condylenfrakturen. Hefte Unfallheilkd 148: 424
11 Kocher Th (1896) Beiträge zur Kenntnis einiger wichtiger Frakturformen. Carl Sallmann, Basel
12 Laer L v (1979) Die supracondyläre Humerusfraktur im Kindesalter. Arch Orthop Traumat Surg 95: 123
13 Lanz T v, Wachsmuth W (1959) Praktische Anatomie. Arm, 1. Band, 3. Teil. Springer, Berlin Göttingen Heidelberg
14 Lorenz M (1905) Zur Kenntnis der fractura capituli humeri (eminentia capitatae). Dtsch Z Chir 78: 531
15 Milch H (1964) Fractures of the humeral condyles. J Trauma 4: 592
16 Oppolzer R v (1934) Beitrag zur Ellenbogenverletzung des Kindes. Die Epiphysiolye des proximalen Radiusendes, ihre Entstehung und Behandlung. Dtsch Z Chir 243: 427
17 Pauwels F (1965) Gesammelte Abhandlungen zur funktionellen Anatomie des Bewegungsapparates. Springer, Berlin Heidelberg New York
18 Riess J (1961) Brüche des Ellenhakens und Lösungen der Apophyse des Ellenhakens. In: Ehalt W (Hrsg) Verletzungen bei Kindern und Jugendlichen. Enke, Stuttgart
19 Rockwood C A jr, Green D P (1975) Fractures. Lippincott, Philadelphia Toronto
20 Steinthal D (1898) Die isolierte Fraktur der Eminentia capitata im Ellenbogengelenk. Zbl Chir 25: 17
21 Watson-Jones R (1976) Fractures and Joint Injuries. Churchill Livingstone, Edinburgh London New York

Korrekturosteotomien an der kindlichen Oberarmrolle

G. Hörster und G. Hierholzer

Einleitung

Trotz verbesserter diagnostischer und therapeutischer Methoden können im Gegensatz zu anderen, früher häufigen Komplikationen posttraumatische Fehlstellungen nach knöchernen Oberarmrollenverletzungen bei Kindern bis heute nicht sicher vermieden werden [2, 4, 5, 6, 9, 11, 13, 16, 17, 19, 20, 21]. In den letzten Jahrzehnten wurde eine Vielzahl von Behandlungsverfahren angegeben, ohne dieses Problem jedoch zufriedenstellend lösen zu können [4, 6, 7, 9, 11]. Als Ursachen für die Fehlstellung werden im Schrifttum Wachstumsstörungen und mechanische Ursachen diskutiert. In vorliegendem Beitrag soll anhand eigener Untersuchungen zur Entstehung der posttraumatischen Fehlstellung im Bereich der kindlichen Oberarmrolle Stellung genommen werden. Aufgrund der Kenntnis von Entstehung und weiterer Dynamik der zu behandelnden Fehlstellung wird insbesondere unsere Indikationsstellung zur Korrekturosteotomie erläutert. Besonderheiten der präoperativen Diagnostik und Operationstechnik werden beschrieben und anhand der erreichten Nachuntersuchungsergebnisse kommentiert.

Die Entstehung posttraumatischer Fehlstellungen im Bereich der kindlichen Oberarmrolle

a) Wachstumsstörungen. Frakturen im Bereich der Oberarmrolle verlaufen mit Ausnahme der Abrißfraktur des Condylus radialis praktisch ausschließlich außerhalb der Wachstumsfugen. Eine *direkte* Schädigung des nachfolgenden Wachstums ist damit nur in Ausnahmefällen zu erwarten. Falls Wachstumsstörungen überhaupt zur sekundären Fehlstellung beitragen können, müßten sie somit überwiegend durch *indirekte* Schädigung der Wachstumsfuge hervorgerufen sein.

Zur Abklärung der Frage, in welchem Ausmaß Wachstumsstörungen zur Entstehung der posttraumatischen Fehlstellung beitragen, haben wir 71 Kinder klinisch und röntgenologisch nachuntersucht, bei welchen nach Oberarmrollenfraktur anatomische Wiederherstellung der Oberarmrolle (Verschiebung postoperativ um weniger als Corticalisbreite) gelungen war. In diesen Fällen konnte man von einer postoperativ einwandfrei rekonstruierten Armachse sprechen. Die klinische Armachsendifferenz zur gesunden Seite zum Zeitpunkt der Nachuntersuchung ergab somit das Ausmaß der durch Wachstumsstörung aufgetretenen Fehlstellung. Tabelle 1 zeigt, daß zum Nachuntersuchungszeitpunkt nur etwa die Häfte der Kinder eine im Vergleich zur gesunden Seite völlig normale Armachse aufwies. Eine deutliche Tendenz zur Varusabweichung gegenüber der Valgusabweichung war eindeutig, wobei diese jedoch 10° nicht überstieg.

Unsere Ergebnisse stimmen überein mit den von Magerl et al. [19], Schlag et al. [21] und Kutscha-Lissberg et al. [17] gefundenen Zahlen und präzisieren sie teilweise. Sie stehen im Gegensatz zu Baumann [3, 4], Lagrange et al. [18], Aitken et al. [1], Bender [5], und Böhler [8], welche jeweils Wachstumsstörungen als Ursache des posttraumatischen Cubitus varus weitgehend ausschließen. Möglicherweise ist die Diskrepanz zu den oben genannten

Tabelle 1. Darstellung der klinischen Armachsenmessung zum Zeitpunkt der Nachuntersuchung bei Kindern mit anatomischer Wiederherstellung der Oberarmrolle nach Fraktur

	Varus			Seitengleich	Valgus		
	>10	6–10	1–5		1–5	6–10	>10
Epic. uln.				10	2		
Cond. rad.		1	2	8	2	2	
Supracond.	12	12	17		2	1	

Autoren dadurch zu erklären, daß die in unserer Methodik zugrundegelegte Ausgangssituation einer einwandfrei wiederhergestellten Armachse — auch unter Berücksichtigung möglicher Fehleinschätzung des postoperativen Röntgenbildes — im Einzelfall die Ermittlung auch kleinerer Fehlstellungen durch klinische Armachsenmessung zum Zeitpunkt der Nachuntersuchung erlaubt. Als Ursache für die Wachstumsstörung nimmt Jungbluth [15] kontusionelle Schäden der Epiphysenlinie an. Arnold [2] will die Fehlstellung auch durch Veränderung der einwirkenden Muskelkräfte erklären können. Die Analyse der Konturen der Oberarmrolle ließen in unserem Krankengut Hinweise darauf zu, daß eine Wachstumsvermehrung im Bereich der Radialseite der Oberarmrolle verantwortlich zu machen ist. Offensichtlich kommt die allgemeine Wachstumsanregung durch eine Fraktur im Kindesalter an der kindlichen Oberarmrolle im radialen Bereich vermehrt zum Tragen. Auch Magerl et al. [19] sind bei Analyse ihres Krankengutes zu ähnlichen Ergebnissen gekommen. Ebenso wie bei Kutscha-Lissberg [17] zeigte sich auch bei uns diese geringe Varusdeformität teilweise nach primär unverschobenen Frakturen, so daß das Operationstrauma per se wohl keine ursächliche Bedeutung hat.

Konkrete Angaben über den Zeitpunkt der Entstehung dieser relativ geringen Wachstumsstörungen konnten weder von den Kindern noch von den Eltern gemacht werden. Eine optisch sichtbare Änderung der Armachse im Sinne einer Verstärkung der Fehlstellung wurde nicht angegeben, so daß man davon ausgehen kann, daß die Fehlstellung in den allerersten Wochen bzw. Monaten nach dem Trauma entstanden ist. Da die Nachuntersuchung im Mittel 4,5 Jahre nach dem Unfall durchgeführt wurde, war anhand der objektivierbaren Krankenunterlagen bzw. Nachuntersuchungsergebnisse ebenfalls eine Angabe zum Zeitpunkt der Entstehung dieser Fehlstellung nicht möglich.

b) Mechanische Ursachen. Die Anatomie der Oberarmrolle hat für Entstehung und Behandlung von Frakturen und deren Komplikationen entscheidende Bedeutung. Bei sanduhrförmiger Konstruktion bilden radialer und ulnarer Pfeiler eine raummäßig nur begrenzte Abstützungszone, wobei der Kontakt bei Verschiebung der Fragmente gegeneinander relativ leicht verlorengehen kann. Insbesondere der posttraumatische Cubitus varus ist daher immer wieder mit mechanischen Faktoren in Verbindung gebracht worden. Die Analyse von 17 Verläufen bei Kindern mit einer zum Zeitpunkt der Nachuntersuchung deutlichen Varusfehlstellung von über 15° zeigte, daß in allen Fällen primär ein Repositionsbzw. Retentionsfehler vorlag. In keinem Fall war eine auch nur annähernd anatomische Rekonstruktion der Oberarmrolle erreicht worden. Anhand von Modelluntersuchungen und deren Vergleich mit den klinischen Röntgenbildern konnten wir darstellen, daß insbesondere die nicht beseitigte Innendrehfehlstellung des distalen metaphysären Fragmentes zu einem Verlust der Abstützung auf der Ellenseite führt mit resultierender primärer Varusfehlstellung (Abb. 1, 2). In gleicher Weise kann die nicht beseitigte Dorsalverschiebung zur Verkürzung der Rollenkonturen auf der Ellenseite mit der unausweichlichen Folge eines Cubitus varus beitragen (Abb. 3, 4). Ebenso wie Graham [10] fanden wir eine Abhängigkeit der Fehlstellungen von der Schräge der Bruchlinien, wodurch sich die Abstützungsfläche im Bereich der Fraktur weiter verkleinert.

c) Bedeutung für die Klinik. Unsere Untersuchungen haben zusammenfassend ergeben, daß auch bei Nichtbeteiligung der Wachstumsfuge durch den Unfall geringere Wachstumsstörungen bis zu 10° im Varussinne durch Fehlwachstum aufgrund indirekter Beeinflussung des Wachstumsbereiches auftreten können. Alle gröberen Fehlstellungen entstehen mechanisch und liegen damit bereits primär nach der Behandlung fest. Hinweise für die Entwick-

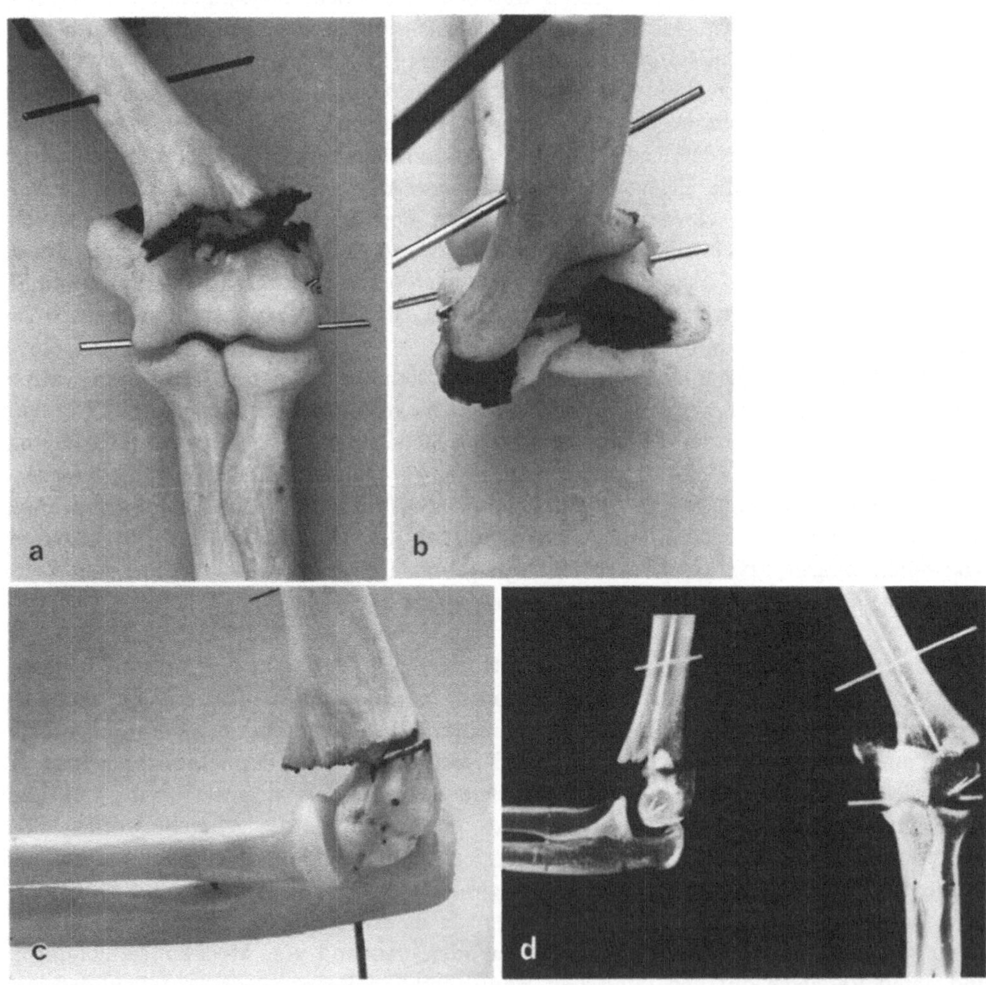

Abb. 1. Modelldarstellung der primären Varusfehlstellung durch Verlust der ellenwärtigen Abstützung bei Innendrehfehler

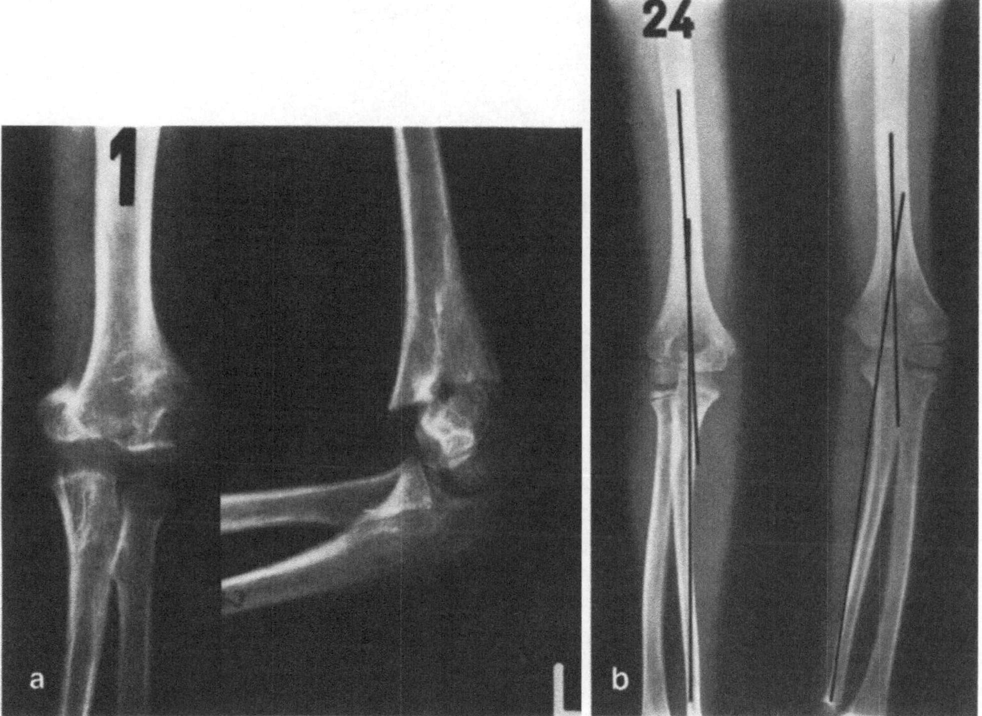

Abb. 2. Entsprechender klinischer Fall zu Abb. 1

lung weiterer gröberer Fehlstellungen oder aber die Korrektur einer einmal bestehenden Fehlstellung im weiteren Verlauf haben wir — ebensowenig wie Baumann [3, 4] — finden können; das Ausmaß der Fehlstellung steht praktisch nach Ablauf der ersten Monate des Krankheitsverlaufes fest und wird erkennbar sobald der Patient in der Lage ist das Ellenbogengelenk voll zu strecken. Wir entnehmen aus diesen Untersuchungen die Berechtigung, die Indikation zur Korrekturosteotomie frühzeitig zu stellen, da das Risiko eines sekundären gröberen Fehlwachstums offensichtlich klein zu sein scheint. Des weiteren folgern wir die Berechtigung — auch weiterhin — durch offene Reposition für anatomische Rekonstruktion der Oberarmrollenfrakturen zu sorgen, um die sekundären Fehlstellungen auf ein Minimum der nicht beeinflußbaren Wachstumsstörungen zu beschränken.

Indikation zur Korrekturosteotomie

a) Festlegung der Korrekturbedürftigkeit. In der Literatur wird eine Korrekturbedürftigkeit der posttraumatischen Varusfehlstellung bei einem Ausmaß von mehr als 20° festgestellt. Aus unserer Sicht sollte sich die Richtlinie für die Korrektur nicht ausschließlich an Winkelgraden sondern insbesondere an klinisch funktionellen und kosmetischen Einzelbefunden orientieren. So kann eine Varusfehlstellung von 10° bis 15° insbesondere bei Mädchen funktionell unbedeutend aber kosmetisch außerordentlich störend sein, insbe-

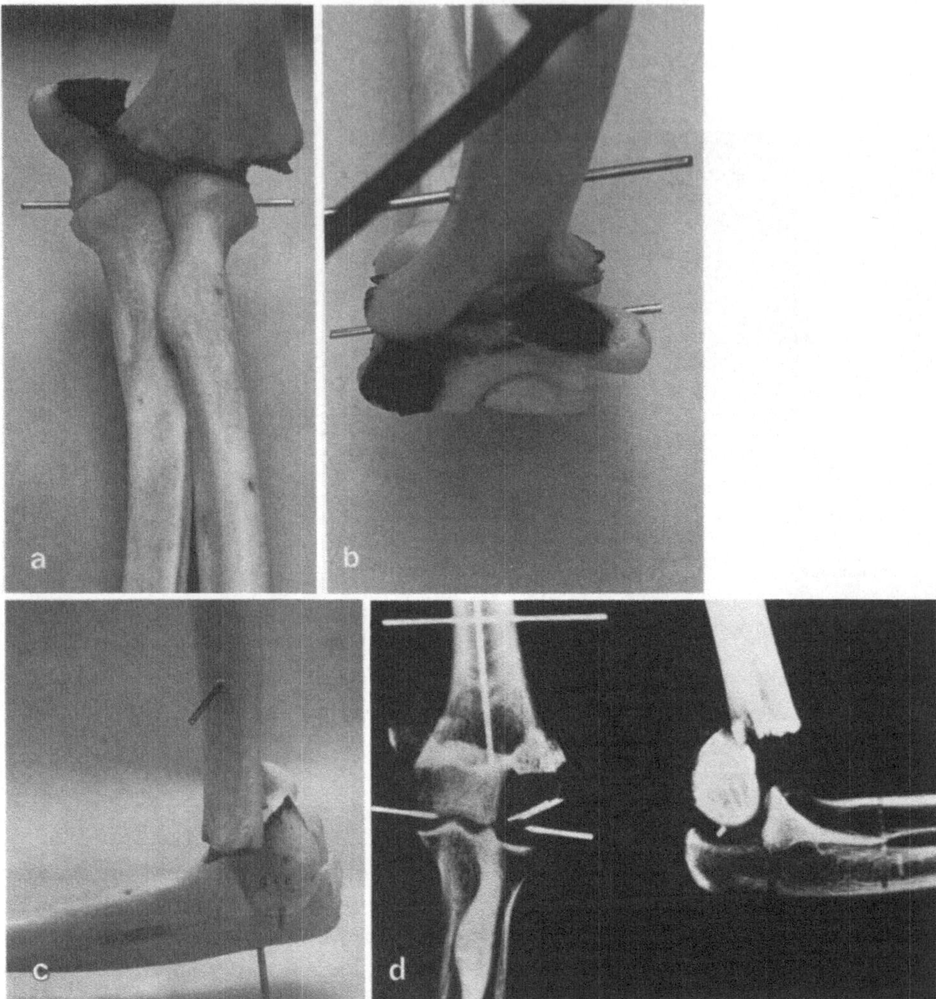

Abb. 3a–d. Modelldarstellung der primären Varusfehlstellung durch Verlust der ellenwärtigen Abstützung bei nicht beseitigter Dorsalverschiebung

sondere wenn die Neutrallinie der Armachse überschritten wird. Psychische Faktoren spielen hier in der Indikationsstellung zur Korrektur durchaus eine wesentliche Rolle. Für
Jungen wird eher die funktionelle Beeinträchtigung beim Sport und im Alltagsleben als
Grund für die Indikationsstellung zu sehen sein. Wir sind der Meinung, daß man sich in
jedem Fall am individuellen Einzelbefund nach Rücksprache mit Patient und Eltern ent-
scheiden sollte, wobei das Ausmaß von 20° in der Frontalebene lediglich einen Anhaltspunkt bedeuten sollte. Die Indikation zur Korrektur in der Seitenrichtung wird nach
Funktionsverlust des Ellenbogengelenkes gestellt. Überwiegend kommt mangelnde Beugefähigkeit bei röntgenologisch häufig verminderter Rekurvation des distalen Humerusendes
in Frage. Als Anhaltspunkt für das Ausmaß eines zu korrigierenden Beugeverlustes gilt
ein Ausmaß ebenfalls von 20° wobei jedoch auch hier die im Einzelfall funktionelle Beein-

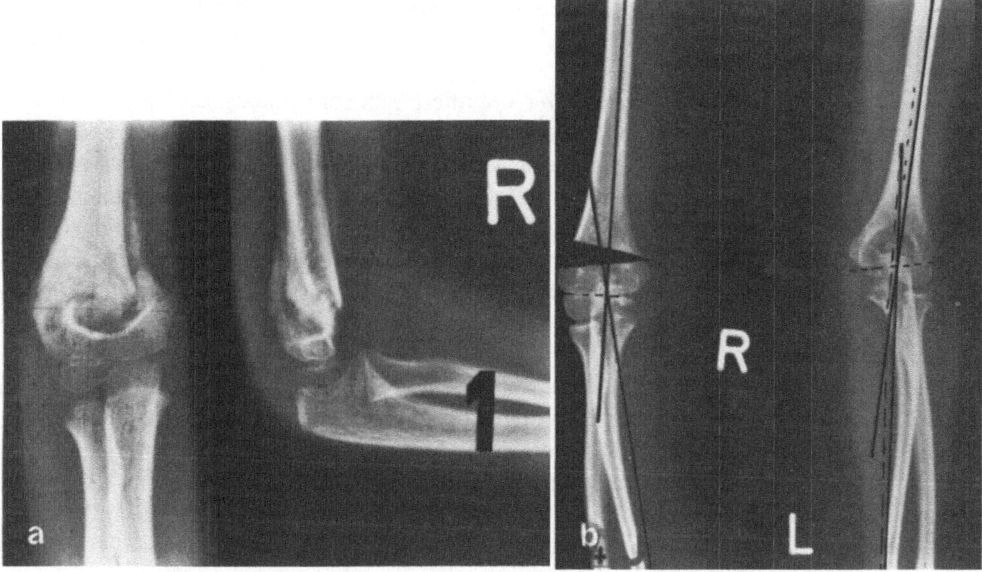

Abb. 4a, b. Entsprechender klinischer Fall zu Abb. 3

trächtigung entscheidend ist. Bei eingeschränkter Beugefähigkeit ohne gleichzeitige Überstreckbarkeit des Ellenbogengelenkes nehmen wir eine durch die Korrektur zu erwartende Einschränkung der Streckfähigkeit in Kauf, um die Gebrauchsfähigkeit des Armes durch erhöhte Beugefähigkeit im Ellenbogengelenk zu bessern.

b) Festlegung des Korrekturzeitpunktes. Wir haben versucht unsere Meinung zu begründen, die vom Ausmaß der Fehlstellung her erforderlichen Korrekturoperationen sobald als möglich durchzuführen. Das Risiko einer erneuten — nunmehr operations- oder wachstumsbedingten Fehlstellung — erscheint uns nur gering gegenüber der häufig psychischen Beeinträchtigung der Kinder, welche noch Jahre auf die notwendige Korrektur warten müssen. Ein weiteres Argument ist darin zu sehen, daß zum Ende des Wachstumsalters — also am praktisch erwachsenen Skelet — die Korrektur nur mit dem größeren Aufwand einer stabilen Osteosynthese durchführbar ist.

Präoperative Diagnostik

Die korrekturbedürftigen Fehlstellungen im Bereich der kindlichen Oberarmrolle sind mechanischen Ursprungs. Überwiegend handelt es sich um komplexe Fehlstellungen, wobei Drehfehler und gleichzeitige Achsenfehler in Frontal- und Sagittalebene vorliegen.

Das Röntgenbild zum Zeitpunkt der anstehenden Korrektur läßt aufgrund der erheblichen Umbauvorgänge im Bereich der Oberarmrolle die Einzelkomponenten der bestehenden Fehlstellung nicht mehr erkennen. Eine *Fehlrotation* ist klinisch lediglich an der eingeschränkten Drehbeweglichkeit im Schultergelenk zu diagnostizieren. Wir haben bei unseren Patienten bisher eine korrekturbedürftige Einschränkung der Drehbeweglichkeit im Schultergelenk nicht festgestellt, so daß eine genaue präoperative Messung der Fehlrotation zur Erstellung einer speziellen Operationstaktik im Sinne einer Rotationskorrektur nicht von Bedeutung ist.

Die Diagnostik in der *Sagittalrichtung* orientiert sich röntgenologisch am Ausmaß des Epi-Diaphysenwinkels im seitlichen Röntgenbild, wodurch die physiologische Rekurvation des körperfernen Oberarmendes gemessen wird. Da die Größe des Epi-Diaphysenwinkels im Vergleich zur gesunden Seite nicht in jedem Fall in Relation zum klinischen Ausmaß der Einschränkung der Bewegungsfähigkeit des Ellenbogengelenkes steht, richten wir uns in der präoperativen Diagnostik ausschließlich nach dem klinischen Ausmaß der Bewegungseinschränkung. Der zu errechnende Korrekturwinkel wird entsprechend der klinisch festgestellten Beeinträchtigung der Beugefähigkeit festgelegt und intraoperativ auf seine Genauigkeit überprüft.

Für die überwiegend zur Diskussion stehende Varusfehlstellung ist die Ausmessung in der *Frontalebene* zur Feststellung des notwendigen Korrekturwinkels entscheidend. In der Literatur werden überwiegend röntgenologische Messungen nach der von Baumann [3, 4] angegebenen Methode zur Kontrolle der erreichten Achsenstellung angegeben [17, 21]. In gleicher Weise wird röntgenologisch der Cubitalwinkel als Schnittwinkel zwischen Oberarm- und Unterarmachse zur Messung verwandt. Wir haben an unserem Krankengut feststellen müssen, daß eine röntgenologische Messung des Korrekturwinkels keine ausreichende Genauigkeit ergibt, wobei Fehlmessungen von bis zu 10° nicht zu vermeiden sind. Die Ursache ist darin zu sehen, daß das vorliegende Röntgenbild nicht immer auf eine exakte Aufnahmetechnik schließen läßt. Wir sind daher dazu übergegangen den Korrekturwinkel anhand des klinisch mit Winkelmesser feststellbaren Differenzwinkels zur gesunden Seite festzuhalten. Es lassen sich mit dieser Meßmethode auch Differenzen von weniger Grad relativ sicher ausmessen. Liegt präoperativ eine Streckbehinderung des Ellenbogengelenkes vor, welche eine korrekte klinische Messung verhindert, muß das genaue Ausmaß der Korrektur intraoperativ festgestellt werden.

Operationstechnik

Zur Operation wird der Patient auf dem Rücken gelagert, wobei der gesunde Arm zur intraoperativen Vergleichskontrolle mit abgedeckt wird. Die Bauchlagerung mit s-förmiger dorsaler Incision haben wir verlassen, da eine klinische intraoperative Vergleichskontrolle der Armachse erschwert wird. Zur Freilegung des distalen Humerus wählen wir bei der Varusfehlstellung den radialen längsverlaufenden Hautschnitt und gehen an der Begrenzung der Tricepssehne auf den distalen Humerus ein. Bei Korrektur einer Valgusfehlstellung wird der Zugang von ulnar gewählt, um von hier aus den erforderlichen Knochenkeil entnehmen und die Stabilisierung durchführen zu können. Nach Anlegen einer Längskerbe zur Rotationssicherung wird die Osteotomie direkt oberhalb der Epicondylen vorgenommen. Die proximale Resektionslinie sollte schräg gewählt werden, um nach der Korrektur etwa gleich große Osteotomieflächen vorliegen zu haben. Die Gegencorticalis wird möglichst nicht durchsägt, um eine Repositionshilfe zu haben und den Nervus ulnaris sicher schonen zu können. Nach Entnahme des Knochenkeiles und Reposition wird die erreichte Stellung klinisch überprüft. Läßt sich die Reposition von radial allein nicht einwandfrei durchführen, wird eine ergänzende Incision von ulnar angelegt. Die Osteotomie wird mit gekreuzten Spickdrähten fixiert; zur Vermeidung von Rotationsinstabilitäten können im Einzelfall von radial her zwei parallele Spickdrähte zusätzlich zum ulnaren Spickdraht eingebracht werden (Abb. 5). Bei älteren Kindern sind wir dazu übergegangen die Osteotomie mittels Kleinfragment-DCP oder hakenförmig zugerichteter Drittelrohrplatte zu fixieren, um eine größere Stabilität zu erreichen (Abb. 6). Prinzipiell ist die Art der Stabilisierung nicht von entscheidender Bedeutung, da postoperativ problemlos eine Gipsfixation bis zur Osteotomieheilung möglich ist. Durch das Metall muß lediglich eine einwandfreie Adaptation der Bruchflächen ohne Verlust des Repositionsergebnisses gewährleistet sein.

Das Metall wird nach Heilung der Osteotomie so früh wie möglich entfernt, um anschließend mit aktiver Übungstätigkeit zu beginnen; unterstützende krankengymnastische Tätigkeit ist nur im Einzelfall erforderlich.

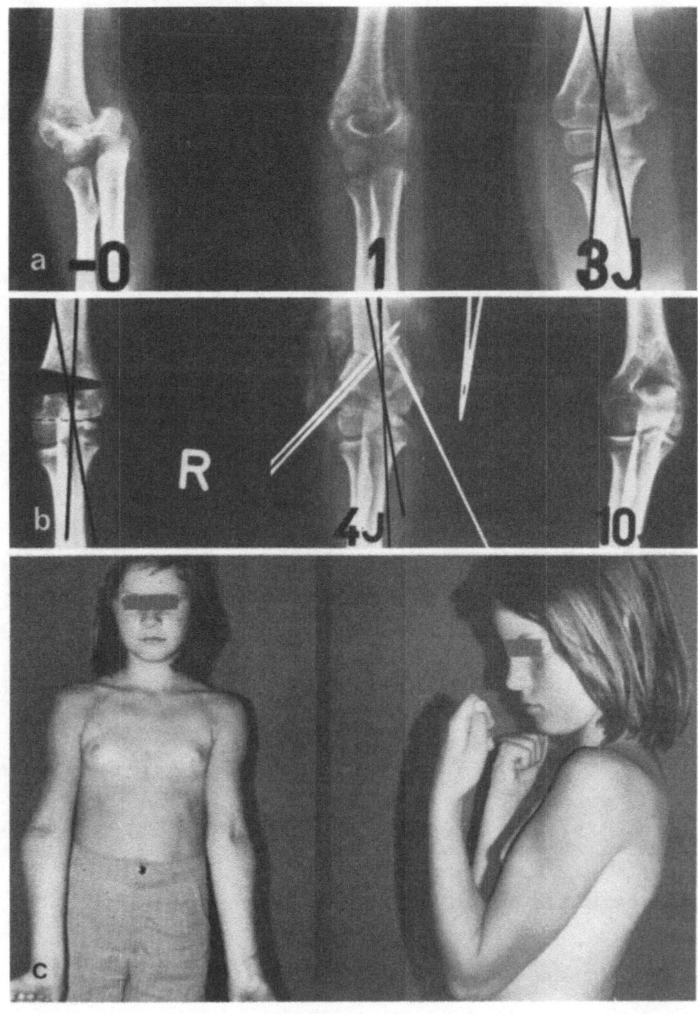

Abb. 5a—c. Korrekturosteotomie bei Fixation mit Spickdrähten

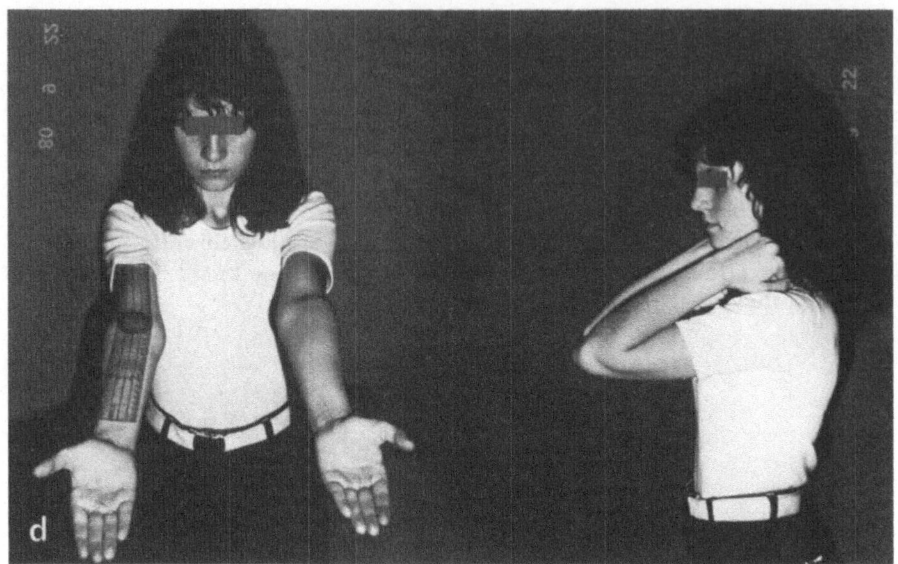

Abb. 5d

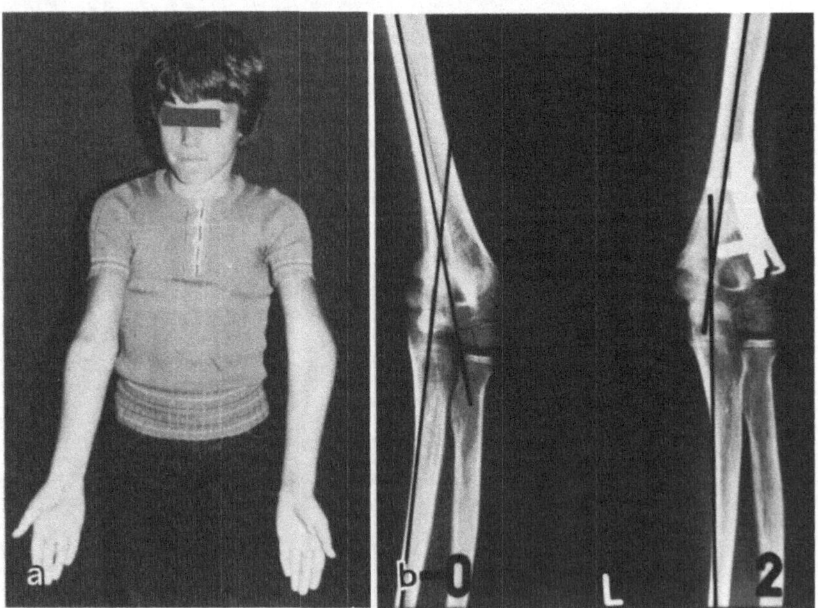

Abb. 6a, b. Korrekturosteotomie bei Fixation mit Platte

Ergebnisse und Diskussion

Zwischen November 1972 und Oktober 1980 wurden in unserer Klinik 29 supracondyläre Humerusosteotomien aufgrund von Fehlstellungen nach Frakturen im Wachstumsalter durchgeführt. 25 Patienten wurden nachuntersucht. Die Korrektur erfolgte im Schnitt 2 Jahre nach durchgemachtem Unfallgeschehen, die Nachuntersuchung 4 Jahre nach durchgeführter Korrektur. Hieraus ergibt sich der Hinweis, daß wir die Korrektur möglichst frühzeitig durchführen, da wir die funktionelle und kosmetische Beeinträchtigung der Kinder höher einschätzen als das Risiko eines eventuellen späteren Fehlwachstums. Wir befinden uns hier in Übereinstimmung mit Jonasch [14] und Baumann [3, 4]; Keyl [16] gibt an, mit den Korrekturen möglichst bis zum Wachstumsende zu warten. Die Korrekturoperationen wurden in allen Fällen nach supraondylären bzw. transcondylären Frakturen ohne Gelenkbeteiligung durchgeführt. Die Vorbehandlung war 19mal konservativ, 6mal operativ. Ein Cubitus varus — teilweise in Kombination mit einer Antekurvationsfehlstellung — war in 22 Fällen zu korrigieren; ein deutlicher Hinweis auf die Bedeutung der Varusfehlstellung nach kindlichen Oberarmrollenbrüchen gegenüber den übrigen möglichen Fehlstellungen.

Die Fixation der Osteotomie wurde 16mal mit Bohrdrähten und 10mal mit Platte durchgeführt. Die Plattenosteosynthese wurde dabei überwiegend bei älteren Kindern mit bereits geschlossenen Wachstumsfugen verwandt, um größere Stabilität zu gewährleisten. Eine sekundäre Dislokation nach Bohrdrahtosteosynthese mußten wir einmal feststellen; der erreichte Korrekturwinkel verschob sich dabei wiederum um ca. 10° zur Varusfehlstellung.

Bei der klinischen Nachuntersuchung war eine wesentliche Muskelminderung der betroffenen Seite gegenüber der gesunden Seite nicht festzustellen, was auf eine weitgehend normale Gebrauchsfähigkeit des Armes hinwies. In knapp der Hälfte der Fälle lag zum Nachuntersuchungszeitpunkt eine — überwiegend geringe — Bewegungsbehinderung des Ellenbogengelenkes vor, wobei jedoch zum Zeitpunkt der Osteotomie bestehende Bewegungseinschränkungen Berücksichtigung zu finden haben. Tabelle 2 zeigt die präoperative und postoperative klinische Cubitalwinkeldifferenz im Vergleich zur gesunden Seite. Es zeigt sich, daß bis auf 2 Fälle nur Achsenfehler von mehr als 20° korrigiert wurden. In 19 von 24 Fällen war eine einwandfreie bis gute Wiederherstellung der Achse mit einer Differenz von höchstens 5° möglich geworden. Bei 4 Kindern bestand zum Nachuntersuchungszeitpunkt eine — auch klinisch auffällige — weiterbestehende Fehlstellung von bis zu 10°, in einem Fall eine Fehlstellung von über 10°, wobei hier die bereits erwähnte nicht einwandfreie Bohrdrahtfixation als Ursache anzusehen war.

Anhand unserer Nachuntersuchungskriterien ließ sich nicht feststellen, ob die noch festzustellenden geringeren Fehlstellungen operationstechnisch bedingt oder einem bereits erneuten geringeren Fehlwachstum zuzuordnen waren, da eine einwandfreie röntgenologische Meßmethode vom Zeitpunkt direkt nach der Korrekturosteotomie fehlte. Die klinischen und röntgenologischen Hinweise sprachen jedoch für eine nicht bis auf Einzelgrade genau durchgeführte Korrekturosteotomie und nicht für ein erneutes postoperatives Fehlwachstum. Die im Mittel mehr als 4 Jahre nach durchgeführter Korrekturoperation erhobenen Nachuntersuchungsbefunde lassen in jedem Fall das Auftreten eines Fehlwachstums von über 10° sicher ausschließen, was unsere unter Absatz II skizzierten Untersuchungsergebnisse zur Entstehung und Dynamik der posttraumatischen Fehlstellung an der kindlichen Oberarmrolle eindeutig unterstützt. Eine Zweitkorrektur zum Abschluß des Wachstums haben wir bisher nicht vornehmen müssen.

Tabelle 2. Cubitalwinkeldifferenz zur Vergleichseite vor und nach durchgeführter Korrekturosteotomie

Präoperativ	(25 Patienten)	Postoperativ	(25 Patienten)
	n	$\sphericalangle^{\circ}$	n
10	2	≤ 5	20
15	1	≤ 10	4
20	10	> 10	1
25	4		
30	6		
30	2		

Zusammenfassung

Posttraumatische Fehlstellungen nach knöchernen Oberarmrollenverletzungen bei Kindern können bis heute nicht sicher vermieden werden. Wir haben anhand eigener Untersuchungen feststellen können, daß Wachstumsstörungen durch *indirekte* Störung der Wachstumsfuge im Bereich der radialen Oberarmrolle bis zu einem Ausmaß von 10° verursacht werden können. Alle gröberen Fehlstellungen sind mechanischen Ursprungs und durch ungenügende Reposition bzw. Retention verursacht. Sie entstehen durch fehlende Abstützung der Fragmente auf der Ellenseite und bedingen eine primäre Verkürzung der ulnaren Knochenkonturen mit Varusfehlstellung. Die Fehlstellungen liegen in ihrem Ausmaß primär weitgehend fest und zeigen keine wesentliche Tendenz zur Verstärkung bzw. zur Spontankorrektur. Wir leiten daraus die Berechtigung ab, aus funktionellen oder kosmetischen Gründen erforderliche Korrekturen nicht erst zum Wachstumsende vorzunehmen. Unsere Behandlungsergebnisse nach Korrekturosteotomien zeigen, daß sekundäres Fehlwachstum nach durchgeführter Korrektur − wenn überhaupt − nur in geringeren Ausmaßen auftreten kann. Zweitkorrekturen zum Wachstumsende waren nicht erforderlich.

Wir sehen durch die klinischen und experimentellen Ergebnisse unsere Bemühungen um anatomische Wiederherstellung der Oberarmrollenkonturen bestätigt; nur dadurch kann das Ausmaß einer indirekten Schädigung durch Wachstumsstörungen begrenzt werden.

Literatur

1 Aitken A P, Smith L, Blanchett C W (1943) Supracondylar fractures in children. Am J Surg 59: 161

2 Arnold J A, Nasca R J, Nelson C L (1977) Supracondylar fractures of the humerus. Bone Joint Surg 59 A: 589

3 Baumann E (1960) Zur Behandlung der Brüche am distalen Humerusende beim Kind. Chir Praxis 4: 317

4 Baumann E (1965) Spezielle Frakturen und Luxationslehre, Bd II/1: Ellbogen. Thieme, Stuttgart

5 Bender J (1979) Cubitus varus after supracondylar fracture of the humerus in children: Can this deformity be prevented? Reconstr Surg Traumatol 17: 100

6 Blount W P (1957) Knochenbrüche bei Kindern. Thieme, Stuttgart

7 Böhler J (1959) Gedeckte Bohrdrahtosteosynthese kindlicher supracondylärer Oberarmbrüche. Chir Praxis 3: 397

8 Böhler L (1977) Die Technik der Knochenbruchbehandlung, 12.–13. Auflage, Bd I. Maudrich, Wien München Bern

9 Charnley J (1968) Die konservative Therapie der Extremitätenfrakturen. Springer, Berlin Heidelberg New York

10 Graham H A (1967) Supracondylar fractures of the elbow in children. Chir Orthop 54: 85

11 Hörster G, Hierholzer G, Kleining R (1976) Der Repositionsfehler als Ursache des Cubitus varus nach supracondylärem Oberarmbruch im Kindesalter. Unfallchir 2: 6

12 Hofmann V (1968) Zur Behandlung der supracondylären Humerusfrakturen im Kindesalter. Zentralbl Chir 48: 1678

13 Jahna H (1959) Erfahrungen mit einer ungefährlichen konservativen Behandlungsmethode bei 73 stark verschobenen kindlichen Oberarmbrüchen. Arch Orthop Unfallchir 50: 537

14 Jonasch E (1957) V-Osteotomie bei Cubitus varus nach supracondylären Oberarmbrüchen bei Kindern. Arch Orthop Unfallchir 48: 659

15 Jungbluth K H (1976) Osteosynthesen am kindlichen Ellenbogengelenk. Z Kinderchir 19: 66

16 Keyl W (1973) Ellenbogenfrakturen im Kindesalter. Unfallheilkd 76: 261

17 Kutscha-Lissberg E, Rauhs R (1974) Frische Ellenbogenverletzungen im Wachstumsalter. Hefte Unfallheilkd 118. Springer, Berlin Heidelberg New York

18 Lagrange J, Rigault P (1962) Fractures supracondyliennes. Rev Chir Orthop 48: 337

19 Magerl F, Zimmermann H (1978) Supracondyläre Humerusfrakturen. In: Weber B G (Hrsg) Die Frakturenbehandlung bei Kindern und Jugendlichen. Springer, Berlin Heidelberg New York

20 Mann T S (1963) Prognosis in supracondylar fractures. J Bone Joint Surg 45-B: 516

21 Schlag G, Hable E (1971) Die gedeckte Bohrdrahtosteosynthese des stark verschobenen kindlichen supracondylären Oberarmbruches. Unfallheilkd 74: 97

22 Vierstein K (1957) Die Behandlung schlecht verheilter supracondylärer Frakturen im Kindesalter. Z Orthop 88: 362

23 Witt A-N (1955) Zur operativen Behandlung der supracondylären Fraktur im Kindesalter. Chirurg 11: 488

**Diskussionsbemerkungen und Empfehlungen aller Teilnehmer
Leitung: O. Russe**

Zusammengefaßt und redigiert von A. Rüter und C. Burri

Frische Verletzungen

Vergleichsaufnahmen mit der unverletzten Gegenseite sind bei allen kindlichen Ellbogenverletzungen Grundlage der Diagnostik. Sie dienen auch der Bestimmung posttraumatischer
Fehlwinkel.

Es ist weiterhin umstritten, ob es im Wachstumsalter eine reine quere Lösung der distalen
Humerusepiphyse gibt. Alle hierzu gezeigten Röntgenbilder lassen auch die Interpretation
einer epiphysennahen Querfraktur zu.

Dagegen ist diese Verletzung mehrfach als Geburtstrauma beschrieben.

Ebenso bestehen keine Zweifel an einer reinen Epiphysiolyse des Condylus radialis bei
Abrißfrakturen.

Auf die typische supracondyläre Humerusfraktur des Kindesalters wird im Rahmen der
Vorträge sowie der Diskussion nicht näher eingegangen, da es sich um keine Gelenkverletzung im engeren Sinn handelt.

Im Hinblick auf die Probleme posttraumatischer Fehlstellungen wird jedoch von allen
Teilnehmern übereinstimmend gefordert, diese Verletzungen exakt einzurichten. Als Leit-
linie der Reposition gilt einerseits die Stellung der radialen Epiphysenfuge gegenüber der
Humeruslängsachse. Der von diesen beiden Linien gebildete Winkel liegt physiologischerweise zwischen $70°$ und $75°$. Besonderes Augenmerk ist andererseits auf den sogenannten
„ventralen Sporn" des proximalen Fragmentes zu richten. Falls sich dieser auf Kontroll-
aufnahmen nach Reposition weiterhin findet, beweist er immer einen Rotationsfehler des
distalen Fragmentes. Da diese Fehlstellung zumindest in der überwiegenden Anzahl der
Fälle die Ursache eines posttraumatischen Cubitus valgus ist, muß dieses Zeichen gesucht
und sein Nachweis zum Anlaß einer notfalls offenen Nachreposition genommen werden.

Aufgrund der Biomechanik des Ellbogens werden Condylenfrakturen radial wesentlich
häufiger beobachtet als ulnar. Falls diese mehr als 2 mm verschoben sind muß davon ausgegangen werden, daß keine chondralen Brücken mehr bestehen. Durch den Zug der ansetzenden Muskulatur können diese sogenannten „kompletten Brüche" konservativ nicht
retiniert werden. Sie stellen somit eine Operationsindikation dar.

Ausrisse der Epicondylen werden häufig in Verbindung mit Ellbogenluxationen beobachtet. Gelegentlich ist das kleine Fragment in das Gelenk eingeschlagen.

Falls sich die Epicondylen geschlossen ausreichend reponieren lassen, genügt eine konservative Behandlung durch Ruhigstellung im Oberarmgipsverband für 3–4 Wochen.

Auch eingeschlagene Epicondylen stellen keine primäre Operationsindikation dar, da
sie sich bei Reposition des Gelenkes häufig ausschlagen und ausreichend reponieren lassen.

Sowohl bei Abrissen des Condylus wie des Epicondylus können Sekundärverschiebungen im Gipsverband durch die entspringende Muskulatur nicht ausgeschlossen werden. Daher sind kurzfristige Röntgenkontrollen, etwa in den Intervallen 3., 7., 12. Tag, notwendig.

Bei den seltenen Brüchen des medialen Condylus kann aufgrund des relativ kleinen Knochenkernes röntgenologisch nicht beurteilt werden, inwieweit der knorpelige Anteil der Trochlea mitverletzt und verschoben ist. Bei stärker verschobenen Brüchen ist daher die Indikation zur operativen Revision und Fixation großzügig zu stellen. Sie wird von einigen Diskussionsteilnehmern als Routine empfohlen.

Auch die relativ seltenen Olecranonfrakturen im Kindesalter stellen eine Operationsindikation dar, da es sich um Abrißfrakturen handelt, die konservativ nicht retiniert werden können. Die Osteosynthesetechnik entspricht der beim Erwachsenen anzuwendenden Zuggurtung. Um eine Kompression der Wachstumsfuge an der Olecranonspitze zu vermeiden, soll der Zuggurtungsdraht frühzeitig, d.h. nach 4–6 Wochen entfernt oder distal der Fuge durch einen zweiten Knochenkanal geführt werden.

Die typische proximale Radiusfraktur des Kindesalters ist die Radiushalsfraktur mit verschieden starker Verschiebung. Mehrfragment- und Trümmerfrakturen des Radiusköpfchen sind in diesem Lebensalter äußerst selten.

Zwar treten auch bei Kindern nach erheblichen Verschiebungen Kopfnekrosen auf. Die Rekonstruktion von Mehrfragmentbrüchen macht bekannterweise erhebliche Schwierigkeiten. Dennoch sind Radiusköpfchenresektionen im Kindesalter prinzipiell verboten, da in ihrer Folge schwere Achsenfehler des Unterarmes auftreten. Vielmehr sind auch erheblich verschobene Brüche unter Erhalt des Radiusköpfchens zu reponieren. Die Fragmente heilen immer an. Die Nekroserate ist abhängig vom Ausmaß der primären Verschiebung. Die Eltern müssen entsprechend unterrichtet werden und diese Aufklärung schriftlich bestätigen.

Bei allen Radiushalsfrakturen sollte der Versuch einer konservativen Reposition unternommen werden. Das Ergebnis dieses Bemühens muß sowohl in Pro- wie in Supination röntgenologisch kontrolliert werden.

Eine Indikation zur offenen Reposition ist nur gegeben, wenn das geschlossene Manöver mißlingt. Nach offener Reposition sollten die Frakturen durch Spickung stabilisiert werden. Hierzu werden 2 Kirschner-Drähte von distal eingebracht. Ihre Enden sind umzubiegen. Die früher übliche transartikuläre Spickung führt auch bei zusätzlicher äußerer Ruhigstellung des Ellbogens sehr häufig zu Drahtbrüchen und ist daher als überholt anzusehen. Sowohl nach konservativer wie operativer Therapie dieser Brüche wird das Ellbogengelenk für 3–4 Wochen durch Oberarmgipsschiene ruhiggestellt. Die Extraktion der Kirschner-Drähte erfolgt nach dieser Frist, vor Freigabe des Armes.

Neben der bekannten schmerzhaften Subluxation des Radiusköpfchens in Pronationsstellung (Morbus Chassaignac) gibt es, wenn auch wesentlich seltener, eine Subluxation in Supinationsstellung.

Beide Verletzungen sind durch das jeweils gegenläufige Rotationsmanöver bei gleichzeitiger Beugung des Ellbogens und Druck auf das Radiusköpfchen konservativ zu behandeln.

Korrektureingriffe

Da der Rotationsfehler ein wichtiges, wahrscheinlich, das wichtigste Moment des posttraumatischen Cubitus varus darstellt, sollte konsequenterweise dieser Rotationsfehler bei

Korrektureingriffen ausgeglichen werden. Dies stößt in praxi jedoch auf Schwierigkeiten, da exakte Verfahren zur Bestimmung des Drehfehlers nicht bekannt sind. Inwieweit eine Bestimmung der Fehlwinkel mit der in letzter Zeit veröffentlichten Methode, ähnlich der Dunn-Rippsteinschen Bestimmung am Schenkelhals, exakter möglich sein wird, ist im Teilnehmerkreis noch nicht bekannt.

Die Indikation zu Korrektureingriffen im Wachstumsalter muß sich vor allem an der subjektiven Behinderung des Kindes orientieren. Keinesfalls darf das Röntgenbild zum alleinigen Gradmesser der Anzeigestellung werden.

Nur bei erheblichen Fehlstellungen ist der Eingriff prophylaktisch zur Verhinderung eines Schlottergelenkes notwendig.

Der Zeitpunkt zur Korrektur muß sich wesentlich nach der Frage richten, ob die Fehlstellung durch eine einmal eingetretene und damit abgeschlossene Fragmentverschiebung oder einen Epiphysenschaden bedingt ist. Diese Frage der sogenannten „Fehlstellungsdynamik" kann einerseits anhand der Unfallbilder, zuverlässiger jedoch durch Verlaufskontrollen der Fehlstellung über zumindest 1 Jahr beurteilt werden.

Falls bei bestehender Epiphysenschädigung eine Korrektur angezeigt ist, müssen die Eltern darüber aufgeklärt werden, daß — je nach Alter des Kindes — unter Umständen eine Zweitkorrektur nach Wachstumsabschluß notwendig werden kann.

Bei Korrektureingriffen nach fehlverheilten Radiusköpfchenfrakturen mit Bewegungsbehinderung ist die Membrana interossea bis weit nach distal zu spalten.

Zur Rezidivprophylaxe sind Ummantelungen der Ulna mit Cutis, Dura und in letzter Zeit mit einer Silastikmembran vorgeschlagen worden.

Klinisch haben alle bisher an größeren Fallzahlen kontrollierten Verfahren enttäuscht. Dies liegt wahrscheinlich nicht zuletzt daran, daß sowohl Dura wie Cutis umgebaut werden und dieser Umbau erneute Narbenbildungen und reaktive Veränderungen ingang setzt.

Die Silastikmembran als inertes Material scheint hier bessere Ergebnisse zu bringen, das Verfahren ist noch nicht abschließend zu beurteilen.

Dieses Material bietet sich auch an, um nach Radiusköpfchenresektion den Radiusstumpf zu ummanteln.

Im Teilnehmerkreis liegen zwei günstige Verlaufsbeobachtungen nach sekundärer Radiusköpfchenresektion im Jugendalter und sofortigem Ersatz durch eine Radiusköpfchenprothese vor. Einmal wurde dieser Eingriff nach Resektion des Radiusköpfchens und ausgedehnter Verkalkungen bei Drehbedinderung, einmal bei verbleibender Instabilität nach Radiusköpfchenzertrümmerung durchgeführt.

Da im generellen die Radiusköpfchenentfernung im Kindesalter verboten ist, kann der prothetische Ersatz in dieser Altersstufe in seltenen Situationen eine Alternative bei Zweiteingriffen darstellen.

In der Diskussionsrunde bestehen vereinzelte Beobachtungen, daß durch eine supracondyläre Korrekturosteotomie insgesamt eine Einschränkung des rechtlichen Bewegungsumfanges in Kauf genommen werden mußte.

Bezüglich des Fehlwachstums ist anzumerken, daß auch ein Pluswachstum nach kindlichen Frakturen möglich ist. So ist bekannt, daß der Kern des Epicondylus radialis nach supracondylären Humerusfrakturen größer wird als auf der unverletzten Gegenseite.

Auf nähere Details der Planung und Technik dieser Korrektureingriffe wird weiter unten in den Beiträgen und Diskussionen über Späteingriffe eingegangen.

VII. Luxationen

Luxationen des Ellenbogengelenkes

G. Hierholzer

Die Verrenkung des Ellenbogengelenkes als die zweithäufigste Luxation [9, 11] ist erneut besprechungswürdig. Die relativ geringe Zahl von Publikationen, die in den letzten Jahren über diese Problematik erschienen sind, könnte den Eindruck erwecken, als seien die pathomechanischen Ursachen, die pathophysiologischen Auswirkungen und die Behandlungsrichtlinien ausdiskutiert. Das ist ganz offensichtlich nicht der Fall.

Anatomische Bemerkungen

Am Ellenbogen artikulieren Humerus, Radius und Ulna in einem zusammgengesetzten Gelenk (Abb. 1) mit dem humero-ulnaren, dem humero-radialen und dem radio-ulnaren Anteil. Nur in dem scharnierartigen humero-ulnaren Teil besteht eine ausgeprägte knöcherne Führung, er erlaubt Beuge- und Streckbewegungen. In diesem Gelenkteil ist der Kontakt der articulierenden Flächen bei leichter Beugung am größten. Bei Frauen und Kindern wird nicht selten eine Überstreckbarkeit des Ellenbogens gefunden, die einer luxierenden Gewalteinwirkung Vorschub leistet. Die Articulatio humeri-radialis ist der anatomischen Form nach ein Kugelgelenk. Durch die Fesselung des Radius an die Ulna über das Ringband und über die Membrana interossea geht jedoch ein Freiheitsgrad verloren, so daß in diesem Gelenk nur Beuge- und Streckbewegungen sowie Umwendbewegungen möglich sind. Die Articulatio radio-ulnaris proximalis stellt ein Radgelenk dar, es erlaubt Pro- und Supination. Die Führung im Humero-Radialgelenk und im proximalen Radio-Ulnargelenk wird im wesentlichen durch den Kapselbandapparat mit den funktionell wichtigen Collateralbändern und dem Ligamentum anulare gewährleistet (Abb. 2a, b). Eine stabilisierende Wirkung hat auch die Membrana interossea. Man hat früher angenommen, daß Druckkräfte, die über die Hand auf den Radius wirken, über die Membrana interossea auf die Ulna übertragen und zum Humerus weitergeleitet werden. Der auf die Haus ausgeübte Druck wird jedoch bei intakter sowie in Längsrichtung durchtrennter Membrana interossea zu 57% über den Radius und das Humero-Radialgelenk und zu 43% über die Ulna und das Humero-Ulnargelenk auf den Humerus übertragen [12].

Die Gelenkhöhle am Ellenbogen ist buchtenreich (Abb. 3) und wird von einer alle 3 Gelenkanteile umschließenden Kapsel begrenzt. Die Vorder- und Hinterwand der Kapsel sind dünn, beim Beugen und Strecken entstehen Falten. Sehnenfasern des M. brachialis und des M. triceps verhindern unter physiologischen Bedingungen eine Einklemmung. Die anatomische Form der Gelenkkapsel erklärt die Neigung zur weichteilbedingten Bewegungseinschränkung nach Traumen und nach Ruhigstellung des Ellenbogens. In die seitlichen Anteile der Gelenkkapsel sind die funktionell wichtigen Collateralbänder eingewebt.

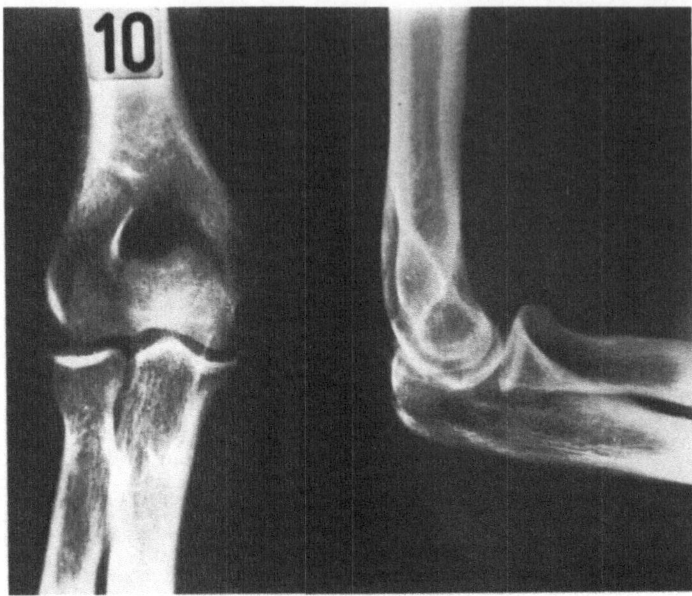

Abb. 1. Röntgenbild des Ellenbogengelenkes, Aufsicht und seitliche Richtung

Der Ellenbogenbereich wird ventral durch den M. brachialis sowie M. biceps und dorsal durch den M. triceps brachii ergänzend stabilisiert.

Luxationsmechanismus und Luxationsformen (Abb. 4–7)

Nach allgemeiner Auffassung liegt der Ellenbogengelenkluxation meist ein Hyperextensionsmechanismus zugrunde. Dieser Meinung wird von Thomas [13] und von Johansson [4] auf Grund von Untersuchungen an Leichen widersprochen. Sie glauben, zur Luxation sei das Zusammentreffen von verschiedenen Mechanismen erforderlich. Die Schwierigkeit einer Übertragung der bei Leichen erhobenen Befunde liegt wohl darin, daß in diese Versuchsbedingungen der physiologische Tonus der funktionellen Strukturen nicht eingeht. Am häufigsten beobachtet werden die Luxation in dorso-lateraler und in dorsaler Richtung. Für die von uns am häufigsten beobachtete dorso-laterale Verrenkung kann man sich folgenden Ablauf vorstellen. Unter einer luxierenden Gewalteinwirkung stößt der Kronenfortsatz der Elle auf die Trochlea und leitet dann die Verrenkung auf der schrägen Gelenkfläche ein. Mit dem Olecranon als Drehpunkt werden der proximale Radius und die Ulna dorsal und lateralwärts dislociert. Bei der Luxation kann der laterale Bandapparat proximalwärts abgeschert und der entsprechende Kapselanteil vom Humerus abgedrängt werden. Nicht selten reißen dabei die an den Epicondylen entspringenden Muskelanteile ab. Diese Strukturverletzung ist offensichtlich häufiger als die Rißbildung im Verlauf der zugfesten Collateralbänder. Eine flache Incisura olecrani und ein Cubitus valgus wirken sich luxationsfördernd aus. Rein seitliche Luxationen, insbesondere aber die volare und divergierenden Sonderformen sind selten. Hierbei kommt es zur Divergenz von Elle und Speiche nach

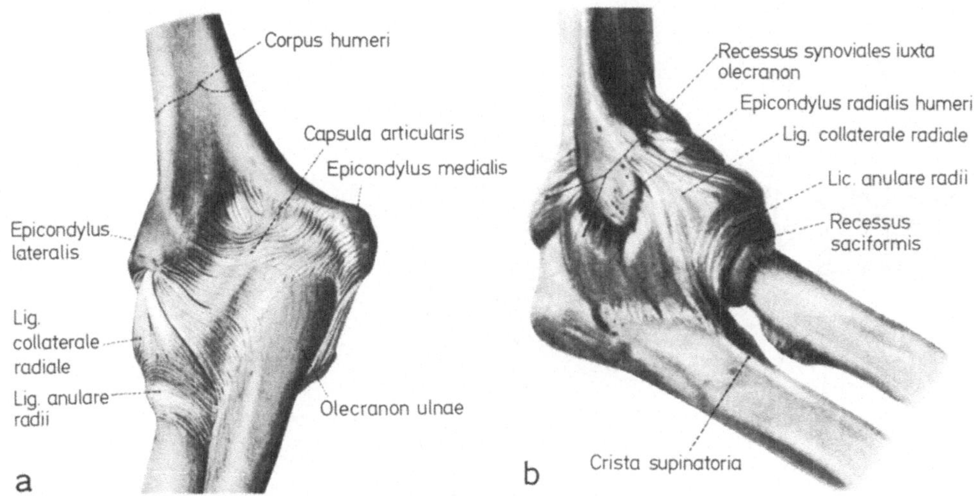

Abb. 2a, b. Darstellung des Kapselbandapparates nach Sobotta/Becher

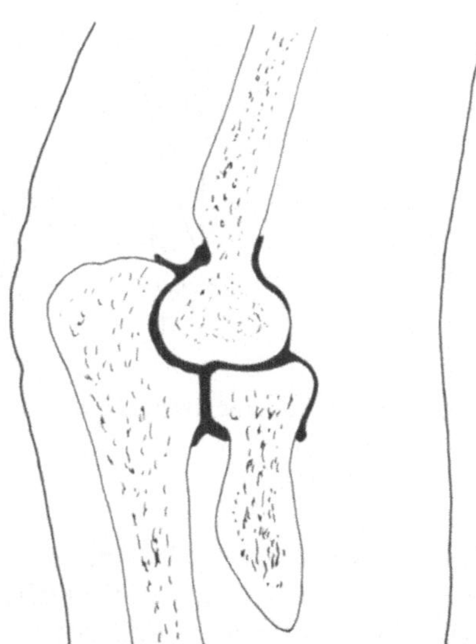

Abb. 3. Schematische Darstellung der buchten-
reichen Ellenbogengelenkhöhle

hinten bzw. vorn oder nach innen bzw. außen. Sie sind Folge einer groben Gewalteinwirkung, die zur komplexen Schädigung des Kapselbandapparates und der Membrana interossea führen.

Diagnostik der Ellbogengelenkluxation

Die Diagnose ist in den meisten Fällen nicht schwierig und bereits durch die klinische
Untersuchung zu stellen. Typisch ist eine prallelastische Vorwölbung der hinteren Gelenk-

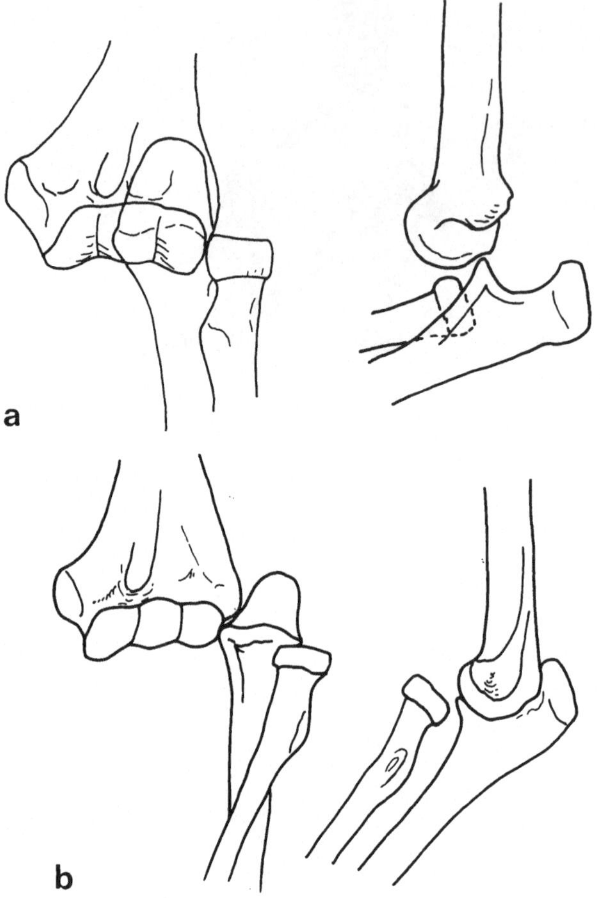

Abb. 4a, b. Schematische Darstellung der dorsoradialen (**a**) und radialen (**b**) Luxation des Ellenbogengelenkes

anteile, die durch ein Hämarthros hervorgerufen wird. Typische Zeichen sind die Schwellung mit Deformation und die schmerzhafte Aufhebung der Beweglichkeit in federnder Stellung. Die klinische Diagnose ist durch eine Röntgenuntersuchung mit den Standardaufnahmen in 2 Ebenen zu ergänzen. Teilweise wird zusätzlich eine Arthrographie empfohlen, unserer Auffassung nach ergibt sich daraus für die einzuschlagende Therapie keine wesentliche Aussage. Die Stabilität des Ellenbogengelenkes wird nach der unten beschriebenen Reposition zunächst klinisch überprüft. Das Ausmaß einer Kapselbandschädigung sollte nach der Reposition durch gehaltene Röntgenaufnahmen objektiviert werden.

Pathophysiologische Bemerkungen

Neben der Erkennung der Ellenbogenluxation als solcher sind zwei Gesichtspunkte hervorzuheben:

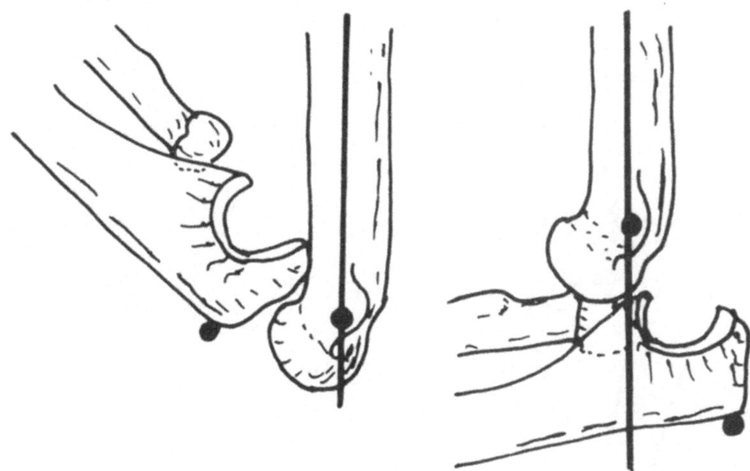

Abb. 5. Schematische Darstellung der ventralen und dorsalen Luxation des Ellenbogengelenkes

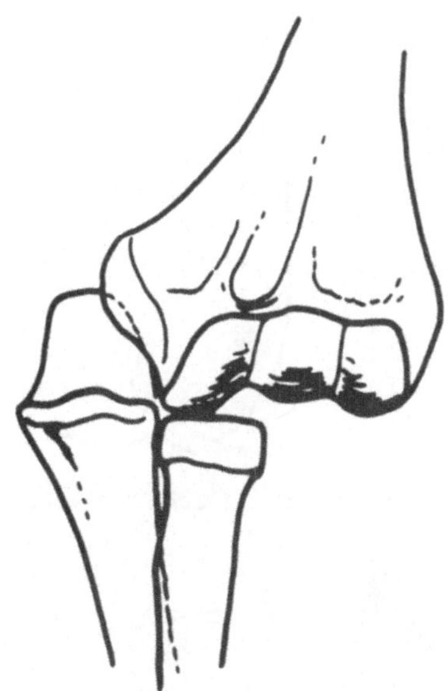

Abb. 6. Schematische Darstellung der ulnaren Luxation des Ellenbogengelenkes

1. Das Ausmaß einer mit dem Trauma eintretenden Knorpelschädigung mit Bildung von Abschlagfragmenten und
2. die Bedeutung der Kapselbandstrukturen für den Spätverlauf.

Durch die luxierende Gewalteinwirkung können am Kronenfortsatz der Elle, am Radiusköpfchen und an der Oberarmrolle Abschlagfragmente entstehen (Abb. 8). Sie kommen dadurch zustande, daß bei der passiven Bewegung mehr oder weniger kleine Oberflächenanteile abgesprengt werden. Sofern die Abschlagfragmente eine kleine Knochenlamelle besitzen, werden sie im Röntgenbild sichtbar (s. a. Abb. 8b). Auf die Bedeutung der Ab-

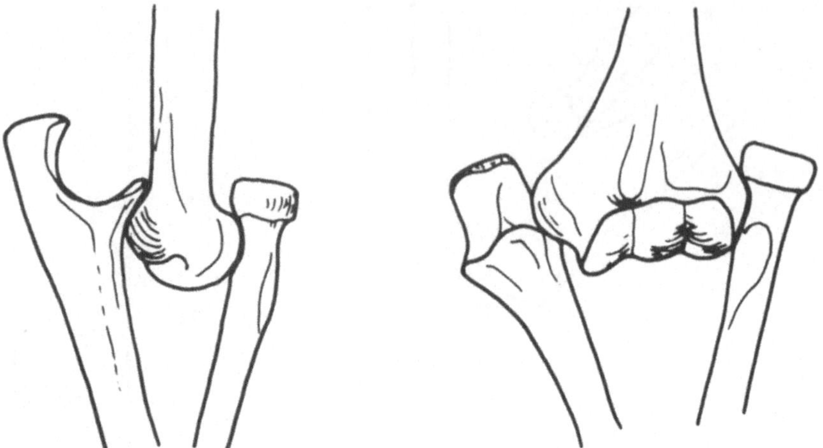

Abb. 7. Schematische Darstellung der seltenen Sonderformen der divergierenden Ellenbogenluxationen

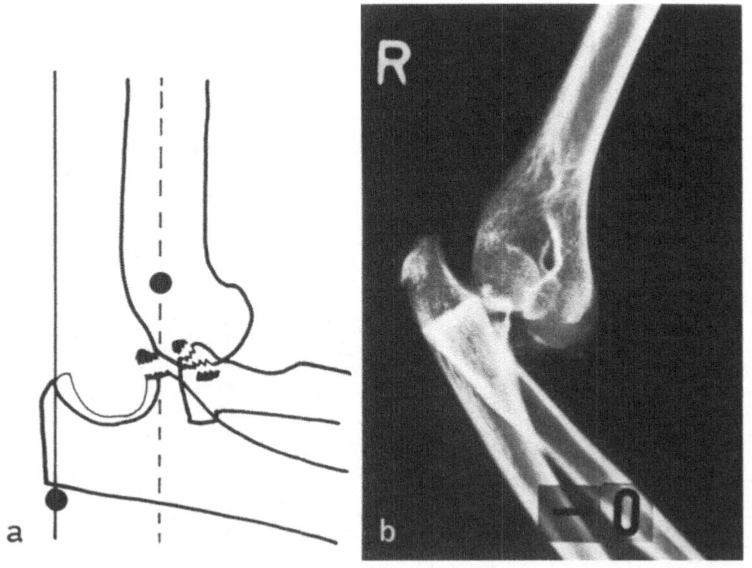

Abb. 8a, b. Schematische (a) und röntgenologische (b) Darstellung von Abschlagfragmenten nach einer Ellenbogenluxation

schlagfragmente hat Spring bereits 1953 hingewiesen [10]. Sie wirken mechanisch irritierend und leiten, sofern sie intraarticulär zu liegen kommen, einen arthrotischen Prozeß ein, der auch für andere Gelenke bekannt ist und besonderer Beachtung bedarf (Abb. 9). Ein grösseres Abschlagfragment am Kronenfortsatz der Elle kann Ursache für eine Luxationstendenz sein. Aus einer Schädigung des Kapselbandapparates ergibt sich unter Umständen

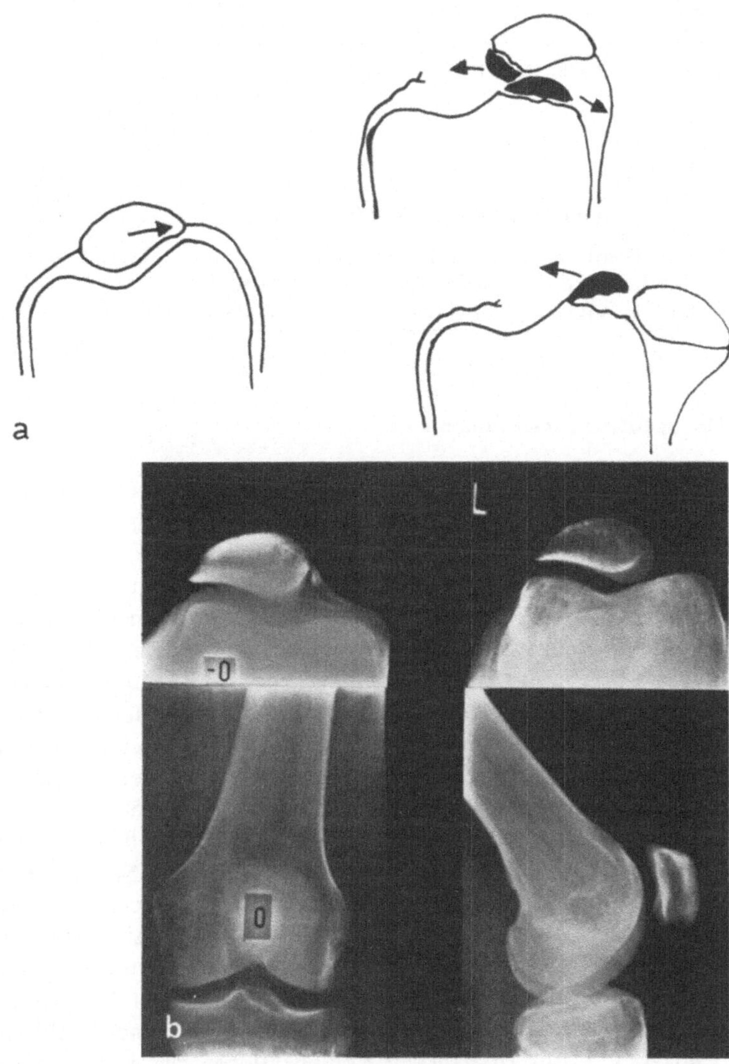

Abb. 9a, b. Schematische (**a**) und röntgenologische (**b**) Darstellung von Abschlagfragmenten am Femoropatellargelenk

ein bleibender Stabilitätsverlust. Gegenüber der früher gültigen Einteilung in Zerrung, Dehnung und Ruptur differenzieren wir heute danach, ob durch die Luxation eine Bandschädigung mit oder ohne Stabilitätsverlust eingetreten ist (Tabelle 1). Der Stabilitätsverlust kann einfach oder komplex sein, je nachdem, ob er in einer oder in mehreren Richtungen besteht. Die Auswirkung einer Kapselbandschädigung auf den funktionellen Spätzustand und auf röntgenologisch erkennbare Sekundärveränderungen wird unten diskutiert.

Tabelle 1

Bisherige Einteilung der Kapsel-Bandverletzungen:

1. Zerrung
2. Dehnung
3. Ruptur

Neuere Einteilung der Kapsel-Bandverletzungen:

1. Bandläsion ohne Stabilitätsverlust
2. Bandläsion mit einfachem Stabilitätsverlust
3. Bandläsion mit komplexem Stabilitätsverlust

Therapeutische Richtlinien

Die Reposition wird in Allgemeinnarkose oder unter Leitungsanästhesie vorgenommen. Sie erfolgt zunächst konservativ und kann durch Zug des gebeugten Unterarmes geführt werden. In manchen Fällen ist einleitend eine vorsichtige Streckung oder Überstreckung zur Lösung des verhakten Processus coronoïdeus erforderlich. Die Maßnahme ist aber für die Weichteile, insbesondere für Gefäße und Nerven nicht ungefährlich. Nach der Reposition dient die anatomische Beziehung der Epicondylen zur Olecranonspitze der Überprüfung des Ergebnisses. In Streckstellung liegen die 3 Punkte auf einer Linie, in Beugestellung begrenzen sie ein gleichschenkliges Dreieck (Abb. 10). Ist eine wesentliche Instabilität nicht festzustellen, so empfehlen wir die Ruhigstellung in einer Oberarmgips- oder Kunststoffschiene für 2 Wochen. Es können aber bereits in den ersten Tagen aus der Schiene heraus vorsichtige und geführte Bewegungsübungen durchgeführt werden. Sie erfolgen zunächst zwischen 30° und 90° (Streckung/Beugung). Die geführten Übungen münden in aktive Übungen mit zunehmendem Bewegungsausschlag ein. Nach unserer derzeitigen Auffassung sollte eine ruhigstellende Schiene nicht länger als 2 Wochen belassen bleiben. Physikalisch therapeutische Maßnahmen in Form von Heißluft, Massage oder von passiven Übungen sind kontraindiziert, weil sie nach derartigen Verletzungen zu einem Reizzustand führen.

Die Indikation zur operativen Revision nach einer Ellenbogenluxation ist beim Vorliegen von Abschlagfragmenten und beim Nachweis einer deutlichen Instabilität zu stellen (Abb. 8, 11). Aus zusätzlichen Komplikationen wie einer knöchernen Verletzung, einer offenen Verrenkung und einer Gefäß- oder Nervenschädigung ergibt sich ohnehin die Indikation zur operativen Revision. Zur Revision eignen sich die seitlichen Zugänge. Die Abschlagfragmente werden entfernt, verletzte Bandanteile mit Vicryl oder Dexon genäht. Liegt ein Abriß am knöchernen Ansatz vor, so versorgen wir diesen wie an anderen Gelenken durch transossäre Naht. Ein knöcherner Ausriß wird in Abhängigkeit von seiner Größe mit einer Kleinfragmentschraube nach dem Zugprinzip fixiert. Für den Processus coronoideus empfehlen wir dazu ausdrücklich den ventralen Zugang. Die Fixation mit einer von dorsal eingebrachten Zugschraube ist technisch wesentlich schwieriger. Postoperativ legen wir für 2 bis maximal 3 Wochen eine dorsale Oberarmgips- oder Kunststoffschiene an, von der aus aber in den ersten Tagen bereits „geführte Übungen" in dem obengenannten Ausmaß vorgenommen werden können. Diese leiten dann zu den aktiven Bewegungsübungen über.

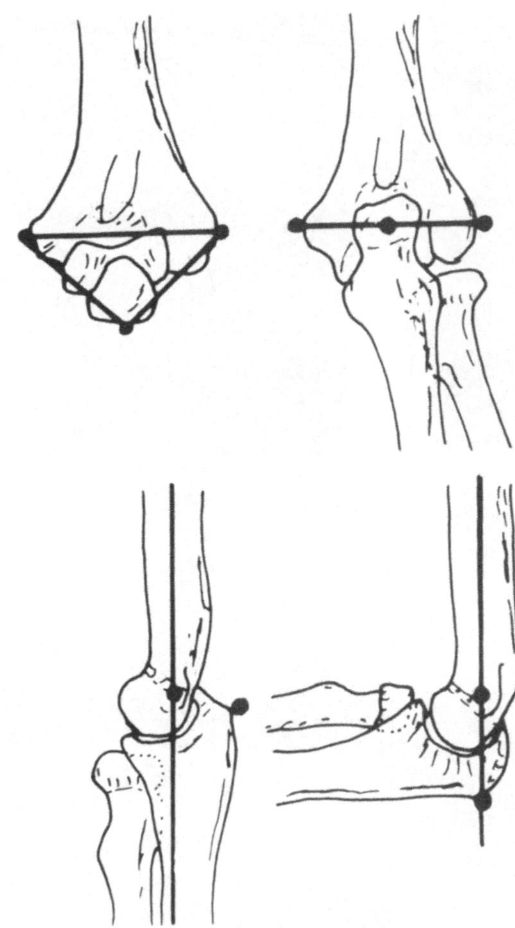

Abb. 10. Anatomische Beziehung der Epicondylen zur Olecranonspitze am Ellenbogen

Nachuntersuchungsergebnisse und klinische Beispiele

Von 1972 bis 1979 wurden in unserer Klinik 49 reine Ellenbogengelenkluxationen beobachtet. Da Luxationsfrakturen am Ellenbogengelenk heute ohnehin operativ behandelt werden, sind sie gesondert zu besprechen. Von den reinen Luxationen konnten wir in einem Zeitraum von 1 bis 7 Jahren nach dem Unfallgeschehen bisher 25 Patienten nachuntersuchen [2] (Tabelle 2). Die relativ niedrige Quote erklärt sich daraus, daß die reinen Ellenbogenluxationen in den zurückliegenden Jahren ganz überwiegend nach der Reposition zurücküberwiesen wurden und sich die nachträgliche Kontrolle nun sehr schwierig gestaltet. Die von uns festgestellte Häufigkeit der verschiedenen Luxationsrichtungen ist in Tabelle 3 wiedergegeben. Das funktionelle Ergebnis (Tabelle 4) zeigt, daß nach konservativer Behandlung einer Ellenbogenluxation nicht immer mit einer freien Beweglichkeit gerechnet werden kann. Vielmehr haben wir in etwa 2/3 der von uns nachuntersuchten Patienten eine mehr oder weniger ausgeprägte Einschränkung der Beweglichkeit gefunden. Der Anteil einer funktionellen Behinderung nach konservativer Behandlung ist damit wesentlich höher als erwartet. Weiterhin erscheint uns die Feststellung wichtig, daß bei

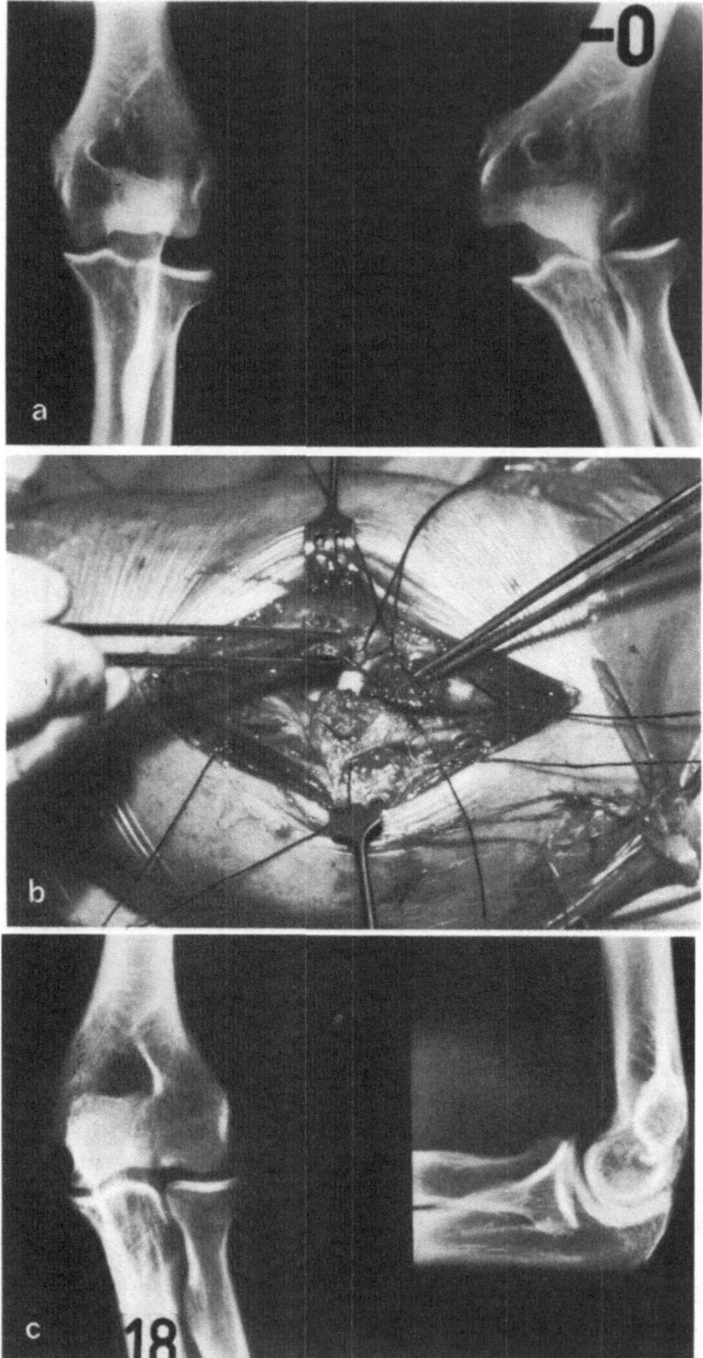

Abb. 11a–c. Pat. Dan. Röntgenologischer Nachweis einer erheblichen Kapselbandverletzung nach Ellenbogenluxation (a). Darstellung des intraoperativ erhobenen Befundes (b)
und Röntgenkontrolle nach 18 Monaten (c)

Tabelle 2. Ellbogenluxationen (1972—79)

	n		Jahre
Anzahl gesamt	49	Alter (x)	35,7
♂	39	Nachunter-	
♀	10	suchung	1—7
Nachuntersucht	25		

Tabelle 3. Ellenbogenluxationen
(1972— 79) (n = 49)

Luxationsrichtung	n
Dorsoradial	20
Dorsal	17
Radial	4
Ulnar	—
Komplex	2
Unbekannt	6

Tabelle 4. Ellenbogenluxationen (1972—79) Funktionsergebnisse (n = 25)

Bewegungs-art	Freie Funktion	Einschränkung in $\sphericalangle^{o}$			
		-10	-20	-30	>40
Streckung	8	4	4	5	4
Beugung	7	8	6	1	3
Drehung	19	4	—	1	1

keinem der nachuntersuchten Patienten als Spätergebnis eine ins Gewicht fallende Instabilität bei den konservativ behandelten Ellenbogenluxationen bestand. Das seltene Auftreten einer chronischen Instabilität nach reinen Ellenbogenluxationen wird durch andere Autoren bestätigt [1, 3, 8, 14]. Die Indikation zur operativen Behandlung einer Ellenbogenluxation mit primär deutlich nachweisbarer Schädigung des Kapselbandapparates ergibt sich also nicht in erster Linie aus der Gefahr einer chronischen Instabilität, sondern aus der festgestellten Funktionsbehinderung nach konservativer Behandlung mit längerer Ruhigstellung und aus der relativ hohen Quote an röntgenologischen Veränderungen nach konservativer Behandlung (Tabelle 5). Im Einzelfall ist der Anteil einer Verkalkungsreaktion im Kapselbandbereich von einer eigentlichen arthrotischen Veränderung quantitativ nicht sicher zu differenzieren. Insgesamt sind derartige Spätschäden jedoch Anlaß, die obengenannten Abschlagfragmente als Ursache einer Arthrose und die primäre Kapselbandschädigung als Ursache einer Verkalkungsreaktion mehr zu beachten. Deutliche röntgenologische Veränderungen korrelieren zumindest mit einer Funktionsbehinderung. Natürlich bleibt durch umfangreichere Untersuchungen mit Kontrolle der Spätergebnisse in der Zukunft abzuklären, ob die operative Revision mit Ausräumung des Hämatoms, Entfernung der Abschlag-

Tabelle 5. Ellenbogenluxationen
(1972–79) (n = 25)

Röntgenologische Veränderungen	n
(+)	4
+	6
++	11
+++	4

fragmente und Naht der verletzten Kapselbandanteile bessere funktionelle Ergebnisse und eine geringere Ausprägung der röntgenologischen Veränderungen erbringt.

In Abb. 12 ist das Beispiel einer konservativ behandelten Ellenbogenluxation mit gutem funktionellen und röntgenologischen Ergebnissen dargestellt. Abb. 13 zeigt im Einzelbeispiel, daß nach konservativer Behandlung einer Ellenbogenluxation auch eine Bewegungsbehinderung resultieren kann. Einzelbeispiele röntgenologischer Spätveränderungen nach Ellenbogenluxationen sind in Abb. 14 und 15 wiedergegeben.

Zusammenfassung

Im Zusammenhang mit einer Luxation des Ellenbogengelenkes sind die beiden folgenden pathophysiologischen Gesichtspunkte besonders wichtig:
1. die mit dem Trauma auftretende Knorpelschädigung mit Bildung von Abschlagfragmenten und
2. die Verletzung der Kapselbandstrukturen.

Abschlagfragmente entstehen am Proc. coronoideus der Elle, am Radiusköpfchen oder an der Oberarmrolle. Sie können mechanisch irritieren und einen arthrotischen Prozeß einleiten. Die Verletzung des Kapselbandapparates versursacht offensichtlich selten eine bleibende Instabilität. Wichtiger ist die sich daraus ergebende Gefahr von Verkalkungsreaktionen und einer Funktionsbehinderung. Für die Therapie ergeben sich damit folgende Konsequenzen. Abschlagfragmente sollten operativ entfernt werden. Bei deutlich nachweisbarer Verletzung der Kapselbandanteile ist eine operative Revision und Naht der Strukturen angezeigt. Liegen die obengenannten Bedingungen nach einer Luxation nicht vor, so kann die Therapie konservativ erfolgen. Eigene Nachuntersuchungen widersprechen der allgemein gültigen Auffassung, die Ellenbogenluxation sei nicht problematisch [6, 7]. Vergleichende Untersuchungsserien in der Zukunft sind erforderlich.

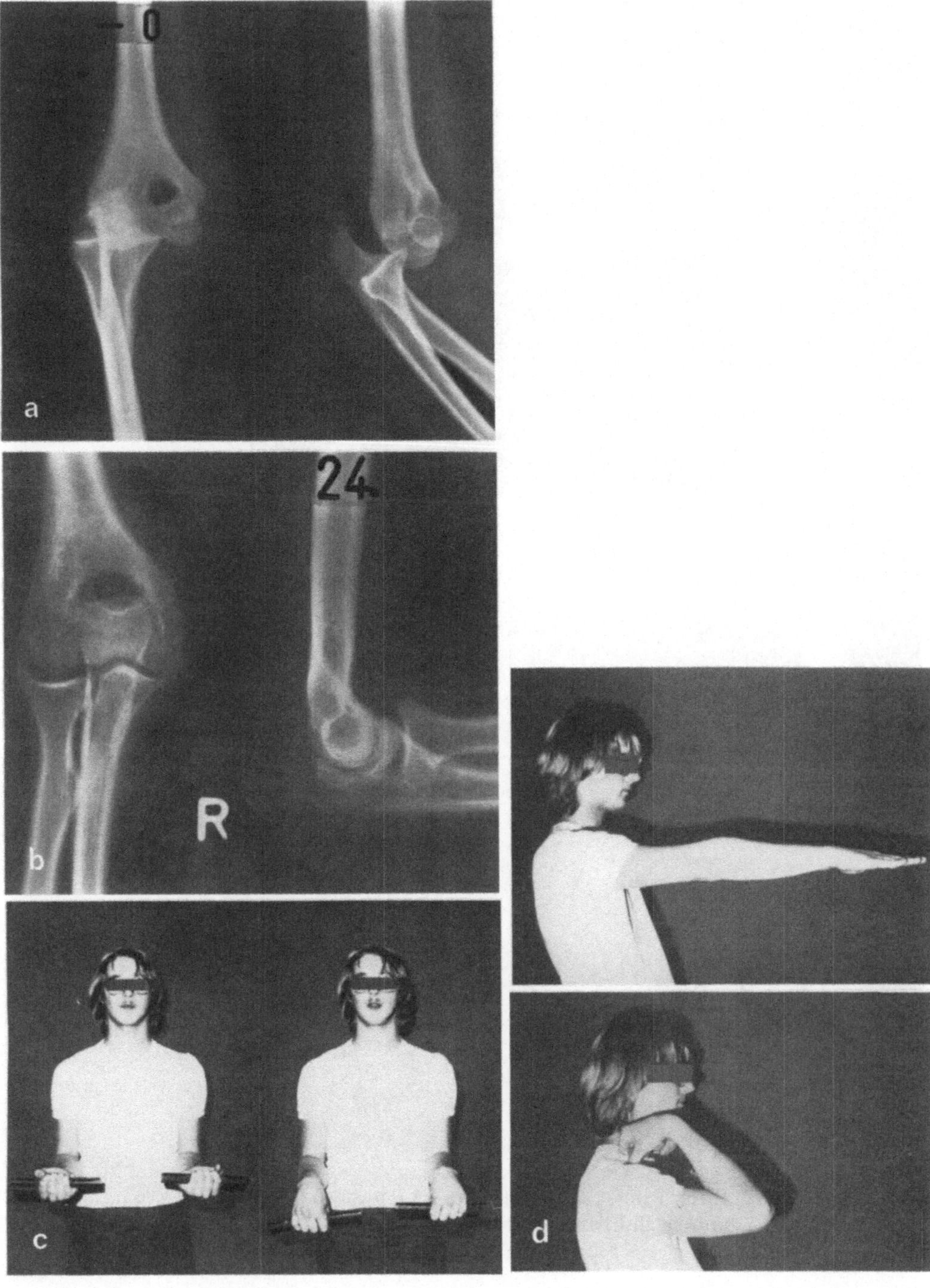

Abb. 12a–d. Pat. Pot. Beispiel einer Ellenbogenluxation (**a**). Reposition und konservative Behandlung. Röntgenkontrolle (**b**) und funktionelles Ergebnis (**c, d**) nach 24 Monaten

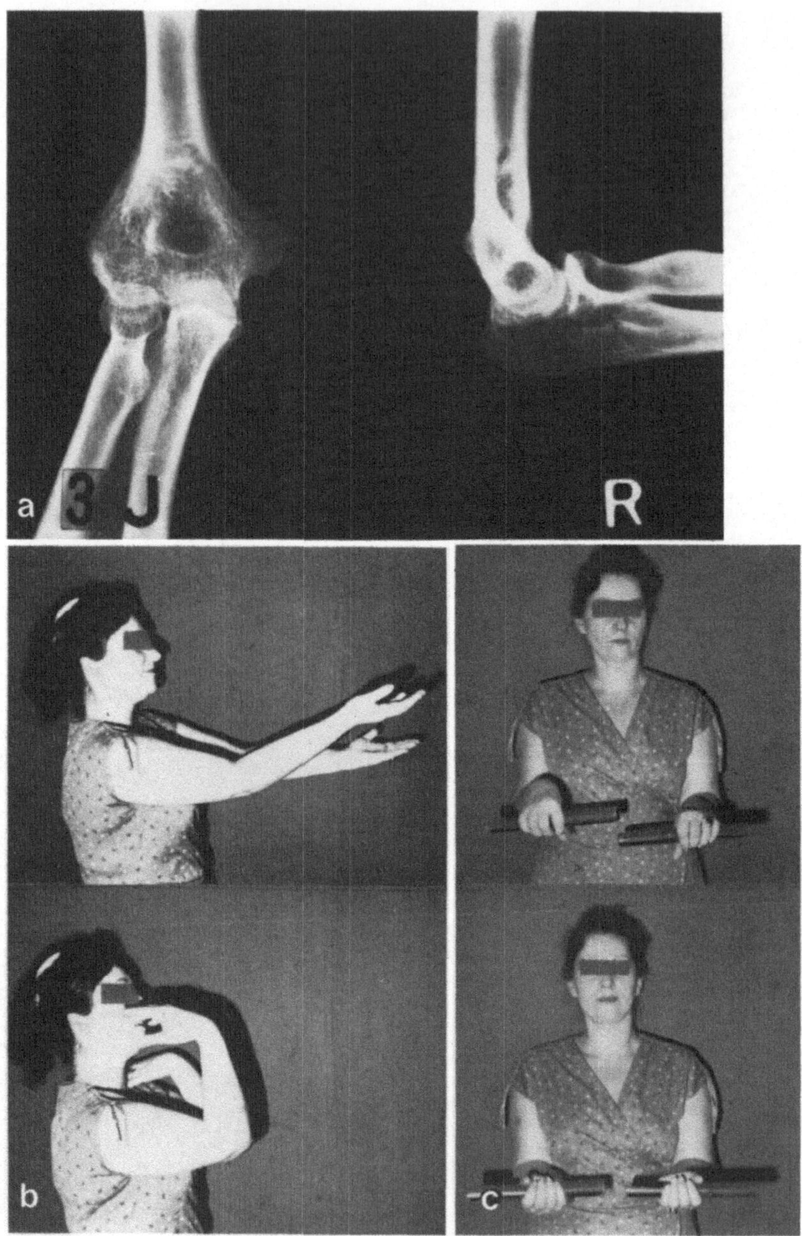

Abb. 13a–c. Pat. Kon. Röntgenkontrolle (**a**) und Funktionsergebnis mit Bewegungsbehinderung (**b, c**) 3 Jahre nach Ellenbogenluxation mit konservativer Behandlung

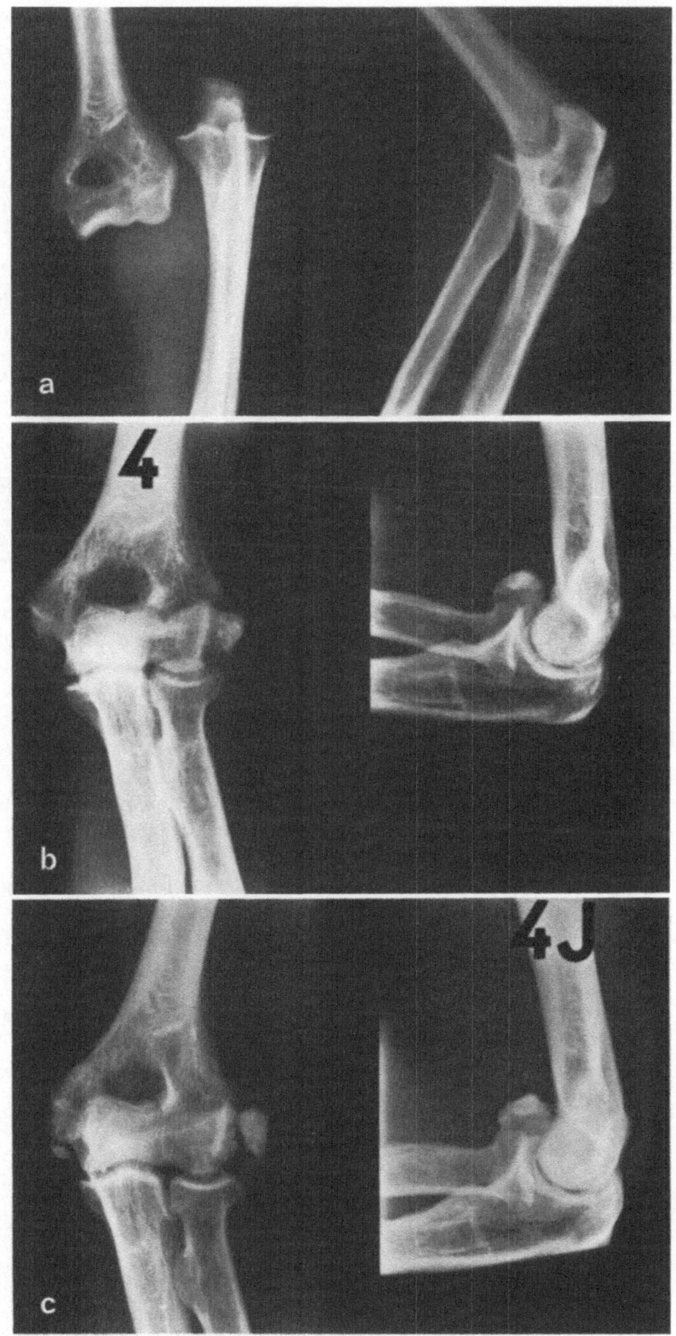

Abb. 14a–c. Pat. Wil. Ellenbogenluxation (a) mit nachfolgend konservativer Behandlung. Röntgenkontrolle 21 Monate (b) und 4 Jahre (c) nach der Luxation

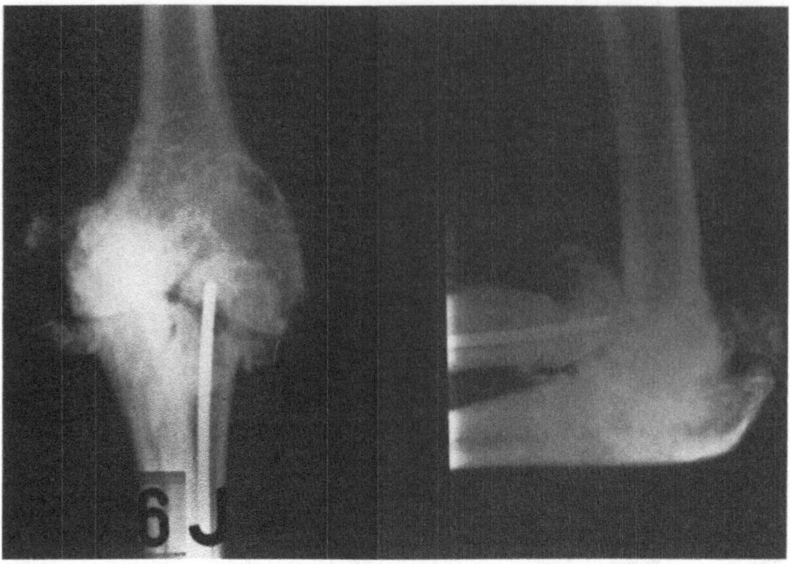

Abb. 15. Pat Mun. Röntgenbild 6 Jahre nach einer Ellenbogenluxation. Der intramedulläre Bohrdraht ist nicht in Zusammenhang mit der Luxation eingebracht worden

Literatur

1 Dürig M, Gauer E F, Müller W (1976) Die operative Behandlung der rezidivierenden und traumatischen Luxation des Ellenbogengelenkes nach Osborne und Cotterill. Arch Orthop Unfallchir 86: 141
2 Hierholzer G, Störmer B (1978) Luxation des Ellenbogengelenkes. Schriftenreihe „Unfallmed Tagg des Landesverb der gewerbl BG" 33: 57
3 Jäger M, Wirth C J (1978) Kapselbandläsionen. Thieme, Stuttgart
4 Johansson O (1962) Capsular und ligament injuries of the elbow joint. Acta Chir Scand (Suppl) 287
5 Lanz T v, Wachsmuth W (1959) Praktische Anatomie: Arm. Springer, Berlin Heidelberg New York
6 Poigenfürst J (1981) Diskussionsbemerkung. Reisenburger Workshop 19.–21.2.1981. Springer, Berlin Heidelberg New York (im Druck)
7 Poigenfürst J, Iselin M (1965) Die anatomisch-konstitutionellen Voraussetzungen der Ellbogenverrenkung. Unfallheilkd 68: 57
8 Rojczyk M, Tscherne H, Trentz O (1979) Die Ellbogenluxation. Unfallheilkd 82: 418
9 Smith F M (1955) Surgery of the Elbow. Thomas, Springfield/Ill
10 Spring W E (1953) Report of a case of recurrent dislocation of the elbow. J Bone Joint Surg B 35: 55
11 Stapelmohr S v (1949) Über Luxatio habitualis cubiti posterior. Acta Chir Scand 98: 511
12 Starck D, Frick H (1967) Repetitorium anatomicum, 11. Auflage. Thieme, Stuttgart
13 Thomas T T (1929) A contribution to the mechanism of fractures and dislocations in the elbow region. Ann Surg 89: 108
14 Tscherne H, Rojczyk M, Trentz O (1978) Diagnostik und Therapie frischer und veralteter Bandverletzungen im Bereich des Ellbogengelenkes. Chirurg 49: 6

Luxationen mit Frakturen am Processus coronoideus und Radiusköpfchen

U. Holz, S. Weller und W. Häfele

Luxationen des Ellenbogengelenkes nach hinten sich bei großer Gewalteinwirkung in etwa 10%—15% der Fälle von Abscherfrakturen des Processus coronoideus *und* Radiusköpfchenfrakturen begleitet [4]. Diese Verletzungen neigen zur Reluxation. Seitenbänder des Ellenbogens sind oft zusätzlich zerrissen.

Das Verständnis dieses Verletzungsmusters ergibt sich aus den anatomischen Gegebenheiten in der Incisura semulunaris und am Radiusköpfchen bei der Kraftübertragung vom Oberarm zum Unterarm (Abb. 1).

Bei Zerstörungen des Radiusköpfchens wird die Oberarmrolle nur noch in der Incisur des Olecranons abgestützt, wobei mit zunehmender Streckstellung, vornehmlich der Processus coronoideus belastet wird. Entspricht die intakte Incisura semilunaris einem Sektor von 180°—190° bei einem Krümmungsradius von 1 cm, so wird ein Abriß des Kronenfortsatzes mit einem gelenkbildenden Anteil von 0,5 cm den Bogenwinkel der Incisur um etwa 30° auf 150°—160° reduzieren (Abb. 2). In Streckstellung besteht unter solchen Umständen — also bei Abrissen, die 1/6 und mehr der Incisura semilunaris ausmachen (Stanković et al. [5]) — eine Luxationstendenz (Abb. 3).

Die Problematik dieser Verletzung soll anhand von 12 Fällen dargestellt werden.

Formen des Verletzungsmusters (Tabelle 1)

Überwiegend handelt es sich um Trümmerfrakturen des Radiusköpfchens und Abscherungen des Processus coronoideus. Bei 4 Patienten wies das Olecranon gleichzeitig einen Mehrfragmentbruch auf (Abb. 4).

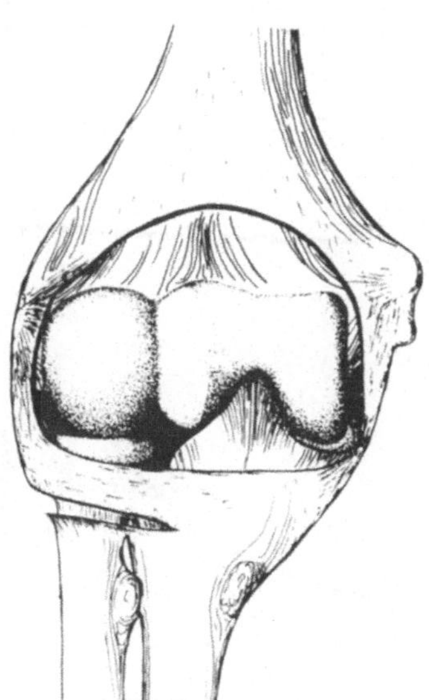

Abb. 1. Einblick von vorne in das gestreckte Ellenbogengelenk und Abstützung des Capitulum humeri durch das Capitulum radii und der Trochlea humeri durch den Proc. coronoideus

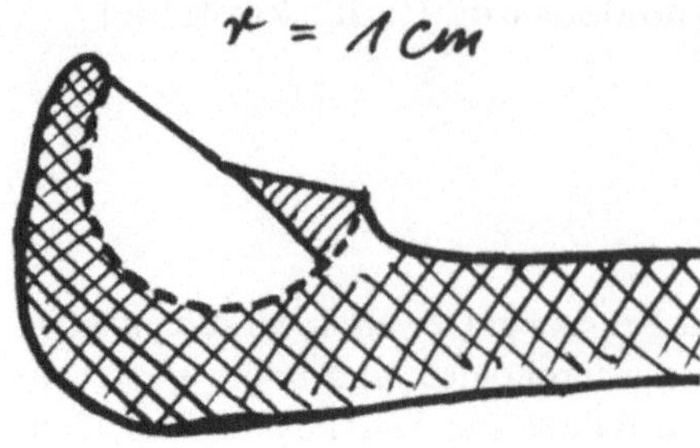

Abb. 2. Verkleinerung des Bogenwinkels der Incisura semi lunaris durch Abriß des Proc. coronoideus

Bei kleinen Abrissen kommt die Verletzung auf den Standardröntgenbildern oftmals nicht zur Darstellung. Zur sicheren Beurteilung des Processus coronoideus empfiehlt sich eine Aufnahme bei Einwärtsdrehung des Ellenbogens von 45° [1].

Verletzungsmechanismen

Der Sturz aus unterschiedlicher Höhe mit indirektem Trauma des überstreckten Ellenbogens überwiegt im Verletzungsmechanismus. Direkte Traumen bei Verkehrsunfällen

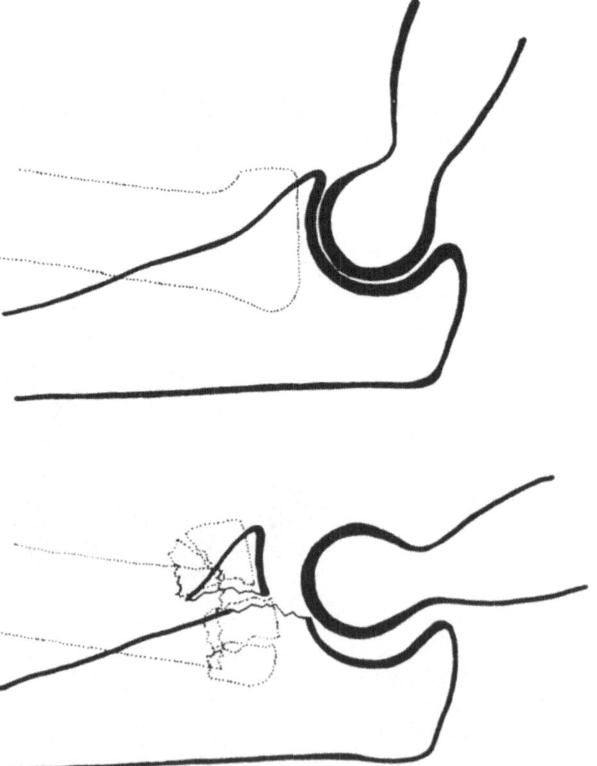

Abb. 3. Verlust des Wiederlagers von der Trochlea und Capitulum humeri bei Frakturen des Radiusköpfchens und Abscherungen des Proc. coronoideus mit Luxationstendenz in Streckstellung

Tabelle 1. Verletzungsmuster

Pat. Nr.	Proc. coron.	Caput radii	Olecranon	Luxation
1	Abrißfraktur	Luxation volar	Trümmerfraktur	
2	Trümmerfraktur	Trümmerfraktur		Dorsal
3	Abrißfraktur	Stauchungsfraktur		Dorsal
4	Abrißfraktur	Meißelfraktur		Dorsal
5	Abrißfraktur	Trümmerfraktur	Trümmerfraktur	Dorsal
6	Abrißfraktur	Trümmerfraktur		
7	Abrißfraktur	Trümmerfraktur		
8	Abrißfraktur	Trümmerfraktur		Dorsal
9	Abrißfraktur	Trümmerfraktur		Dorsal
10	Abrißfraktur	Trümmerfraktur		
11	Trümmerfraktur	Trümmerfraktur	Trümmerfraktur	
12	Abrißfraktur	Trümmerfraktur	Trümmerfraktur	

waren zweimal die Verletzungsursache. An Begleitverletzungen sind dreimal eine Commotio cerebri, drei Handgelenksfrakturen, eine Radialisparese und eine Beckenfraktur zu erwähnen.

Therapie

Die Behandlung aller Patienten geschah operativ und zwar neunmal innerhalb der ersten Woche nach dem Unfallereignis. Drei Patienten wurden verspätet zugewiesen; einmal mit über zwei Monate lang bestehender Luxation des Ellenbogens.

a) Operation am Radiusköpfchen: Entsprechend der vorherrschenden Trümmerfraktur wurde in der Hälfte der Fälle das Radiusköpfchen zur Gänze reseziert; dreimal wurden Randfragmente entfernt. Die Rekonstruktion ist selten möglich.

b) Operationen am Processus coronoideus: Je nach Zerstörung des Processus coronoideus kommen folgende Verfahren in Betracht:
1. Fixierung des Fragmentes durch Zugschrauben von ventral oder dorsal (Abb. 5, 6).
2. Ersatz des Processus coronoideus durch einen cortico-spongiösen Block vom Beckenkamm oder durch Transposition eines brauchbaren Restes des resezierten Radiusköpfchens (Abb. 7, 8, 9).
3. Vertiefung der verbliebenen Incisura semilunaris durch stufenförmige Osteotomie.

c) Gerissene Seitenbänder sind zu nähen oder meist transossär zu fixieren (Abb. 6).

d) Zusätzliche Frakturen am Olecranon bzw. an der Ulna werden durch Zuggurtungsosteosynthesen oder Plattenosteosynthesen stabilisiert (Abb. 10).

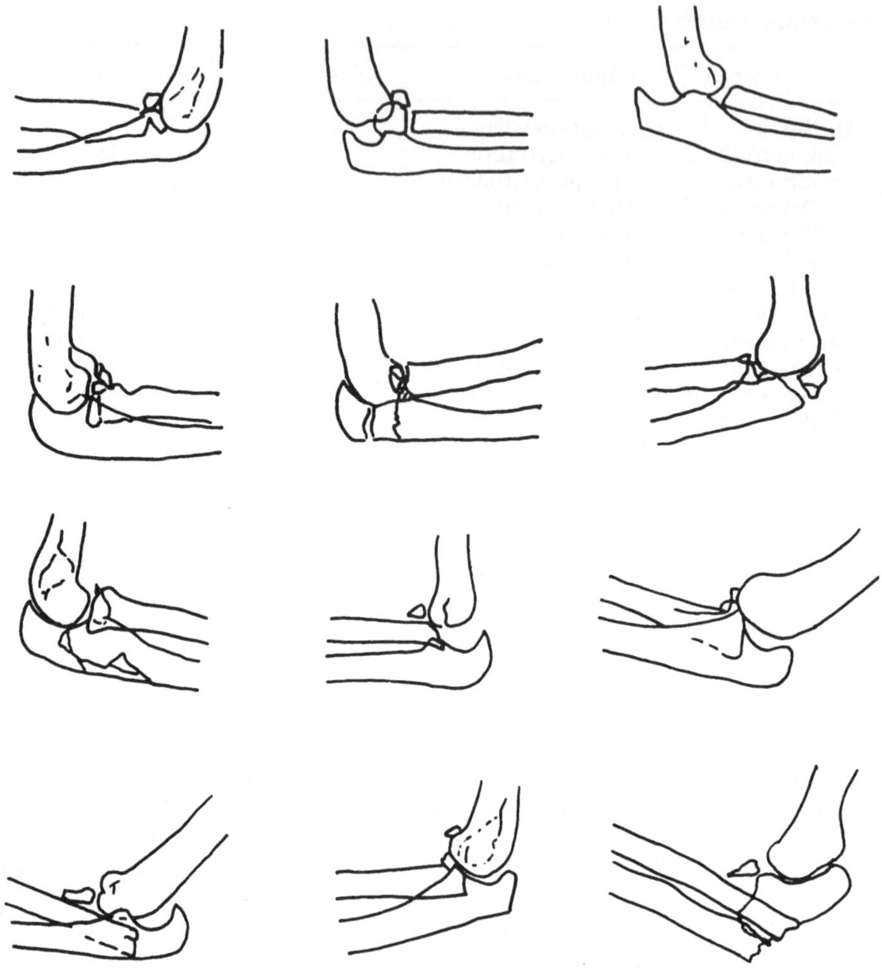

Abb. 4. Skizzen der beobachteten Fraktur- und Luxationsformen

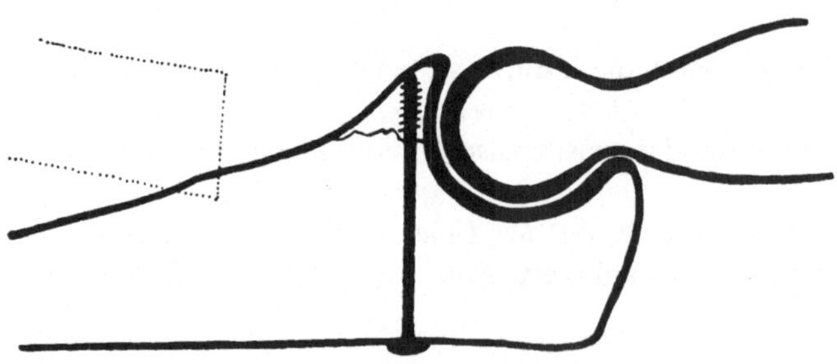

Abb. 5. Fixation des Proc. coronoideus durch eine Zugschraube von dorsal

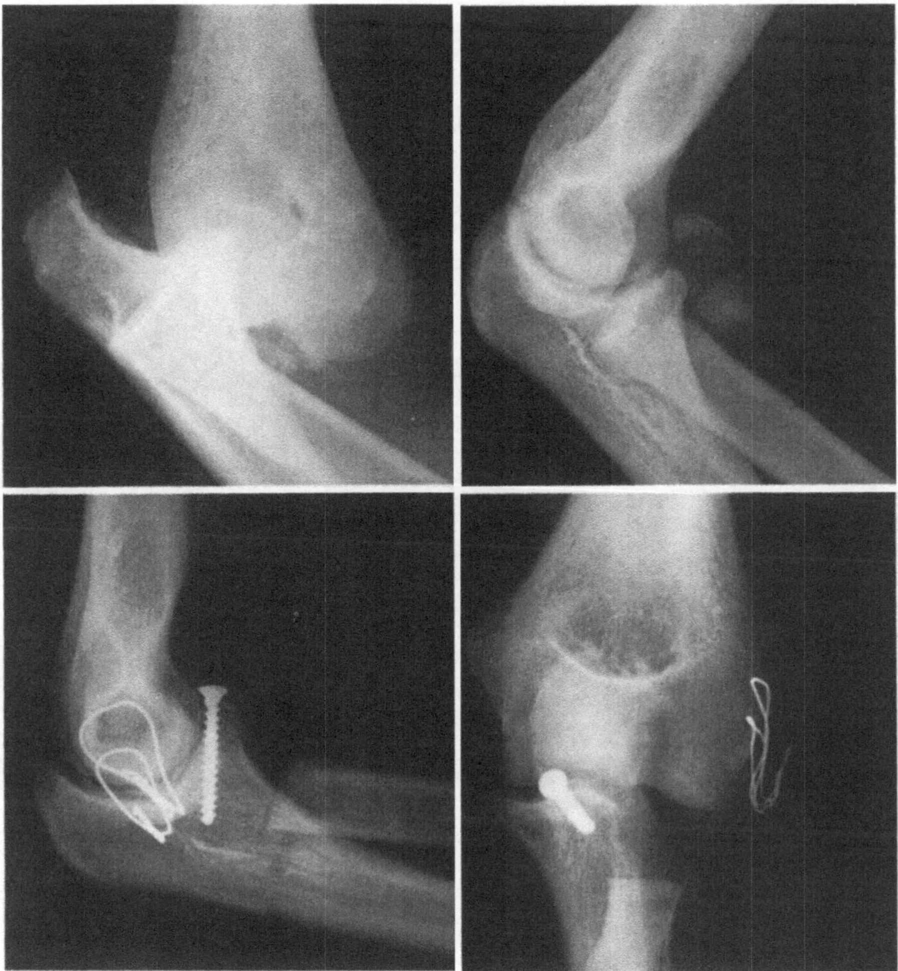

Abb. 6. Fixierung des Proc. coronoideus von ventral und transossäre Naht des Ligamentum colaterale radii

Zugangswege

Der Zugang wird vor allem durch die notwendigen Maßnahmen am Radiusköpfchen und an den Seitenbändern bestimmt und geschieht vornehmlich von radial. Ausgedehntere Verletzungen am Olecranon erfordern einen dorsalen Zugang und ausnahmsweise sind ulnare oder kombiniert radial/ulnare Schnittführungen notwendig (Abb. 11).

Nachbehandlung

Bei stabiler Osteosynthese ist eine kurzfristige Ruhigstellung von ein bis zwei Wochen empfehlenswert. Bei Bandnähten wurde durchschnittlich vier Wochen ruhiggestellt und

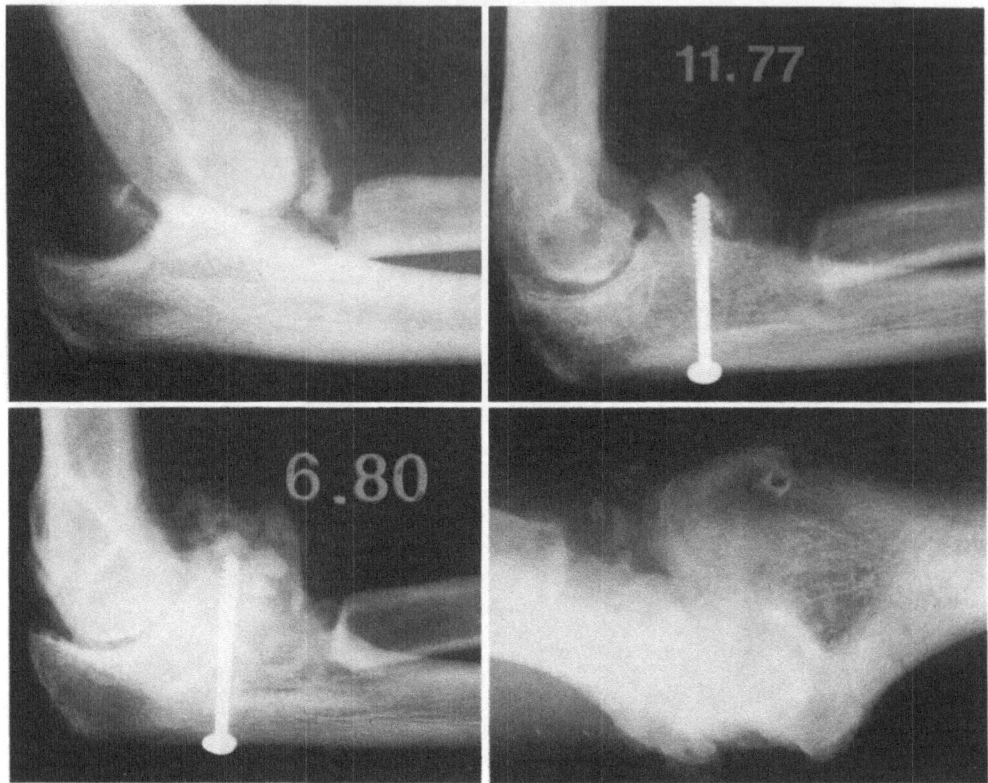

Abb. 7. Zwei Monate alte Luxationsverletzung. Aufbau des Proc. coronoideus durch einen corticospongiösen Block vom Becken

dann aus dem geschalten Gipsverband mit der Übungsbehandlung begonnen. Forcierte Bewegungsübungen sind wegen der Gefahr sich ausbildender periarticulärer Verknöcherungen zu meiden [2].

Ergebnisse

Die Funktion wurde im Mittel 11,5 Monate nach der Operation überprüft. Durchschnittlich fand sich ein Streckdefizit von 30°, ein Beugedefizit von 20°, eine Supinationseinschränkung von 25° und am stärksten eine Pronationseinschränkung von 40°.

Diese Durchschnittswerte wurden durch ein völlig eingesteiftes und ein in den Umwendbewegungen blockiertes Gelenk nach unten nivelliert (Abb. 12 und 13).

In Anbetracht der mit einbezogenen, veralteten Luxationsfrakturen müssen die Ergebnisse dieser gravierenden Gelenkverletzung befriedigen. Auch veraltete Luxationen verdienen einen Rekonstruktionsversuch (vergl. Abb. 7 u. 8), denn trotz nachweisbarer Knorpelschädigung ist eine gute Gelenkbeweglichkeit und Belastbarkeit zu erzielen.

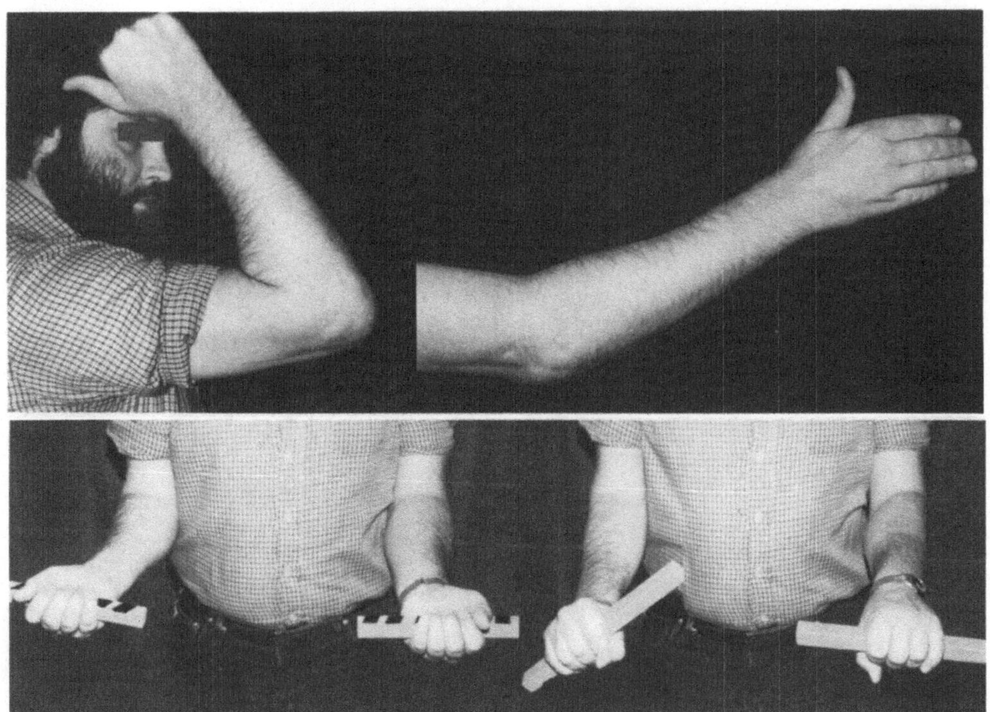

Abb. 8. Funktionsaufnahmen des in Abb. 7. dargestellten Ellenbogengelenkes 2 1/2 Jahre nach der Operation

Komplikationen

Bei den drei verspätet zugewiesenen Patienten bestand die Vorbehandlung allein in der Ruhigstellung im Gipsverband. Diese Behandlung wird bei diesem Verletzungsmuster gehäuft zur Reluxation führen. Dies geht aus den eingangs aufgezeigten biomechanischen Überlegungen hervor.

Die operative Therapie führte bei einem Patienten mit zusätzlicher Trümmerfraktur des Olecranons zum temporären Infekt, der erst nach Entfernung des Zuggurtungsmaterials zur Ruhe kam.

Periarticuläre Verknöcherungen vom Schweregrad I und I–II wurden viermal, solche vom Schweregrad II zweimal und vom Schweregrad III einmal beobachtet.

Diese Verteilung deckt sich in etwa mit der allgemeinen Erfahrung bei Luxationen und Frakturen am Ellenbogengelenk [3].

Schlußfolgerungen

Luxationen des Ellenbogens, die mit einer Abscherung des Processus coronoideus von mehr als 1/6 der Incisura semulinaris und Frakturen des Radiusköpfchens einhergehen, sind

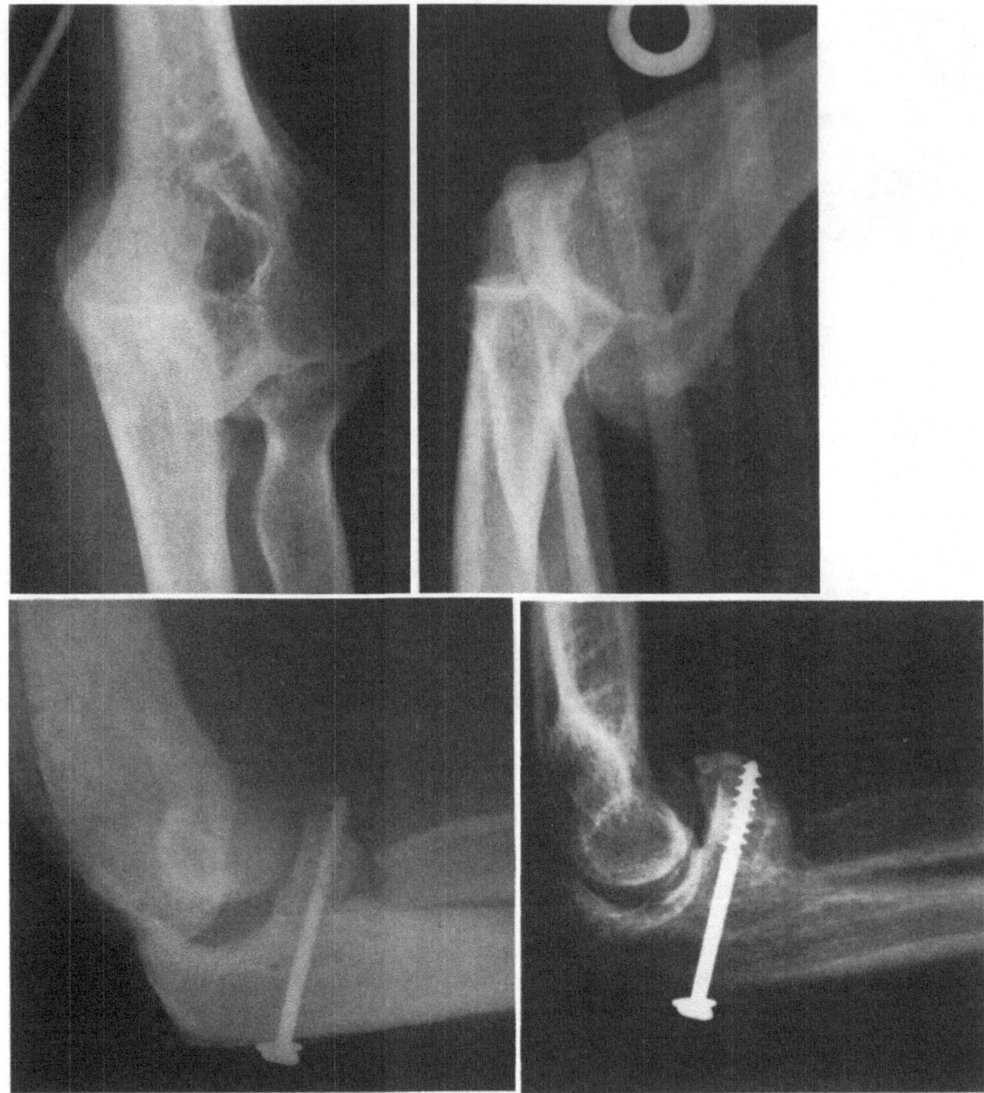

Abb. 9. Aufbau des zertrümmerten Proc. coronoideus durch das resezierte Radiusköpfchen

schwere Verletzungen, die ohne die aufgezeigten operativen Rekonstruktionen zur Reluxation neigen. Die Behandlung ist schwierig. Trotz stabiler Gelenkrekonstruktion ist stets mit einer Funktionseinbuße zu rechnen.

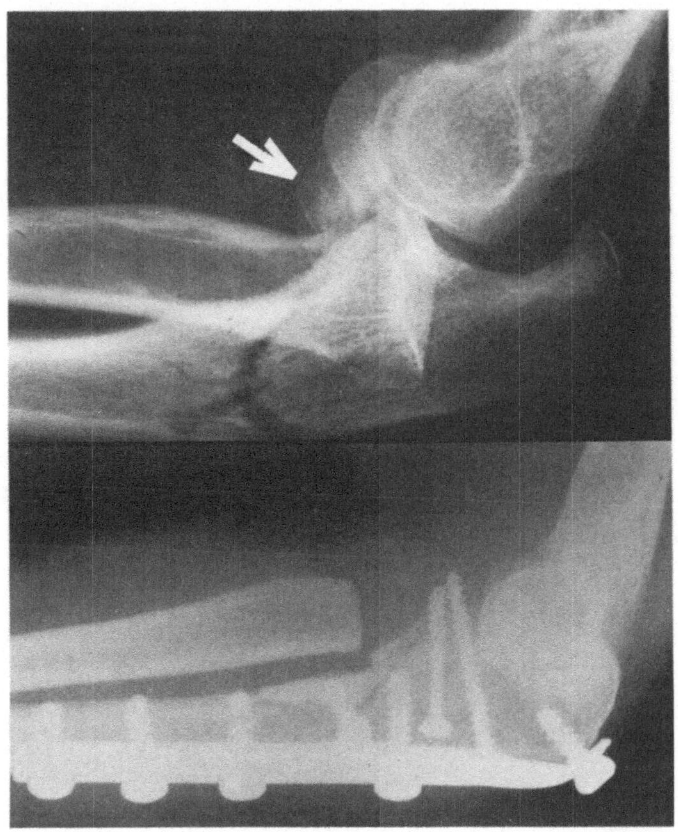

Abb. 10. Fixation des Proc. coronoideus von dorsal und Plattenosteosynthese zur Stabilisierung der Ulnafraktur

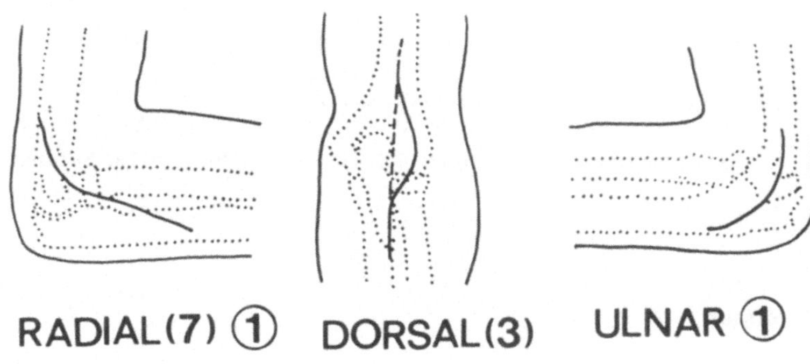

Abb. 11. Häufigkeit der gewählten Zugangswege

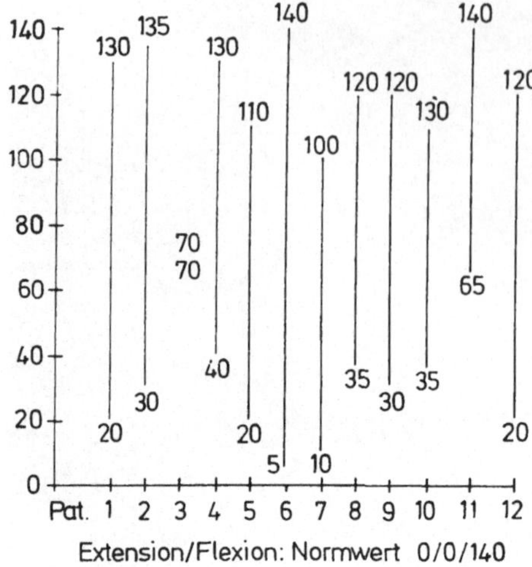

Abb. 12. Ergebnisse der Kontrolluntersuchung für Extension und Flexion

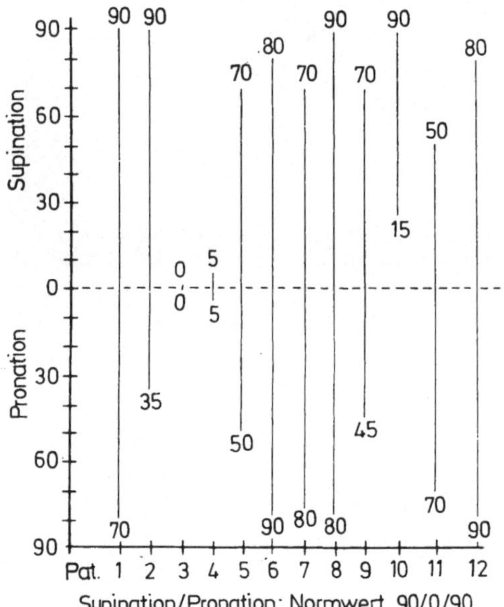

Abb. 13. Ergebnisse der Kontrolluntersuchung für Supination und Pronation

Literatur

1 Baumann E (1965) Spezielle Frakturen und Luxationslehre. Bd 2/1: Ellenbogen. Thieme, Stuttgart
2 Holz U, Schulz H (1977) Die Behandlung nach der Osteosynthese. Therapiewoche 27: 2574
3 Poigenfürst J (1966) Röntgenologische Veränderungen nach Ellenbogenverrenkungen. Klin Med 21: 216

4 Schauwecker H H, Copf F, Holz U, Herminchen H (1979) Biomechanische Probleme bei Luxationsfrakturen des Processus coronoideus und des Radiusköpfchens. Langenbecks Arch Chir (Kongreß-Bericht) 349: 531
5 Stanković P, Zühlke V, Persitzky V (1976) Isolierte Frakturen des Processus coronoideus ulnae. Unfallheilkd 79: 395

Kapselbandverletzungen am Ellbogengelenk

M. Rojczyk und H. Tscherne

Anatomie

Die Gelenkkapsel des Ellbogengelenkes setzt am Humerus an den Epicondylus an und umfaßt beuge- und streckseitig die Fossae olecrani et coronoidea. Die Collateralbänder bilden
seitliche Verstärkungszüge dieser Kapsel. Das radiale Seitenband bildet 2 V-förmige Schen-
kel, die das Radiusköpfchen umgreifen und in das Ligamentum anulare einstrahlen (Abb. 1).
Der knöcherne Ansatz liegt gemeinsam mit dem Ringband vor und hinter der Incisura
radialis an der Ulna. Das Radiusköpfchen wird völlig freigelassen. Dieser Aufbau bedingt
eine besondere Nachgiebigkeit der radialen Seitenbandführung.

Den größeren Beitrag zur Seitenstabilität des Gelenkes leistet das kräftigere ulnare Seitenband. Man kann funktionell 2 Anteile unterscheiden: Einen vorderen, der medial des
Processus coronoideus ansetzt und einen hinteren, der zur medialen Partie des Olecranon
zieht (Abb. 2). Der funktionell wichtigere vordere Anteil ist bei der Streckung gespannt,
der schwächere hintere Anteil bei Beugung.

Als dynamische Stabilisatoren fungieren ventral der Musculus brachialis und der Musculus biceps brachii, dorsal der Musculus triceps brachii und lateral die radiale Streckergruppe.

Die physiologische Valgusstellung des Armes, der sog. „Armwinkel" bedingt eine
unterschiedliche Belastung beider Seitenaspekte des Ellbogengelenkes. Das ulnare Seitenband wird vermehrt auf Zug, die Gelenkkörper der Radialseite vermehrt auf Druck belastet.

Pathophysiologie

Kapselbandverletzungen des Ellbogengelenkes entstehen typischerweise bei Ellbogenluxationen und bei Luxationsfrakturen. Einseitige Bandverletzungen bis hin zur vollständigen
Ruptur können jedoch auch durch Traumen entstehen, die momentan zu einer Subluxation
führen, dann aber das Gelenk in die reponierte Normalstellung zurückschnellen lassen. Diese
Kapselbandverletzungen gehen also ohne erkennbare Luxation einher.

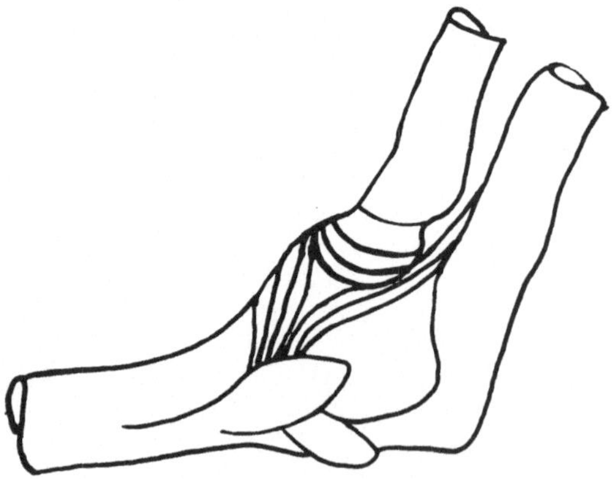

Abb. 1. Radiales Seitenband

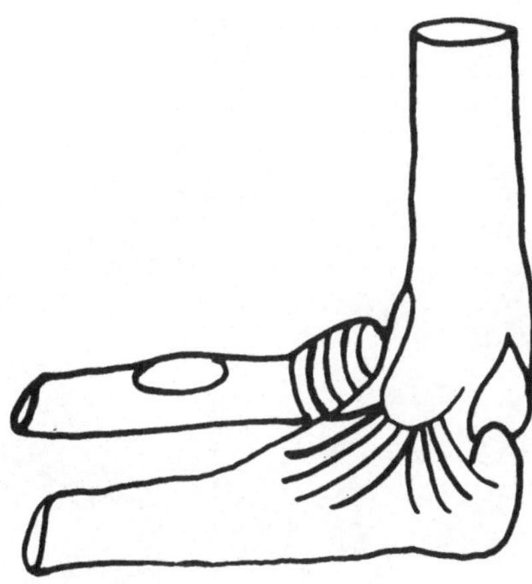

Abb. 2. Ulnares Seitenband

Komplette seitliche Kapselbandrupturen führen zu einer seitlichen Instabilität des Gelenkes, erkennbar an einer seitlichen Aufklapbbarkeit in voller Streckstellung (Abb. 3 u. 4). Die Seitenbänder können dabei ligamentär reißen oder knöchern abreißen. Häufig kommt es an den humeralen Bandansätzen zu knöchernen Bandabrissen, wobei gleichzeitig die hier ansetzende Muskulatur mit abreißt. In diesen Fällen entsteht eine völlige Skelettierung des entsprechenden Epicondylus.

Ein Äquivalent zu diesen Verletzungen sind die Abrißfrakturen der ulnaren Apophyse und des Epicondylus radialis.

Bedingt durch den sehr viel häufigeren Valgusstreß und durch die lockere Verankerung des radialen Seitenbandes überwiegen nach frischen Kapselbandverletzungen die ulnaren Instabilitäten. Für die Entstehung der chronischen Instabilität bzw. der rezidivierenden Ellbogenluxation erscheint jedoch die Zerstörung und Laxität des dorsoradialen Kapselbandapparates von besonderer Bedeutung zu sein. Durch Abriß und Ausweitung dieser Kapselbandstrukturen kann eine Kapseltasche entstehen, in die das reluxierende Radiusköpfchen hineingleitet (Abb. 5). An den Abschlagstellen osteochondraler Fragmente können Dellen entstehen, die für die Rezidivluxation die gleiche Bedeutung haben wie die Hill Sachs-Impression für die rezidivierende Schulterluxation [1,6].

Diagnostik

Besteht bei einer frischen Kapselbandverletzung am Ellbogengelenk keine Luxation, ist das klinische Bild geprägt von Schwellung, schmerzhafter Bewegungseinschränkung, Hämatomverfärbung der paraarticulären Weichteile, Druckschmerz an den Bandansätzen und in deren Verlauf. Gelegentlich läßt sich distal der Epicondylen eine Delle tasten, die auf einen vollständigen Abriß von Muskulatur und Bandapparat hinweist. Ein Hämarthros, erkenntlich an prallelastischen Vorwölbungen dorso-radial und dorso-medial, spricht eher gegen eine vollständige Kapselbandruptur.

Diese werden an der seitlichen Aufklappbarkeit des Gelenkes erkannt. Nach adäquaten Traumen und nach der Reposition von Ellbogenluxationen muß daher eine klinische Stabilitätsprüfung in Streckstellung des Gelenkes durchgeführt werden. Wenn notwendig,

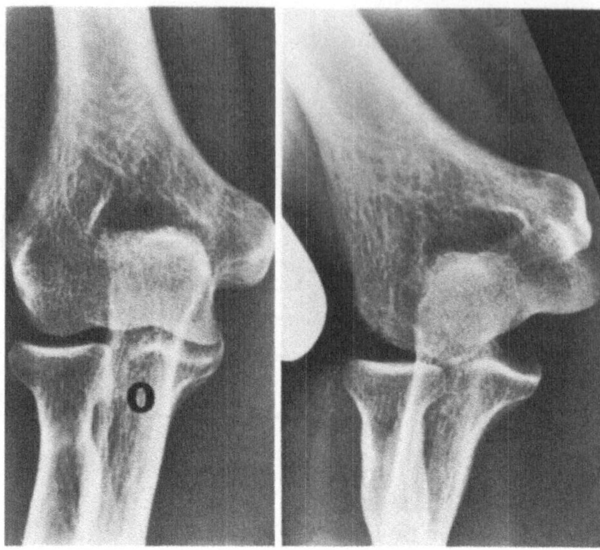

Abb. 3. Nativaufnahme und in Abduktion gehaltene Aufnahme bei ulnarer Bandinstabilität

sollte dies in lokaler oder allgemeiner Schmerzausschaltung erfolgen. Ist die klinische Instabilität eindeutig, sind gehaltene Röntgenaufnahmen zur Dokumentation erforderlich.

Therapie

Kapselbandverletzungen ohne Instabilität sollten konservativ behandelt werden, d.h. durch höchstens 3 Wochen Gipsruhigstellung mit anschließender Übungsbehandlung. Komplette Bandrupturen mit Stabilitätsverlust des Gelenkes sollten operativ behandelt werden. Als Zugang zu den Seitenbändern dient medial ein rein seitlicher, lateral der dorso-laterale Zugang nach Kocher. Bilaterale Bandverletzungen erfordern 2 Zugänge. Hat man sich zur Operation entschlossen, ist man immer wieder vom tatsächlichen Ausmaß der Verletzung überrascht. Oft fällt man schon nach dem Hautschnitt in das völlig offene Gelenk; ganz selten findet man keine osteochondralen Fragmente; schließlich ist der Musculus brachialis oft ganz erheblich zerrissen und kontusioniert, die Streck- oder Beugemuskulatur vollständig von den Epicondylen abgerissen. Die Operation dient somit nicht nur der Wiederherstellung der Bandstabilität, sondern auch einem exakten Gelenk-, Weichteil- und Muskeldébridement, letzteres zur Vermeidung einer Myositis ossificans.

Auch ein primär nicht luxiertes Gelenk kann in allgemeiner oder regionaler Anästhesie völlig reluxieren. Interligamentäre Bandrupturen werden mit resorbierbarem Nahtmaterial vereinigt (Abb. 6). Abrisse an den humeralen Bandansätzen werden zusammen mit der abgerissenen Muskulatur durch tangentiale Bohrkanäle transossär refixiert (Abb. 7). Abrißfrakturen von den Bandansätzen werden ja nach Fragmentgröße verschraubt oder verspickt, wegen der Distraktionswirkung der Muskulatur möglichst mit zusätzlicher Zuggurtung. Abrißfrakturen vom Processus coronoideus müssen berücksichtigt und mitversorgt werden, ebenso gleichzeitig bestehende Frakturen des Radiusköpfchens.

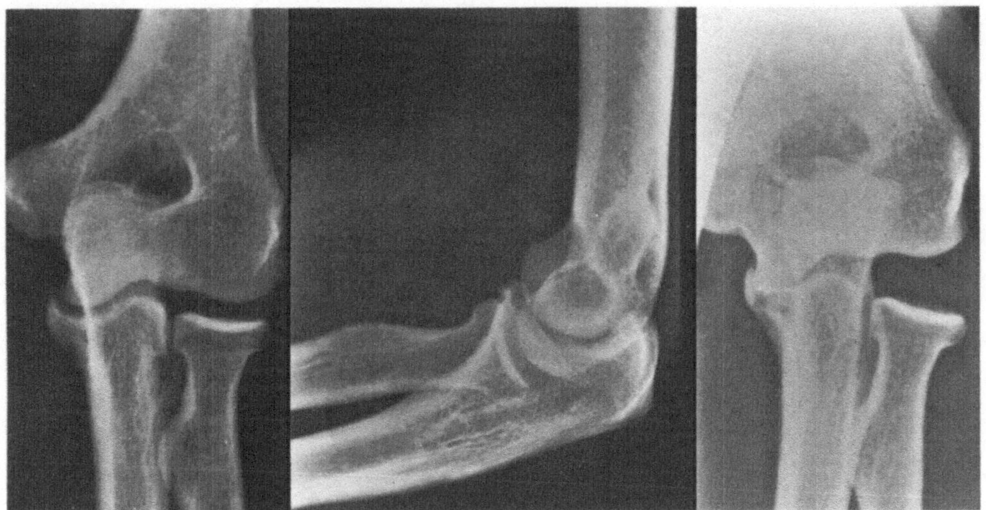

Abb. 4. Überstrecktrauma des linken Ellbogengelenkes ohne Luxation. Die seitliche Aufnahme zeigt eine kleine Absprengung vom Processus coronoideus. Die in Adduktion gehaltene Röntgenaufnahme ergibt eine deutliche radiale Instabilität

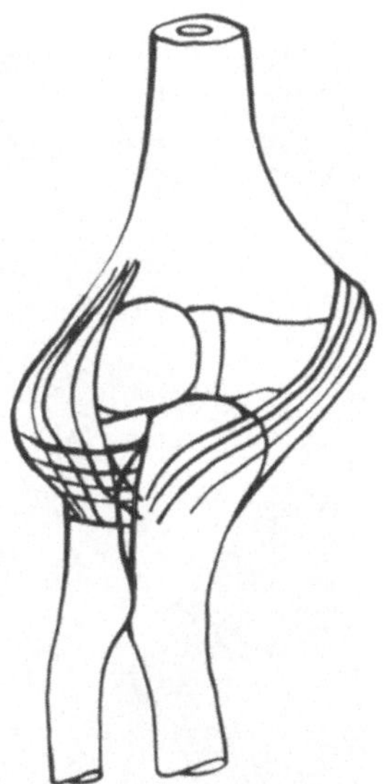

Abb. 5. Schematische Darstellung der dorso-radialen Kapseltasche bei chronischer dorso-radialer Instabilität des Ellbogengelenkes

Es ist immer wieder eindrucksvoll, wie das Ellbogengelenk mit angezogen bzw. geknüpften Bandnähten seine Stabilität wiedererlangt und intraoperativ sofort ohne Reluxation durchbewegt werden kann.

Chronische Instabilitäten sind am Ellbogengelenk sehr selten. Das Operationsverfahren nach Osborne-Cotterill [4] beseitigt das pathologisch anatomische Substrat der chronischen dorso-radialen Instabilität, nämlich die Laxität der dorso-radialen Kapsel [1–6]. Die elon-

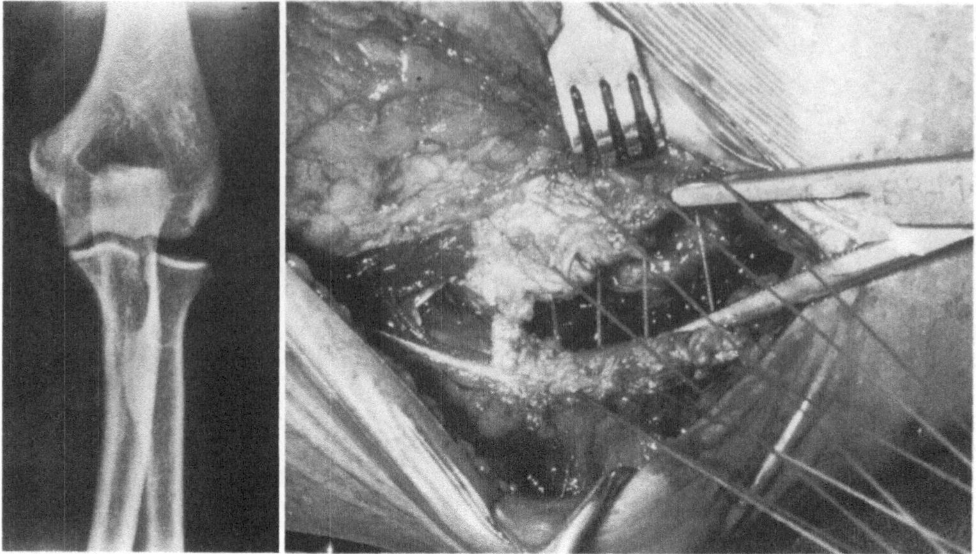

Abb. 6. Gehaltene Röntgenaufnahme und intraoperatives Bild einer intraligamentären Ruptur des radialen Seitenbandes

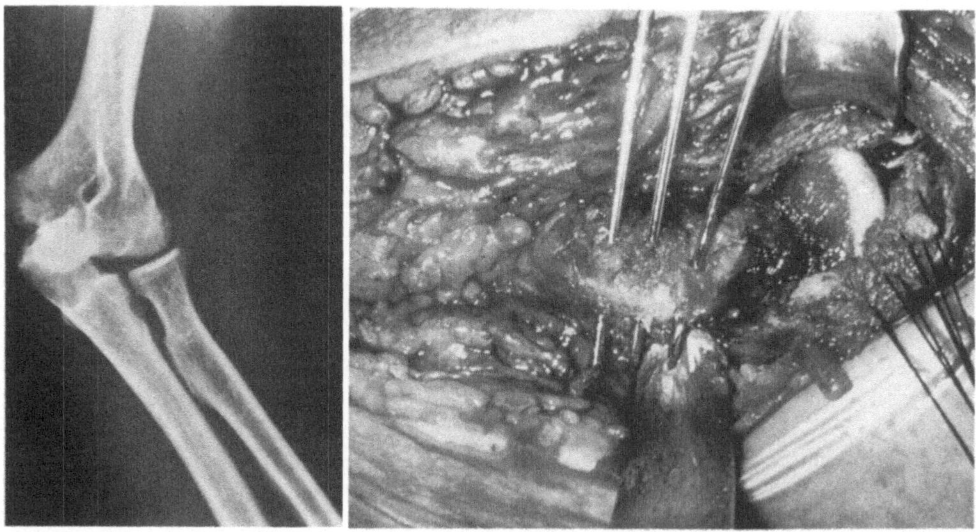

Abb. 7. Gehaltene Röntgenaufnahme und intraoperatives Foto bei Ausriß des ulnaren Seitenbandes vom Epicondylus ulnaris. Vorbereitung zur transossären Refixation des Bandes

gierte Gelenkkapsel wird von einem Kocherschen Zugang aus gespalten und exicidert. Durch 2 bis 3 tangentiale durch den Epicondylus radialis angelegte Bohrkanäle werden nicht resorbierbare Fäden durchgezogen und durch die Kapsel unter Raffung genäht und mit den transossären Nähten am Knochen refixiert (Abb. 8).

Eigenes Krankengut und Ergebnisse

Von 1972 bis 1980 wurden an der Unfallchirurgischen Klinik der Medizinischen Hochschule Hannover 73 frische Kapselbandverletzungen am Ellbogengelenk operativ behandelt. 50 waren mit, 23 ohne Luxation einhergegangen. 39mal war das ulnare, 12mal das radiale,

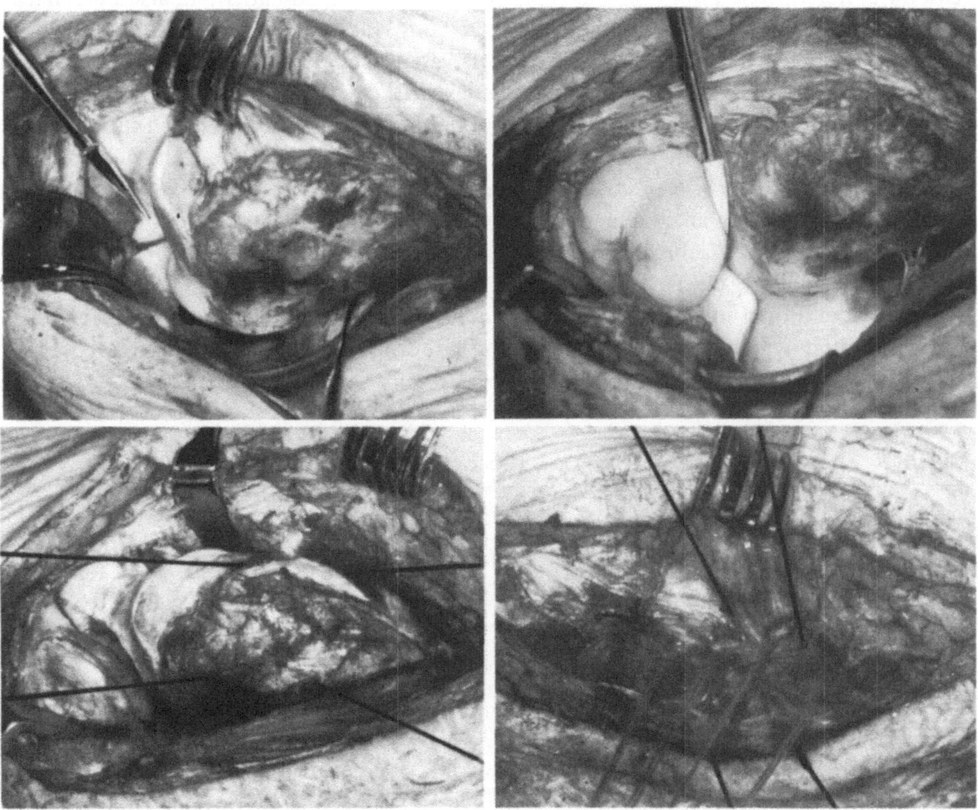

Abb. 8. *Obere Bildzeile:* Intraoperative Ansicht des Radiohumeralgelenkes bei chronischer dorso-radialer Instabilität. Auf dem ersten Bild zeigt der Pfeil auf eine Delle am Capitulum humeri, durch die das Radiusköpfchen bei intraoperativ aufgelöster Reluxation herausgleitet. Im zweiten Bild sieht man auf die Gelenkfläche des luxierten Radiusköpfchens. *Untere Bildzeile:* Bei der Operation nach Osborne/Cotterill wird die elongierte dorso-radiale Kapsel excidiert und durch 2 Bohrkanäle Mersilene Fäden durchgezogen (*1. Bild*). Nach Aufrauhung des Epicondylus wird die Kapsel mit Dexon-Nähten vernäht (*2. Bild*). Die transossären Nähte dienen zur Fixation der gerafften Kapsel am Epicondylus

218

und 22mal waren beide Seitenbänder gerissen. 15mal bestand zusätzlich eine Radiusköpfchenfraktur, 9mal eine Abrißfraktur des Processus coronoideus. Die Zuordnung dieser Frakturen zu den Bandverletzungen zeigt eine deutliche Häufig von Radiusköpfchenfrakturen bei den radialen und bilateralen Bandverletzungen (Tabelle 1). Fünf Luxationen waren offen, 5mal bestand gleichzeitig eine Verletzung der Arteria brachialis, 4mal bestand eine primäre Ulnarisparese, einmal eine primäre Radialusparese.

Von 73 operierten Patienten konnten 64 nachuntersucht werden (2 Patienten waren verstorben, 2 im Ausland, 5 unbekannt verzogen oder zur Untersuchung nicht erschienen). Bei allen nachuntersuchten Patienten war das Ellbogengelenk bandstabil, alle Wunden waren ohne Infekt verheilt, einmal war es zu einer Myositis ossificans gekommen ohne stärkere Beeinträchtigung der Funktion. Bei 30 Patienten wurden diskrete Verkalkungen an den humeralen Bandansätzen gesehen.

Die Funktionsergebnisse gehen aus der Tabelle 2 hervor: 41 Patienten, das entspricht etwa 64%, hatten freie Funktion und keinerlei Beschwerden. 16 Patienten, also 25%, hatten eine geringgradige Einschränkung der Beweglichkeit. Nur 7 Patienten (11%) hatten Funktionseinbußen über 20° Streckdefizit und 10° Beugedefizit erlitten. Von diesen hatten 3 Patienten eine Rotationsbehinderung, die einmal zu Lasten einer drittgradig offenen Unterarmfraktur und zweimal zu Lasten der begleitenden Radiusköpfchenfraktur ging.

Es findet sich ein deutliches Gefälle der Funktionsergebnisse von den ulnaren Bandverletzungen über die radialen zu den bilateralen. Bei diesen ist immer das größte Weichteil- und Muskeltrauma anzunehmen. Auch 5 offene Bandverletzungen und 5 begleitende Verletzungen der Arteria brachialis waren mit nur einer Ausnahme mit bilateralen Bandverletzungen einhergegangen.

Fünf Patientinnen mit rezidivierender Ellbogenluxation und chronischer dorso-radialer Bandinstabilität waren nach der Methode von Osborne und Cotterill [4] operiert worden.

Tabelle 1. Ausmaß der ligamentären und knöchernen Verletzungen

	Ulnar	Radial	Bilateral	Gesamt
Bandverletzung	39	12	22	73
Radiusköpfchenbruch	2	5	8	15
Abriß Proc. coronoideus	4	2	3	9

Tabelle 2. Funktionelle Ergebnisse

Seitenbandverletzung	Ulnar	Radial	Bilateral	Summe
Freie Funktion	30	5	6	41
Streckdefizit bis 20° Beugedefizit bis 10°	5	7	4	16
Streckdefizit $> 20^{\circ}$ Beugedefizit $> 10^{\circ}$	1	0	3	4
Dito und/oder Rotationsbehinderung	1	0	2	3
Summe	37	12	15	64

Vier von diesen Patientinnen hatte freie Funktion, stabile Gelenke und waren rezidivfrei. Bei einer Patientin war es ca. ein halbes Jahr nach der Operation zu erneuten Luxationen gekommen.

Schlußfolgerung

Die operative Behandlung frischer Kapselbandverletzungen am Ellbogengelenk ermöglicht nicht nur die Rekonstruktion des Kapselbandapparates, sondern gestattet auch ein exaktes Weichteil- und Muskeldébridement sowie das Herausspülen von Knorpelflakes aus dem Gelenk. Dadurch werden sekundäre Schäden wie Myositis ossificans und freie Gelenkkörper weitgehend vermieden. Die Ergebnisse von 64 nachuntersuchten Patienten rechtfertigen den Einsatz der operativen Therapie.

Mit der Behandlung der seltenen rezidivierenden Ellbogenluxation hat kein Autor größere Erfahrung. Die Methode von Osborne und Cotterill [4] scheint sich unter zahlreichen Verfahren durchzusetzen. Von uns wurde diese Operationsmethode insgesamt 5mal angewandt, davon 4mal mit gutem Erfolg.

Literatur

1 Dürig M, Gauer F, Müller W (1977) Die Kapselplastik des Ellbogengelenkes zur Behandlung der rezidivierenden Luxation. Chirurg 48: 422
2 Dürig M, Müller W, Rüedi T P, Gauer F (1979) The Operative Treatment of Elbow Dislocation in the Adult. J Bone Joint Surg 61 A: 239
3 Hassmann G C, Brunn F, Neer Ch S II (1975) Recurrent Dislocation of the Elbow. J Bone Joint Surg 47 A: 1080
4 Osborne G, Cotterill P (1966) Recurrent Dislocation of the Elbow. J Bone Joint Surg (Br) 48: 340
5 Rojczyk M, Tscherne H, Trentz O (1979) Die Ellbogenluxation. Unfallheilkd 82: 418
6 Tscherne H, Rojczyk M, Trentz O (1978) Diagnostik und Therapie frischer und veralteter Bandverletzungen im Bereich des Ellbogengelenkes. Chirurg 49: 6

Monteggia-Verletzungen

P. Hertel, Ch. Braun und L. Schweiberer

Die Incidenz der Monteggia-Verletzung ist mit 1,7% bei 3 200 Unterarmfrakturen [1] bzw. 10,8% unter 249 Ulnabrüchen [8] bzw. 0,012% bei 220 000 frischen Verletzungen [11] gering. Wurde früher der überwiegend konservativen Behandlung der Vorzug gegeben [1, 2, 8], so wird heute bei weitgehend standardisierter Technik mehr und mehr die operative Behandlung und insbesondere die Plattenosteosynthese der Ulna angewendet [6, 15].

Diagnose

Die Monteggia-Verletzung wird wegen der geringen Dislokation (Abb. 1), unzureichender Röntgentechnik und fehlerhafter Deutung des Röntgenbildes [6] oft verspätet gestellt. Das primäre Verletzungsausmaß kann entsprechend der einwirkenden Gewalt und der Dislokation beträchtlich sein. Ausgedehnte Weichteilzerstörungen (Haut, Muskeln, Membrana interossea), Nervenlähmungen [4], Radiusköpfchenfrakturen [9, 10], werden als Begleitverletzungen beobachtet. Selten kommen Serienverletzungen des betroffenen Armes vor. Parierverletzungen mit entsprechender Kontusionsmarke sind eher selten, es überwiegen indirekte Hyperpronationsmechanismen und Überstreckungsverletzungen [5, 14]. Sekundäre Verkalkungen mit Einsteifung des Ellenbogengelenkes und Brückencallus sind anzulasten der individuellen Veranlagung, der Verzögerung der Diagnose, dem primären Weichteiltrauma und dem sekundären Repositionstrauma. Die Einteilungen von Bado [1], Watson-Jones [16] bzw. Speed und Boyd [13] (Abb. 2) haben sich bewährt. Im wesentlichen ist

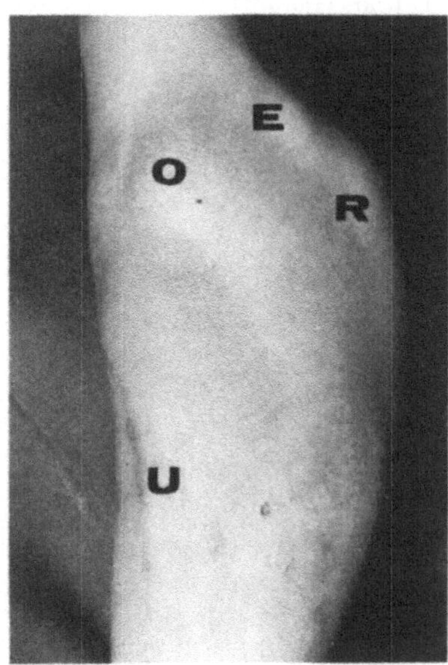

Abb. 1. Volare Monteggia-Verletzung des rechten Unterarmes, von dorsal aufgenommen. Leicht radialwärts gerichtete Auskrümmung des proximalen Unterarmes, Vorwölbung des luxierten Radiusköpfchens. *U* = Ulnafraktur, *O* = Olecranon, *E* = Epicondylus radialis humeri, *R* = Luxiertes Radiusköpfchen

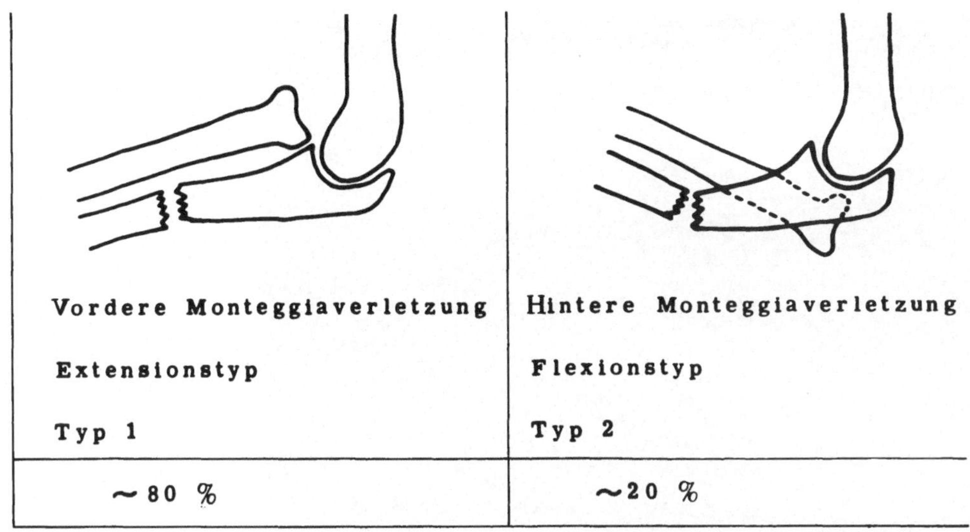

Speed u. Boyd
(1940)
Watson-Jones
(1960)
Bado
(1967)

Abb. 2. Verschiedene Einteilungsformen der Monteggia-Verletzungen

von einer volaren Monteggia-Verletzung mit volarer Luxation des Radiusköpfchens und volar curvierter Ulnafraktur (Abb. 3) und einer dorsalen Monteggia-Verletzung mit dorsaler Luxation des Radiusköpfchens und dorsaler Abwinkelung der Elle (Abb. 4) zu sprechen. Die seltenere reine radiale Monteggia-Verletzung sollte eher dem volaren Verletzungstyp zugerechnet werden, welcher sich von dem dorsalen Verletzungstyp scharf durch die Seltenheit einer begleitenden Radiusköpfchenfraktur und die bessere Prognose abhebt [2, 9, 10]. Einheitlich ist die Einstellung zur konservativen Behandlung von Monteggia-Verletzungen im Kindesalter [4, 7, 12].

Material und Methoden

In einer früheren Untersuchungsserie haben wir 48 frische operativ behandelte Monteggia-Verletzungen im Erwachsenenalter vorgestellt [6]. Diese Serie wurde komplettiert (n = 55). Das Durchschnittsalter betrug 34 Jahre (11 Patienten von 10 bis 19 Jahren, 18 Patienten von 20 bis 29 Jahren, 8 Patienten von 30 bis 39 Jahren, 5 Patienten von 40 bis 49 Jahren, 8 Patienten von 50 bis 59 Jahren, 5 Patienten von 60 bis 69 Jahren). Betroffen waren in 38 Fällen Personen mit überwiegend manueller Tätigkeit, in 15 Fällen Personen mit überwiegend geistiger Tätigkeit, 2 Personen waren berentet. Der Unfallmechanismus ließ sich meist nicht eindeutig bestimmen, Kontusionsmarken als Hinweis für ein direktes Trauma waren in der Minderzahl. Über die Höhe der Ulnafraktur orientiert Tabelle 1. Mehrfragmentbrüche bzw. Defekte waren in über der Hälfte der Fälle vorhanden (Tabelle 2). Zwölf

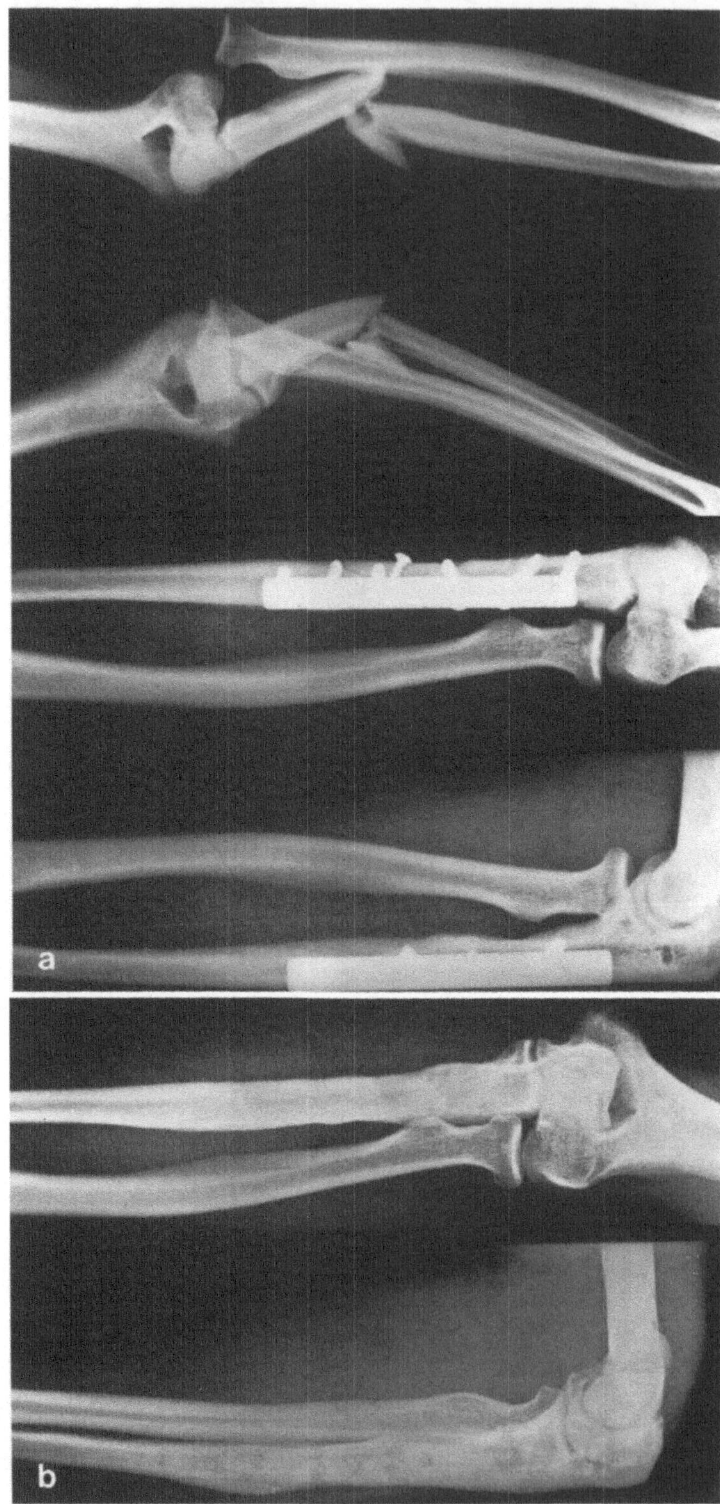

Abb. 3a, b

Monteggia-Verletzungen waren offen. Das Radiusköpfchen war in 18 Fällen nach dorsal und in 37 Fällen mehr in volarer Richtung luxiert (Tabelle 3). Bei 11 der 18 dorsalen Monteggia-Verletzungen waren Radiusköpfchenfrakturen bzw. eine Fraktur des Capitulum radialis humeri vorhanden. Bei den 38 volaren bzw. radialen Monteggia-Verletzungen lag dagegen nur 5mal eine Radiusköpfchenfraktur vor (Tabelle 4). Eine primäre Radialisläsion erlitten 3 Patienten, 25 Patienten hatten weitere Extremitätenverletzungen bzw. multiple Verletzungen (Tabelle 5). In 14 Fällen wurde die komplette Diagnose: Monteggia-Verletzung nicht am Unfalltag gestellt (Tabelle 6). Die Operation wurde 21mal am Unfalltag, 19mal innerhalb der ersten Woche und in 15 Fällen mit einer weitergehenden Verzögerung vorgenommen, wofür im wesentlichen verspätete Diagnose bzw. Polytraumatisation verantwortlich war (Tabelle 7). Die Ulna wurde 44mal mit einer Plattenosteosynthese stabilisiert, wofür in letzter Zeit lediglich die schmale AO-Platte bzw. die Unterarm-AO-Platte in Frage kam. Kleinere Fragmente wurden in 4 Fällen entfernt, eine primäre Spongiosaplastik wurde bei 5 Patienten durchgeführt (Tabelle 8). Die Osteosyntheseplatte wurde überwiegend dorsal bzw. dorsoulnar und ulnar angelegt. Die radiale Plattenposition wurde 7mal gewählt (Tabelle 9). Das Radiusköpfchen wurde in 29 Fällen offen reponiert, bei 19 Patienten geschlossen reponiert und 6mal reseziert. Bei einem Patienten mißlang die Reposition. Eine Rekonstruktion des Radiusköpfchens bei geeigneter Fraktur wurde 5mal vorgenommen, das Lgt. anulare radii wurde nur 6mal genäht (Tabelle 10). Postoperativ wurde bei 16 Patienten eine gipsfreie Nachbehandlung durchgeführt, bei den übrigen Patienten erfolgte eine meist mehrwöchige Gipsruhigstellung (Tabelle 11).

Ergebnisse

Die Patienten wurden durchschnittlich 31 Monate nach der Operation untersucht. Zwei Infekte hatten sich folgenlos zurückgebildet, die Radialisläsion war bei 2 Patienten nicht mehr nachweisbar, bei einem Patienten bestand sie länger als 5 Monate (Berufswechsel geplant). Drei weitere Patienten hatten in der Folge der Monteggia-Verletzung einen Berufswechsel vorgenommen.

Subjektiv schätzten 39 Patienten den Erfolg mit gut bis sehr gut, 13 mit mäßig und 3 mit schlecht ein. Die subjektive Behinderung wurde von 36 Patienten mit gering bis gar nicht, von 18 Patienten mit mäßig und von einem Patienten mit stark angegeben. Das Bewegungsdefizit für Streckung und Beugung zusammen betrug bei 19 Patienten 0°, bei 22 Patienten zwischen 5° und 30°, bei 4 Patienten 35° bis 50° und bei 10 Patienten über 50°.

Pronation und Supination zusammen waren bei 17 Patienten nicht eingeschränkt, bei 14 Patienten zwischen 5° und 30° eingeschränkt, bei 6 Patienten um 35° bis 50° und bei 18 Patienten um über 50° vermindert (Tabelle 12). Die Bewegungseinschränkung (alle Richtungen zusammen) lag bei den dorsalen Monteggia-Verletzungen doppelt so hoch wie bei den volaren Monteggia-Verletzungen.

Abb. 3a, b. G.W., männlich, 31 Jahre. Volar-radiale Monteggia-Verletzung mit ulnarem Biegungskeil im Bereich der Ulnafraktur. Stabilisierung durch dorso-radial angelegte Unterarm-DC-Platte. Der Biegungskeil wurde durch eine Zugschraube adaptiert (**a**). Einwandfreie Frakturheilung, Metallentfernung. Nach 17 Monaten uneingeschränkte Funktion (**b**)

Tabelle 1. Ulnafrakturen

Proximales Drittel	41
Mittleres Drittel	11
Proximales + mittleres Drittel	1
Proximales + distales Drittel	2
	55

Tabelle 2. Ulnafrakturen

2 Fragmente	22
Mehrere Fragmente	31
Defekte	2
	55
Offen	12

Tabelle 3. Radiusköpfchenluxation

Volar	20
Volar-radial	5
Radial	12
Dorsal-radial	1
Dorsal	17
	55

Tabelle 4. Intraarticuläre Frakturen (n = 16)

	Volare MV (25)	Radiale MV (12)	Dorsale MV (18)
Trümmerfraktur Radiusköpfchen	1		4
Meißelfraktur Radiusköpfchen	1	3	6
Capitulum rad. hum.-Fraktur			1
	2	3	11

Tabelle 5. Begleitverletzungen (n = 28)

Lokal	
Radialisläsion	3
Allgemein	
Weitere Extremitätenverletzung	5
Schädelhirntraumen	6
Schädelhirntraumen und	
Extremitätenverletzungen	9
Polytraumen	5
	28

Spätfolgen sind in Tabelle 13 dargelegt. Achsfehler der Ulna waren bei 6 Patienten verblieben, als Folge unzureichender Osteosynthese. Nur 2 dieser 6 Patienten hatten eine entsprechende Subluxation des Radiusköpfchens, die in 2 weiteren Fällen ohne Achsabweichung der Elle zu beobachten war.

Tabelle 6

	Diagnose Ulnafraktur	Diagnose Monteggia-Verletzung
Unfalltag	49	41
1. Tag	4	5
2. Tag		2
10.–52. Tag	2	7
	55	55

Tabelle 7. Operationszeitpunkt

Unfalltag	21
1.– 7. Tag nach Unfall	19
8.–30. Tag nach Unfall	10
31.–52. Tag nach Unfall	5
	55

Tabelle 8. Operationsverfahren – Ulnafraktur

Plattenosteosynthese	
Schmale AO-Platte	26
Halbrohrplatte	18
Markraumschienung	4
Zuggurtung	4
Drahtschlinge	2
Kirschner-Drähte + Drahtschlinge	1
	55
Fragmententfernung	4
Primäre Spongiosaplastik	5

Diskussion

Die Qualität der operativen Versorgung von Verletzungen der oberen Extremität ist im wesentlichen durch die erreichte Beweglichkeit dokumentiert. Neben dem Kriterium der Beweglichkeit spielt die Beurteilung von Schmerzen, Einschränkungen im täglichen Leben, Fehlstellungen und arthrotische Veränderungen keine ausschlaggebende Rolle bzw. entspricht dem Verlust der Beweglichkeit [3, 6]. Die Beschränkung auf das Gütekriterium Beweglichkeit ermöglicht den Vergleich mit anderen Behandlungsmethoden und schließt das subjektive Moment durch den Arzt in der Einschätzung der Sekundärveränderung und durch den Patienten in der oft versicherungsvertraglich beeinflußten Einschätzung seiner Behinderung aus.

Tabelle 9. Position der Osteosyntheseplatte

Ulnar	6
Dorso-ulnar	6
Dorsal	24
Dorso-radial	5
Radial	3
	44

Tabelle 10. Operationsverfahren — Radiusköpfchen

Offene Reposition		28
Mit Naht des Lgt. anulare	6	
Mit Fascienplastik	1	
Mit Osteosynthese Radiusköpfchen	5	
Mit Fragmentenentfernung	2	
Geschlossene Reposition		20
Resektion des Radiusköpfchens		6
Keine Reposition		1
		55

Tabelle 11. Postoperative Fixation

Keine Gipsfixation			16
Gipsfixation			39
Dauer	1— 7 Tage	3	
	8—14 Tage	5	
	15—30 Tage	14	
	31—60 Tage	16	
	61—90 Tage	1	
		39	55

Die dorsalen Monteggia-Verletzungen sind prognostisch erheblich ungünstiger [9, 10]. Dies ist auf die gehäufte Anzahl von Abscherfrakturen oder Trümmerfrakturen des Radiusköpfchens zurückzuführen. Der Entschluß zur Radiusköpfchenresektion wird in diesen Fällen wegen der Gefahr der Vermehrung der Instabilität erschwert.

Gegenüber einer vergleichbaren Anzahl konservativ behandelter Monteggia-Verletzungen [8, 11] und einer vergleichbaren Anzahl vorwiegend mit Marknagelung operativ versorgter Monteggia-Verletzungen [3] (Tabelle 14) ist das Ergebnis unserer Serie mit vorwiegenden Plattenosteosynthesen der Ulna besser (Tabelle 15). Die Bewertungskriterien von Boyd und Boals [3], die sich ebenfalls im wesentlichen auf die erreichte Beweglichkeit beschränken, sind relativ ungenau definiert, dies trifft besonders auf den Bereich der Unterarmumwendbewegungen zu. Die Grenzen, bis zu welchen noch ein gutes Ergebnis möglich ist, sind weit gesteckt (Tabelle 16). Auch wenn die Plattenosteosynthese der Ulna den besonders komplikationsträchtigen Monteggia-Verletzungen vorbehalten bleibt (Mehrfragment-

Tabelle 12. Bewegungsdefizit

	Streckung u. Beugung	Pronation u. Supination
0°	19	17
$5^\circ-30^\circ$	22	14
$35^\circ-50^\circ$	4	6
Über 50°	10	18
	55	55

Tabelle 13. Spätfolgen

Ulna	
Achsfehler	6
Brückencallus partiell	3
Ellenbogengelenk	
Periarticuläre Verkalkung	10
Arthrose	11
Subluxation Radiusköpfchen	4
	34
Patienten	17

Tabelle 14

Boyd und Boals (1969)		Eigene Serie	
Marknägel	36	Plattenosteosynthese	44
Plattenosteosynthese	11	Markraumschienung	4
Anderes	7	Anderes	7
	54		55

brüche, Defektverletzungen) und bei einfachen Verletzungen intramedulläre Verfahren zur Anwendung kamen [15], sind ausgezeichnete Ergebnisse möglich.

Wesentlich ist die Frühoperation, die exakte Wiederherstellung der Ulna in Länge und Krümmung, die intraoperativ kontrollierte Reposition des Radiusköpfchens. Bei geschlossenem, nicht reponierbarem Radiusköpfchen wird das Lgt. anulare radii an seinem ulnaren Ansatz durchtrennt und ein Interponat (meist der volare Anteil des Lgt. anulare radii) aus dem Gelenk geschoben. Obligat wegen der zahlreichen intraarticulären Frakturen ist die Freilegung des Radiusköpfchens bei allen dorsalen Monteggia-Verletzungen. Die Versorgung des Radiusköpfchens erfolgt nach den üblichen Regeln. Bei Trümmerfrakturen wird das Radiusköpfchen primär reseziert (Abb. 4), bei Meißelfrakturen durch eine Schraube rekonstruiert, bei dislocierten Randbrüchen wird das Fragment entfernt. Eine Naht des Lgt. anulare radii wird nicht erzwungen, die Führung des Radiusköpfchens durch Gelenkkontur, Muskulatur und Membrana interossea ist nach Stabilisierung der Ulna vollständig zureichend

Tabelle 15

	Boyd u. Boals (1969)	Eigene Serie Streckung u. Beugung	Pronation u. Supination
Excellent	35%	35%	29%
Gut	42%	53%	62%
Mäßig	12%	5%	
Schlecht	11%	7%	9%
	(54 Fälle)	(55 Fälle)	

Tabelle 16. Bewertungsschema (Boyd u. Boals, 1969)

	Defizit Streckung u. Beugung	Defizit Pronation u. Supination
Excellent	0	0
Gut	bis 65°	bis 90°
Mäßig	bis 90°	bis 90°
Schlecht	über 90°	über 90°

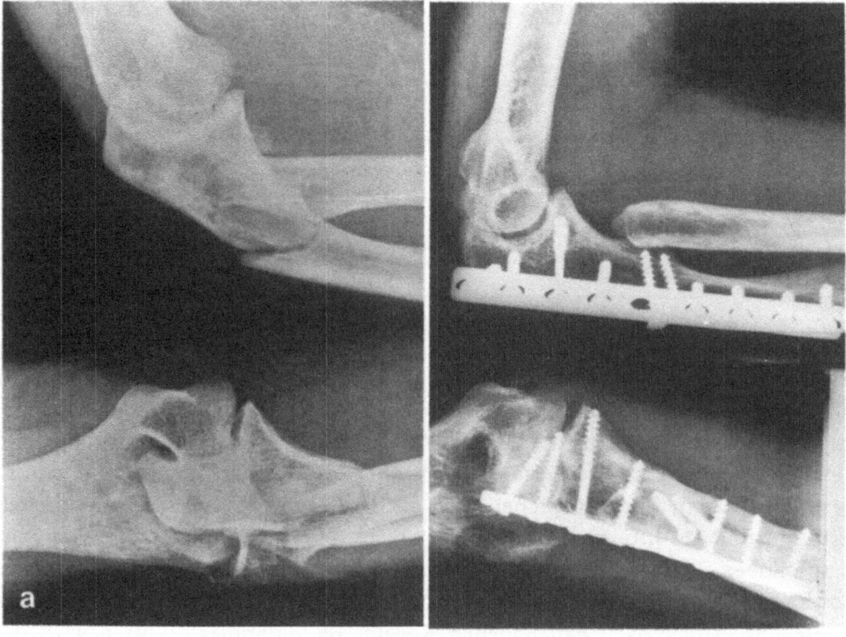

Abb. 4. a M.F., 56 Jahre, weiblich. Dorsale Monteggia-Verletzung mit Radiusköpfchentrümmerfraktur und Mehrfragmentfraktur der proximalen Ulna. Primäre Radiusköpfchenresektion und Stabilisierung der Ulnafraktur durch radial angelegte Unterarm-DC-Platte

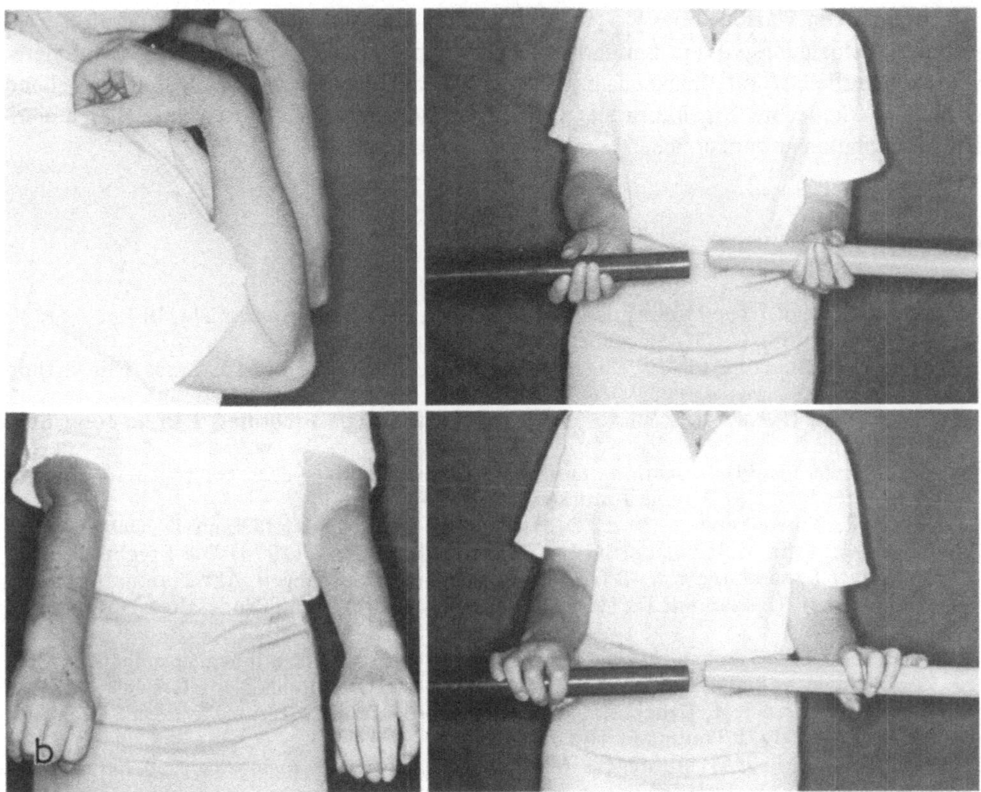

Abb. 4b. 16 Monate nach der Operation nahezu beschwerdefreie und uneingeschränkte Funktion

(Abb. 5). Bei intraoperativ nachgewiesener Stabilität des Radiusköpfchens kann eine gipsfreie Nachbehandlung angeschlossen werden. Besteht eine Luxationsneigung, so soll bei der volaren Monteggia-Verletzung mehr in Supination, bei der dorsalen Monteggia-Verletzung mehr in Pronation des Unterarmes [2] in nahezu rechtwinkeliger Beugestellung des Ellenbogenggelenkes eingegipst werden. Begleitende Nervenverletzungen (N. radialis, N. interosseus dorsalis) sollten konservativ abwartend behandelt werden [4].

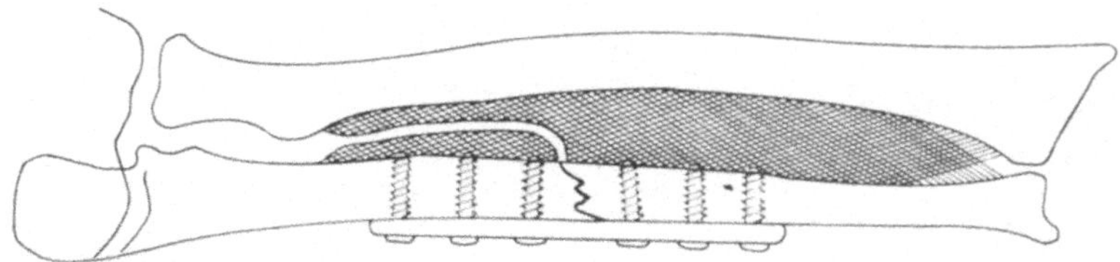

Abb. 5. Nach Stabilisierung der Ulnafraktur wird die articuläre Führung des Radiusköpfchens durch die distal intakte Membrana interossea, die Gelenkkonturen und den kräftigen radialen Muskelmantel gesichert

230

Die noch von Watson-Jones [15] so gefürchteten Komplikationen dieser Luxationsfraktur, wie Fehlstellung oder Pseudarthrose der Ulna, Dislokation des Radiusköpfchens, Myositis ossificans und Brückencallus, lassen sich auf die geschilderte Weise weitgehend vermeiden. Schlechte Ergebnisse der operativen Behandlung [4] mit zahlreichen Pseudarthrosen deuten auf unzureichende operative Technik hin.

Literatur

1 Bado J L (1962) The Monteggia Lesion. Charles C Thomas, Springfield, Ill
2 Bado J L (1967) The Monteggia Lesion. Clin Orthop 50: 77
3 Boyd H B, Boals J C (1969) The Monteggia Lesion. A Review of 159 Cases. Clin Orthop 66: 94
4 Bruce H E, Harvey J P, Wilson J C (1974) Monteggia Fractures. J Bone Joint Surg 56 A: 1563
5 Evans E M (1949) Pronation injuries of forearm with special reference to anterior Monteggia fractures. J Bone Joint Surg 31 B: 578
6 Hertel P, Schweiberer L, Burri C, Helbing G, Labitzke R, Lühken D, Oestern H J, Pfister U, Rehn J, Schweikert C H, Tscherne H, Weller S (1974) Die Ergebnisse nach operativer Behandlung von 48 frischen Monteggia-Verletzungen. Akt Traumatol 4: 147
7 Höllwarth M, Hausbrandt D (1978) Die Monteggia-Fraktur im Kindesalter. Unfallheilkd 81: 77
8 Leitner B (1953) Behandlungsergebnisse der Brüche der Elle mit begleitender Speichenköpfchenverrenkung (Monteggia-Verletzung). Hefte Unfallheilkd 46: 102
9 Pavel A, Pitman J M, Lance E M, Wade P A (1965) The Posterior Monteggia Fracture: A Clinical Study. J Trauma 5: 184
10 Penrose J H (1951) Monteggia fracture with posterior dislocation of radial head. J Bone Joint Surg 33 B: 65
11 Salem G I, Göber W, Kreuzer W, Wense G (1974) Über den Verrenkungsbruch im Ellenbogengelenk. Unfallheilkd 77: 49
12 Schweikert C H, Strube H D (1978) Verletzungen des Olekranon sowie die Monteggia-Frakturen. Akt Traumatol 8: 109
13 Speed J S, Boyd H B (1940) Treatment of fractures of ulna with dislocation of head of radius (Monteggia fractures). JAMA 115: 1699
14 Tompkins D G (1971) The Anterior Monteggia Fractures. J Bone Joint Surg 53 A: 1109
15 Vollmar D, Hecht L, Groitl H, Glückert K (1978) Monteggiafrakturen. Behandlung und Spätergebnisse. Akt Traumatol 8: 115
16 Watson-Jones R (1955) Fractures and Joint Injuries, Vol 2, Ed 4. Williams & Wilkins, Baltimore, pp 572

Diskussionsbemerkungen und Empfehlungen aller Teilnehmer
Leitung: H. Contzen

Zusammengefaßt und redigiert von A. Rüter und C. Burri

Einteilung

Reine Luxationen,
Luxationen mit kleineren Abschlagfragmenten,
Luxationsfrakturen.

Therapie

Reine Luxationen

Die Behandlung richtet sich nach der nach Reposition vorhandenen Stabilität. Hierbei bezieht sich der Begriff Stabilität auf die Frage, ob das reponierte Gelenk in Narkose den normalen vollständigen Bewegungsausschlag ohne Reluxation toleriert. Bei gehaltenen Aufnahmen oder kraftvollem Reluxationsversuch lassen sich immer Instabilitäten finden. Diese sind jedoch keine Indikation zur Operation.

Dieses Verfahren wird durch die sorgfältigen Kontrollen des Wiener Krankenhauses bestätigt (Poigenfürst). Dort wurden bei einem Teil der reinen Ellbogenluxationen nach Reposition gehaltene Aufnahmen durchgeführt. Es fanden sich immer „Instabilitäten". Alle Fälle wurden konservativ behandelt. Bei späteren Nachkontrollen waren alle Gelenke stabil geworden.

Die Situation am Ellbogen stellt sich sicher völlig anders dar als z.B. am Kniegelenk. Einerseits ist die knöcherne Führung des Ellbogens besser. Somit haben die Bänder bei verminderter Belastung eine größere Chance, stabil auszuheilen. Andererseits braucht aber ein nicht absolut stabiler Bandapparat bei der geringeren Belastung und stabilerer knöchernen Führung des Gelenkes keine klinischen Auswirkungen zu haben.

Wenn aber bei der Prüfung des normalen Bewegungsumfanges in Narkose eine Reluxation eintritt, ist die Indikation zur Operation mit Gelenkrevision und Bandrekonstruktion gegeben.

Die Frage, ob kleinere, röntgenologisch sichtbare Abscherfragmente eine unbedingte Operationsindikation darstellen, wird von den meisten Diskussionsteilnehmern verneint. Zur endgültigen Festlegung des besten Therapieverfahrens liegen jedoch zu geringe sorgfältig kontrollierte Kontrolluntersuchungen vor. Eine prospektive Studie soll durchgeführt werden.

Nachkontrollen nach Ellbogenluxationen haben gezeigt, daß später bei einem hohen Prozentsatz gewisse Verformungen der Gelenkkörper in Form von ossären Anlagerungen zu beobachten sind, die jedoch nicht mit Verschmälerungen des Gelenkspaltes oder Inkongruenz der Kontaktflächen einhergehen. Diese Veränderungen können daher nicht als Präarthrosen oder Arthrosen bezeichnet werden.

Abschlagfragmente müssen jedoch im Erstbefund beschrieben werden, ebenso der Zustand des Weichteilmantels, da beide bezüglich Verkalkungen und Beweglichkeit für die Prognose von Bedeutung sein können.

Dauer der Ruhigstellung

Wie vergleichende Untersuchungen in Amerika an verschiedenen Patientengruppen mit 1, 2 bzw. 3 Wochen Ruhigstellung gezeigt haben, verschlechtert sich das funktionelle Endergebnis mit der Dauer der Immobilisation signifikant.

Da die Indikation zum konservativen Vorgehen daran gebunden ist, daß der Ellbogen in normalem Bewegungsausmaß nicht reluxiert, wird eine Ruhigstellung lediglich bis zum Abklingen der Schmerzsymptomatik, längestens jedoch für 2 Wochen empfohlen.

Luxationen mit Abscherung des Processus coronoideus und Verletzung des Radius

Verletzungen mit Abbruch des Processus coronoideus sind immer instabil und stellen daher eine Operationsindikation dar. Findet sich in seltenen Fällen ein unverschobener Bruch des Processus coronoideus, ohne begleitende Radiusköpfchenverletzung, können diese Fälle konservativ behandelt werden. Die Ruhigstellung muß jedoch bis zum knöchernen Anbau des Processus aufrecht erhalten werden.

Fragmente des Processus coronoideus, die größer als ein Sechstel der Incisura similularis sind, müssen unbedingt anatomisch exakt refixiert werden, da andernfalls eine Verkleinerung der Fossa mit fehlender ventraler Abstützung der Trochlea und Instabilität des Ellbogens resultiert. Als exakte Richtzahl gilt, daß bei einem Normalausmaß der Incisur von $165^\circ-170^\circ$ bei einer Verkleinerung des Incisurwinkels unter 150° Instabilität eintritt.

Zugang zum Processus coronoideus

Der Zugang von ventral ist zwar anatomisch anspruchsvoller als der dorsale oder seitliche, gibt jedoch die weitaus bessere Übersicht und erlaubt sowohl die anatomische Reposition wie auch die exakte Plazierung der Zugschraube: Besondere Sorgfalt bedarf die Schonung des N. medianus und der Gefäße. Diese Strukturen werden jedoch auch gefährdet, wenn von dorsal mehrere Repositionsversuche und Bohrungen durchgeführt werden.

Falls eine Zertrümmerung zur Resektion des Radiusköpfchens zwingt, ist der Processus coronoideus meist vom nun entstehenden Defekt ausreichend zu übersehen und kann in diesen Fällen vom dorso-radialen Zugang aus versorgt werden.

Seitenbandverletzungen

Es sind Verletzungen des ulnaren Seitenbandes ohne Luxation beschrieben, die instabil blieben und zur Sport- und Berufsunfähigkeit führten.

Bei allen veralteten Bandinstabilitäten reicht ortsständiges Gewebe aus, stabile Strukturen zu schaffen. Die Notwendigkeit autologe, homologe oder heterologe Transplantate zu verwenden ist nicht beschrieben.

Bei voller Instabilität hat sich die Sehnendurchzugsplastik nach Kappel mit der halben Biceps- und der halben Tricepssehne bewährt.

Bei Monteggia-Schäden sollte das Radiusköpfchen wenn irgendmöglich erhalten bleiben, da seine Resektion die zur Ausheilung des Bandschadens notwendige Stabilität erheblich kompromitiert. Ist es möglich, das Radiusköpfchen bei diesen Verletzungen offen oder geschlossen zu reponieren, muß anschließend geprüft werden, inwieweit diese Reposition und die Gelenkführung stabil sind. Finden sich hier keine Besonderheiten, wird eine Ruhigstellung des Ellbogens nicht notwendig.

Bei veralteten Monteggia-Schäden mit verbleibender Radiusköpfchenluxation empfiehlt sich die Radiusschaftverkürzung, so daß das Köpfchen zwanglos exakt reponiert werden kann. Dies schafft eine physiologischere Situation als die Radiusköpfchenresektion.

Eine Naht des lig. anulare ist nur angezeigt, wenn es — wie in Ausnahmefällen — dorsal gerissen ist und sich im Zugang direkt darstellt. Sonst sind Nähte dieser Struktur unnötig, ja wegen Induktion von Narbenbildungen sogar gefährlich.

VIII. Späteingriffe

Korrekturosteotomien des distalen Humerus beim Erwachsenen

R.K. Marti, P.E. Ochsner und F.P. Barnoski

Einleitung

Grobe Fehlstellungen des Ellbogens Jugendlicher und junger Erwachsener haben ihre Ursache meistens in supracondylären oder intraarticulären Frakturen des Kindes. Kosmetisch und funktionell störend sind dabei vor allem Varus- oder Valgusfehlstellungen, sowie Extensionsdefizite, während Rotationsfehler wegen der starken Kompensationsmöglichkeiten des Schultergelenkes kaum zur Funktionsbeeinträchtigung führen (Magerl u. Zimmermann [6], Raux et al. [8]). Nach Kinderfrakturen ist die verbleibende Flexionsmöglichkeit meistens ungenügend.

Eine Spontankorrektur der Valgus- und Varusfehlstellungen, sowie der Extensionsdefizite ist nicht zu erwarten (Raux et al. [8], Zeiler [11]). Nach rein supracondylären Frakturen konnten Lagrange und Rigault [2, 3] keine, Magerl u. Zimmermann [6] nur geringe Zunahmen der nach Frakturgenesung bestehenden Absabweichungen beobachten. Nach schweren Traumen mit kombiniert intra- und supracondylärem Frakturverlauf fanden Lagrange u. Rigault [2, 3] viermal eine deutlich zunehmende Achsabweichung. Zimmermann [12] stellte nach operativ reponierten Frakturen des medialen Condylus in der Hälfte der Fälle eine Verschlechterung der Achsabweichung bis zu 17° fest. Vor allem nach intraarticulären Frakturen ist deshalb eine unter Umständen mehrjährige Beobachtungsperiode angezeigt, um eine eventuelle Progredienz der Abweichung festzulegen. Im Prinzip befürworten wir eine Korrektur der Fehlstellungen noch im Wachstumsalter. Magerl [5] und Zeiler [11] weisen auf eine geringere Komplikationsrate bei früher Korrektur hin. Zur Fixation wird am häufigsten die Verwendung gekreuzter Kirschner-Drähte mit Gipsnachbehandlung empfohlen (Nassar [7], Sweeney [9], Wilson [10]). Raux et al. [8] ziehen die Verwendung einer Schraube vor, da sie mit dieser Methode die intraoperative Korrektur mit größerer Sicherheit erhalten konnten. Zeiler [11] befürwortet auch bei Kindern eine stabile Osteosynthese. Trotz der zweifellosen Vorteile einer Frühkorrektur bleiben Patienten, die erst später um eine Korrektur fragen. Unsere eigenen Erfahrungen stützen sich überwiegend auf den Ausgleich von Fehlstellungen bei jugendlichen Erwachsenen, welche uns zur Spätbehandlung zugewiesen wurden.

Patientengut

Unser Patientengut setzt sich aus 3 Frauen und 5 Männern zusammen, die durchschnittlich im Alter von 22 Jahren (15–31 J.) in unsere Behandlung kamen. Zwei Patienten ließen schon früher eine Korrekturoperation durchführen, von denen die eine den Vorbefund verschlechterte, die andere die Deformität massiv überkorrigierte (Abb. 8).

Extensionsdefizite beeinträchtigen bei unseren Patienten die Sportfähigkeit, und verhinderten das Tragen schwerer Gegenstände mit gestrecktem Arm, sowie die Ausübung schwerer manueller Berufe. Starke Achsabweichungen führten zu einem stark pathologischen Bewegungsablauf. Die Ästhetik war in den meisten Fällen deutlich beeinträchtigt (Abb. 7).

Bei allen Patienten entstand die Fehlstellung im Anschluß an eine Fraktur. Mit Ausnahme einer supracondylären Fraktur handelte es sich ausschließlich um Kinderfrakturen, die durchschnittlich im Alter von 8 Jahren (3–14 J.) auftraten. Varus- und Valgusabweichungen waren je hälftig vertreten (Tabelle 1 u. 2). Während nach supracondylären Frakturen die Achsabweichung das Beschwerdebild bestimmten, gingen die intraarticulären Frakturen ausnahmslos gepaart mit Extensionsdefiziten und teilweise starken Beugeeinschränkungen.

Die durchschnittliche *Valgusabweichung* betrug 25° (10°–40°), die *Varusabweichung* 40° (20°–70°). Die kleinen Werte sind als Nebenbefunde bei starken Extensionsdefiziten zu verstehen. Die starken Achsabweichungen gingen ebenfalls mit deutlichen Extensionsdefiziten einher, wobei gleichzeitig radiologisch eine untiefe oder abwesende Fossa olecrani festgestellt wurde. Bei starken Varusabweichungen subluxiert das Olecranon in Beugestellung scheinbar nach medial. Dieses Phänomen ist aber durch eine gewöhnliche Scharnierbewegung erklärbar. Ein *Extensionsdefizit* (Tabelle 3) und ein *beschränkter Bewegungsumfang* (Tabelle 4) waren die Regel. *Rotationsfehlstellungen* spielten im Beschwerdebild eine untergeordnete Rolle. Sie können nur durch vergleichende Rotation im Schultergelenk getestet werden (Abb. 1) (Magerl u. Zimmermann [6]). Wegen des gleichzeitigen Bestehens mehrerer Fehlstellungen ist die genaue Messung der Komponenten schwierig und von untergeordneter Bedeutung. Entscheidend sind die gut sichtbaren und funktionell störenden Abweichungen.

Bei der radiologischen Untersuchung ist das Ausmaß der Varus-/Valgusabweichungen auf a.p.-Aufnahmen wegen der Extensionsdefizite unzuverlässig meßbar (Abb. 2 u. 3). Die detaillierte Untersuchung der lateralen Aufnahmen ergibt ein schwieriger lesbares, aber besser standardisierbares Bild. Es ist darauf zu achten, daß bei der Aufnahme der Humerus auf der Röntgenkassette liegt. Bei Varusabweichungen (Abb. 2) wird der proximale Radius

Tabelle 1. Varusfehlstellungen

Primäre Frakturen:
3 supracondyläre Frakturen
1 supracondyläre Fraktur (3 J) und
  lat. Condylenfraktur (15 J)

Tabelle 2. Valgusfehlstellungen

Primäre Frakturen:
1 lat. Condylenfraktur
2. lat. Condylenfrakturen und
  Ausriß med. Epicondylus
1. lat. Condylenfraktur und
  Radiusköpfchenfraktur

Tabelle 3. Extensionsdefizit (n = 8)

Präoperativ	$(0^o - 65^o)$	30°
Veränderung	$-55 \longleftrightarrow +10$	
Nachkontrolle	$(0^o - 30^o)$	15°

Tabelle 4. Bewegungsumfang (n = 8)

Präoperativ	$(70^o - 140^o)$	115°
Veränderung	$+15 \longleftrightarrow -40^o$	
Nachkontrolle	$(80^o - 135^o)$	110°

zunehmend durch die Ulna überlagert. Die Gelenkfläche des Olecranon erscheint scharf begrenzt und sehr flach ausgezogen. Bei Valgusabweichungen (Abb. 3) verhält sich das Radiusköpfchen gegensinnig. Die Olecranonkonturen imponieren stark abgerundet und wenig scharf begrenzt. Die scheinbar veränderte Form des Olecranon ist allein durch die Achsabweichungen erklärbar und nicht Zeichen einer pathologischen Entwicklungsstörung (Abb. 4). Sowohl bei Varus- wie bei Valgusfehlstellungen dient das Auseinanderweichen der Konturen des Capitulum und der Trochlea humeri als weiteres Maß. Das Verschwinden der Fossa olecrani ist ein wesentlicher pathologischer Befund, der keine volle Wiederherstellung des Bewegungsumfanges erwarten läßt.

Operationstechnik

Der Patient wird so auf den Rücken gelagert, daß das Schultergelenk frei beweglich bleibt. Der Arm wird auf ein Tischchen abgestützt. In der Regel verwenden wir einen lateralen

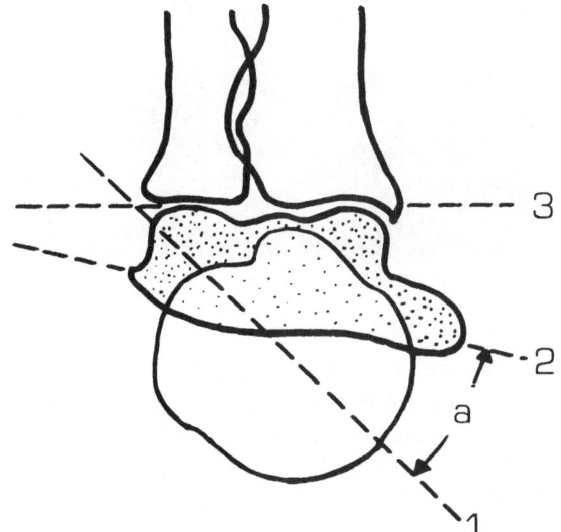

Abb. 1. Normale Beziehung zwischen den Achsen des Collum humeri (*1*), der Verbindungslinie des Epicondylus medialis und lateralis (*2*) und der Ellbogengelenksachse (*3*). Klinisch lassen sich nur grobe Rotationsabweichungen durch eine Untersuchung der Schulterbeweglichkeit ermitteln (Winkel *a*)

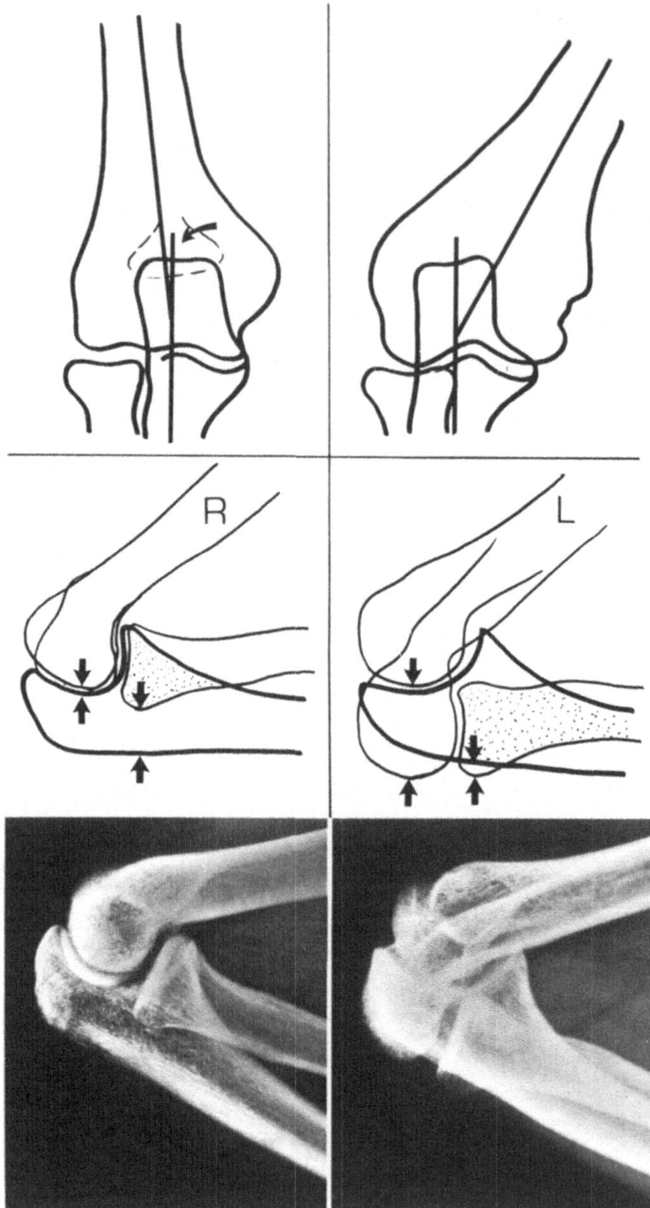

Abb. 2. Varusabweichung von ca. 50° links: Zustand nach supracondylärer Fraktur mit 7 Jahren und lateraler Condylenfraktur mit 15 Jahren

Zugang. Bei extremer Valgusabweichung, sowie einer notwendigen Revision des N. ulnaris greifen wir auf einen medialen Zugang zurück. Ausnahmslos wird der Humerus cranial der Fossa olecrani, durchschnittlich 4,5 cm proximal des Gelenkes osteotomiert. Je nach angestrebter Korrektur wird quer oder schräg osteotomiert und die Osteotomie mobilisiert. Rotation, Achse und Streckung werden klinisch korrigiert und die Keilentnahme in kleinen Schritten ausgeführt. Zur Bewegungsprüfung wird die Osteotomie provisorisch mit beidseits

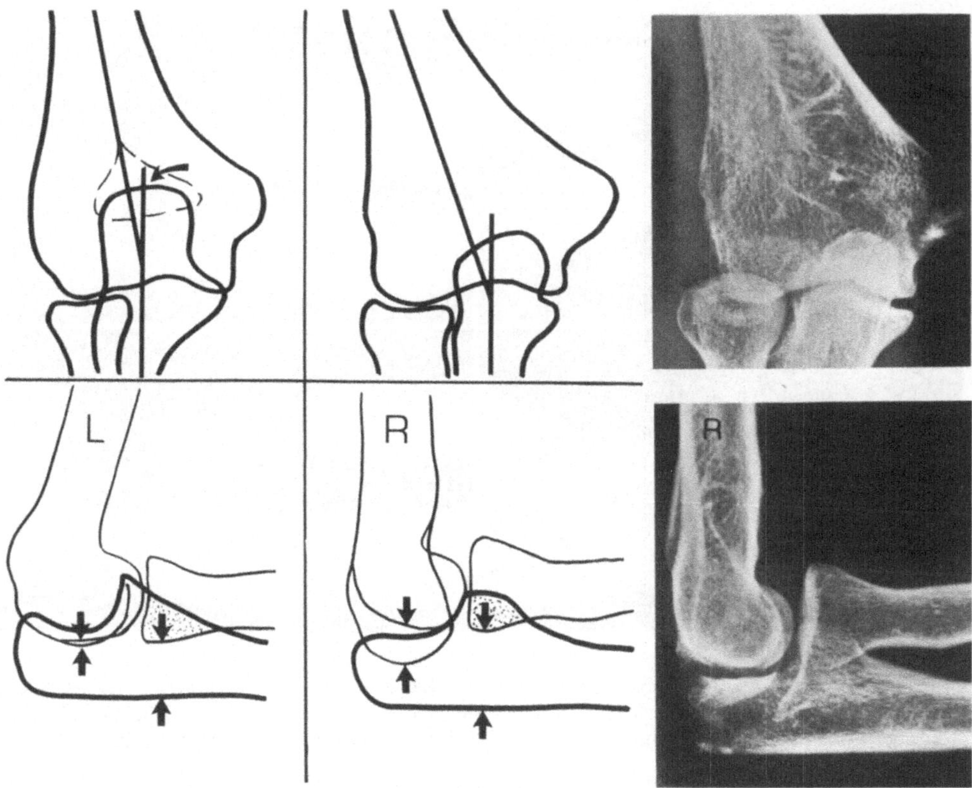

Abb. 3. Valgusabweichung von ca. 20° rechts mit Flexionskontraktur von 50°: Zustand nach lateraler Condylenfraktur mit 10 Jahren

zugespitzten Knochenfaßzangen fixiert. Wenn nötig dienen zur Verankerung der Spitzen der Faßzange untiefe 2 mm Bohrlöcher. Funktion und Stand werden nun klinisch geprüft. Dabei sind die großen individuellen Unterschiede der Ellbogenachsen zu beachten (Abb. 5 u. 7). Bei ·queren Osteotomien bewährt sich manchmal die provisorische Fixation der Platte am distalen Fragment.

Nach klinisch erreichter Korrektur wird die Osteotomie mit einer DC-Tibiaplatte fixiert. Dabei eignet sich der radiale Pfeiler zur Osteosynthese besser, als der mediale (Abb. 6). Entsprechend den anatomischen Gegebenheiten wird radial die Platte dorsal angelegt. Ulnar muß sie den Konturen des Epicondylus anmodelliert medial angelegt werden. Eine Montage der Osteotomie in starker Antekurvation, wie bei einem starken Extensionsdefizit nötig, wird klinisch durch den M. triceps vollständig kaschiert. Nach Möglichkeit sollen Schrauben in der Fossa olecrani bzw. coronoidea vermieden werden. Die Nachbehandlung erfolgt funktionell.

Resultate

Wundheilungsstörungen, Infekte oder ein verzögerter Durchbau waren nicht zu verzeichnen. Dies ist um so bemerkenswerter, als häufig nur kleine Knochenkontaktflächen bestanden.

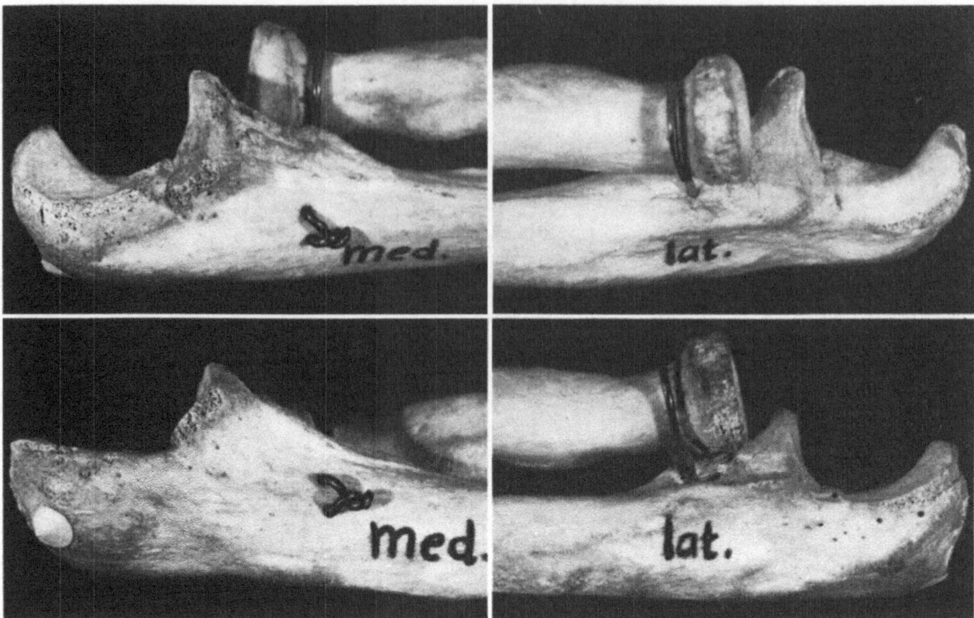

Abb. 4a, b. Konturen des Olecranon (a) von medial gesehen: Die Gelenksfläche ist scharf begrenzt. Beim Abkippen in Varus scheint sie flacher und untiefer zu werden. (b) Von lateral gesehen: Die Olecranonkonturen werden beim Abkippen in Valgus runder

Die Patienten wurden durchschnittlich 15 Monate (6—41) postoperativ nachkontrolliert. Die Achsenkorrektur war in 5 Fällen voll. In 3 Fällen wurde eine Unter- bzw. Überkorrektur von 5°—10° zur Gegenseite festgestellt. Durchschnittlich betrug die erreichte Korrektur 20° (0°—70°) (Abb. 7 u. 8). Das Extensionsdefizit konnte mit gemittelt 15% ebenfalls deutlich verbessert werden (Tabelle 3). Am meisten Probleme verursachten das Erhalten des präoperativen Bewegungsumfanges (Tabelle 4). Bei 3 Patienten kam es zu einem leichten Gewinn, bei 2 zu einem deutlichen Bewegungsverlust. Bei der Patientin mit einer Verminderung des Bewegungsumfanges um 40° kann ein Zusammenhang mit einer in die Fossa coronoideaʾ ragenden Schraube als teilweise ursächlich angenommen werden. Einmal präoperativ anwesende Störungen des N. ulnaris konnten behoben werden (Abb. 8). Präoperativ zweimal bestehende gelenkbedingte Beschwerden wurden durch den Eingriff nicht beeinflußt.

Diskussion

Die Korrekturosteotomie des distalen Humerus hat sich in unserer Hand als dankbarer Eingriff bewährt. Die Indikation muß aber sorgfältig gestellt werden. Während uns die Patienten selbst mitteilen, welche Abweichungen sie im täglichen Leben am meisten stören, ist nicht zu vergessen, daß die Ästhetik häufig eine wesentliche Rolle spielt. Auf mögliche Veränderungen des Bewegungsumfanges ist der Patient präoperativ hinzuweisen.

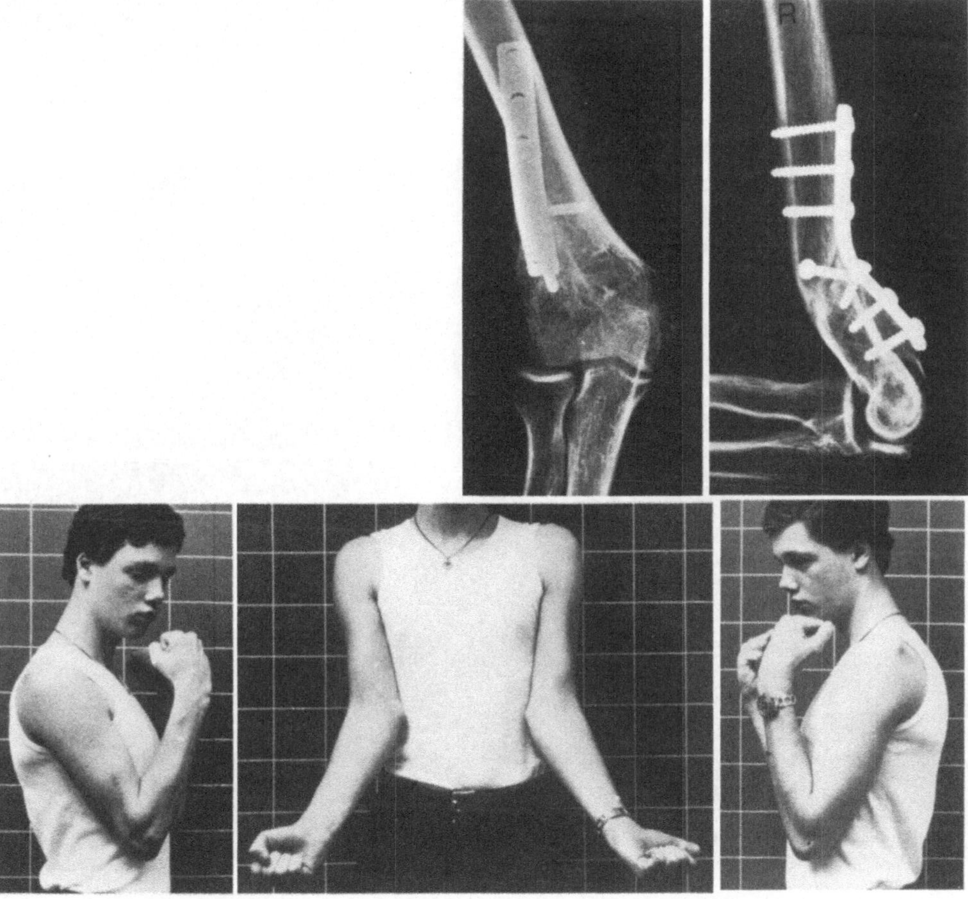

Abb. 5a, b. Korrekturresultat von Abb. 3. **a** Montage mit Tibiaplatte und interfragmentärer Zugschraube dorsal auf dem radialen Pfeiler. Starke Antekurvation zur Korrektur des Extensionsdefizites. **b** Klinisches Korrekturresultat. Auch bei maximaler Flexion wird die knöcherne Antekurvationsstellung durch den M. triceps versteckt. Postoperativ um 15° verbesserter Bewegungsumfang

Besonders wenn postoperativ eine Verminderung der Flexion erwartet werden muß, ist dem Patienten zu erläutern, welche Tätigkeiten beeinträchtigt werden.

Unsere Operationstechnik hat nie ernsthafte Probleme verursacht. Wir glauben, daß sie die bestmögliche Anpassung an die individuellen Verhältnisse erlaubt. Auch bei kleiner Kontaktfläche in der Osteotomie kam es gepaart mit unserem Implantat innerhalb von 3 Monaten immer zu Stabilität. Dietschi [1] und Lalive [4] empfehlen zur Osteosynthese die Verwendung einer kleinen Winkelplatte. Das Condylenmassiv zwingt dabei zu einem sehr exakten Einbringen der Klinge. Dabei ist die präoperative Festlegung der Korrekturwinkel notwendig, was wir als Erschwerung des Operationsablaufes empfinden. Sicher läßt sich aber auch mit dieser Platte Stabilität erreichen.

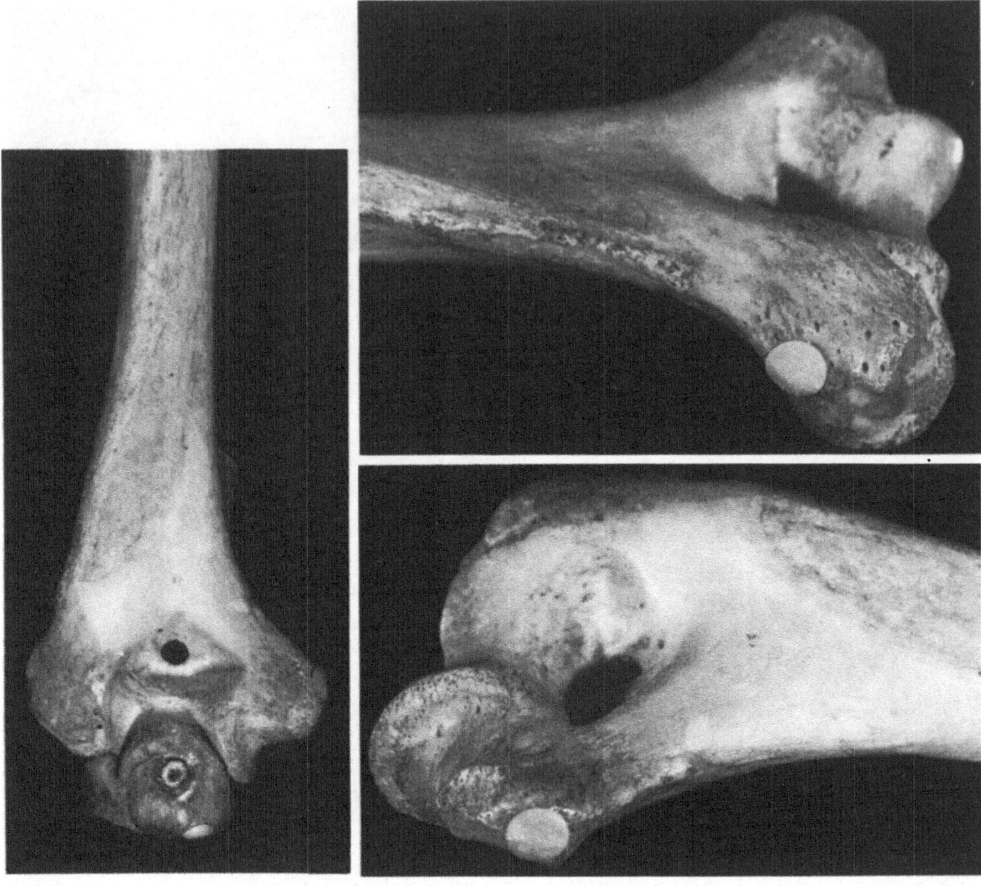

Abb. 6. Distaler Humerus von radial, ulnar und dorsal gesehen. Der radiale Pfeiler ist kräftig gebaut und eine fast geradlinige Verlängerung des Schaftes. Der ulnare Pfeiler ist dünn und endet im stark medial vorspringenden Epicondylus

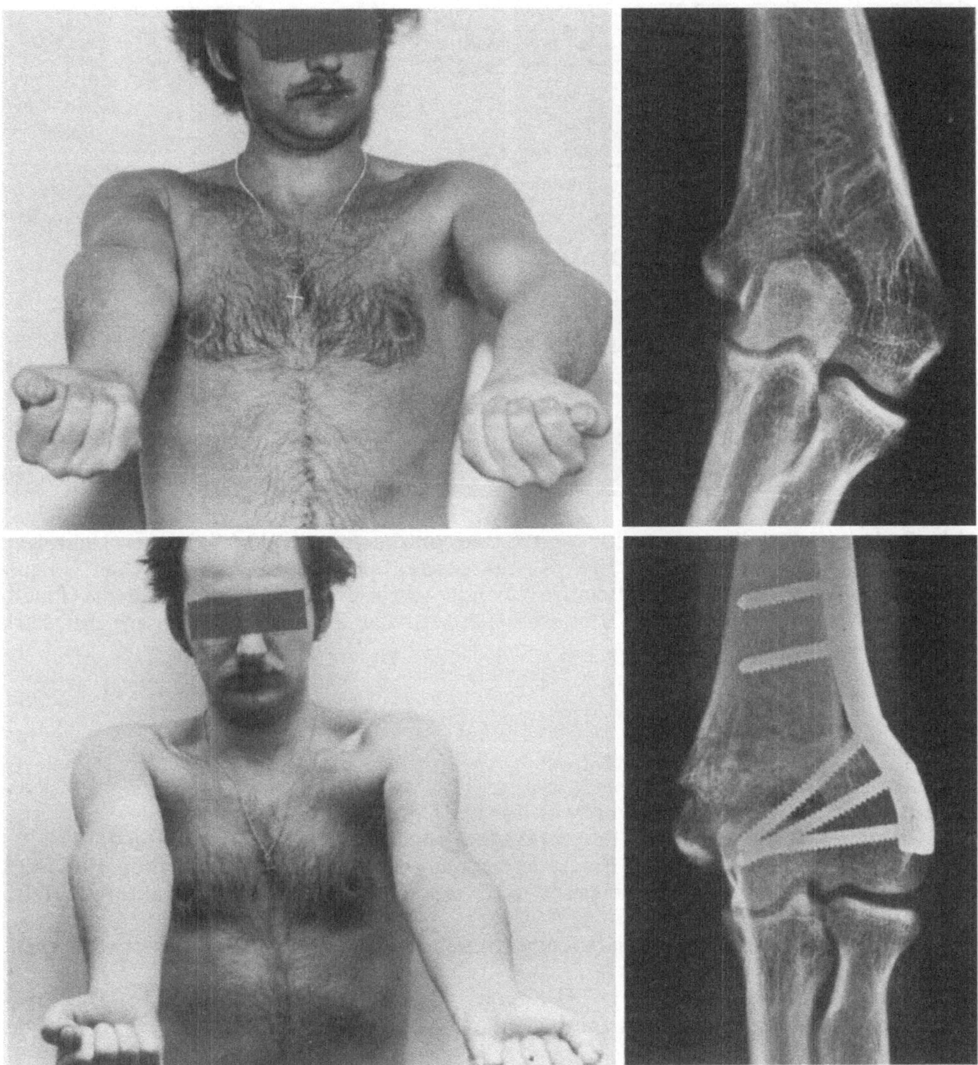

Abb. 7. Klinisches Resultat der Korrektur einer Varusfehlstellung von 30° bei einem 27jährigen Mann. Die postoperative Flexionsmöglichkeit war um 20° auf 115° reduziert

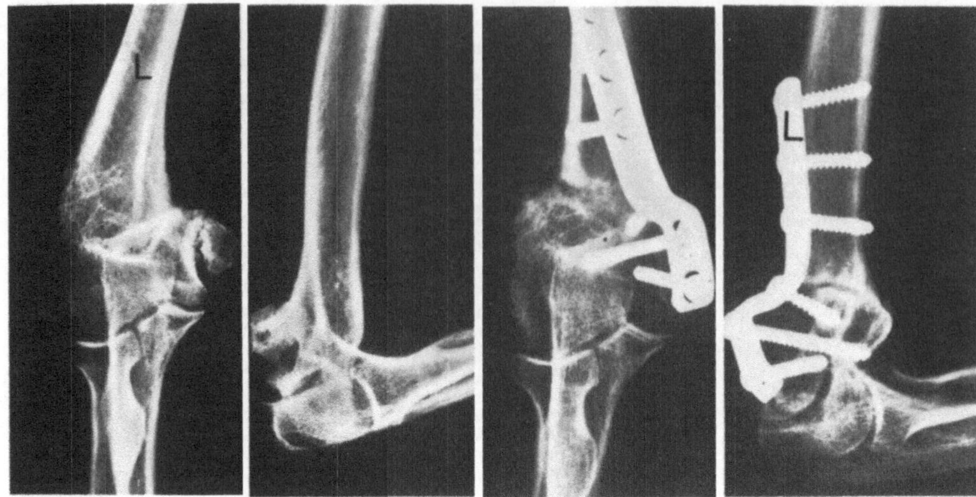

Abb. 8. Varusfehlstellung von 30° und Extensionsdefizit von 65° bei einer 18jährigen Patientin. Zustand nach mißglückter Korrekturosteotomie einer ursprünglichen Valgusfehlstellung. Primär laterale Condylenfraktur mit Ausriß des Epicondylus medialis (Pseudarthrose). Wegen Schmerzen im Ulnarisbereich medialer Zugang und Montage mit stark beigebogener Platte

Literatur

1 Dietschi C (1979) Skelet-Formabweichungen. Chir Gegenwart 5: 1
2 Lagrange J, Rigault P (1962) Fractures supra-condyliennes. Rev Chir Orthp 48/4: 337
3 Lagrange J, Rigault P (1962) Fractures du condyle externe. Rev Chir Orthop 48/4: 415
4 Lalive P (1972) Korrektureingriffe nach supracondylären Humerusfrakturen. Hefte Unfallheilkd 114: 285
5 Magerl F (1973) Supracondyläre Korrekturosteotomien am Humerus bei Erwachsenen. Z Unfallmed Berufskrankh 2: 87
6 Magerl F, Zimmermann H (1979) Supracondyläre Humerusfrakturen. In: Die Frakturenbehandlung bei Kindern und Jugendlichen. Springer, Berlin Heidelberg New York, p 141
7 Nassar A (1974) Correction of varus deformity following supracondylar fracture of the humerus. J Bone Joint Surg 56B: 572
8 Raux P, Rigault P, Cirotteau Y, Guyonvarch G (1975) Traitement du cubitus varus posttraumatique de l'enfant. Rev Chir Orthop 61: 141
9 Sweeney J G (1975) Osteotomy of the humerus for malunion of supracondylar fractures. J Bone Joint Surg 57B: 117
10 Wilson J N (1976) Watson-Jones fractures and joint injuries. Churchill Livingstone, Edingburg London New York, p 625–627
11 Zeiler J (1977) Korrekturosteotomien am Arm. Orthopädie 6: 121
12 Zimmermann H (1979) Ellbogenbrüche. In: Die Frakturenbehandlung bei Kindern und Jugendlichen. Springer, Berlin Heidelberg New York, p 160

Pseudarthrosen im Ellbogenbereich

F. Vrevc

Einleitung

Von den Pseudarthrosen im Ellbogenbereich stellen aus therapeutischer Sicht die Falschgelenkbildungen am Humerus die weitaus schwierigsten Probleme. Ungefähr ein Drittel aller Pseudarthrosen des Humerus finden sich im Bereich des distalen Drittels (nach Weber 37%), hierbei handelt es sich meistens um supracondyläre, viel seltener um transcondyläre Falschgelenkbildungen. Die Zahlen des eigenen Krankengutes gehen aus Abb. 1 hervor.

Als Ursache dieser Pseudarthrosen müssen an erster Stelle insuffiziente Osteosynthesen bei Frakturen angeschuldigt werden. Viel seltener kommt es zu dieser Komplikation bei konservativer Frakturbehandlung in dieser Region. Als insuffiziente Osteosynthesen bezeichnen wir die Eingriffe, bei denen unbedingt oder aus „Sicherheitsgründen" noch eine zusätzliche Gipsfraktur angebracht wurde. Bei den so versorgten Frakturen wurde die Gipsentfernung mit anschließender Bewegungstherapie meist nach 4–6 Wochen durchgeführt. Dies entspricht einer Zeit, in der der Bruch noch nicht geheilt ist. Während des Zeitraums der äußeren Ruhigstellung haben sich aber bereits intra- und periarticuläre Verklebungen gebildet, die die Bewegungen im Ellbogengelenk sperren.

Hierdurch kommt es nun nach Aufnahme der Physiotherapie zu „Bewegungen" nicht nur im Gelenk, sondern auch im Bereich der Fraktur. Dies legt den Grundstein der Falschgelenkbildung.

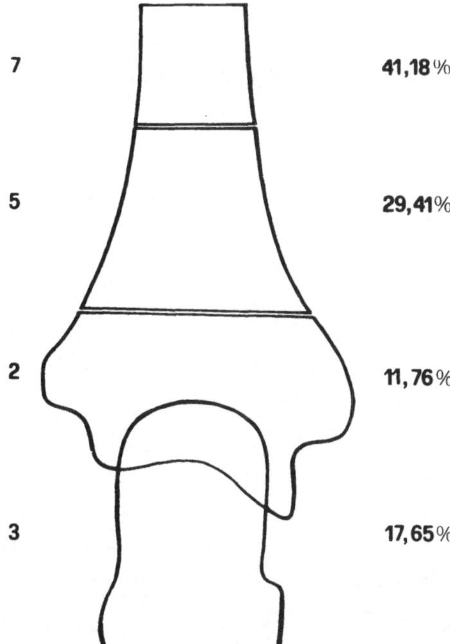

Abb. 1. Lokalisation der Pseudarthrosen im Ellbogenbereich des eigenen Krankengutes

Die stark eingeschränkte Beweglichkeit im Ellbogen verändert die gesamte Extremität distal des Bruches in einen Hebel, der die Ausbildung dieser Komplikation zusätzlich fördert (Abb. 2). Es ist daher nicht verwunderlich, daß alle Pseudarthrosen in dieser Region mit einer stark eingeschränkten Beweglichkeit des Ellbogengelenkes verbunden sind.

Zwar muß man nach konservativer Behandlung der Brüche in dieser Region in aller Regel einen größeren oder kleineren Bewegungsverlust in Kauf nehmen. Pseudarthrosen nach dieser Therapie sind jedoch selten. Stabile Osteosynthesen, die eine sofortige Bewegungstherapie erlauben, führen meist zu guten Endresultaten. Diese Eingriffe verlangen aber einen grösseren personellen und technischen Aufwand.

Die Fehler bei der Behandlung der frischen Frakturen, die zu einer Pseudarthrose führen, wiederholen sich sehr oft bei der Behandlung dieser Komplikation. So haben diese Pseudarthrosen meist schon mehrere Therapieversuche hinter sich (s. auch Tabelle 3). Diese Voreingriffe verstärken meist noch die Kontrakturen. Außerdem wird durch diese Therapieversuche die Vitalität des Knochens geschädigt. Nun sind aber gerade die Kontraktur des Gelenkes und die Hypo- oder sogar Avitalität der Fragmente aber Faktoren, die die Therapie der Pseudarthrosen sehr erschweren. Dazu kommen — nicht selten — Radialis- und Ulnarisparesen sowie Infekte. Insgesamt sind zwar infizierte Pseudarthrosen in dieser Region selten, diese Fälle erschweren die Behandlung aber sehr.

Nachdem die Zuggurtungsosteosynthese mit anschließender funktioneller Behandlung bei Olecranonfrakturen als Vorgehen der Wahl gilt und allgemein praktiziert wird, sind Pseudarthrosen in diesem Bereich zur Seltenheit geworden.

Operationstechnik

Humerus Pseudarthrosen

Eine stabile Osteosynthese kann nur über den richtigen Zugang durchgeführt werden. Dieser muß genügend Überblick und eine solide Fixation der Fragmente erlauben. Meistens

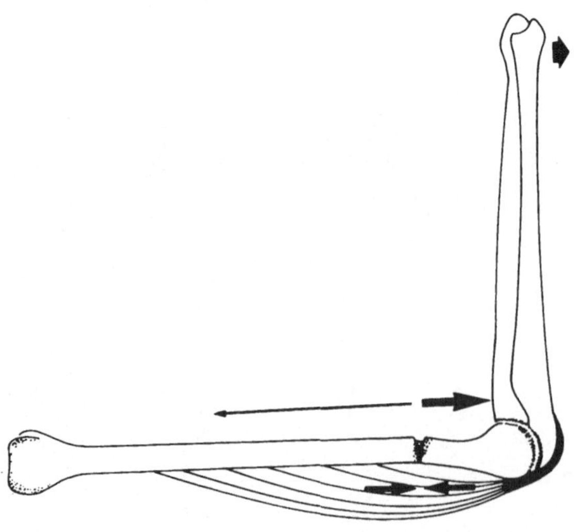

Abb. 2. Änderung der Biomechanik durch Bewegungseinschränkung des Ellbogens

empfiehlt sich ein dorsaler Zugang. Nicht so selten operierten wir aber auch durch einen einseitigen oder beidseitigen lateralen Zugang oder eine ventrale Freilegung. Fast regelmäßig müssen wir den N. ulnaris aufsuchen und nach ventral verlagern. Bei den supracondylären Pseudarthrosen, die hypo- oder avital sind, werden beide Fragmente decortiziert. Bei allen Pseudarthrosen mit hypovitalen Fragmenten muß zusätzlich ventral eine Spongiosaplastik durchgeführt werden. Meist verwendeten wir autologe Spongiosa. Sobald diese Spongiosa vascularisiert ist, wirkt sie als zusätzliche Platte und verhindert ein Klaffen der Fragmente an der ventralen Seite.

Als Osteosynthesematerial benötigen wir ähnliche Implantate wie bei den frischen Frakturen (Abb. 3). Bei den supracondylen Pseudarthrosen mit starker Beugekontraktur im Ellbogengelenk plazieren wir — wenn möglich — aus biologischen Überlegungen (s. Abb. 2) die Platte ventral. Das so liegende Implantat oder die vascularisierte Spogniosaplombe neutralisieren die Hebelwirkung des Unterarmes.

Bei den transcondylären Pseudarthrosen genügt oft die Fixation mit einigen Zugschrauben.

Handelt es sich um infizierte Pseudarthrosen, fixieren wir diese in der supracondylären Region mit dem äußeren Spanner. Hierbei ist sorgfältig auf den N. ulnaris zu achten. Sollte die Stabilisierung mit dem äußeren Spanner aus irgendwelchen Gründen nicht möglich sein, führen wir auch in diesen Fällen die Osteosynthese mit Platten und Schrauben oder ausschließlich mit Schrauben durch. Es muß jedoch der ungestörte Abfluß von Eiter und Sekret gesichert werden.

Hierzu lassen wir entweder die Operationswunde teilweise offen oder legen eine Saugspüldrainage an.

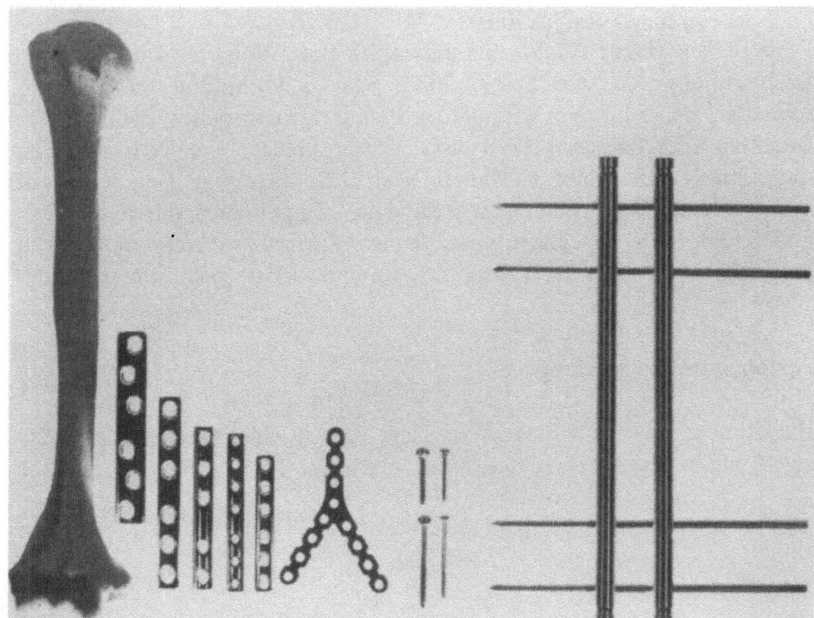

Abb. 3. Verwendete Implantate

Während der Operation ist auf eine gewebeschonende Technik sowie eine sorgfältige Blutstillung zu achten. Hierdurch kann das Risiko späterer periarticulärer Verkalkungen verkleinert werden.

Die Eingriffe werden häufiger ohne Blutleere durchgeführt, besonders wenn wir mit länger dauernden Operationszeiten rechnen müssen. Außerdem befürchten wir eine spätere Ödembildung. Nicht selten wird aber bei diesen Eingriffen eine Transfusion notwendig.

Regelmäßig führen wir eine Verlagerung des N. ulnaris durch. Beim vorderen Zugang präparieren wir auch den N. radialis und den N. cutaneus antebrachi radialis, oft zusätzlich den N. medianus.

Häufig wird gleichzeitig mit der Osteosynthese eine Arthrolyse durchgeführt. Bei hochgradigen Beugekontrakturen müssen wir schon aus technischen Gründen eine ventrale Arthrolyse durchführen, da sonst der Unterarm nach Reposition und Fixation der Pseudarthrose in so starker Flexion bleibt, daß die Operation technisch erheblich erschwert ist.

In bestimmten Fällen, in denen die Osteosynthese sehr viel Zeit in Anspruch nimmt und außerdem die Gefahr einer stärkeren Ödembildung besteht, führen wir die Arthrolyse jedoch in einer zweiten Sitzung — meist bei der Metallentfernung — durch. Diesen Zeitplan halten wir in den Fällen ein, in denen die Bewegungstherapie die Stabilität der Osteosynthese gefährden könnte.

Olecranon Pseudarthrosen

Im Vergleich zum Humerus ist die Osteosynthese bei den Olecranon Pseudarthrosen technisch relativ leicht. Sie entspricht im Prinzip der Fixation einer frischen Olecranonfraktur.

Schwieriger ist es jedoch manchmal, anatomische Verhältnisse wiederherzustellen. Lag ursprünglich gleichzeitig eine Fraktur des Radius vor, ist diese oft in Fehlstellung verheilt oder der proximale Radius fixiert.

Meist genügt zur Adaptation und Achsenkorrektur eine Zuggurtungsosteosynthese mit Drahtschlinge und zwei Spickdrähten oder in Verbindung mit einer axialen Spongiosaschraube. Bei schrägem Verlauf des Pseudarthrosenspaltes, gleichzeitigem Vorliegen von Defekten oder Pseudarthrosen distal der proximalen Gelenkfläche ist eine Osteosynthese mit schmaler DC-Platte an der dorsalen Seite angezeigt. Den schrägverlaufenden Pseudarthrosenspalt komprimieren wir mit einer Zugschraube durch die Platte, die in diesem Fall als Neutralisationsplatte wirkt. Bei Defekt-Pseudarthrosen muß die Lücke mit Spongisa aufgefüllt werden, die dann zusätzlich durch die Platte komprimiert wird.

Postoperative Behandlung

Unmittelbar nach dem Eingriff wird der Arm in einer Oberarmgips- oder Plastikschale gelagert und in einem Leinensack aufgehängt.

Humerus Pseudarthrosen

Die Bewegungstherapie beginnt schon am Tag der Operation mit Finger-, Hand- und Schulterbewegungen. In der ersten Woche bewegt der Patient aktiv in Entlastung auf dem

Bewegungstisch oder mit aufgehängtem Arm. Sobald die Spongiosaplombe vascularisiert ist, intensivieren wir die Bewegungstherapie.

Das Osteosynthesematerial entfernen wir erst bei gesicherten knöchernen Durchbau. Wenn die Implantate keine Beschwerden verursachen und wir auch keine sekundären Arthrolyse beabsichtigen, belassen wir es — besonders bei älteren Patienten — in situ.

Eine sekundäre Arthrolyse führen wir bei allen Ellbogengelenken mit schweren Kontrakturen durch, bei denen wir uns nicht zu einer primären Arthrolyse entschließen konnten.

In jedem Fall ist nach Arthrolyse eine geführte, intensive über mehrere Monate dauernde Physiotherapie nötig.

Olecranon Pseudarthrosen

Das Gesagte gilt auch für die Olecranon-Pseudarthrosen. In diesen Fällen ist aber eine intensive Bewegungstherapie von Anfang an angezeigt, da durch die funktionelle Behandlung die Druckkräfte im Pseudarthrosenspalt erhöht werden.

Am Olecranon entfernen wir regelmäßig die Implantate, da das Metall direkt unter der Haut liegt und den Patienten stört.

Indikationsstellung, technisches Vorgehen und erreichbare Resultate gehen beispielhaft aus der folgenden Kasuistik hervor.

Fall 1: B.J., 37jähriger Bauer. Zustand nach Resektion eines benignen Knochentumors des linken Humerus, Knochentransplantation und traumatischer Fraktur im Bereich des schon durchgebauten Transplantates vor 17 Jahren. Mehrere erfolglose Therapieversuche. Mit der Zeit bildete sich ein richtiges Falschgelenk. Die Bewegungen fanden zum großen Teil in der Pseudarthrose statt (Abb. 4a, b). Die Beugekontraktur im Gelenk betrug 100°. Bei der Osteosynthese mit einer modifizierten Kleeblattplatte und einer Drittelrohrplatte durch den vorderen Zugang wurde gleichzeitig eine vordere Arthrolyse durchgeführt (Abb. 4c). Nach dem Eingriff vorübergehende Radialisparese. Nach 20 Wochen war die Pseudarthrose geheilt (Abb. 4d). Bei Behandlungsabschluß betrug die Beweglichkeit im Ellbogengelenk Extension —Flexion: 0—10—120°, Supination—Pronation: frei (Abb. 4e).

Fall 2: P.T., 18jähriger Student. Im Kindesalter transcondyläre Humerusfraktur links. Nach konservativer Behandlung Ausbildung einer transcondylären Pseudarthrose (Abb. 5a). Osteosynthese mit 3 Malleolarschrauben, Spongiosaplastik und vorderer Capsulotomie. Postoperative Röntgenkontrolle s. Abb. 5b.

Nach 23 Wochen war die Pseudarthrose geheilt (Abb. 5c). Das Bewegungsausmaß vor der Operation betrug Extension—Flexion: 0—40—125°, nach der Operation: 0—30—135°. Supination—Pronation: frei (Abb. 5d).

Fall 3: R.D., 44jährige Lehrerin. Vor 7 Monaten bei einem Verkehrsunfall distale Humerusfraktur rechts. Drei vorhergehende Operationen mit Ausbildung einer infizierten Defekt-Pseudarthrose des distalen Humerus (Abb. 6a) mit stark eingeschränkter Bewegung im Ellbogengelenk: Extension—Flexion: 0—35—95°, Supination—Pronation: frei.

Behandlung durch uns: Fixation mit äußeren Spannern in zwei Ebenen (Abb. 6b, c) und Einbringen eines autologen Spongiosablockes mit Spülsaugdrainage. Nach 14 Tagen Entwicklung eines infizierten Hämatoms. Erneute Revision mit Spülsaugdrainage. Danach heilte die Wunde pp.

Entfernung des ventralen Fixateurs nach 27 Wochen, des lateralen nach 51 Wochen (Abb. 6d, e).

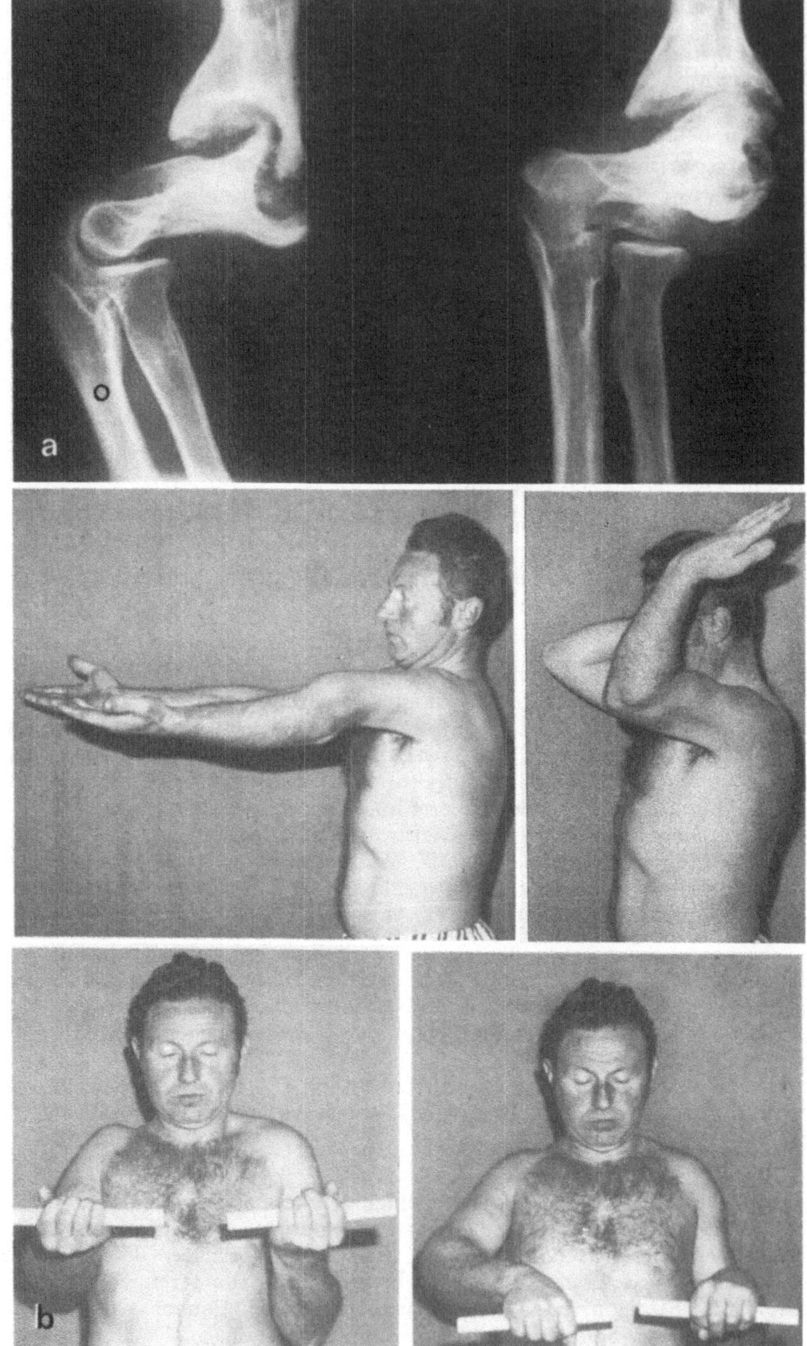

Abb. 4a, b. Pseudarthrosen des distalen Humerus nach Tumorresektion. **a** Ausgangssituation. **b** Beweglichkeit, zum großen Teil in der Pseudarthrose

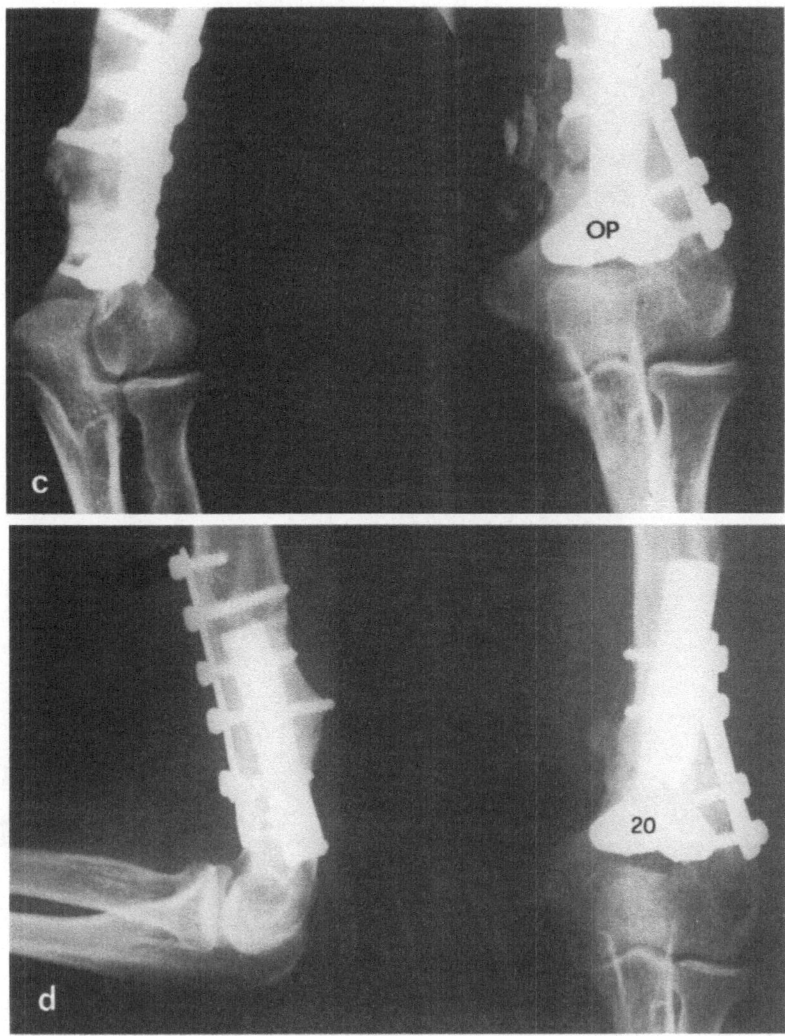

Abb. 4. c Kontrolle nach Osteosynthese mit ventral liegender Platte. **d** Kontrolle nach Ausheilung

Die Beweglichkeit des Ellbogengelenkes konnte nicht wesentlich verbessert werden (Abb. 6f). Eine spätere Arthrolyse ist in Betracht gezogen.

Fall 4: S.F., 39jährige Zahntechnikerin. Schwere offene Trümmerfraktur des linken distalen Humerus durch Verkehrsunfall vor 3 Jahren (Abb. 7a).

Vier Voroperationen in verschiedenen Anstalten. Es entwickelte sich eine supracondyläre Pseudarthrose (Abb. 7b) ohne Infekt. Ellbogenbeweglichkeit: Extension–Flexion: 0–90–100°, Supination-Pronation: 40–0–20° (Abb. 7c).

Wir führten eine Osteosynthese mit 2 Platten und einer Spongiosaplastik an der ventralen Seite durch (Abb. 7d). Bei Metallentfernung — nach Ausheilen der Pseudarthrose —

252

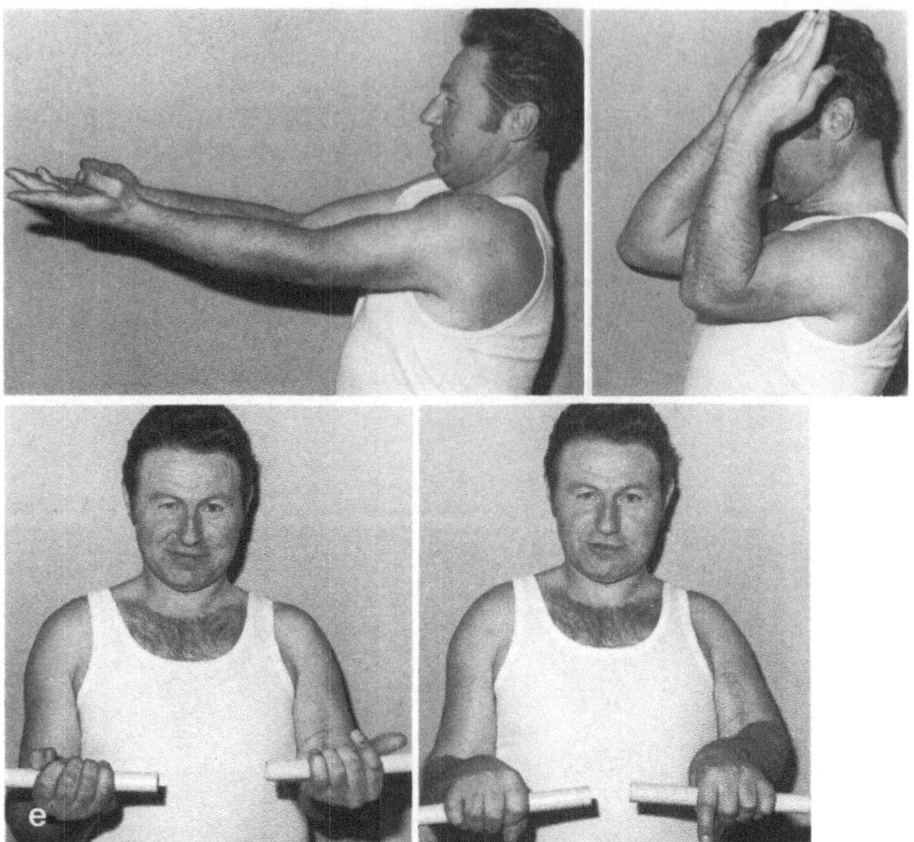

Abb. 4. e Funktion zu diesem Zeitpunkt

(Abb. 7e, f) wurde gleichzeitig eine hintere Capsulotomie mit Tricepssehnenverlängerung durchgeführt. Nach Kräftigung dieses Muskels erfolgte in einer erneuten Sitzung noch die vordere Arthrolyse. Hierdurch wurde ein großer Bewegungsgewinn erzielt. Extension–Flexion: 0–15–130°, Supination–Pronation: 70–0–30° (Abb. 7g).

Fall 5: B.Z., 32jähriger Maurer. Vor 2 Jahren Betriebsunfall mit offenen Frakturen und schwerer Weichteilschädigung im Bereich des rechten Ellbogens. Bei der Erstversorgung nur Adaptationsosteosynthese. Es entwickelte sich eine Pseudarthrose an der proximalen Ulna und außerdem eine Subluxation im Ellbogengelenk (Abb. 8a).
  Unsere Behandlung bestand in Resektion des Radiusköpfchens, Entfernung der freien Knochenpartikel, Neurolyse des N. ulnaris, Achsenkorrektur, Spongiosaplastik, Osteosynthese der Ulna mit Gelenktoilette und Versuch der Reposition des Ellbogengelenkes mit Raffung der Seitenbänder. Postoperative Röntgenkontrolle s. Abb. 8b.
  Die Pseudarthrose heilte, es blieb aber eine Subluxation des Gelenkes (Abb. 8c, d).
  Durch diese Eingriffe konnte die Funktion wesentlich verbessert werden. Bei der Aufnahme betrug die Extension–Flexion: 0–45–110°, Umwendbewegungen waren nicht möglich. Bei der Schlußkontrolle Extension–Flexion: 0–5–105°, Supination–Pronation: 0–0–20° (Abb. 8e).

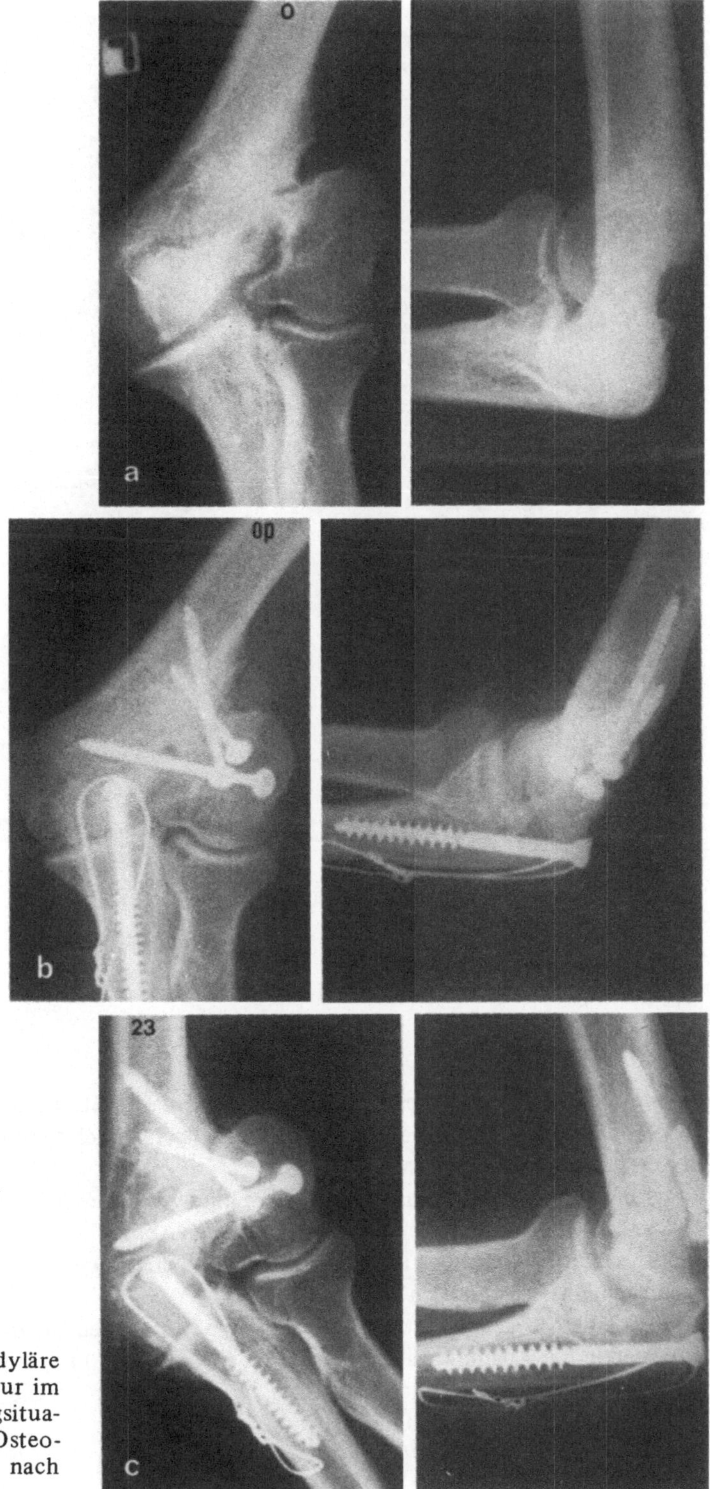

Abb. 5a–c. Transcondyläre Pseudarthrose nach Fraktur im Kindesalter. **a** Ausgangsituation. **b** Kontrolle nach Osteosynthese. **c** Kontrolle nach Ausheilung

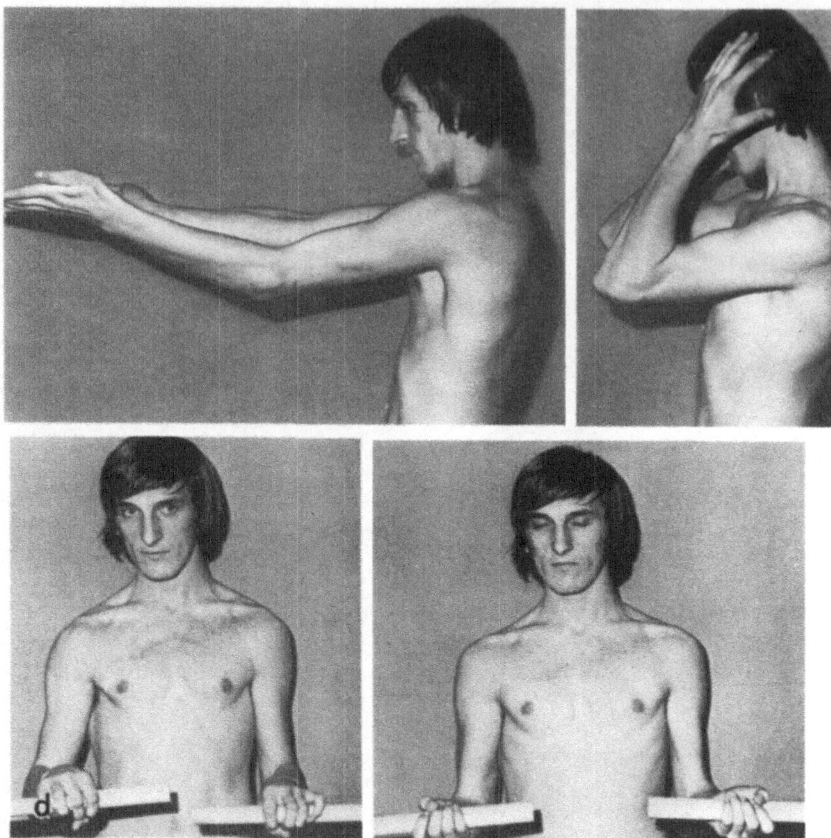

Abb. 5. d Funktion zu diesem Zeitpunkt

Patientengut

Es wurden alle Pseudarthrosen dieser Lokalisation erfaßt, die in der Zeit von 1973–1980 behandelt wurden. Die Patienten kamen fast ausschließlich aus auswärtigen Krankenhäusern in unsere weitere Behandlung.

Es handelte sich um 6 Frauen und 11 Männer. Das Durchschnittsalter betrug 34,8 Jahre.

Die Lokalisation der Pseudarthrosen geht aus Abb. 1 hervor. Sieben lagen in der distalen Diaphyse (entsprechend 41,18%), 5 supracondylär (29,41%), 2 transcondylär (11,76%), 3 betrafen das Olecranon (17,65%).

In 3 Fällen bestanden aktive Infekte (17,65%), 2 Pseudarthrosen wiesen diese Komplikationen in der Anamnese auf (11,76%) (s. auch Tabelle 1).

Ursprünglich hatte es sich um 9 geschlossene und 8 offene Frakturen gehandelt, entsprechend 52,94% bzw. 47,06%.

Vier der Verletzungen (23,53%) waren konservativ, 13 (76,47%) operativ behandelt worden (Tabelle 2).

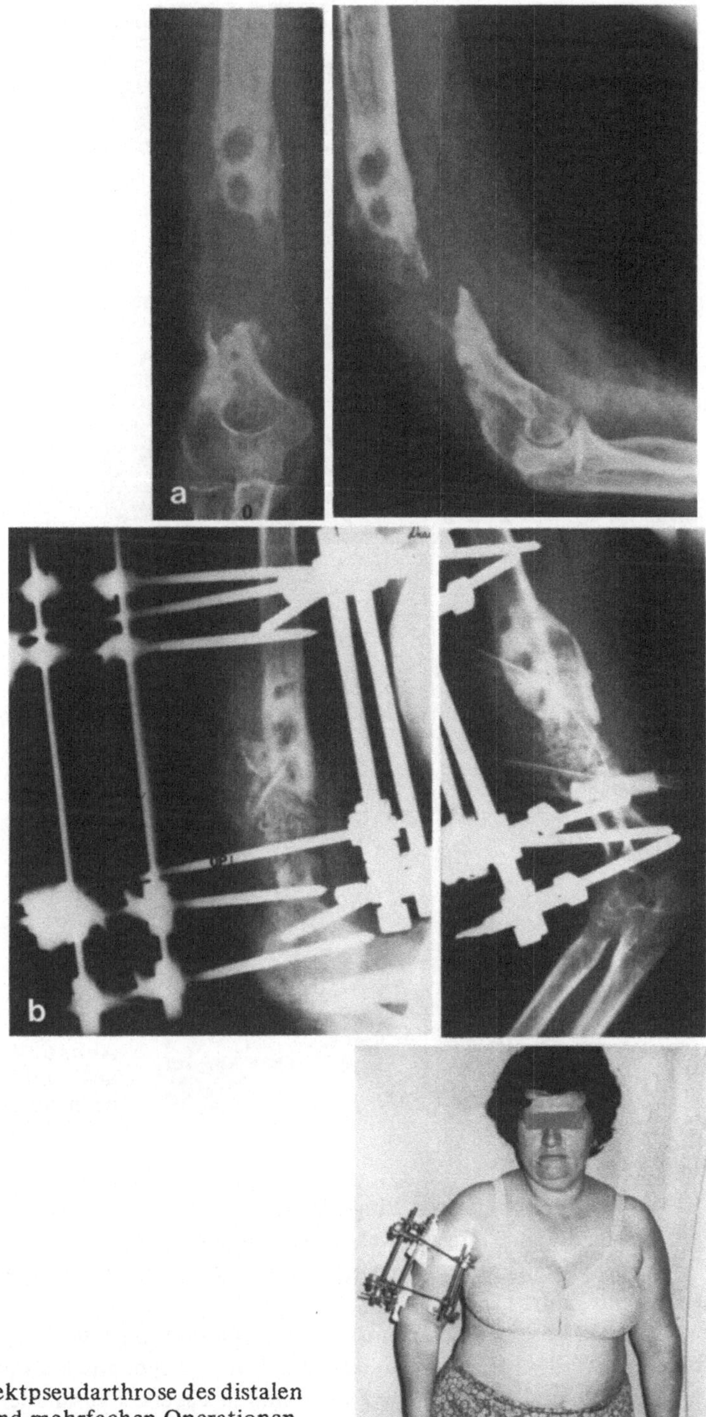

Abb. 6a–c. Infizierte Defektpseudarthrose des distalen Humerus nach Fraktur und mehrfachen Operationen. a Ausgangssituation. b Kontrolle nach Anlage eines Fixateur externe und Spongiosatransplantation. c Situs mit liegendem Fixateur

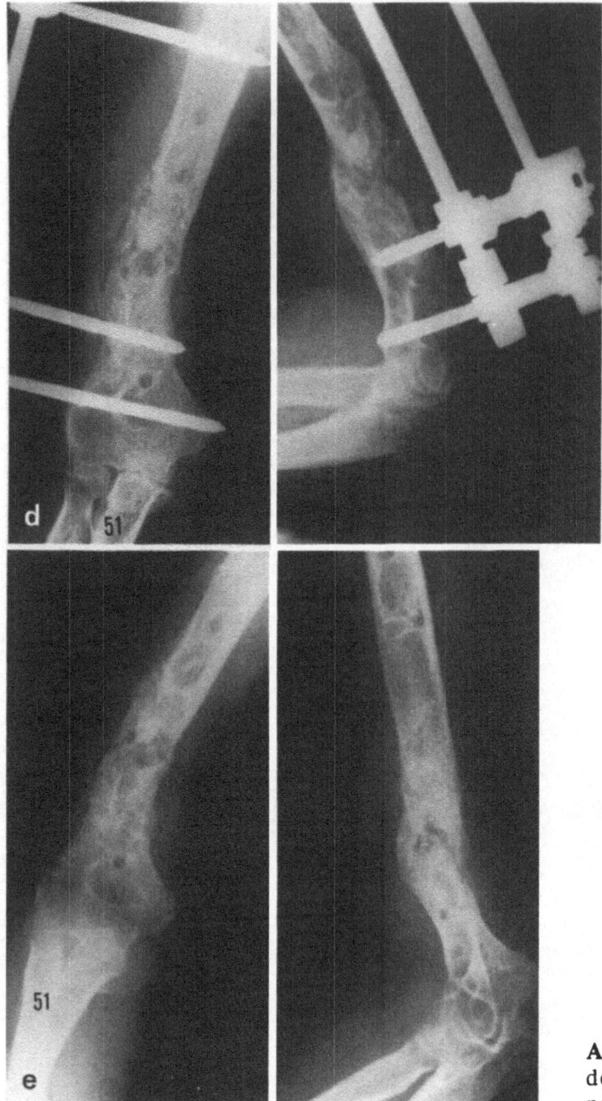

Abb. 6. d Kontrolle nach Entfernung des ventralen Fixateur. **e** Kontrolle nach Ausheilung

Die Zahl der operativen Eingriffe, die insgesamt vor Übernahme der Behandlung durch uns bereits durchgeführt worden waren geht aus Tabelle 3 hervor.

Tabelle 4 zeigt den Bewegungsumfang bezüglich Extension–Flexion vor und nach der Behandlung durch uns.

Im Zuge unserer Therapiemaßnahmen mußten insgesamt 7 Komplikationen in Kauf genommen werden. Hierbei handelte es sich um 4 temporäre Nervenläsionen, 2 spätere Metalllockerungen und 1 Infekt. Die Zahlen sind in Tabelle 5 zusammengestellt.

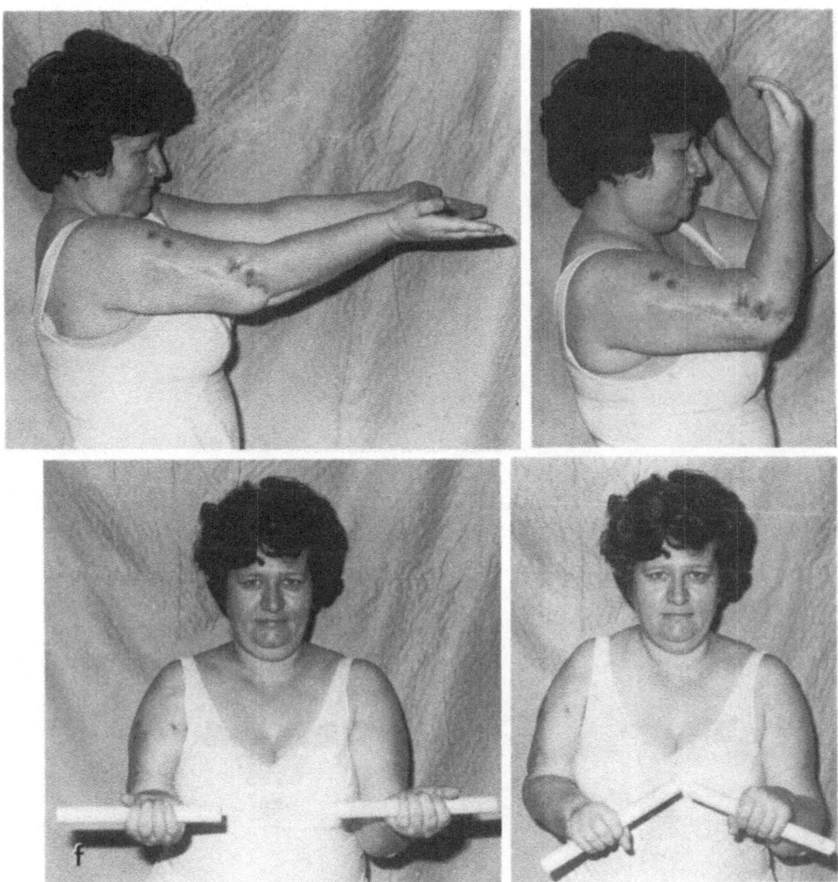

Abb. 6. f Funktionelles Ergebnis

Diskussion

Pseudarthrosen im Bereich des Ellbogengelenkes sind selten. Sie können nur mit einer stabilen Osteosynthese zur Ausheilung gebracht werden. Dieses Vorgehen ist am Humerus aber technisch besonders anspruchsvoll. Von ausschlaggebender Bedeutung ist ein ausreichender Zugang, der einen guten Überblick gewährleistet. Aus biomechanischen Gründen ist am distalen Humerus die Anlage der Platte an der ventralen Seite weitaus günstiger, jedoch technisch und aus anatomischen Gründen anspruchsvoller als das Anlagen der Platte von dorsal.

Das Operieren in Blutleere erleichtert den Eingriff. Postoperativ kommt es jedoch gehäuft zu Ödemen und nicht selten auch zu Paresen. Ohne Anlegen einer Blutspeere werden häufig Transfusionen notwendig.

Bei allen Pseudarthrosen dieser Region findet sich gleichzeitig eine Bewegungseinschränkung des Ellbogengelenkes, oft aber auch in Hand- und Schultergelenk.

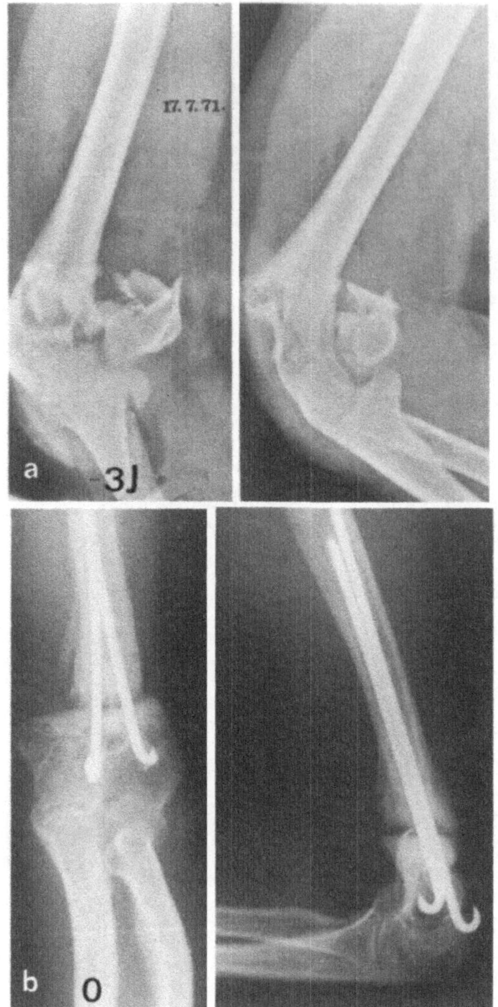

Abb. 7a, b. Supracondyläre infektfreie Pseudarthrose nach offener Trümmerfraktur und mehreren Voroperationen. a Unfallbild. b Situation bei Zuweisung

Einige Autoren empfehlen in der gleichen Sitzung Osteosynthese, Spongiosaplastik und Arthrolyse als sog. primäre Arthrolyse. Wir ziehen es vor, die Arthrolyse erst oft in einer zweiten Sitzung, als sog. sekundäre Arthrolyse vorzunehmen. Dies hat folgende Gründe:

1. Die Osteosynthese und Spongiosaplastik in dieser Region sind oft anspruchsvolle und langandauernde Eingriffe. Die Arthrolyse wird zweckmäßigerweise oft durch einen anderen Zugang als die Osteosynthese durchgeführt.
2. Nach knöcherner Ausheilung der Pseudarthrose ist besonders bei jüngeren Patienten ohnehin ein Zweiteingriff zur Metallentfernung notwendig. Die Voraussetzungen für die Arthrolyse sind aber bei geheilter Pseudarthrose und abgeklungenem Ödem wesentlich günstiger. Außerdem steht uns für diesen Teil des Therapieplanes dann mehr Zeit zur Verfügung.

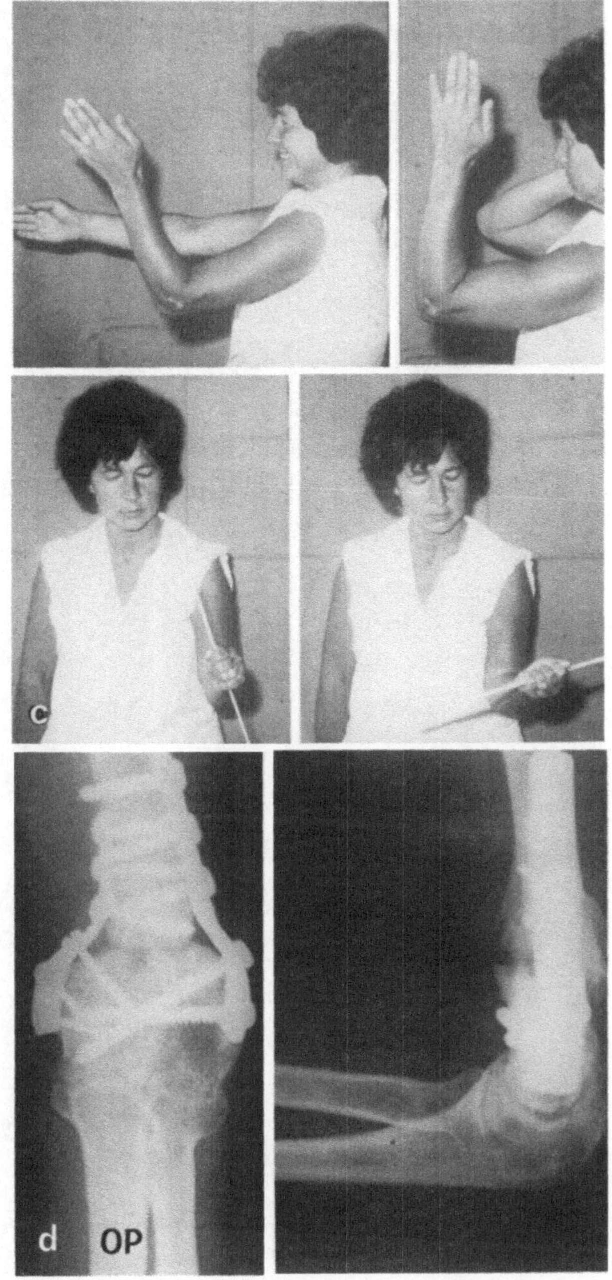

Abb. 7. **c** Funktion bei Zuweisung. **d** Kontrolle nach Osteosynthese und Spongiosaplastik

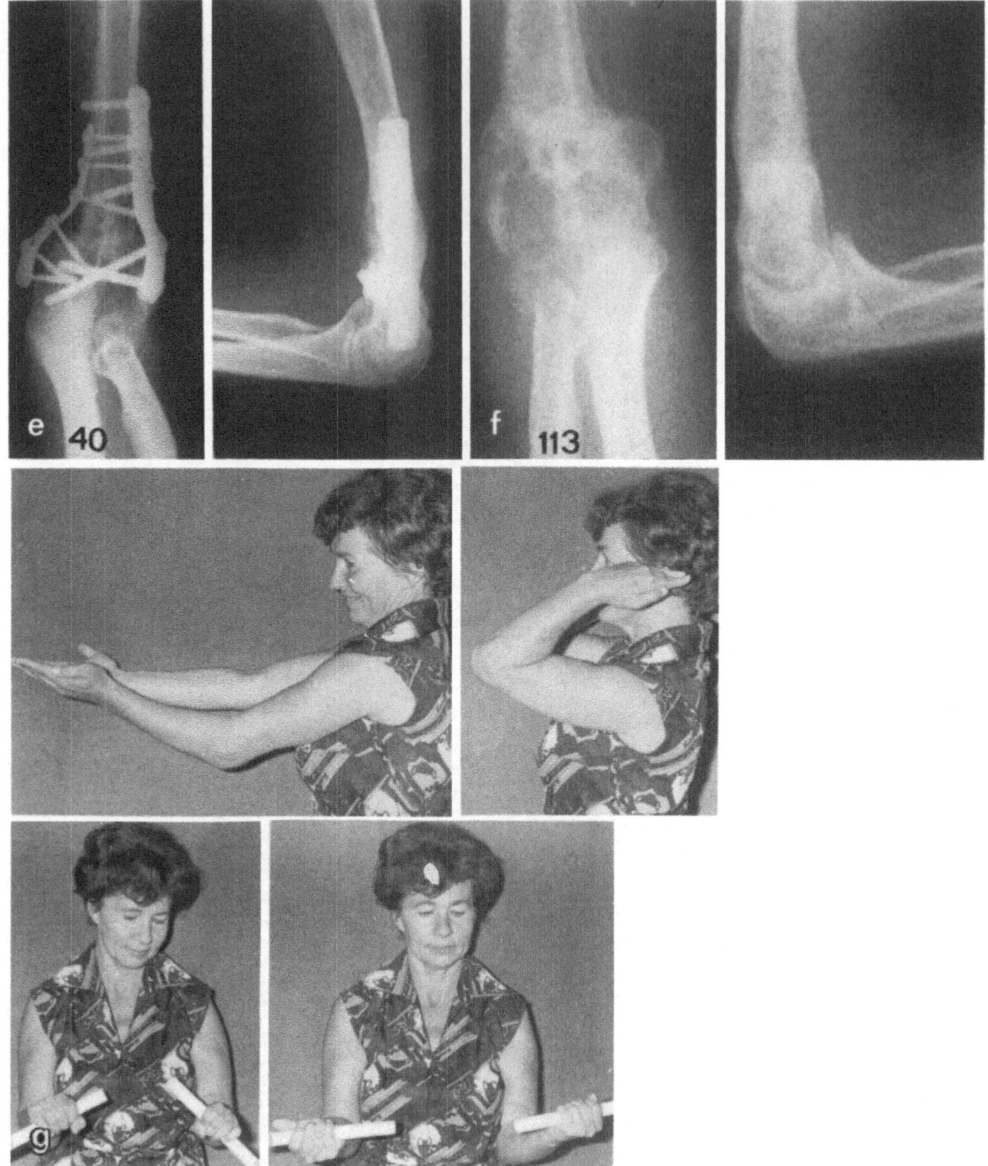

Abb. 7. e Kontrolle nach Ausheilung. **f** Kontrolle nach Metallentfernung. **g** Funktionelles
Ergebnis nach späterer Arthrolyse

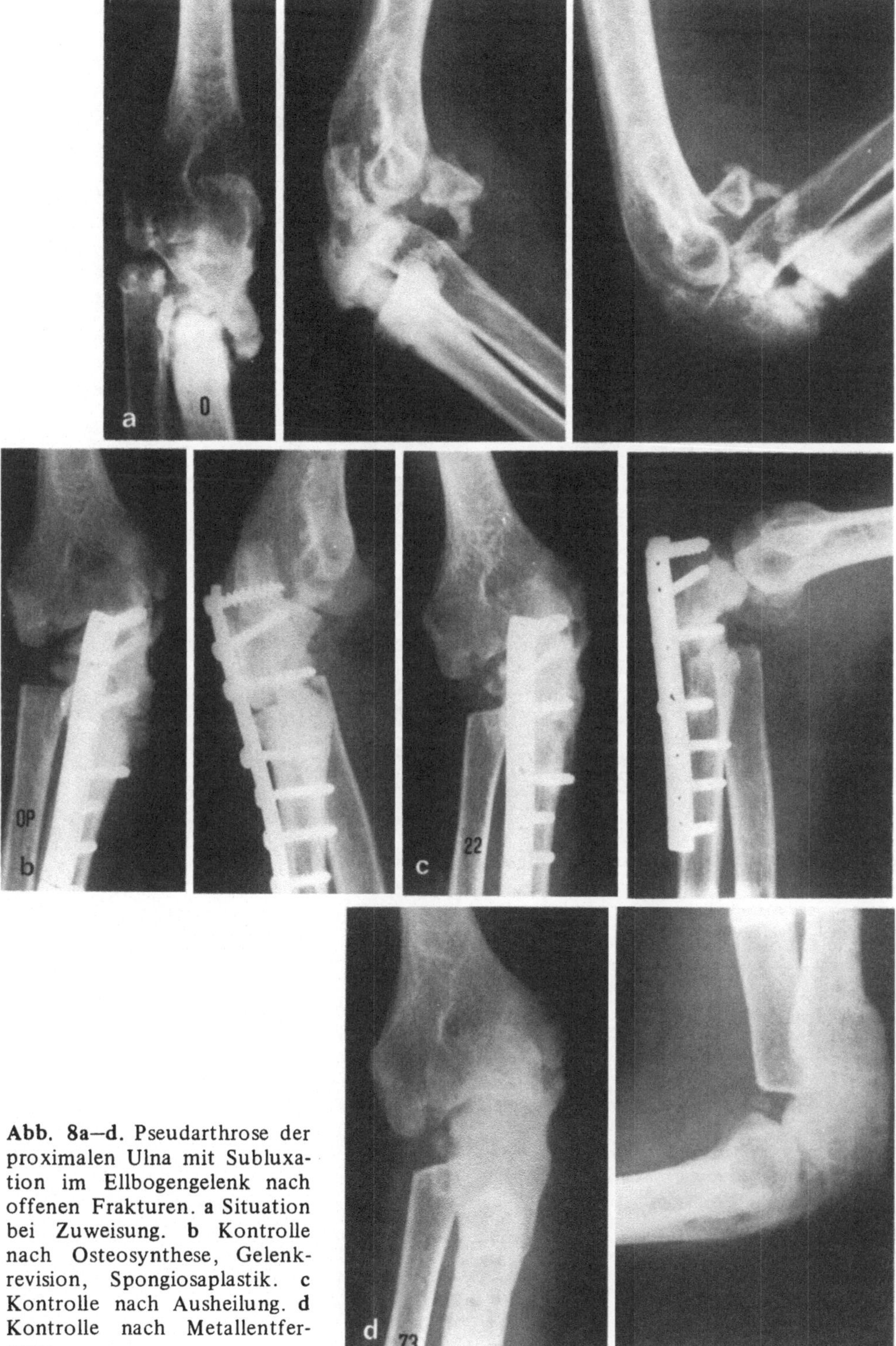

Abb. 8a–d. Pseudarthrose der proximalen Ulna mit Subluxation im Ellbogengelenk nach offenen Frakturen. **a** Situation bei Zuweisung. **b** Kontrolle nach Osteosynthese, Gelenkrevision, Spongiosaplastik. **c** Kontrolle nach Ausheilung. **d** Kontrolle nach Metallentfernung

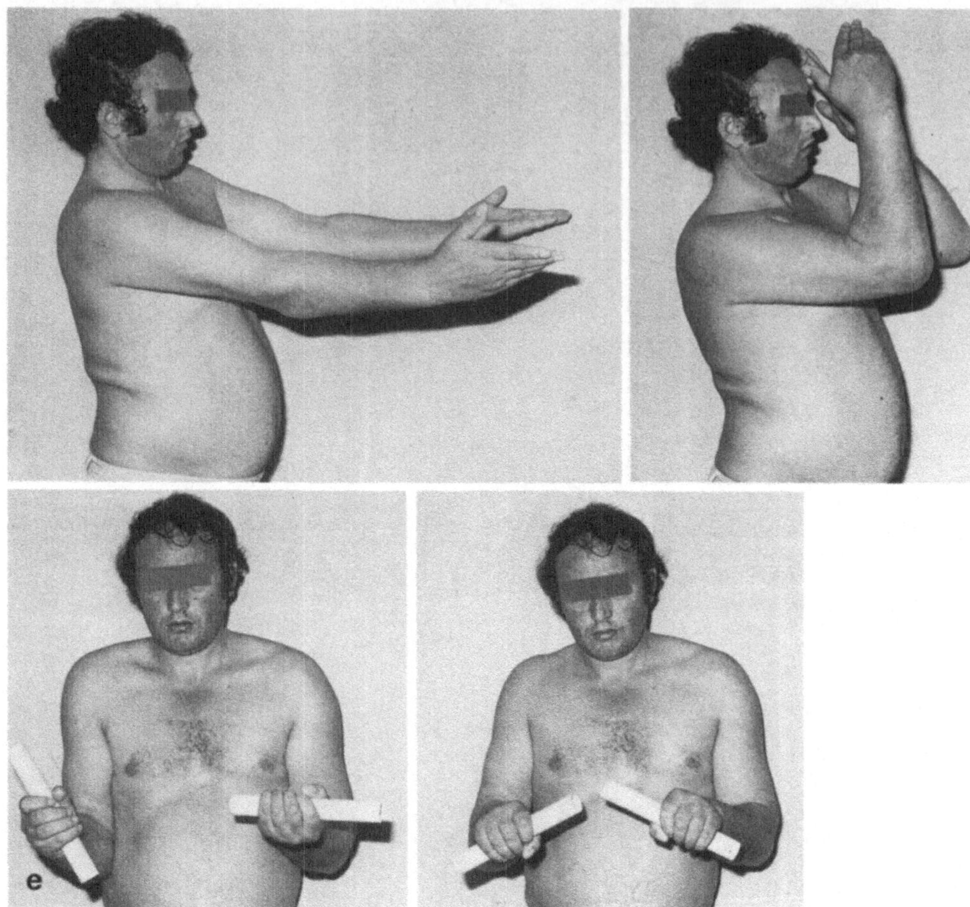

Abb. 8. e Funktionelles Resultat zu diesem Zeitpunkt

Tabelle 1. Lokaler Zustand

Infiziert	3	17,65%
Früher infiziert	2	11,76%
Nicht infiziert	12	70,59%

Tabelle 2

Primärer Zustand der Frakturen:

Geschlossen	9	52,94%
Offen	8	47,06%

Vorbehandlung der Frakturen (P.):

Konservativ	4	23,53%
Operativ	13	76,47%

Tabelle 3. Zahl der OP-Eingriffe vor Übernahme der Behandlung

OP	Patienten	%
0	4	23,53
1	4	23,53
2	2	11,76
3	4	23,53
4 und mehr	3	17,65

Tabelle 4. Bewegungsumfang, Extension/Flexion, vor und nach der Behandlung

Vor	Patienten	%	Nach	Patienten	%
Unter 30°	5	29,41		1	5,98
31°–60°	2	11,76		–	–
61°–90°	7	41,18		1	5,98
Über 90°	3	17,65		15	88,24

Tabelle 5. Komplikationen

a) Präoperativ		
Nervenläsionen	4	23,53%
(alle temporär)		
b) Postoperativ		
Metallockerung	2	11,76%
(Reosteosynthese)		
Infekt	1	5,88%
	7	41,17%

Der Patient muß immer auf den Eingriff vorbereitet werden. Hierbei ist ihm mitzuteilen, daß oft mindestens zwei Operationen notwendig sein werden und die Beweglichkeit im Ellbogengelenk nach der Osteosynthese vorübergehend geringer sein wird als vor dem Eingriff.

Oft bewegen diese Patienten aber nicht nur im Ellbogengelenk, sondern in bedeutendem Umfang auch in der Pseudarthrose. Diese Ausschläge fallen nach der Stabilisierung weg.

Für eine erfolgreiche Arthrolyse muß der Patient die Beuger und Strecker des Ellbogengelenkes sowie die Unterarmpronatoren und -supinatoren möglichst gut auftrainieren.

Der volle Bewegungsumfang im Ellbogengelenk wird trotz der beschriebenen therapeutischen Maßnahmen nie erreicht. Es bleiben in aller Regel auch Schmerzen im Gelenk — besonders bei schwerer Arbeit — zurück, die Folge von bestehenden arthrotischen Veränderungen sind.

264

Zusammenfassung

In der Zeit von 1973—1980 wurden 17 Pseudarthrosen im Bereich des Ellbogengelenkes behandelt. 14 dieser Falschgelenke lagen im distalen Drittel des Humerus, 3 am Olecranon.

Zu Beginn der Behandlung waren 3 Pseudarthrosen noch infiziert. Zwei weitere wiesen anamnestische Infekte auf. Bei allen infizierten Pseudarthrosen konnte der Infekt und die Pseudarthrose zur Ausheilung gebracht werden. In zwei Fällen kam es zu einer Implantatlockerung, so daß eine Reosteosynthese erforderlich war. Viermal beobachteten wir eine temporäre Nervenläsion. In einem Fall mußte wegen des Infektes eine Revision durchgeführt werden. Bei allen Pseudarthrosen war die Beweglichkeit im Ellbogengelenk mehr oder weniger eingeschränkt.

Bei der Behandlung sind nach unserer Erfahrung folgende Punkte von grundlegender Bedeutung:
1. Richtiger Zugang,
2. stabile Osteosynthese,
3. Spongiosaplastik mit Dekortikation,
4. Nachbehandlung,
5. Arthrolyse,
4. Kooperation des Patienten.

Literatur

1 Heim U K, Pfeiffer M V (1972) Periphere Osteosynthesen. Springer, Berlin Heidelberg New York
2 Merle d'Aubigne R, Kerboull M (1966) Revue de Chirurgie orthopedique. Tome 52, Paris No 5: 427—447
3 Morscher E (1972) Posttraumatische Fehlstellung am Ellenbogen Erwachsener. Deutsch-Österreischich-Schweizerische Unfalltagung, 38, 53, Bern
4 Müller M E, Allgöwer A, Willenegger H (1969) Osteosynthese. Springer, Berlin Heidelberg New York
5 Nicola P (1971) Atlas der operativen Zugangswege in der Orthopädie. Urban & Schwarzenberg, München Berlin Wien
6 Vrevc F (1975) Suprakondilarne psevdoartroze humerusa. 9 Ortopedsko — Travmatoloski dnevi, Portoroz
7 Vrevc F (1977) Psevdoartroze distalnega dela humerusa. Acta Chir Jugosl (Skopje)
8 Vrevc F (1979) Nonunions of the Distal Third of the Humerus; Pseudarthroses and their Treatment. Thieme, Stuttgart, p 178—184
9 Weber B G, Cech O (1973) Pseudarthrosen. Hans Huber, Bern Stuttgart Wien

Arthrolyse und Arthroplastik am Ellenbogengelenk

M. Jäger, C.J. Wirth und J.M. Schmidt

Wenn wir heute über Indikation, Technik und Ergebnisse von Arthrolyse und Arthroplastik am Ellenbogengelenk sprechen wollen, so haben wir primär ihre Wertigkeit gegenüber der Alloarthroplastik abzugrenzen.

Bei Ellenbogengelenksteifen haben Arthrolyse und Arthroplastik nach wie vor ihren fest umrissenen Indikationsbereich. Die Alloarthroplastik des Ellenbogengelenkes ist in Bezug auf Langzeiterfolge noch zu unsicher, um allgemein empfohlen zu werden. 1979 räumt Gschwend [5], der drei verschiedene Typen von Ellenbogenprothesen herausgebracht hat, ein, daß wir bei kritischer Betrachtung der Dinge erst am Beginn einer hoffnungsvollen Entwicklung stehen. Wir selbst haben an der Münchner Orthopädischen Universitäts-Klinik in den letzten 10 Jahren acht Ellenbogengelenkprothesen eingesetzt, von denen über die Hälfte gelockert waren und wieder herausgenommen werden mußten bzw. ausgetauscht wurden. Inwieweit Kombinationen von Oberflächenprothesen mit kurzstieliger Schaftverankerung hier einen Fortschritt bringen, bleibt noch abzuwarten. Wesentliches Merkmal von Neuentwicklungen sollte sein, daß Rückzugsmöglichkeiten durch den Typ der Prothese gegeben sind. Außerdem muß gefordert werden, daß die Erprobung der Ellenbogengelenks-Alloarthroplastik derzeitig noch einigen Zentren vorbehalten bleibt, diese wiederum sollten aufgefordert sein, exakt über ihre Ergebnisse zu berichten.

Die Ergebnisse nach Arthrolyse und Arthroplastik sind, insbesondere was die jahrzehntelange Dauerhaftigkeit des funktionellen Ergebnisses betrifft, derzeitig noch besser als die unsicheren Alloarthroplastiken des Ellenbogengelenkes.

Ätiologie und Einteilung der Gelenksteifen

Die Mehrzahl der Gelenksteifen läßt sich ursächlich auf traumatische, entzündlich-rheumatische und seltener infektöse Prozesse, zurückführen. So kommt es nach Ellenbogenfrakturen in 12%–20% der Fälle zu einer Gelenksteife, die in 4%–9% der Fälle sogar eine operative Behandlung notwendig macht (Lange [8], Estéve u. Mitarb. [4], Balay u. Mitarb. [1]).

Untersuchungsgang

Wesentlich für die Prognose der Arthrolyse und Arthroplastik ist die *Ursache* und *Dauer* der Gelenksteife. Besonders ist nach möglichen früher stattgehabten *Infektionen* zu fragen, eventuell, wenn möglich, sollte der ursächliche Erreger in Erfahrung gebracht werden. Aus diesen Gründen ist der *Anamnese* auch bei Arthrolyse und Arthroplastik entsprechender Raum einzuräumen.

Die *klinische und röntgenologische Untersuchung* beginnt mit der Inspektion. Die Haut muß in Bezug auf die Schnittführung, Spannungsfreiheit und Verschieblichkeit untersucht werden. Die übrigen Weichteile, insbesondere die Muskeln und Bänder, sollten im Hinblick auf die später erwartete Funktion des Gelenkes geprüft werden. Das mögliche Bewegungsausmaß muß präoperativ exakt festgelegt werden, die Muskelverhältnisse müssen für die mögliche Beweglichkeit durch krankengymnastische Funktionstests oder EMG-Untersuchungen exakt erfaßt werden.

Röntgenologisch müssen präoperativ zumindestens Aufnahmen in 2 Ebenen bei möglicher Restfunktion noch eventuell Funktionsaufnahmen vorliegen. *Arthrographien* sind eine wesentliche Bereicherung der präoperativen Diagnostik zur Feststellung des Ausmaßes der Verlötung der Recessus. Die Tomographie kann zur Beurteilung der Gelenkflächenveränderungen wertvoll sein. Zentrale Gelenkflächeneinbrüche wie auch knöcherne Gelenksperren können häufig nur durch die Tomographie exakt erfaßt werden. Nach früher stattgehabten Infektion sind entsprechende labortechnische Untersuchungen unbedingt indiziert.

Zur klinischen Untersuchung kann ergänzend die *Szintigraphie* durchgeführt werden, um Auskunft über die Aktivität eines ehemals infizierten Bereiches zu bekommen. Positive Befunde können jedoch auch bei aktivierter Arthrose gefunden werden, was differentialdiagnostisch abgegrenzt werden muß. Die Untersuchung muß die *Gesamtpersönlichkeit* des Patienten mit erfassen. Wesentliche Voraussetzung zur Arthrolyse bzw. Arthroplastik ist der Wille zur postoperativen Mitarbeit. Ist diese nicht gewährleistet, sollte der Eingriff unterbleiben.

Indikation zur Arthrolyse

Zeitpunkt. Nach sechsmonatiger intensiver Übungsbehandlung ohne Zunahme der Beweglichkeit ist bei entsprechender Limitierung des gesamten Bewegungsausmaßes die Indikation zur Operation gegeben. Eine Ausnahme von dieser Indikationsstellung sind lediglich die posttraumatischen Zustände bei Kindern. Hier kann zwischen 1 bis maximal 3 Jahren durch entsprechende Übungsbehandlung bzw. auch alltäglichen Gebrauch der Extremität eine wesentliche Besserung der Beweglichkeit noch erwartet werden.

Zustand nach Infektion

Bei postinfektiösen Steifen sollte 1 Jahr nach der letzten klinisch erfaßten Infektion vergangen sein.

Paraarticuläre Verkalkungen

Bei paraarticulären Verkalkungen sollte röntgenologisch ein abgeschlossener Verkalkungsprozeß erkannt werden, d.h. es sollten klar begrenzte Linien der Verkalkungen bzw. Ossifikationen vorliegen. Eine Kontraindikation stellen diffuse wolkige Strukturen dar.

Präoperatives Bewegungsausmaß

Eine Beugefähigkeit bis oder unter 90° (Neutral-Null-Methode) sowie eine Einschränkung der Beugefähigkeit beider Ellenbogen oder eine Einschränkung der Beweglichkeit der angrenzenden Schulter- und Handgelenke sowie auch der Zustand nach Amputation der contralateralen Extremität sind drängende Indikationen.

Röntgenologische Form und Struktur

Für eine Arthrolyse ist ein röntgenologisch noch ausreichender Gelenkspalt zu fordern.

Voraussetzung der Nachbehandlung

Die Arthrolyse und Arthroplastik bedürfen einer intensiven postoperativen Nachbehandlung durch Krankengymnastik und wenn möglich durch Ergotherapeutik. Diese Nachbehandlung ist eine conditio sine qua non ebenso wie die Mitarbeit des Patienten unbedingt primär gesichert sein muß.

Präoperative Haut- und Muskelverhältnisse

Wenn für Hautdeckung bzw. Muskelfunktion ausreichende Verhältnisse nicht gegeben sind, muß durch entsprechende Operationsplanung bzw. präliminäre Operationen eine einwandfreie Weichteilsituation hergestellt werden.

Indikation zur Arthroplastik

Wenn wegen Destruktion der Gelenkflächen die Arthrolyse nicht ausreichend ist, wird die Operation um die Gelenkflächenresektion und fakultative Interposition von Bindegeweben zur Arthroplastik erweitert.

Technik der Arthrolyse und Arthroplastik am Ellenbogengelenk

Die operativen Techniken der Arthrolysen und Arthroplastiken wurden in den letzten beiden Jahrzehnten ständig in kleinen Schritten verbessert, ebenso auch die Nachbehandlung. Die hier gegebenen Hinweise zur operativen Technik entsprechen deshalb unserer heutigen Auffassung. Bei der Schilderung der Langzeitergebnisse ist zu berücksichtigen, daß hier insbesondere bei der Nachbehandlung nach heute nicht mehr geltenden Richtlinien vorgegangen wurde.

Schnittführung

Im wesentlichen verwenden wir einen dorsalen, leicht S-förmig geschwungenen, über das Radiusköpfchen führenden Schnitt bis etwa 5 cm distal desselben. Weitere verwendete Zugänge sind der radiale und ulnare Kantenschnitt, selten wird ein leicht S-förmiger Schnitt in der Ellenbeuge als Zugang zur vorderen Kapsel notwendig. Im übrigen ist die Schnittführung bzw. Schnittkombination abhängig vom Einzelfall.

Die *Tricepssehnendurchtrennung* ist bei Strecksteifen sowie bei Verlötungen im dorsalen Recessus erforderlich. Die Form der Tricepssehnendurchtrennung bzw. ihre mögliche Verlängerung kann eine V-förmige, eine zungenförmige oder frontal Z-förmige sein. Wir führen keine knöcherne Abtrennung der Tricepssehne am Olecranon durch, da eine notwendig werdende Verlängerung dadurch nicht möglich ist.

Die *Darstellung des N. ulnaris* ist aus Sicherheitsgründen angezeigt, eventuell ist die Ventralverlagerung im Einzelfall erforderlich.

Die Radiusköpfchenexstirpation ist nur dann angebracht, wenn eine stärkere Destruktion der Gelenkflächen oder Achsenfehlstellungen bestehen. Wenn dies nicht der Fall ist, genügt die Lösung des intraarticulären Pannus.

Das Einkerben der Seitenbänder ist in Einzelfällen erforderlich. Das Durchschneiden der Seitenbänder sollte vermieden werden. Die Excision der geschrumpten Kapsel bei Beugesteifen ist auch ventralseitig notwendig. Wichtig ist eine einwandfreie Präparation der Fossa coronoidea und Fossa olecrani.

Die intraoperativ erreichte Beweglichkeit sollte immer unter dem Gesichtspunkt, daß postoperativ meist eine erneute Einschränkung um 20° bis 30° zu erwarten ist, gesehen werden.

Arthroplastik

Grundsätzlich sind die gleichen Zugänge wie bei der Arthrolyse erforderlich. Anschließend daran werden die Gelenkflächen *modellierend* reseziert. Eine grundsätzliche Abweichung von der anatomischen Form führen wir nicht durch. Meist überziehen wir nur einen der beiden Gelenkpartner mit einer autologen oder homologen Bindegewebstextur.

Nachbehandlung

Während früher eine Immobilisation des operativ versorgten Ellenbogens meist im Thoraxarmgips bis zur 3. postoperativen Woche oder mindestens bis zum Abschluß der Wundheilung durchgeführt wurde, steht heute der Wert der *frühestmöglichen Mobilisation* zur Erreichung des bestmöglichen Ergebnisses außer Frage. Nach Arthrolysen erfolgt heute meist überhaupt keine Fixation im zirkulären Gipsverband. Hingegen werden unmittelbar postoperativ Gipsschalen in den möglichen Extrempositionen angefertigt, die postoperativ als Umlagerungsschienen für die ersten 3—4 Tage dienen. Anschließend daran wird aktiv geübt, kombiniert mit isometrischem Muskeltraining. Ab dem 14. postoperativen Tag kann das Bewegungsbad als weitere therapeutische Maßnahme hinzugenommen werden. Etwas später, etwa nach 3 Wochen, kann die ergotherapeutische Nachbehandlung aufgenommen werden.

Bei der Arthroplastik wird häufig noch eine kurzzeitige Immobilisation von etwa 4 bis 8 Tagen im Gipsverband vorgenommen, ab dann wird mit vorsichtiger aktiver krankengymnastischer Übungsbehandlung und passiven Lagerungen fortgefahren. Bewährt hat sich auch die eigentätige Übungsbehandlung auf dem Bewegungsbrett, das Übungen während des Herumlaufens zuläßt. Generell gilt, daß keine zu intensive oder passiv zu kräftige Mobilisation vorgenommen wird, um ungünstige intra- und periarticuläre Gewebsreaktionen zu vermeiden. Die Kombination von aktiven Übungen und passiven Lagerungen ist wichtig. Bei Gelenkreaktionen mit intermittierender Steifheit, Schmerzen oder Schwellung soll eine Pause bis zur Gelenkberuhigung vorgenommen werden. Insgesamt ist häufig eine überwachte Übungsbehandlung bis zu 5 Monaten und mehr postoperativ durchzuführen. Wenn ein Bewegungsspielraum von etwa 30° erreicht ist, schwindet die Tendenz des Gelenkes zur erneuten Einsteifung.

Ergebnisse

Der objektive Erfolg einer Arthrolyse bzw. Arthroplastik des Ellenbogengelenkes wird im wesentlichen durch die Verbesserung der Beuge- und Streckfähigkeit bewertet. Die Behebung einer Unterarmumwendsteife im Verlauf einer Arthrolyse stellt einen positiven Nebenbefund dar, wird aber nie Hauptziel des Eingriffes sein. Berücksichtigt man lediglich den gradmäßig erfaßbaren Bewegungszuwachs als Differenz zwischen prä- und postoperativer Beweglichkeit (absoluter Gewinn), so hängt diese Größe natürlich entscheidend von der Ausgangsbeweglichkeit ab und stellt damit keinen vergleichbaren Parameter dar. Wir haben deshalb den von Cauchoix und Deburge [3] eingeführten *relativen Bewegungsgewinn* dokumentiert. Der relative Gewinn (in Prozent) errechnet sich aus dem Quotienten aus dem absoluten Gewinn (Grad) und möglichen Gewinn (Grad). Der mögliche Gewinn wiederum resultiert aus dem insgesamt möglichen Bewegungssektor von 140° abzüglich der Ausgangsbeweglichkeit des betroffenen Ellenbogengelenkes.

$$\text{Relativer Gewinn} = \frac{\text{absoluter Gewinn}}{\text{möglicher Gewinn}} \cdot 100$$

möglicher Gewinn = 140° - Ausgangsbeweglichkeit (Grad).

Da mit der Bewertung der funktionelle Sektor des Bewegungsumfanges nicht erfaßt wird, haben Cauchoix und Deburge [3] sowie Esteve [4] ein *Bewertungsschema* für die funktionellen Beweglichkeitsergebnisse angegeben, das auf dem relativen Gewinn basiert. Dieses Schema wurde der Bewertung der funktionellen Ergebnisse bei den von uns durchgeführten Ellenbogenarthrolysen zugrundegelegt (Tabelle 1).

Von 57 durchgeführten Arthrolysen am Ellenbogengelenk konnten 42 Arthrolysen durchschnittlich 7 1/2 Jahre postoperativ nachuntersucht werden. Subjektiv beurteilten 38 Patienten die Gebrauchsfähigkeit ihres operativ versorgten Ellenbogengelenkes als verbessert. Über Schmerzen wurde nicht geklagt. Die Kraftleistung genügte im Regelfall zur Ausführung der alltäglichen und beruflichen Aufgaben, die Körperhygiene konnte immer durchgeführt werden.

Die funktionellen Ergebnisse der Arthrolyse wurden als relativer Gewinn gewertet, allein 2/3 der Gelenke wiesen einen so bedeutenden funktionellen Zugewinn auf, daß sie als sehr

Tabelle 1. Bewertung

Sehr gut:			r.G.	70%
Gut:	70%		r.G.	40%
Befriedigend:	40%		r.G.	20%
Schlecht:	20%		r.G.	0%
Verschlechterung:	Bewegungsverlust			

gut bis gut eingestuft werden konnten. Zusätzlich bestehende Drehsteifen des Unterarmes konnten in 2/3 der Fälle wesentlich gebessert werden. Eine Abhängigkeit von der Resektion oder Belassung des Radiusköpfchens.konnte dabei nicht festgestellt werden (Tabelle 2).

Wesentliche Einflüsse auf das postoperative Ergebnis

Der intraoperativ erzielte Bewegungszuwachs konnte postoperativ in der Regel nicht gehalten werden, er verschlechterte sich um durchschnittlich $20^{\circ}-30^{\circ}$. Diesem Faktor muß bei der Artholyse Rechnung getragen werden.

Die Zeitdauer der Immobilisation nach Arthrolyse hat einen entscheidenden Einfluß auf das funktionelle Endergebnis. Je länger die Ruhigstellung, desto schlechter waren die funktionellen Endergebnisse (Tabelle 3).

Die Prognose einer Arthrolyse verschlechtert sich mit zunehmender zeitlicher Dauer einer Ellenbogengelenksteife, während bei einem Zeitraum zwischen Trauma bzw. Erkrankungsbeginn und Operation von weniger als einem Jahr fast regelmäßig sehr gute und gute Ergebnisse erzielt werden konnnten, reduzierte sich diese Erfolgsquote bei längerem Intervall auf die Hälfte der operativ versorgten Ellenbogengelenke (Tabelle 4).

Ein altersabhängiger Einfluß auf das funktionelle Endergebnis ergibt sich nur bei Kindern, hier kommt es im Verhältnis häufiger zu schlechten Ergebnissen als bei den Erwachsenen.

Komplikationen nach Arthrolyse

Als häufigste Komplikation trat eine zögernde postoperative Mobilisierung mit Tendenz zur Wiedereinsteifung auf. Unter dieser Gruppe befanden sich die Patienten mit Arthrogryposis

Tabelle 2. Funktionelle Ergebnisse der Arthrolysen (n = 42)

Bewertung	Fallzahl	Amplitude Ext./Flex.	Absoluter Gewinn	Relativer Gewinn
Sehr gut	11	0−20−136	83°	78%
Gut	18	0−13−129	53°	56%
Befriedigend	9	0−50−119	33°	32%
Schlecht	3	0−58−98	10°	9%
Verschlechterung	1	0−40−40		

Tabelle 3. Abhängigkeit des funktionellen Ergebnisses vom Beginn der Nachbehandlung

Beginn der Nachbehandlung	Fallzahl	Sehr gut und gut	Befriedigend	Schlecht
1.−3. postop. Tag	9	9		
4.−7. postop. Tag	14	10	2	2
8.−21. postop. Tag	19	10	7	2

Tabelle 4. Zeitraum bis Arthrolyse

Zeitraum	Fallzahl	Sehr gut	Gut	Befriedigend	Schlecht
Kürzer als 1 Jahr	25	7	13	2	3
Länger als 1 Jahr	17	4	5	7	1

multiplex congenita. Bei den 11 weiteren Patienten lagen allein bei 7 Patienten bereits präoperativ schwere intraarticuläre Veränderungen vor, zum Teil war der Gelenkknorpel nur noch teilweise erhalten. Präoperative Mobilisierungsmaßnahmen sowie mehrfache Gelenkoperationen wirkten sich negativ auf das Endergebnis aus. So hatten 2 Patienten bereits zwei erfolglose Narkosemobilisationen hinter sich, ein zweiter einen erfolglosen arthrolysierenden Eingriff und ein dritter war bereits dreimal voroperiert worden. In den übrigen Fällen kam es zur Ausbildung einer Myositis ossificans bzw. zu überschießenden Regenerationsvorgängen mit konsekutiver knöcherner Ankylose bzw. zu stärkeren Kapselbandverkalkungen. Einfluß auf diese Komplikatioen hatte auch das Operationsalter, da allein 4 der 11 Patienten jünger als 14 Jahre waren.

Nervale Komplikationen traten siebenmal auf, wobei es sich einmal um eine temporäre Ulnarisparese, dreimal um eine Sensibilitätsstörung des N. ulnaris handelte, die jedoch zum Zeitpunkt der Entlassung aus der stationären Behandlung bereits abgeklungen waren. Drei Patienten äußerten bei der Nachuntersuchung gelegentlich leichte Parästhesien im Ausbreitungsgebiet des N. ulnaris (Tabelle 5).

Schweregrad und Position einer Ellenbogensteife bestimmen den funktionellen Zuwachs nach Arthrolyse. Der am schwersten behinderte Patient wird auch den größten funktionellen Nutzen aus dem Eingriff ziehen. Wir konnten bei Schwer- und Schwerststeifen einen mittleren Bewegungsgewinn von 61° feststellen, bei Mittel- und geringgradigen lediglich einen solchen von durchschnittlich 21°. Was die postoperative Arthroseentwicklung anbelangt, so konnten wir in der Hälfte der Fälle eine Zunahme der bereits bestehenden Arthrose feststellen, um 1^O bei 15 Patienten, um 2^O bei 18 Patienten. Die Zunahme der Ellenbogenarthrose war proportional zur Beobachtungsdauer.

Ergebnisse der Arthroplastik

Im Gegensatz zur objektiven Bewertung der Ergebnisse von Arthrolysen, die sich vornehmlich auf den Gewinn der Beuge-Streckfähigkeit beschränken darf, müssen bei Arthroplastiken die Folgen der Resektion der Gelenkflächen wie Kraftverlust durch die Verkürzung der Hebelarme und Gelenkinstabilität mit in den Bewertungsschlüssel aufgenommen werden. Diese Parameter: Kraft-Beweglichkeit-Stabilität werden in der Literatur bei den Mitteilungen über Ergebnisse nach Arthroplastik im Regelfall berücksichtigt.

Bei unseren Nachuntersuchungen wurden zur Objektivierung die Schemata von Merle d'Aubigne [9], Esteve u. Mitarb. [4] und Kerboull [7] verwendet.

Sehr gut: Aktive Beugestreckfähigkeit und Muskelkraft identisch oder annähernd identisch dem Wert des contralateralen gesunden Ellenbogengelenkes, laterale Instabilität, 0° oder minimal bei Muskelerschlaffung.

272

Tabelle 5. Komplikationen nach Arthrolyse

Infiltrat	1 mal
Wunddehiscenz	1 mal
Ulnarisparese (temporär)	1 mal
Sensibilitätsstörung des N. ulnaris	3 mal
Parästhesie des N. ulnaris	3 mal
Zögernde postoperative Mobilisierung mit Tendenz zur Wiedereinsteifung	14 mal

Gut: Beweglichkeit und Kraft größer oder gleich 2/3 der gesunden Seite, laterale Instabilität bis 15° bei Muskelerschlaffung, die bei Muskekontraktion verschwindet.

Befriedigend: Beweglichkeit und Kraft zwischen 2/3 und 1/3 der gesunden Seite mit den beiden Möglichkeiten:
a) Kräftige aber gering bewegliche Gelenke (Amplitude 50° bis 60°),
b) bewegliche 90° bis 100° Amplitude aber schwache Gelenke mit durch Muskelkontraktion nicht vollständig kompensierbarer lateraler Instabilität von 15° bis 25°.

Mangelhaft: Beweglichkeit oder Kraft kleiner als 1/3 der gesunden Seite, d.h. kräftige Gelenke mit einer Beweglichkeit von weniger als 50°, dem funktionell günstigen Sektor oder ausreichend bewegliche aber schwache Gelenke mit lateraler Instabilität von mehr als 25°.

Schlecht: Ankylose, schwere und funktionell ungünstige Gelenksteife, Schlottergelenk.

Von 19 durchgeführten Arthroplastiken am Ellenbogengelenk konnten 9 Arthroplastiken durchschnittlich 12 Jahre postoperativ nachuntersucht werden, darunter befanden sich 5 Teilarthroplastiken mit Modellierung nur einer Gelenkfläche.

Subjektiv beurteilten 6 von 9 Patienten den Zustand ihres operativ versorgten Ellenbogengelenkes als gebessert. Lediglich bei 3 Patienten konnten eine Schmerzbefreiung erreicht werden. Die Kraftleistung war jeweils ausreichend, Körperhygiene und Alltagsverrichtungen waren möglich. Funktionell gesehen konnten 3 Arthroplastiken als gut, 3 als befriedigend und 3 als schlecht eingestuft werden. Die Arthroplastiken, die bei den 4 ossären Fällen durchgeführt wurden, ergaben insgesamt schlechtere Ergebnisse als die Teilarthroplastiken bei den fibrösen Steifen mit destruierten Gelenken.

Die bei 7 Fällen vorbestehende Drehsteife des Unterarmes konnte in 4 Fällen gebessert werden. Ausprägungsgrad und Position der Gelenksteifen hatten einen Einfluß auf das funktionelle Ergebnis. Ossäre Steifen haben dabei eine schlechtere Prognose als fibröse Steifen, wegen der ausgeprägten Atrophie der Weichteile, einschließlich der Muskulatur. Strecksteifen weisen eine Tendenz zu schlechteren Ergebnissen auf, im Gegensatz zu Steifen in Gelenkmittelstellung.

Insgesamt gesehen, sind die funktionellen Endergebnisse der Arthroplastiken im Vergleich zu denen der Arthrolysen generell ungünstiger.

Bemerkenswert ist jedoch die Dauerhaftigkeit guter und befriedigender Ergebnisse, was vor allem für die Teilarthroplastik zutrifft.

Schlußfolgerungen

Die Arthrolyse des Ellenbogengelenkes erbringt in über 60% der Fälle ein sehr gutes bis gutes funktionelles Ergebnis. Dieses Endergebnis wird beeinflußt durch die *Zeitdauer der postoperativen Immobilisation,* die *zeitliche Dauer der bestehenden Gelenksteifen,* das *Alter des Patienten,* den *Schweregrad* und die *Position der Gelenksteife,* sowie den *Ausprägungsgrad* der *vorbestehenden Arthrose.*

Die Resultate der Arthroplastiken sind im Vergleich zu denen der Arthrolyse verständlicherweise ungünstiger.

Bemerkenswert ist hierbei jedoch die Dauerhaftigkeit guter und befriedigender Ergebnisse. Die Indikation zur Alloarthroplastik als Alternative zur Arthroplastik dürfte beim heutigen Stand der Technik demzufolge noch eingeschränkt bleiben.

Literatur

1 Balay B, Setiey L, Vidalain J P (1975) Les raideurs du coude. Traitement orthopedique et chirurgical. Acta Orthop Belg 41: 415
2 Blauth W, Hepp W R (1978a) Die Arthrolyse des Ellenbogengelenkes. Orth Prax 14: 143
3 Cauchoix J, Deburge A (1975) L'arthrolyse du coude dans les raideurs post-traumatiques. Acta Orthop Belg 41: 385
4 Esteve P, Valentin P, Deburge A, Kerboull M (1971) Raideurs et ankyloses post-traumatiques du coude. Rev Chir Orthop 57: 26, Suppl 1
5 Gschwend N u Mitarb (1979) Ellenbogengelenkersatz − Operativer Gelenkersatz. Müller M E (Hrsg). Hans Huber, Bern Stuttgart Wien
6 Jäger M, Wirth C J (1981) Die Arthrolyse und Arthroplastik des Ellenbogen- und Kniegelenkes. Hans Huber, Bern Stuttgart Wien
7 Kerboull M (1975) Le traitement des raideurs du coude de l'adulte. Acta Orthop Belg 41: 438
8 Lange F (1952) Arthrolyse und Arthroplastik. Verh Dtsch Orthop Ges 81: 62
9 Merle d'Aubigne R, Kerboull M (1966) Les operations mobilisatrices des raideurs et ankyloses du coude. Rev Chir Orthop 52: 427

Behandlungsergebnisse bei 104 posttraumatischen Ellenbogenkontrakturen

F. Vrevc

Einleitung

104 Patienten, die wegen posttraumatischer Kontrakturen des Ellbogengelenkes behandelt worden waren wurden nachuntersucht. Die meisten dieser Fälle waren operativ mobilisiert worden. Eine geringe Anzahl war konservativ behandelt. Für dieses konservative Vorgehen hatten wir uns bei folgenden Gründen entschlossen:
1. Verlust des Bewegungsumfanges unter 50°,
2. schwere arthrotische Veränderungen des Ellbogengelenkes,
3. zu hohes Alter des Patienten,
4. nicht kooperative Patienten (Äthylismus, psychoorganisches Syndrom etc.).
   Als Ursache der posttraumatischen Ellbogenkontraktur fanden sich:
1. Zu lang dauernde Immobilisation,
2. passive und forcierte Bewegungstherapie,
3. nicht reponierte Frakturen,
4. Pseudarthrosen,
5. Ossifikationen,
6. Weichteilschädigungen,
7. posttraumatische Infekte,
8. schlechte Kooperation des Patienten.
   Diese ätiologischen Momente werden häufig in Kombination angetroffen.

Operative Therapie

Vor dem Eingriff müssen die Patienten die Muskulatur auftrainieren. Sie müssen in der Lage sein, die Ellbogenflexoren und -extensoren selektiv anzuspannen.

Wir führen den Eingriff in etwa zwei Drittel der Fälle in Blutleere durch. Einige Operationen machten die Gabe von Blutkonserven notwendig.

Die Durchschnittsdauer der Operation lag zwischen 1 1/2 und 2 Std. Nicht selten, im eigenen Krankengut 16mal, dauerte der Eingriff mehr als 2 1/2 Std.

Bei den meisten Patienten wurde ein lateralter Zugang — oft von beiden Seiten — gewählt. Etwas seltener erfolgte die Darstellung von dorsal bzw. ventral.

Fast routinemäßig verlagern wir bei dem dorsalen und ulnaren Zugang den N. ulnaris. Immer wurde die Gelenkkapsel reseziert. Bei 26 Patienten wurde diese Kapselexcision ventral und dorsal durchgeführt, bei 23 Patienten nur ventral, bei 7 ausschließlich dorsal.

Von den Muskelsehnen wurde diejenige der Brachialis neunmal durchtrennt bzw. verlängert, diejenige des Biceps achtmal und die Tricepssehne dreimal.

Indikationsstellung, operatives Vorgehen und erreichbarer Bewegungsgewinn gehen beispielhaft aus den folgenden Fallbeschreibungen hervor.

Fall 1: L.J., 38jähriger Bauer. Erlitt vor einem Jahr offene Fraktur des distalen rechten Humerus mit Ulnarisparese durch Quetschung des rechten Ellbogens in einem Betonmischer. Vier Voroperationen. Es resultierte eine infizierte Pseudarthrose mit fibröser Ankylose des Ellbogengelenkes in 80° Beugestellung (Abb. 1a, b). Supination–Pronation: 0–10–80°.

Bei dem Eingriff wurde eine Sequesterectomie, Spongiosaplastik und Fixation mit 2 Platten durchgeführt (Abb. 1c).

Die Wunden wurden teilweise offen behandelt (Abb. 1d). Nach Ausheilen der Pseudarthrose (Abb. 1e) entfernten wir in der 48. Woche die Platten und sanierten den Infekt (Abb. 1f, g).

41 Wochen nach Sistierung des Infektes wurde die Arthrolyse mit Excision der ventralen und dorsalen Kapsel, Triceps- und Bicepssehnenverlängerung und Durchtrennung des sehnigen Ansatzes des M. brachialis durchgeführt.

Bei Schlußkontrolle war die Beweglichkeit des Ellbogengelenkes bis zu einer Extension–Flexion von 0–25–115° und einer Supination–Pronation von 40–0–80° verbessert. Röntgenologisches und klinisches Ergebnis finden sich in Abb. 1h, i.

Fall 2: S.B., 27jähriger Arbeiter. Erlitt vor einem Jahr bei einem Verkehrsunfall eine Gehirnkontusion mit folgender rechtsseitiger Hemiplegie. Der linke Ellbogen ankylosierte in einigen Monaten nach dem Unfall knöchern in 35° Beugestellung (Abb. 2a). Supination–Pronation: 50–0–70°.

Wir beabsichtigten eine Resektionsarthroplastik. Beim Abmeißeln des ulnaren Condylus zeigte sich jedoch, daß der Knorpel im Gelenk erhalten war. Deswegen wurde nur die knöcherne Überbrückung abgemeißelt und die zuvor osteotomierten Anteile (ulnarer Condylus und Olecranon) reinseriert (Abb. 2b). Abb. 2c zeigt die Menge des entfernten Callus.

Der röntgenologische Aspekt dieses Gelenkes 4 Jahre nach dem Eingriff ist in Abb. 2d, der Bewegungsumfang in Abb. 2e, f wiedergegeben. Extension–Flexion: 0–15–145°. Wie Abb. 2g zeigt, ist das Gelenk stabil.

Fall 3: R.C., 19jährige Studentin. Erlitt vor vier Jahren beim Turnen eine supracondyläre Humerusfraktur links, die nicht exakt reponiert und insuffizient fixiert wurde. Es kam allmählich zu einer fibrösen und teilweise auch knöchernen Versteifung (Abb. 3a).

Die ein Jahr nach der Fraktur durchgeführte Arthrolyse mit ventraler und dorsaler Kapselexcision, Entfernungen der Verkalkungen und temporärer Ablösung der beiden Seitenbandansätze (Abb. 3b) brachte keine Verbesserung der Beweglichkeit. Bereits 5 Wochen nach der Arthrolyse fanden sich periarticuläre Verkalkungen, und das Gelenk versteifte wieder (Abb. 4c).

Die 1 Jahr nach der ersten Arthrolyse durchgeführte Szintigraphie zeigte eine vermehrte Speicherung der linken Seite (Abb. 3d).

Die Verkalkungen transformierten sich mit der Zeit in richtigen Knochen (Abb. 3e). Wir warteten 2 Jahre ab und führten dann eine erneute Arthrolyse mit Abmeißelung der knöchernen Brücken und Lösung der fibrösen Verwachsungen durch. Abb. 3f zeigt die Größe des Resekates. Bei dem Eingriff kam es zu einer supracondylären Fraktur, die mit einer ventral angelegten schmalen DC-Platte fixiert wurde (Abb. 3g).

Der Bewegungsgewinn blieb zwar begrenzt, verbesserte aber die Gesamtfunktion des linken Armes wesentlich. Abb. 3h zeigt die Funktion vor, Abb. 3i nach Abschluß der Behandlung. Die Extension–Flexion beträgt nun 0–50–115°, Supination–Pronation: weiterhin frei.

Fall 4: P.B., 24jähriger Arbeiter. Erlitt bei einem Verkehrsunfall ein Polytrauma. Die Luxation des rechten Ellbogengelenkes wurde übersehen (Abb. 4a). Drei Monate später offene Reposition mit Neurolyse des N. ulnaris, Gelenktoilette und Plastik durch Raffung der beiden Seitenbänder.

Postoperative Röntgenkontrolle s. Abb. 4b. Abb. 4c gibt das Röntgenbild nach 40 Wochen wieder.

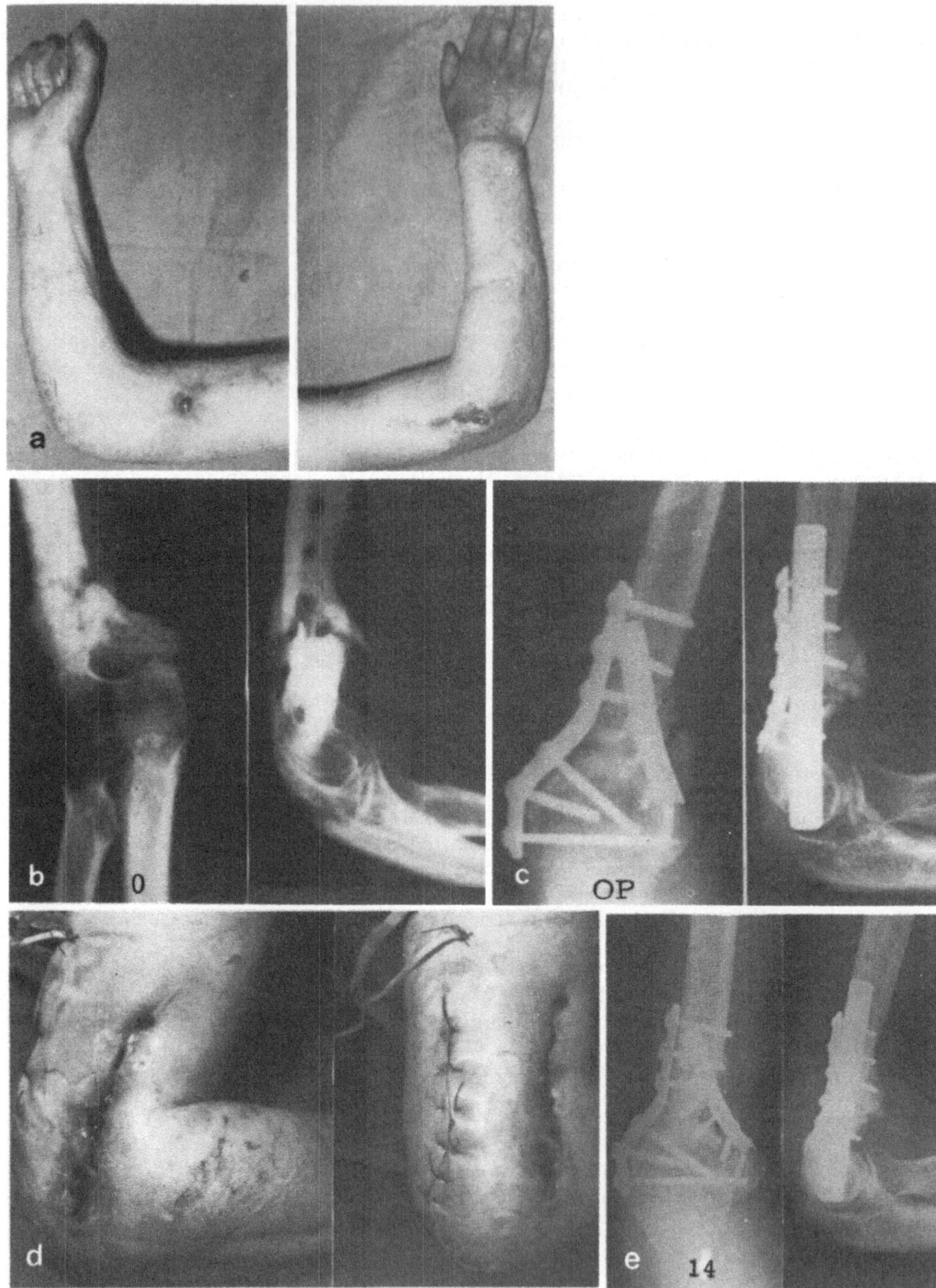

Abb. 1a–e. Infizierte Pseudarthrose des distalen Humerus mit fibröser Ankylose des Ellbogengelenkes. **a** Weichteilsituation. **b** Röntgenbefund bei Zuweisung. **c** Kontrolle nach Osteosynthese. **d** Wundbehandlung. **e** Kontrolle nach Konsolidation

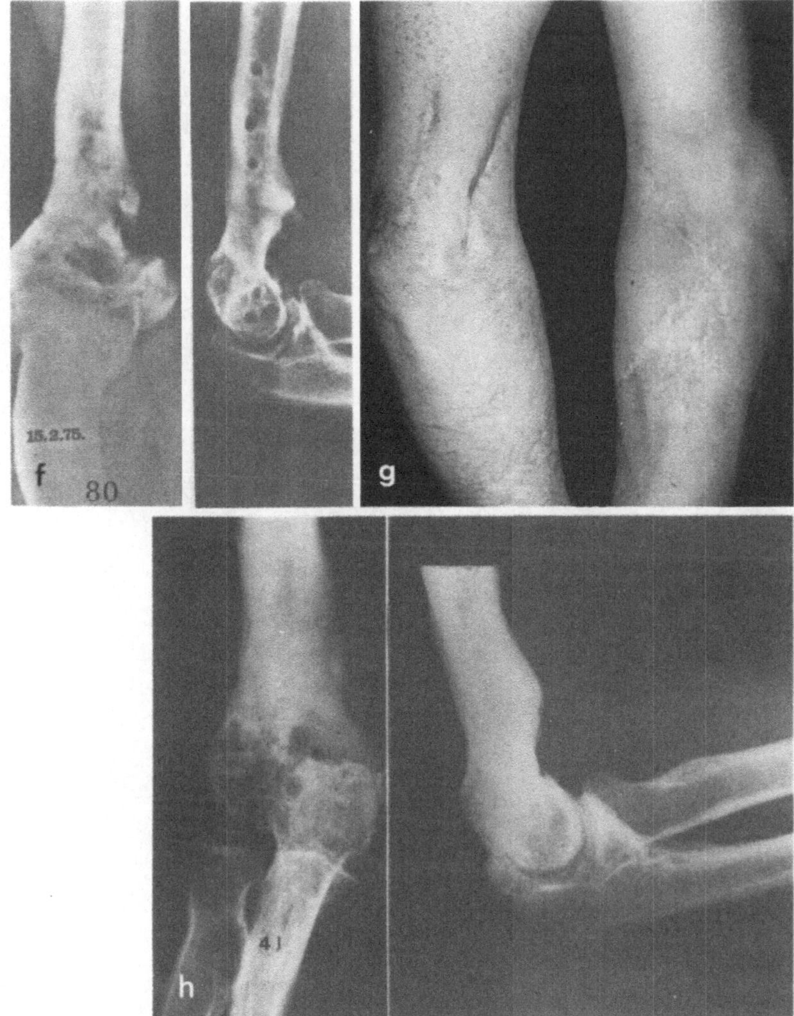

Abb. 1. f Kontrolle nach Metallentfernung und Sanierung des Infektes. **g** Weichteilsituation beim Entschluß zur Arthrolyse. **h** Röntgenbild bei Schlußkontrolle

Die Beweglichkeit vor der Operation war auf eine Extension-Flexion von $0-80-100^{\circ}$ und eine Supination–Pronation von $10-0-0^{\circ}$ eingeschränkt. Bei Abschluß der Behandlung waren die Ausschläge auf eine Extension-Flexion von $0-20-140^{\circ}$ und eine Supination–Pronation von $50-0-50^{\circ}$ verbessert (Abb. 4d).

Patientengut

In der Zeit von 1973–1980 behandelten wir 104 Patienten wegen posttraumatischer Ellbogengelenkskontrakturen. Es handelte sich um 71 Männer und 33 Frauen. Das Durchschnittsalter betrug 30 Jahre.

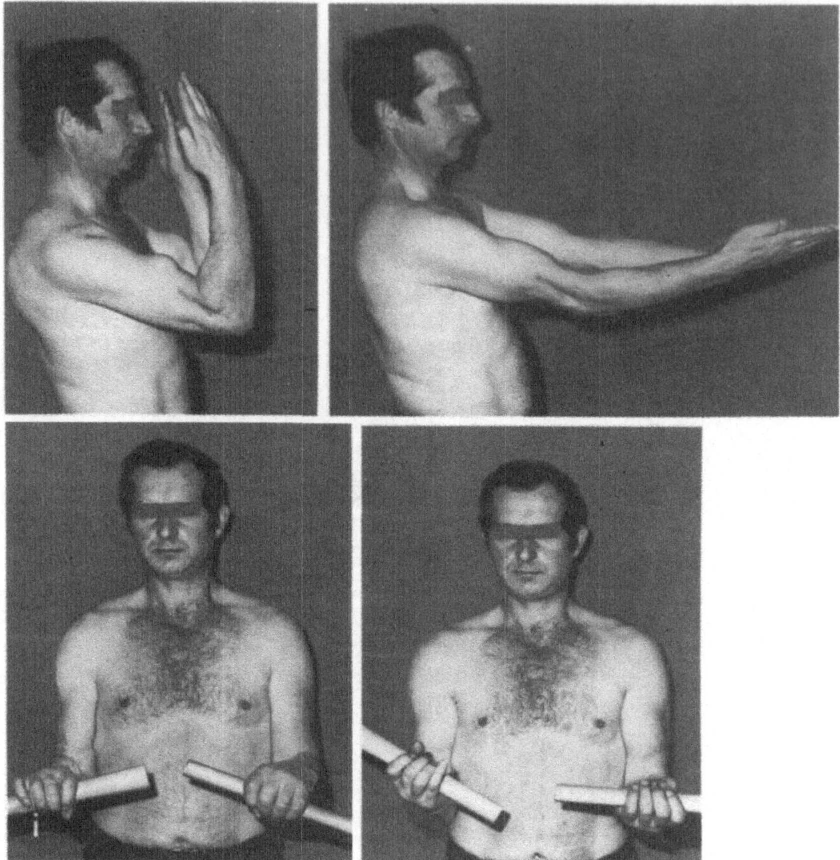

Abb. 1. i Funktionelles Ergebnis

Als Ursache der Primärverletzung fand sich bei 37 Patienten Arbeitsunfälle, bei 35 Verkehrsunfälle, bei 9 Sportverletzungen. 22 Verletzte hatten Unfälle erlitten, die nicht in diese Gruppen paßten, bei Kindern handelte es sich meistens um Spielunfälle.

84mal war eine isolierte Ellbogenverletzung eingetreten, 20 Patienten hatten multiple Schäden erlitten, fünfmal unter Einbeziehung des Gehirns (Tabelle 1).

Die weitaus größte Anzahl der Verletzungen (93 von 104) waren Frakturen. Siebenmal handelte es sich um reine Weichteilverletzungen, bei 4 Patienten war eine Luxation ohne begleitende Fraktur eingetreten (Tabelle 2).

Die Lokalisation der Brüche ist in Tabelle 3 aufgelistet. Sie belegt auch das deutliche Überwiegen der Brüche am Humerus.

Insgesamt waren 46 der Verletzten primär konservativ, 58 primär operativ versorgt worden.

Als Ursache der bestehenden Bewegungseinschränkung fanden sich aus pathoanatomischer Sicht 36 Pseudarthrosen, 34 Weichteilkontrakturen, 22 fehlverheilte Frakturen,

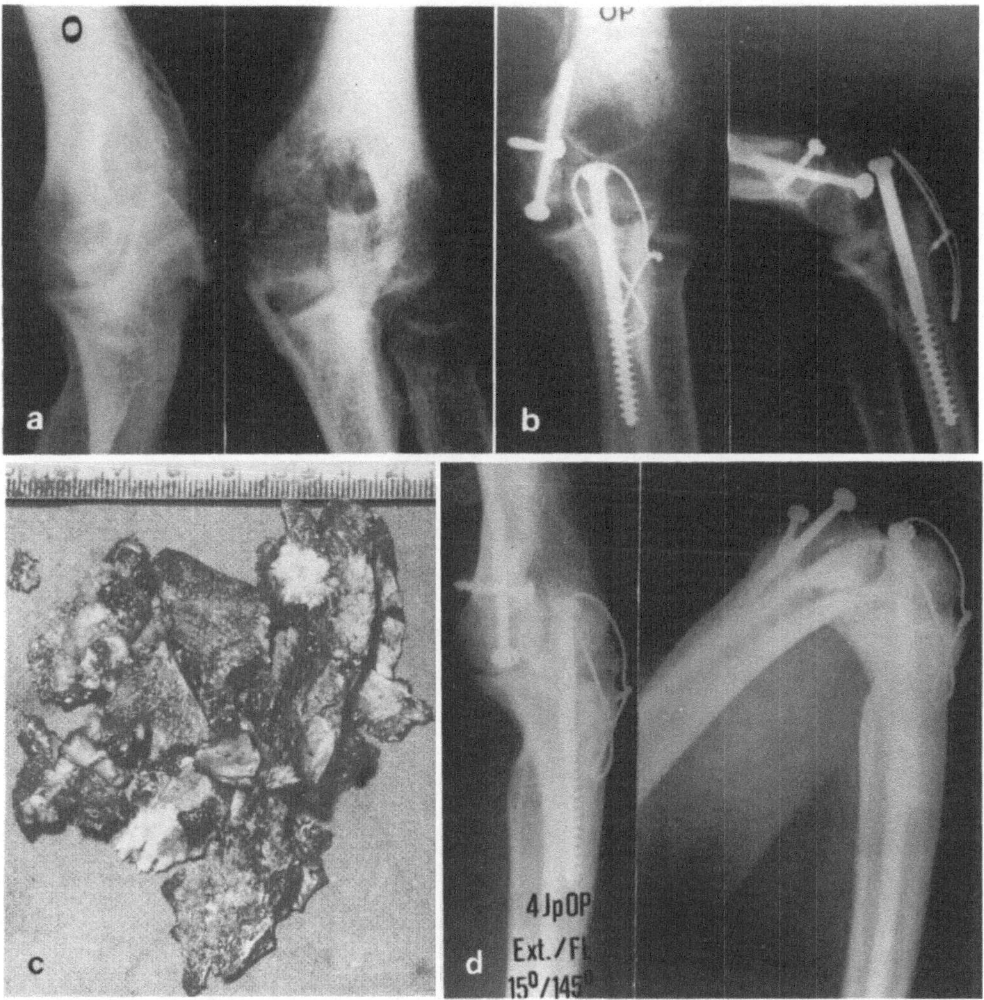

Abb. 2a–d. Knöcherne Ankylose des linken Ellbogens nach Gehirnkontusion. **a** Röntgenbild bei Übernahme der Behandlung. **b** Kontrolle nach Arthrolyse. **c** Resezierte Callusbrücken. **d** Röntgenkontrolle, 4 Jahre nach Arthrolyse

14 Verkalkungen, 12 Paresen, 10 knöcherne Brückenbildungen, 10 Infektionen und 5 weiterbestehende Luxationen (Tabelle 4).

Ergebnisse

Der Beobachtungszeitraum nach der von uns durchgeführten Mobilisation liegt zwischen wenigen Wochen und über 2 Jahren. Die Zahlen gehen im einzelnen aus Tabelle 5 hervor.

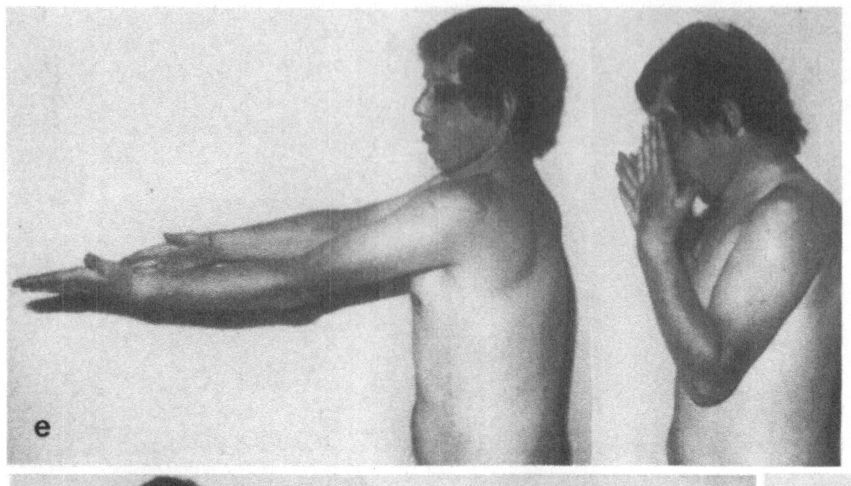

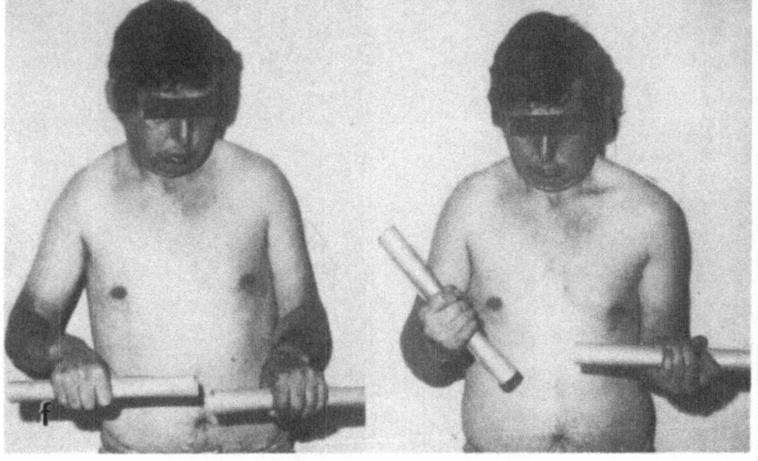

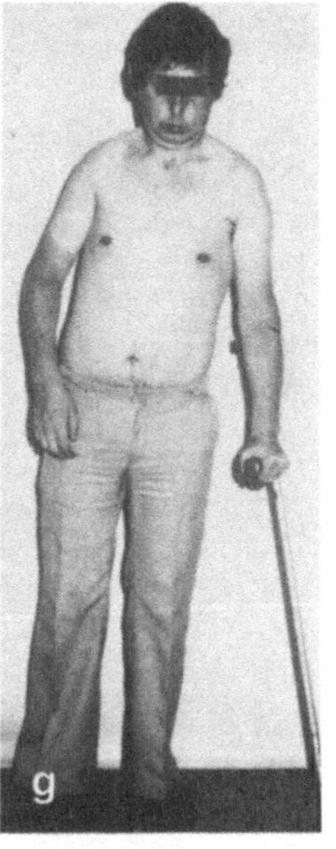

Abb. 2. e Funktionelles Ergebnis Streckung/Beugung. **f** Pronation/Supination. **g** Belastbarkeit des Gelenkes

Bei fast allen operativ mobilisierten Patienten konnten wir die Beweglichkeit verbessern. In einigen Fällen war der Bewegungsgewinn nur gering, bei einigen aber fast als dramatisch zu bezeichnen (Abb. 1, 2).

Bei 2 Patienten mußten wir uns zu einer Arthrodese des Ellbogens entschließen.

Das Ausmaß des Bewegungsumfanges vor der Arthrolyse, nach der Arthrolyse sowie der daraus abzuleitende Mobilitätsgewinn durch diesen Eingriff sind in Tabelle 6 zusammengestellt.

Bei 15 Patienten mußten Bewegungsverluste in Kauf genommen werden. Diese betrafen in allen diesen Fällen die Unterarmumwendbewegungen. Bei 8 Patienten aus dieser Gruppe fand sich gleichzeitig eine Verschlechterung der Extensions-Flexionsbewegung. In diesen Zahlen sind die 2 Arthrodesen enthalten.

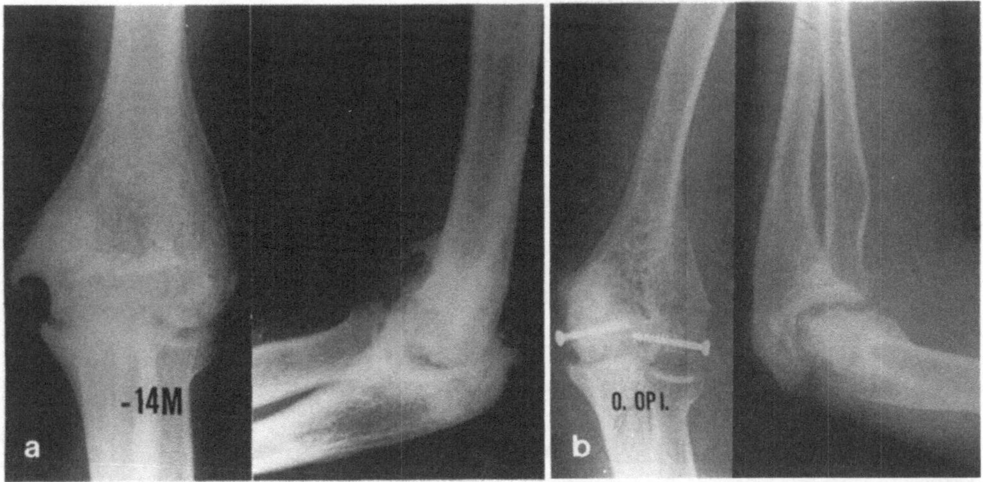

Abb. 3a, b. Fibröse und teilweise auch knöcherne Einsteifung des linken Ellbogens nach supracondylärer Humerusfraktur. **a** Röntgenbild bei Zuweisung. **b** Kontrolle nach Arthrolyse

An Komplikationen beobachteten wir 8 temporäre Nervenläsionen, 3 Frakturen, 3 Infektionen sowie 3 Rezidive der Kontraktur, die 2 Reoperationen erforderten (Tabelle 8).

Bezüglich der Arbeitsfähigkeit konnten 41 Verletzte nach operativer Behandlung der Ellbogenkontraktur dieselbe Tätigkeit durchführen wie vor dem Unfall, 9 Patienten waren hierzu nur begrenzt fähig, 4 mußten umgeschult werden. Zwei Patienten (nach Gehirnverletzungen) blieben arbeitsunfähig.

Zusammenfassung

Wir berichten über die Behandlungsergebnisse bei 104 Patienten, die in der Zeit von 1973–1980 wegen traumatisch bedingter Bewegungseinschränkungen des Ellbogengelenkes in unserer Klinik behandelt wurden. Ätiologisch handelte es sich in den meisten Fällen um Humerusfrakturen, wobei die transcondylären Brüche überwiegten. Häufigste Ursache der Bewegungsbehinderung waren Pseudarthrosen, gefolgt von Weichteilkontrakturen und fehlverheilten Frakturen.

27 der Patienten wurden konservativ, 77 operativ behandelt. Bei 26 Patienten wurde ausschließlich die Pseudarthrose stabilisiert. Schon hieraus ergab sich eine Verbesserung der Beweglichkeit. In 56 Fällen wurde eine Arthrolyse durchgeführt.

Der präoperative Bewegungsumfang im Sinne der Streckung und Beugung lag bei 33 Patienten unter 60°, in 11 Fällen zwischen 61° und 90° und nur bei 12 Verletzten über 90°.

Nach der Arthrolyse war die Beweglichkeit nur noch bei 9 Patienten auf unter 60° behindert, sie betrug bei 20 Operierten nun 61°–90° und bei 27 über 90°. Bezüglich der Supination und Pronation waren die Ergebnisse etwas weniger günstig.

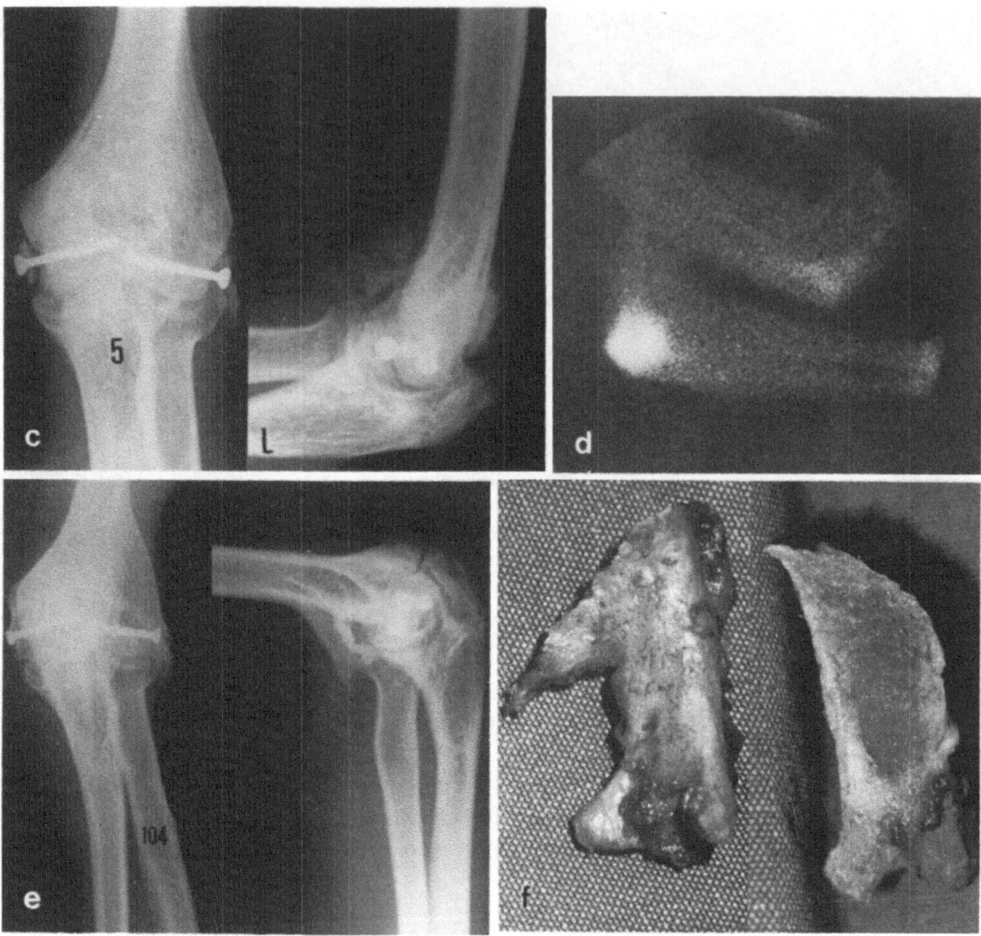

Abb. 3. c Rezidiv der Verkalkungen bereits nach 5 Wochen. **d** Szintigraphie 1 Jahr nach Arthrolyse. **e** Umwandlung der Verkalkungen in Knochen. **f** Resezierte Knochenbrüche

An Komplikationen mußten 8 Nervenläsionen, 3 Frakturen, 3 Infekte und 3 Rezidive der Kontrakturen in Kauf genommen werden. Zwei dieser Rezidive wurden einer erneuten operativen Arthrolyse unterzogen.

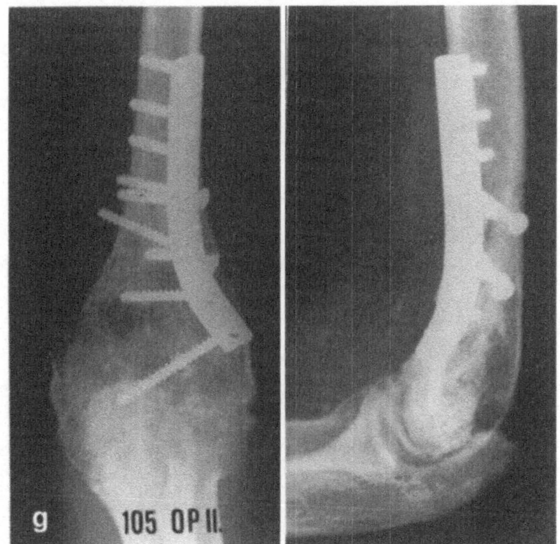

Abb. 3. g Kontrolle nach erneuter Arthrolyse und Osteosynthese einer intraoperativ aufgetretenen supracondylären Fraktur

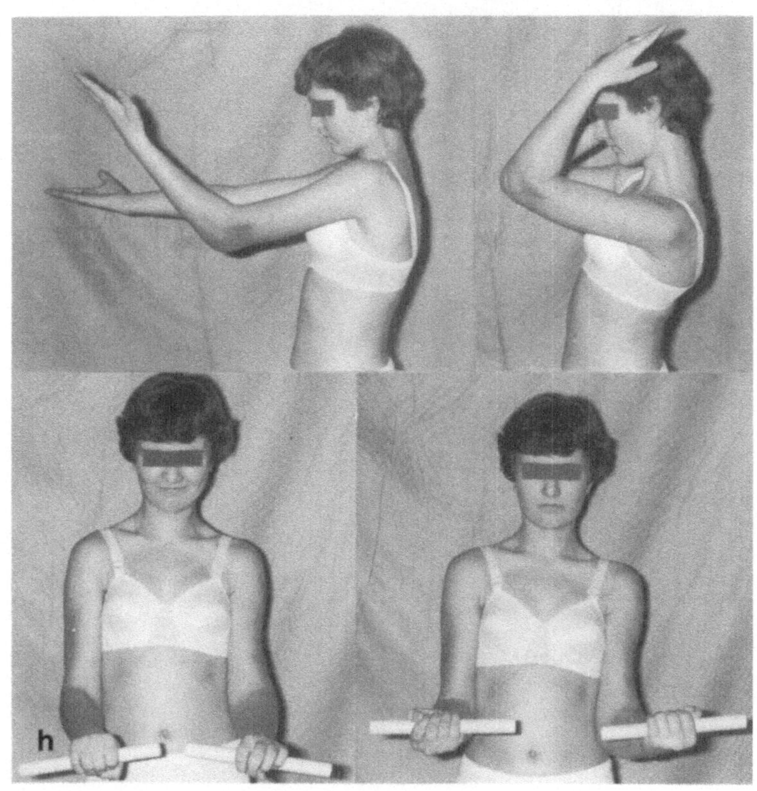

Abb. 3. h Funktion bei Übernahme der Behandlung

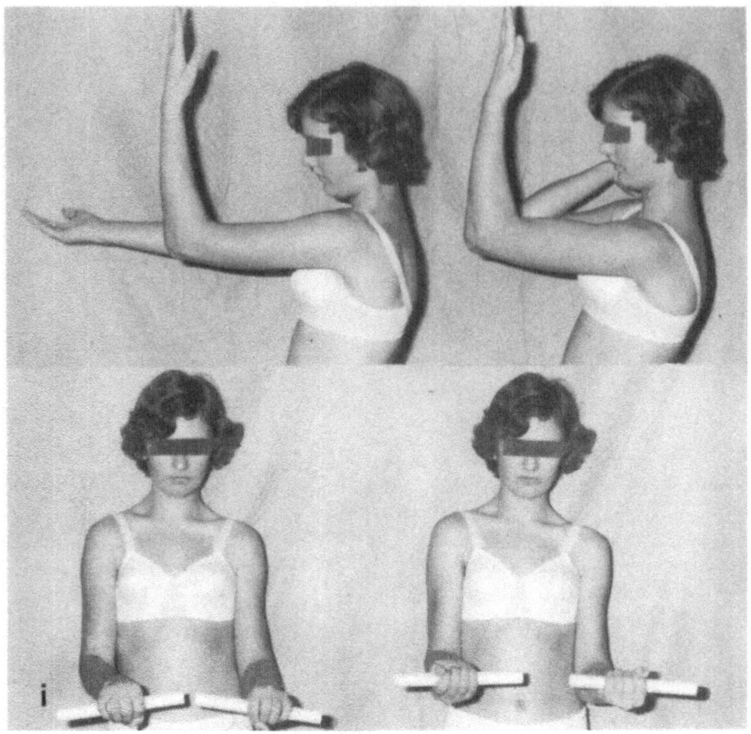

Abb. 3. i Funktion bei Abschluß der Behandlung

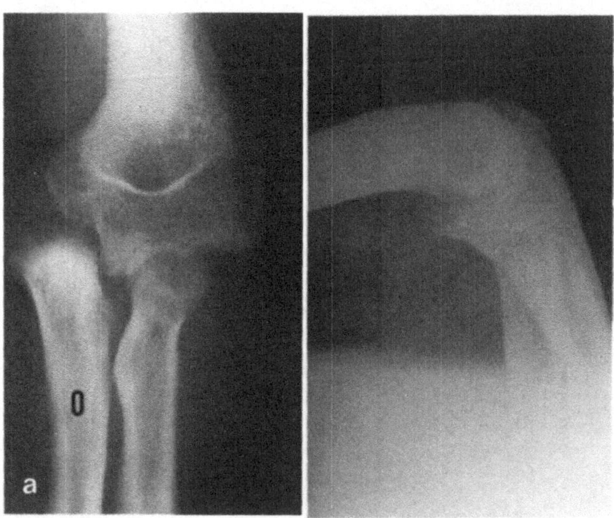

Abb. 4. a Übersehene Luxation des rechten Ellenbogengelenkes. Situation bei Übernahme der Behandlung

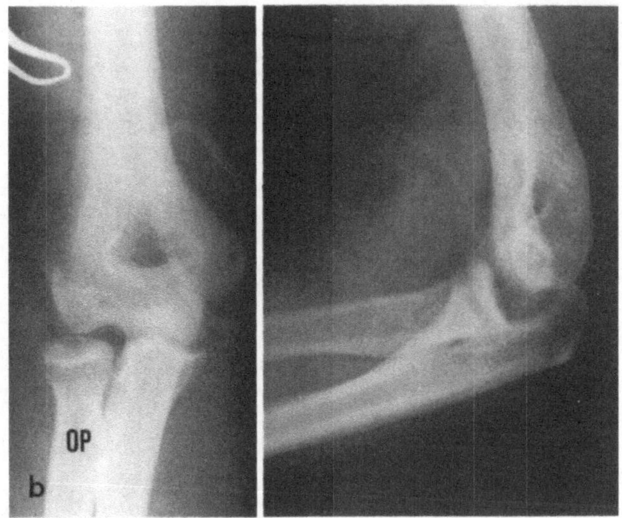

Abb. 4. b Röntgenkontrolle nach offener Reposition, Gelenktoilette und Bandplastik

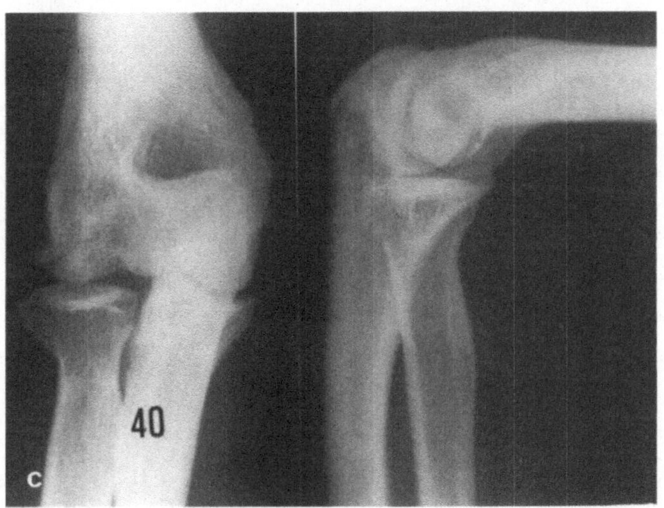

Abb. 4. c Röntgenkontrolle 40 Wochen später

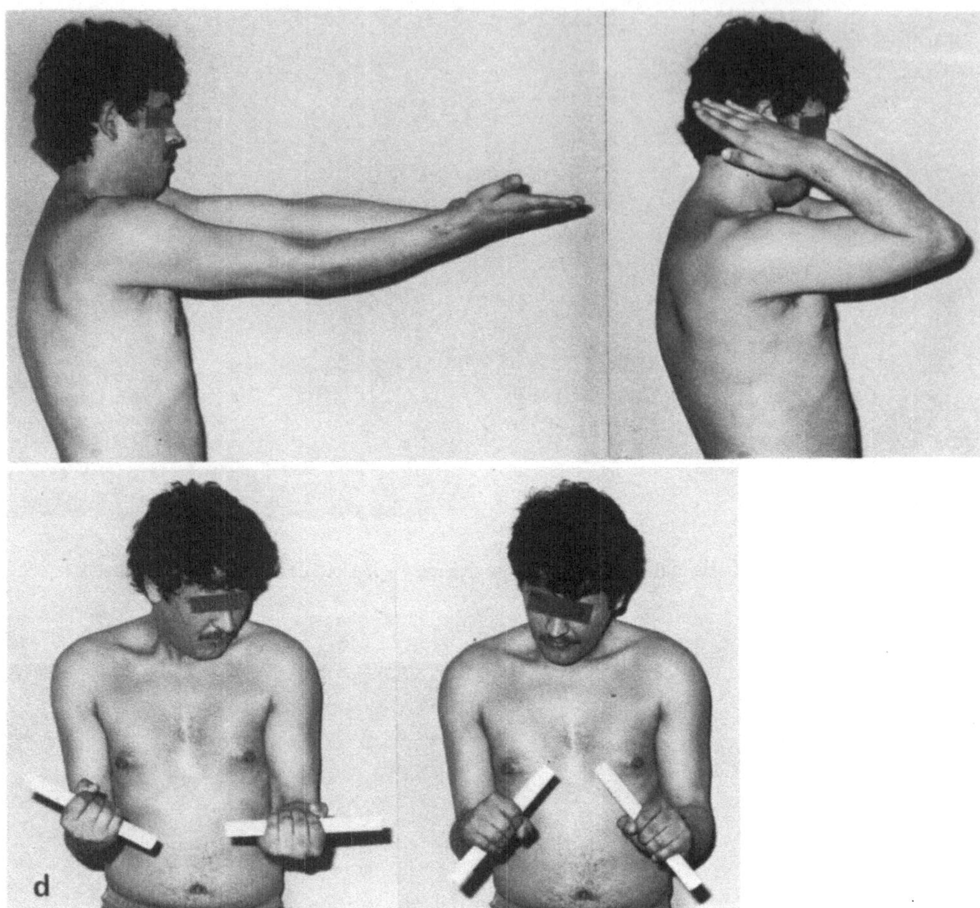

Abb. 4. d Funktionelles Ergebnis

Tabelle 1. Verletzungsmuster

Isoliert	84
Multipel	20
(Gehirn	5)

Tabelle 2. Art der Verletzung

Frakturen		93
1 Knochen	69	
mehrere Knochen	24	
Weichteilverletzungen		7
Luxationen		4

Tabelle 3. Lokalisation der Frakturen

Humerus	63
Diaphyse	21
Supracondylär	14
Transcondylär	30
Condylär	5
Unterarm	39
Olecranon	9
Capitulum radii	16
Monteggia-Frakturen	3
Radius und Ulna	4
Radius Diaphyse	8
Ulna Diaphyse	1

Tabelle 4. Pathoanatomische Ursachen der Bewegungsbehinderung

Pseudarthrosen	36
Weichteilkontrakturen	34
Fehlverheilte Frakturen	22
Verkalkungen	14
Paresen	12
Knöcherne Überbrückungen	10
Infekte	10
Luxationen	5

Tabelle 5. Beobachtungszeitraum nach Behandlung der Kontraktur

Bis zu	3 Monaten	15
Von	4– 6 Monaten	12
Von	7–12 Monaten	19
Von	13–24 Monaten	22
Nach	24 Monaten	36

Tabelle 6. Bewegungsumfänge vor/nach Arthrolyse/Bewegungsgewinn

	Extension–Flexion	Supination–Pronation
Bewegungsumfang vor Arthrolyse		
0°–30°	17	10
31°–60°	16	1
61°–90°	11	6
Über 90°	12	39
Bewegungsumfang nach Arthrolyse		
0°–30°	3	4
31°–60°	6	5
61°–90°	20	4
Über 90°	27	43
Bewegungsgewinn		
0°–30°	23	16
31°–60°	23	11
61°–90°	7	2
Über 90°	3	3

Tabelle 7. Bewegungsverluste

	Extension–Flexion	Supination–Pronation
0°–30°	8 (2 Arthrodesen)	8
31°–60°	0	3
61°–90°	0	3
Über 90°	0	1

Tabelle 8. Komplikationen

Nervenläsionen (temporär)	9
N. radialis 7	
N. ulnaris 1	
Frakturen	3
Infektionen	3
Rezidive der Kontakturen	3
(2 x Reoperation)	

Literatur

1 Brunner Ch (1973) Die ventrale Kapsulektomie bei Ellbogensteifen. Z Unfallmed Berufskr 3: 139
2 Crenshaw A H (1971) Campbell's operative Orthopaedics. Mosby, St. Louis
3 Heim U, Pfeiffer K M V (1972) Periphere Osteosynthesen. Springer. Berlin Heidelberg New York
4 Merle d'Aubigne R, Kerboull M (1966) Revue de Chirurgie Orthopedique. Tome 52, Paris 5: 427
5 Morscher E (1972) Posttraumatische Fehlstellungen am Ellbogen Erwachsener. Deutsch-Österreichisch-Schweizerische Unfalltagung, 38, 53, Bern
6 Müller M E, Allgöwer M, Willenegger H (1969) Manual der Osteosynthese. Springer, Berlin Heidelberg New York
7 Nicola P (1971) Atlas der operativen Zugangswege in der Orthopädie. Urban & Schwarzenberg, München Berlin Wien
8 Vrevc F (1975) Suprakondilarne psevdoartoze humerusa, 9 Ortopedsko – Travmatoloski dnevi: 9 Portoroz
9 Vrevc F (1977) Psevdoartoze distalnega dela humerusa. Acta Chirurg Jugosl (Skopje)
10 Vrevc F (1979) Nonunions of the Distal Third of the Humerus; Pseudarthroses and Their Treatment. Thieme, Stuttgart, p 178
11 Weber B G, Čech O (1973) Pseudarthrosen. Hans Huber, Bern Stuttgart Wien

Ergebnisse nach Radiusköpfchenresektionen

W. Keyl, C.J. Wirth und F. Hagena

Die Indikation zur Radiusköpfchenresektion ist nach wie vor umstritten. Sie reicht von großzügiger Befürwortung bis zur äußersten Zurückhaltung [1, 4, 5, 6, 7, 9, 10, 16, 17, 20, 21, 22, 23, 24]. Vor allem werden Veränderungen am distalen Radioulnargelenk der Radiusköpfchenresektion angelastet [7, 16, 18, 19, 20, 24, 25]. Wir haben anhand unseres eigenen Krankengutes die Indikation zur Radiusköpfchenresektion überprüft [12, 13, 14, 15].

Krankengut

Wir konnten 303 Patienten mit Frakturen und Luxationen des Radiusköpfchens nachuntersuchen, die von 1950 bis 1980 an der Staatl. Orthopädischen Klinik München behandelt worden waren. Darunter befanden sich *83 Radiusköpfchenresektionen* (27%). Der Nachuntersuchungszeitraum betrug 1–20 Jahre nach Behandlung. Es handelt sich demnach hauptsächlich um Spätresultate. Die Geschlechts- und Seitenverteilung war gleich, eine bestimmte Altersklasse war nicht bevorzugt.

Die Bewertung der Nachuntersuchungsergebnisse erfolgte nach den Kriterien von Radin u. Riseborough [22]:

Gut: Bewegungseinschränkung des Ellenbogengelenkes von weniger als 10° in irgendeiner Richtung, keine Schmerzen.

Mäßig: Bewegungseinschränkung von $10^{\circ}-30^{\circ}$ in irgendeiner Richtung, geringe Schmerzen bei Belastung oder Wetterwechsel.

Schlecht: Bewegungseinschränkung von mehr als 30°, ständige Schmerzen.

Die röntgenologische Beurteilung der Ellenbogen- und Handgelenke erfolgte im Seitenvergleich.

Ergebnisse

Frühresektion

Die totale Radiusköpfchenresektion nach Meißelfrakturen, die mehr als ein Drittel des Radiusköpfchens betrafen, zeigten 3 gute und 5 mäßige, jedoch keine schlechten Spätergebnisse.

Dagegen verteilten sich die Ergebnisse nach Radiusköpfchenresektion bei irreponiblen subcapitalen Frakturen auf alle Bewertungsstufen. Ursache für schlechte Ergebnisse war vor allem die Subluxationstendenz des Radiusschaftes, bedingt durch eine frakturabhängig zu lange Resektionsstrecke.

Die Resektion des zertrümmerten Radiusköpfchens ergab dann gute Ergebnisse, wenn sie frühzeitig erfolgte und keine Begleitverletzungen vorlagen (Tabelle 1, Abb. 1). Drei aus-

Tabelle 1. Ergebnisse nach Frühresektion des Radiusköpfchens (spätestens 6 Wochen nach Unfall)

	Gut	Mäßig	Schlecht
Meißelfrakturen ($>$ 1/3 d. RK)	3	5	
Subcapitale RK-Frakturen	2	3	2
Trümmerfrakturen des RK	9	12	5
	14	20	7

wärts durchgeführte Radiusköpfchenresektionen im Kindesalter erbrachten schlechte Resultate, worauf später noch eingegangen wird (Tabelle 6).

Spätresektion

Die Ausgangsbefunde bei 42 Patienten nach Frakturen und Luxationen des Radiusköpfchens waren nach den eingangs genannten Beurteilungskriterien schlecht. Die Patienten kamen frühestens 6 Wochen nach dem Unfall oder mit angeborenen Radiusköpfchenluxationen in unsere Behandlung. Die Indikation zur Spätresektion war die schmerzhafte Bewegungseinschränkung des Ellenbogengelenkes.

Vor allem bei veralteten Frakturen und persistierenden traumatischen Luxationen war durch die Radiusköpfchenresektion eine Verbesserung der Rotationsbeweglichkeit zu erzielen. Dies schlägt sich allerdings zahlenmäßig in unserem Bewertungschema nicht nieder, da die Ausgangssituation nicht generell in die Endbeurteilung mit einbezogen werden konnte (Abb. 2).

Bei angeborenen Luxationen konnten die Ergebnisse nach Radiusköpfchenresektion nicht überzeugen, da neben der Verformung des Radiusköpfchens auch erhebliche Weichteilveränderungen vorliegen. Auch nach ausgiebiger Lösung der Weichteilkontrakturen und Einkerbung der Membrana interossea blieb die Funktion wegen der unterentwickelten Muskulatur schlecht. Lediglich die mangelnde Beugefähigkeit konnte gebessert werden (Tabelle 2).

Besondere funktionelle Aspekte

Die grobe Kraft der Beugung des Ellenbogengelenkes war bei allen Patienten vermindert. In keinem Fall jedoch war der Kraftverlust so groß, daß eine wesentliche Behinderung im Alltag aufgetreten wäre. Ein Berufswechsel war nicht notwendig.

Auch bei der Verbesserung der Umwendbewegung durch die Radiusköpfchenresektion mußte eine gewisse Krafteinbuße in Kauf genommen werden, die aber von den Patienten nicht als gravierend empfunden wurde.

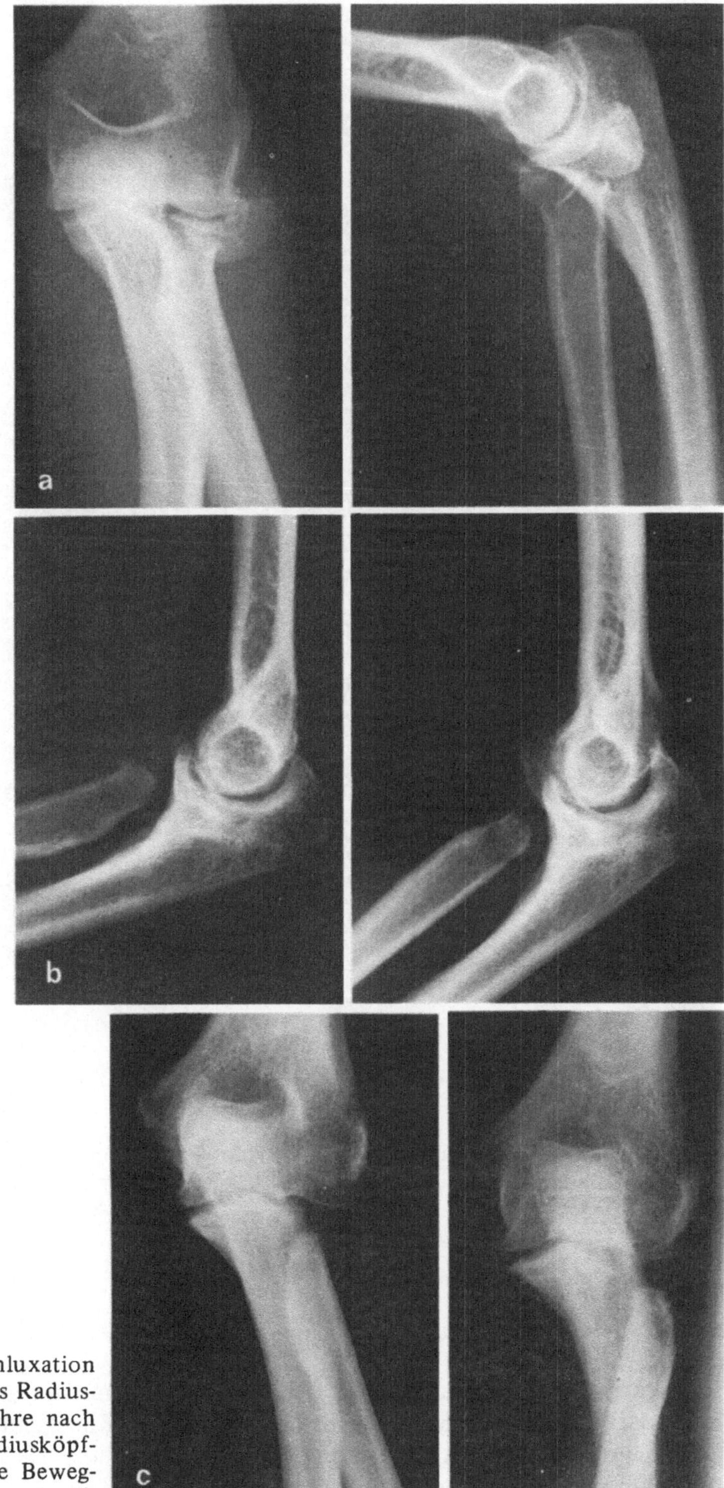

Abb. 1a—d. Ellenbogenluxation mit Mehrfachfraktur des Radiusköpfchens (**a**, **b**). 4 Jahre nach Frühresektion des Radiusköpfchens besteht eine freie Beweglichkeit ohne Beschwerden (**c**, **d**)

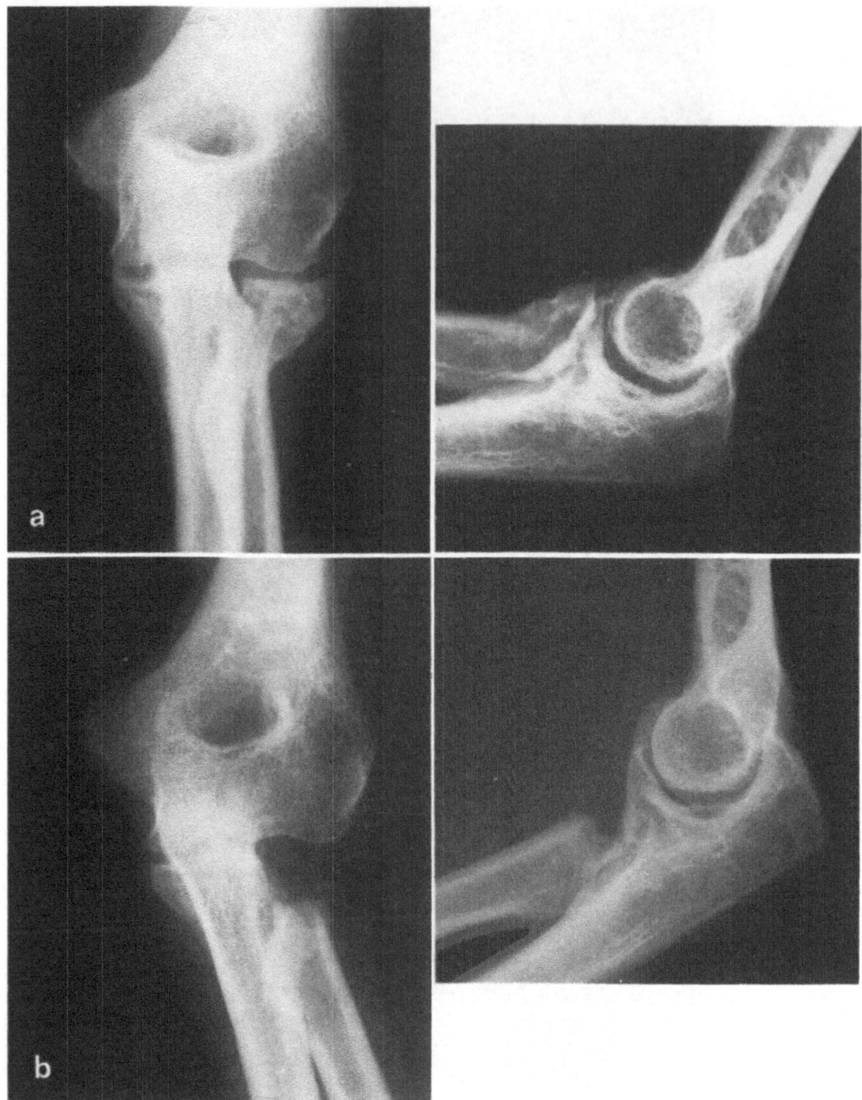

Abb. 2a, b. Zustand nach Trümmerfraktur des Radiusköpfchens mit schmerzhafter Rotationseinschränkung (**a**). Zustand nach Radiusköpfchenresektion mit freier Rotationsbeweglichkeit (**b**)

Radiologische Veränderungen am Ellenbogengelenk

Eine Zunahme des physiologischen Cubitus valgus konnte vor allen Dingen bei jüngeren Patienten festgestellt werden, ebenso die Bildung von Knochenregeneraten. Arthrotische Veränderungen im Humeroulnargelenk fanden sich besonders nach längerer Beobachtungsdauer bevorzugt bei älteren Patienten (Tabelle 3, Abb. 3).

Tabelle 2. Ergebnisse nach Spätresektion des Radiusköpfchens (frühestens 6 Wochen nach Unfall)

	Gut	Mäßig	Schlecht
Frakturen	7	19	7
Traumatische Luxationen	2	4	1
Angeborene Luxationen			9
	9	23	10

Tabelle 3. Radiologische Veränderungen am Ellenbogengelenks

	Zunahme Cubitus valgus	Regenerat-bildung	Arthrose
Keine	31	49	11
Gering	33 ($<5^\circ$)	28	54
Stark	19 ($>5^\circ$)	6	18

Verkalkungen im Bereich des ulnaren Kapselbandapparates fanden sich bei etwa einem Drittel der nachuntersuchten Patienten, wohl als Zeichen einer stattgehabten Begleitverletzung nach forciertem Valgusstreß oder einer Ellenbogenluxation zu deuten. Durch eine häufiger beobachtete appositionelle Knochenanlagerung am Processus coronoideus und der Olecranonspitze kam es zu einer Vergrößerung des Bogenwertes der Incisura semilunaris ulnae mit endgradiger Bewegungseinschränkung.

Klinische und radiologische Veränderungen am distalen Radioulnargelenk

23 von 83 Patienten klagten zum Zeitpunkt der Nachuntersuchung über Schmerzen oder Kraftverlust im gleichseitigen Handgelenk und wiesen in Einzelfällen eine endgradige Bewegungseinschränkung bezüglich der Dorsalextension und Ulnarabduktion auf. Röntgenologisch konnte bei zwei Drittel aller Patienten eine Proximalverschiebung des Radius gemessen werden, bei 23 Patienten sogar zwischen 2 und 5 mm (Tabelle 4, Abb. 3).

Insgesamt waren jedoch die klinischen Befunde im Handgelenksbereich gering und standen in keiner Beziehung zum radiologischen Ausmaß der Subluxation im distalen Radioulnargelenk. Anfängliche Beschwerden, die von weiteren 20 Patienten angegeben wurden, bildeten sich im Verlauf des ersten Unfalljahres zurück. Die Proximalverschiebung des Radius konnte nicht immer der Radiusköpfchenresektion angelastet werden. Bei 5 Trümmerfrakturen des Radiusköpfchens konnte bereits am Unfalltag beobachtet werden, daß der Radius durch den Unfallmechanismus nach proximal gerückt wurde (Abb. 4). Eine weitere Verschiebung trat dann nicht mehr ein.

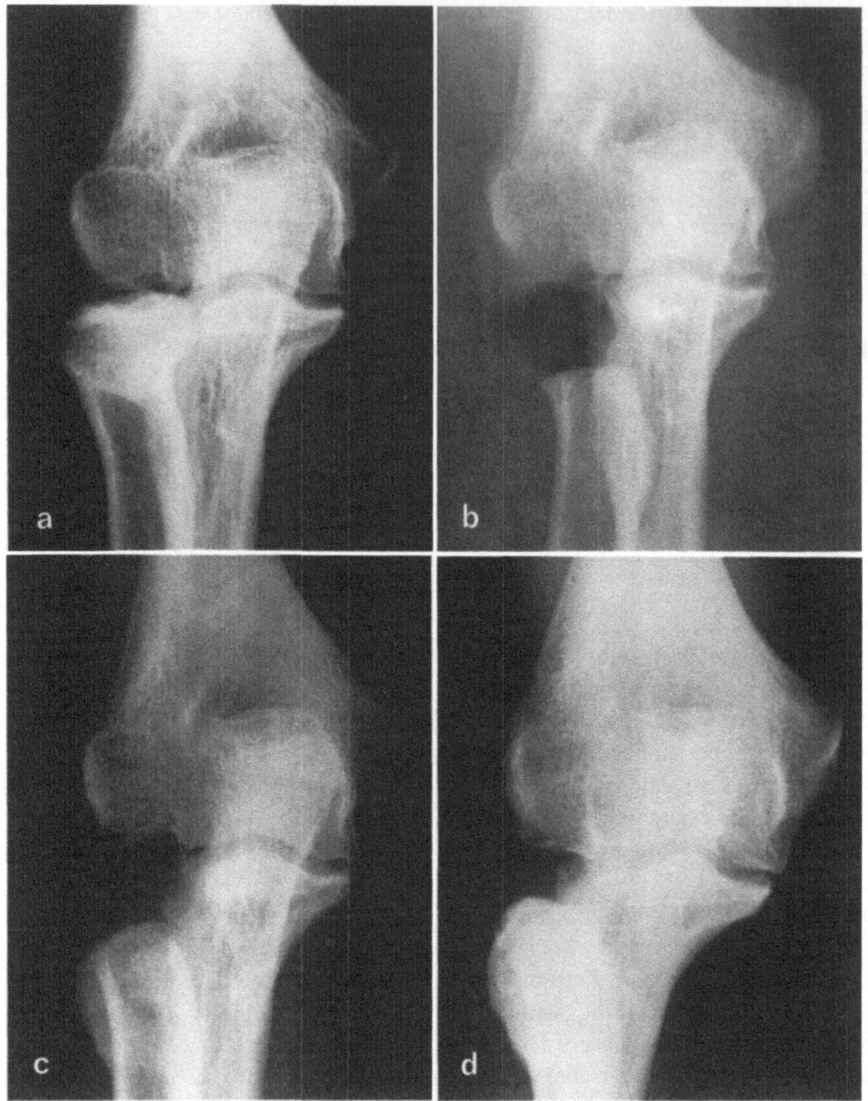

Abb. 3a–d. Trümmerfraktur des Radiusköpfchens (**a**). 1 Tag (**b**), 3 Monate (**c**) und 4 Jahre (**d**) nach Radiusköpfchenresektion: Zunahme der Knochenanlagerung am Radiushals, Proximalverschiebung des Radius, Zunahme des Cubitus valgus

Wesentliche Einflüsse auf das postoperative Ergebnis

Der *Zeitpunkt der Resektion* spielt offensichtlich eine wesentliche Rolle. Die Frühresektion in den ersten Tagen nach dem Unfall erbrachte die besten Ergebnisse (Tabelle 5). Insbesondere zwischen der zweiten und vierten Woche nach dem Unfall waren die Resultate schlechter. Dies entspricht den Angaben anderer Autoren [5, 17]. Insgesamt werden die

Tabelle 4. Klinische und radiologische Befunde am distalen Radioulnargelenk

Klinische Symptome (Schmerz, Bewegungseinschränkung, Kraftverlust)		Proximalverschiebung des Radius (FFA 100 cm)	
Keine:	40	Keine:	24
Nur 1. Jahr:	20	< 2 mm:	36
Andauernd:	23	> 2 mm:	23
	83		83

Erfolgsaussichten der Radiusköpfchenresektion offensichtlich mit fortschreitender Zeit schlechter.

Begleitverletzungen wie eine Luxation des Humeroulnargelenkes oder Frakturen des Olecranon, des Processus coronoideus oder des distalen Humerus hatten naturgemäß einen negativen Einfluß auf das Endresultat nach Radiusköpfchenresektion. Immerhin waren zwei Drittel aller schlechten Ergebnisse den Mehrfachverletzungen anzulasten (Tabelle 5).

Das *Lebensalter* erwachsener Patienten hatte keinen Einfluß auf das funktionelle Endergebnis. Demgegenüber führte die vor Abschluß des Knochenwachstums bei 3 Kindern auswärts durchgeführte Radiusköpfchenresektion zu schlechten Ergebnissen. Es kam jeweils zu einer radioulnaren Synostose mit vollständiger Aufhebung der Rotationsfähigkeit und schmerzhafter Bewegungseinschränkung im Humeroulnargelenk. Dies deckt sich mit Berichten aus der Literatur [1, 2, 5, 17, 20, 23]. Wenn nach kindlichen Radiusköpfchenverletzungen schwere Bewegungseinschränkungen zurückbleiben, so sollte mit dem Eingriff möglichst bis zur Skeletreife gewartet werden (Tabelle 6).

Komplikationen wie Knochenregenerate im Stumpfbereich (6 Fälle) oder ein Sudeck-Syndrom während der Nachbehandlung (3 Fälle) zeigten schlechte funktionelle Endresultate. Demgegenüber hatte die temporäre Radialisparese bei 3 weiteren Patienten keinen Einfluß auf den funktionellen Endzustand.

Indikationen zur Radiusköpfchenresektion

Die *Frühresektion* ist bei Trümmerfrakturen des Radiusköpfchens die Methode der Wahl. Fast immer kommt es zu schweren arthrotischen Verformungen des mehrfach frakturierten Radiusköpfchens mit schmerzhaften Bewegungseinschränkungen. In Ausnahmefällen können schlecht zu stellende Meißelfrakturen oder subcapitale Frakturen des Radiusköpfchens eine Indikation zur Frühresektion darstellen.

Die *Spätresektion* des Radiusköpfchens ist indiziert bei arthrotischen Veränderungen im Humeroradialgelenk oder proximalen Radioulnargelenk mit schmerzhaften Einschränkungen der Ellenbogenbeweglichkeit vor allem i.S. der Rotation, bei einer proximalen radioulnaren Synostose mit Sperrung der Rotationsbeweglichkeit des Unterarmes, bei einer veralteten Radiusköpfchenluxation mit Bewegungsbehinderung oder bei einer angeborenen Luxation des Radiusköpfchens in die Beugeseite mit störender Beugebehinderung.

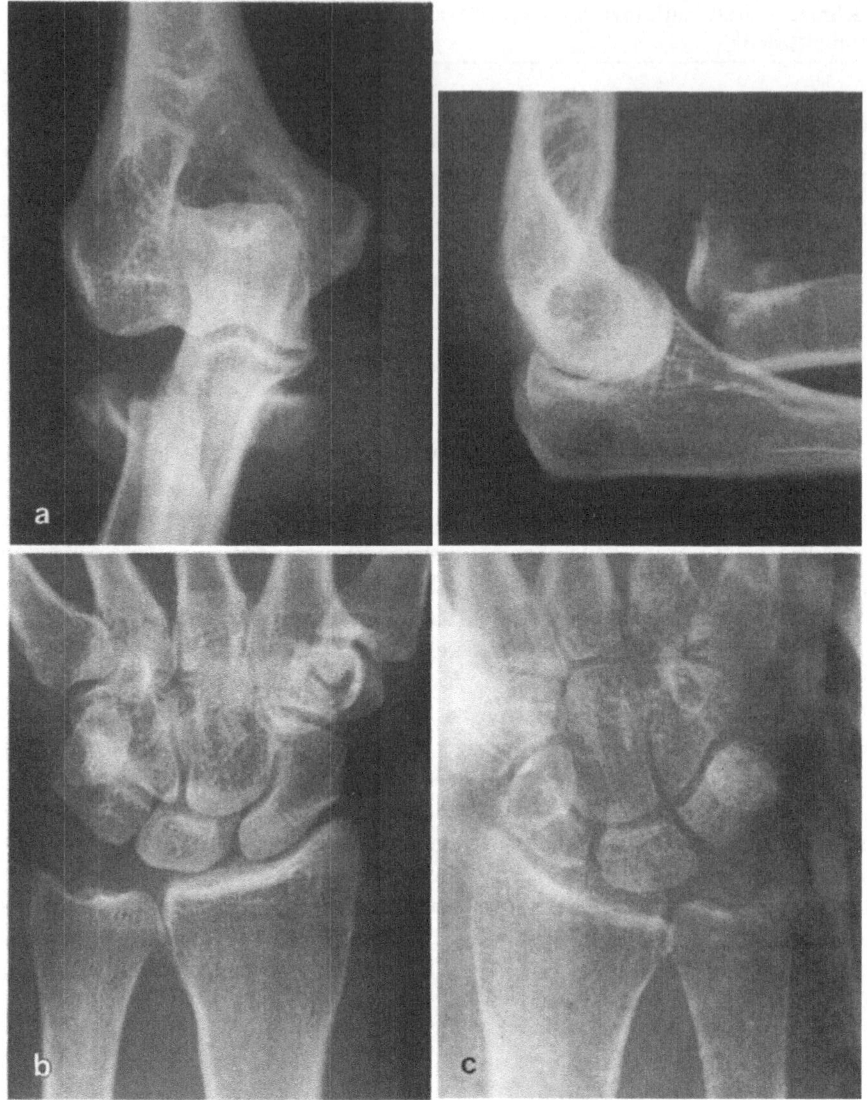

Abb. 4a–c. Trümmerfraktur des rechten Radiusköpfchens (a). Unfallbedingte Proximal-verschiebung des rechten Radius (c) bei normalen Handgelenkesverhältnissen links (b)

Zusammenfassung

Aus den Spätergebnissen nach Radiusköpfchenresektion ergeben sich folgende Schluß-folgerungen:

1. Ist die Resektion des Radiusköpfchens indiziert, so soll sie so früh wie möglich vorge-nommen werden. Mit fortschreitender Zeit werden die Erfolgsaussichten schlechter.

Tabelle 5. Abhängigkeit der Ergebnisse vom Zeitpunkt der Resektion und der Begleitverletzungen (Zahlen in Klammern)

Zeitraum Resektion/Unfall	Gut	Mäßig	Schlecht
< 1 Woche	13 (2)	15 (6)	
2– 4 Wochen		4	6 (4)
5–26 Wochen	5 (1)	3 (2)	2 (1)
27–52 Wochen	2	8	1 (1)
>52 Wochen	3	12 (4)	9 (6)
	23 (3)	42 (12)	18 (12)

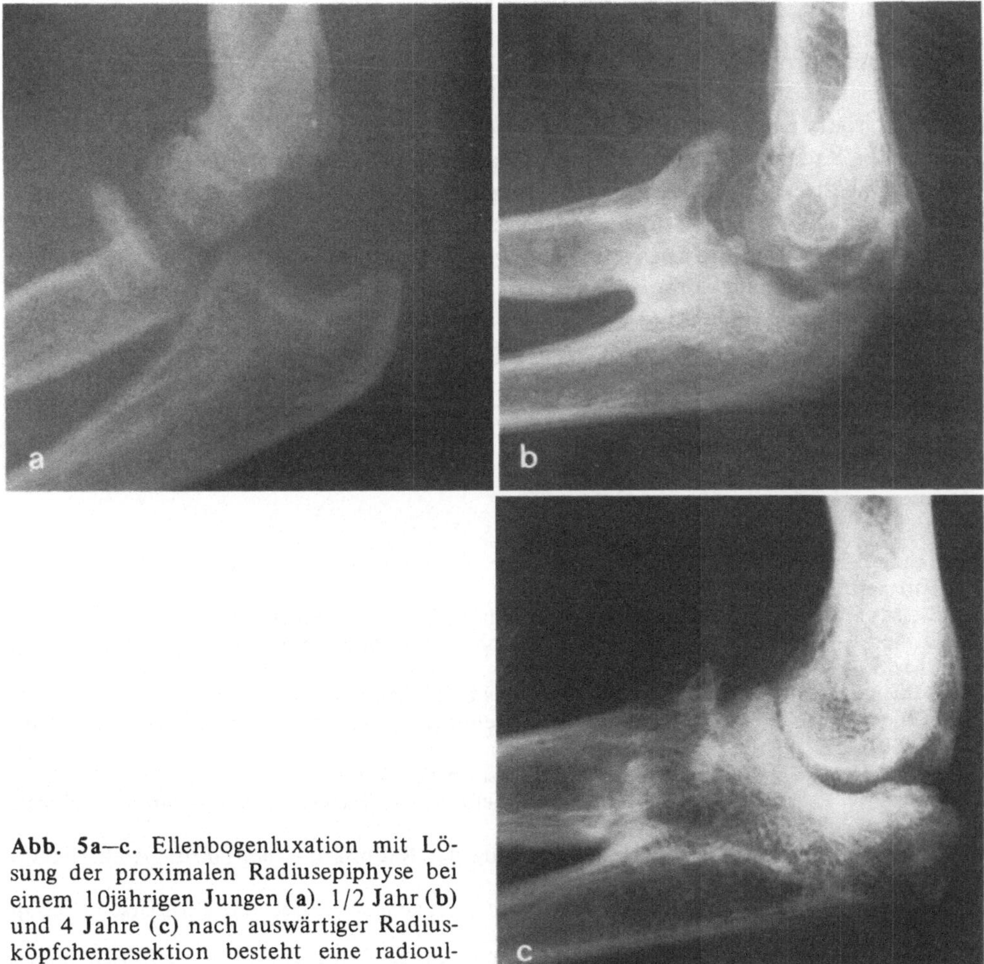

Abb. 5a–c. Ellenbogenluxation mit Lösung der proximalen Radiusepiphyse bei einem 10jährigen Jungen (**a**). 1/2 Jahr (**b**) und 4 Jahre (**c**) nach auswärtiger Radiusköpfchenresektion besteht eine radioulnare Synostose

Tabelle 6. Abhängigkeit der Ergebnisse vom Lebensalter zum Zeitpunkt der Resektion

Alter (Jahre)	Gut	Mäßig	Schlecht
<10			3
11–20	1		
21–30	6	11	4
31–40	8	11	6
41–50	3	14	2
51–60	4	4	2
>60	1	2	1
	23	42	18

2. Vor Abschluß des Knochenwachstums ist die Resektion des Radiusköpfchens kontraindiziert.

3. Mehrfachverletzungen beeinflussen das Resektionsergebnis negativ.

4. Durch die Radiusköpfchenresektion ist die Erhaltung oder Wiedergewinnung einer guten und schmerzfreien Ellenbogenfunktion möglich.

5. Gewisse, wenn auch nicht gravierende Nachteile wie eine vermehrte Valgität des Ellenbogengelenkes, eine Proximalverschiebung des Radius, eine Verminderung der groben Kraft sowie eine endgradige Bewegungseinschränkung des Humeroulnargelenkes müssen in Kauf genommen werden.

6. Die Radiusköpfchenresektion ist berechtigt, wenn andere Behandlungsverfahren keine besseren Ergebnisse erwarten lassen.

Literatur

1 Baumann E (1965) In: Nigst H (Hrsg) Spezielle Frakturen und Luxationslehre. Thieme, Stuttgart

2 Blount W P (1957) Knochenbrüche bei Kindern. Thieme, Stuttgart

3 Böhler J (1950) Die konservative Behandlung von Brüchen des Radiushalses. Chirurg 21: 687

4 Böhler J (1969) Gelenknahe Frakturen des Unterarmes. Chirurg 40: 198

5 Böhler L (1963) Die Technik der Knochenbruchbehandlung. Ergänzungsband. Maudrich, Wien

6 Bürger K (1967) Die Frakturen des Radiusköpfchens. Unfallheilkd 70: 416

7 Charnley J (1968) Die konservative Therapie der Extremitätenfrakturen. Springer, Berlin Heidelberg New York

8 Cotta H (1958) Die operative Behandlung der Radiusköpfchenfraktur. Arch Orthop Unfallchir 50: 260

9 Daubenspeck K (1957) Deformitäten nach Ellbogengelenkbrüchen. Verh Dtsch Orthop Ges 45: 367

10 De Palma A F (1970) The Mangement of Fractures and Dislocations. Saunders, Philadelphia London Toronto

11 Detzel H (1953) Zur Behandlung der angeborenen Radiusköpfchenluxation. Arch Orthop Unfallchir 45: 536

12 Keyl W (1971) Zur Indikation der Radiusköpfchenresektion unter Berücksichtigung der Spätergebnisse von 251 Frakturen und Luxationen des Radiusköpfchens. Arch Orthop Unfallchir 70: 243

13 Keyl W (1973) Frakturen und Luxationen des Ellbogengelenkes im Kindesalter — Folgezustände. Fortschr Med 91: 265

14 Keyl W (1973) Frakturen und Luxationen des Ellbogengelenkes im Kindesalter. 1. Frakturen. 2. Luxationen. Fortschr Med 91: 136, 190

15 Keyl W (1973) Ellbogenfrakturen im Kindesalter. Unfallheilkd 76: 261

16 King R (1939) Resection of the radial head and neck. J Bone Joint Surg 21: 839

17 Krösl W (1955) Die Brüche am proximalen Speichenende mit besonderer Berücksichtigung der totalen Köpfchenresektion. Arch Orthop Unfallchir 47: 272

18 Lang F (1942) Das distale Radio-Ulnargelenk. Hefte Unfallheilkd 36

19 McDougall A, White J (1957) Subluxation of the inferior radioulnar joint complicating fracture of the radial head. J Bone Joint Surg 39-B: 278

20 Moser H (1954) Über die Behandlung von Brüchen und Epiphysenlösungen am oberen Speichenende. Langenbecks Arch Chir 277: 508

21 Oeller G (1967) Die Behandlung der Fraktur des Radiusköpfchens. Unfallheilkd 70: 465

22 Radin E L, Riseborough E J (1966) Fractures of the radial head. J Bone Joint Surg 48-A: 1055

23 Renne J, Weller S (1976) Unterarm. In: Baumgartl F, Kremer K, Schreiber H W (Hrsg) Spezielle Chirurgie für die Praxis, Bd III/1. Thieme, Stuttgart

24 Steinhäuser J (1968) Die Totalresektion des Radiusköpfchens bei Brüchen am oberen Speichenende. Arch Orthop Unfallchir 63: 162

25 Taylor T K F, O'Connor B T (1964) The effect upon the inferior radioulnar joint of excision of the head of the radius in adults. J Bone Joint Surg 46-B: 83

26 Walcher K (1966) Beitrag zur Frage von Veränderungen am distalen Radio-Ulnargelenk nach Radiusköpfchenresektionen. Arch Orthop Unfallchir 59: 316

Prothesen am Ellbogengelenk

A. Rüter

Ellbogen-Prothesen

Der künstliche Gelenkersatz an der oberen Extremität ist — zumindest im Vergleich zum Knie- und Hüftgelenk — ein selten durchgeführter Eingriff geblieben. Dies hat mehrere Gründe: An den geringer belasteten Gelenken des Armes werden arthrotische Veränderungen länger schmerzarm ertragen.

Die Inanspruchnahme des veränderten Gelenkes kann, zumindest innerhalb gewisser Grenzen, durch Vermeidung bestimmter Belastungen und vermehrten Einsatz des anderen Armes beeinflußt werden.

Speziell am Ellbogengelenk führen alternative Operationsmethoden, vor allem in Form der Arthrolyse, nach Angaben der Literatur sowie den eigenen Erfahrungen in etwa 2/3 der Fälle zu Langzeitergebnissen, die sowohl bezüglich der Funktion wie der Schmerzreduzierung als gut oder zumindest befriedigend bezeichnet werden können [16, 17, 32].

Wesentlich schlechtere Ergebnisse müssen jedoch in Kauf genommen werden, wenn ausgedehnte Zerstörungen der Gelenkflächen arthroplastische Maßnahmen notwendig machen. Nach den Angaben von Dee [8], Merle d'Aubigne u. Kerboull [20], Silva [25] u.a. ist hierbei mit einer Mißerfolgsrate von 60%—70% zu rechnen. Hauptursache dieser Probleme ist die schmerzauslösende Instabilität nach ausgedehnteren Resektionen der Gelenkfläche.

Die unbefriedigenden Behandlungsmöglichkeiten dieser Problemfälle ließen daher auch am Ellbogen nach einem künstlichen Gelenkersatz, zunächst in Form einer Hemiarthroplastik, suchen.

Nach einer frühen Publikation von Rubineau 1927 [12] setzte eine breitere Entwicklung solcher Prothesen, meist in kleinen und kleinsten Serien, nicht selten für Einzelfälle, in den letzten 15 Jahren ein.

Virgen [33] setzte 1937 eine Teilprothese in Form eines Ersatzes der proximalen Ulna ein (Abb. 1). Die erste Totalprothese wurde unseres Wissens 1942 von Boerema [3] implantiert. Neun bzw. zehn Jahre später entwickelten Buchmann [5] und Dugdale [10] die in Abb. 2 gezeigten Totalprothesen.

Im deutschen Sprachraum werden z.Z. wohl am häufigsten das St. Georgs-Ellbogengelenk und die GSB-Prothese eingesetzt (Abb. 3).

Eigene Kasuistik der GSB-Ellbogen-Prothesen (3 Fälle)

L.F., weiblich, 53 Jahre (Abb. 4). PCP mit erheblichen Veränderungen an allen Gelenken des rechten Armes sowie der gegenseitigen Schulter (Abb. 4a). Postoperative Röntgenkontrolle s. Abb. 4b. Beobachtungszeitraum 57 Monate. Klinisch weiterhin schmerzfrei. Bei der Routinekontrolle nach 4 Jahren zeigte sich eine schleichende Perforation der humeralen Prothesenspitze ohne klinische Symptomatik (Abb. 4c).

In der folgenden Beobachtungszeit keine Änderung des radiologischen und klinischen Befundes. Derzeitige Funktion s. Abb. 4d.

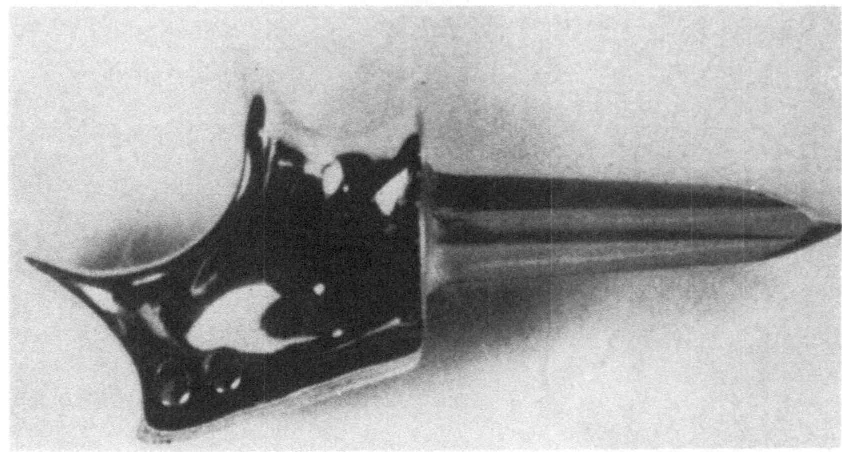

Abb. 1. Teilprothese des Ellbogens durch Ersatz der proximalen Ulna nach Virgen

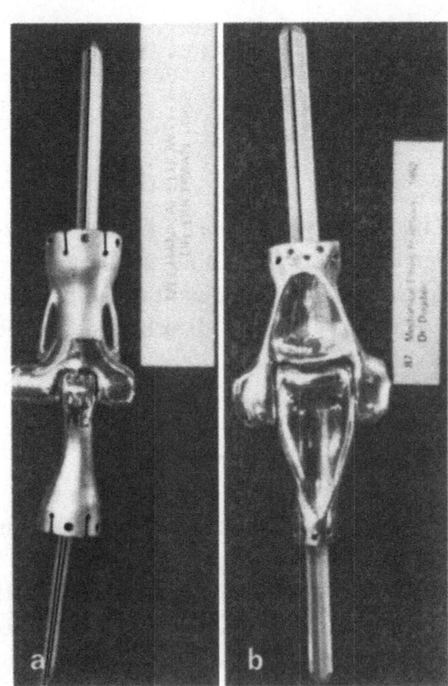

Abb. 2a, b. Totalprothesen. **a** Nach Buchmann.
b Nach Dugdale

Ö.G., weiblich, 24 Jahre (Abb. 5). Drittgradig offene Defektfraktur des Ellbogengelenkes.
Zunächst Weichteilversorgung und Arthrodese mittels rechtwinklig gebogener Unterschen-
kelplatte.

Nach komplikationsfreier Heilung der Weichteile auf dringenden Wunsch der Patientin
Implantation einer modifizierten Prothese mit partiellem Humerusschaft (Abb. 5a). Beobachtungszeitraum 68 Monate. Weiterhin beschwerdefrei. Funktionelles Resultat s. Abb. 5b.

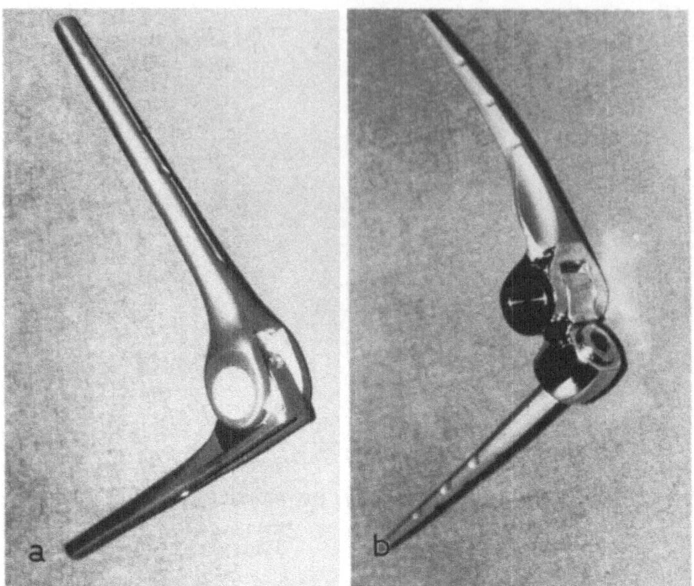

Abb. 3a, b. Totalprothesen. **a** St. Georgs-Ellbogengelenk. **b** GSB-Ellbogenprothese

S.M., weiblich, 22 Jahre (Abb. 6). Drittgradig offene Defektfraktur des rechten Ellbogens. Weichteilversorgung und temporäre Arthrodese auswärts (Abb. 6a). Nach Heilung der Weichteile Zuverlegung mit dem dringenden Wunsch einer Ellbogenprothese. Beobachtungs-zeitraum 17 Monate. Beschwerdefrei. Radiologisches und funktionelles Ergebnis s. Abb. 6b und c.

Isoelastische Ellbogenprothese

Angeregt durch die klinisch und experimentell nachgewiesene belastungsstabile Einheilung von zementfrei implantierten Hüft- und Schulterprothesen aus Polyacethalharz entwickelte die Fa. Mathys aus diesem sog. „isoelastischen" Material 1978 auch eine Ellbogenprothese, die ebenfalls zementfrei über einen Spreizdübel verankert wird (Abb. 7).

Operationstechnik (Abb. 8)

Operation wenn möglich in Bauchlage mit frei beweglichem Ellbogen. Nach Osteotomie des Olecranons tangentiale Resektion der Trochlea. Markierung der zu entfernenden Humerus-anteile mittels Schablone und Bohrer (Abb. 8a, b). Nach Entfernung der intercondylären Humerusanteile Aufweitung des Markraumes mit dem Handbohrer bis zum gewünschten Stieldurchmesser. Aufbereitung der Condylenwangen mit den kleinen Kugelfräsen zur Auf-nahme der Rotationsflügel an der Prothese.

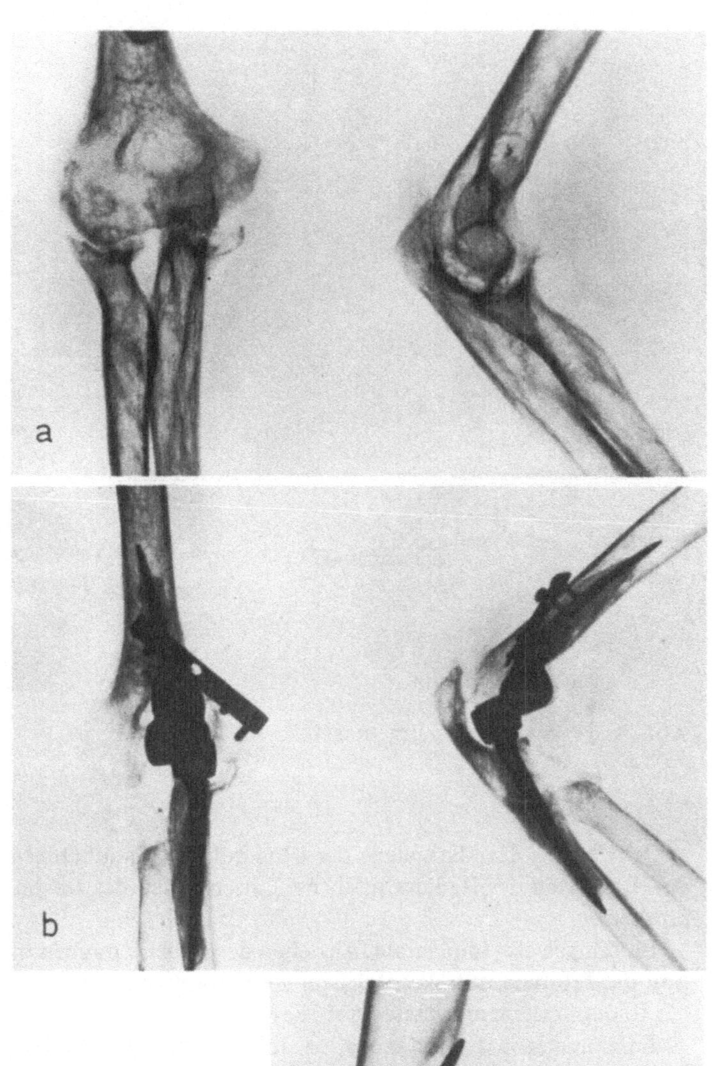

Abb. 4a–c. GSB-Prothesen bei PCP. **a** Ausgangssituation. **b** Kontrolle nach Prothesenimplantation. Die zusätzliche Platte stabilisiert einen intraoperativen Ausbruch des Condylus ulnaris. **c** Schleichende Perforation des proximalen Prothesenstiels, ohne klinische Symptomatik

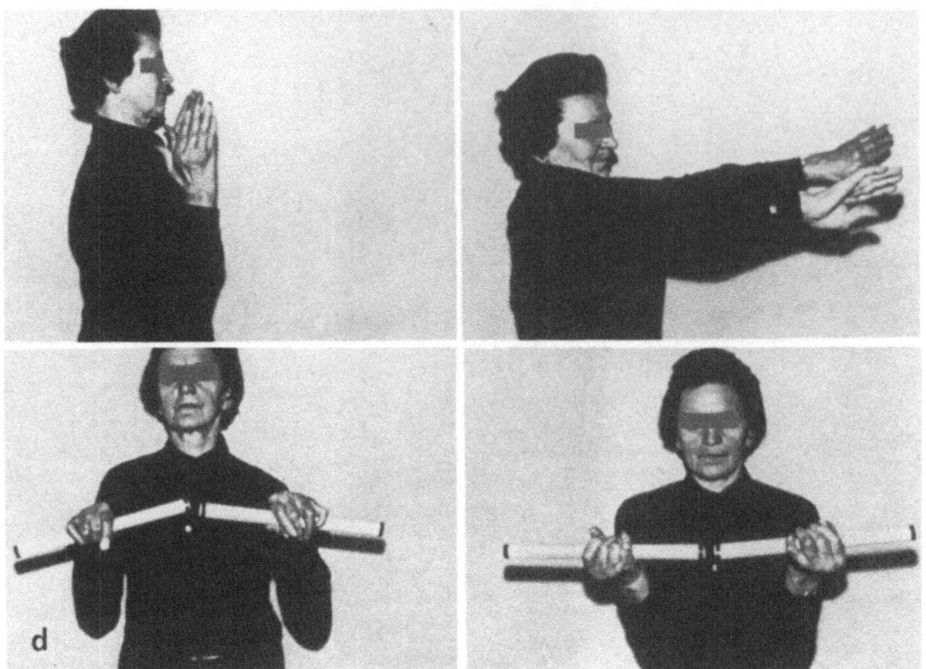

Abb. 4. d Funktionelles Ergebnis

Aufweitung des Markraums der Ulna mit den Handbohrern und der Ansenkfräse (Abb. 8c). Resektion des Radiusköpfchens. Einschneiden des Gewindes für die Radiusköpfchenprothese.

Einbringen der Implantate. Anziehen der Dübelschrauben in Humerus und Ulna. Reposition der Prothese mittels speziellem Repositionsgerät (Abb. 8d). Einsetzen und Reposition der Radiusköpfchenprothese (Abb. 8e).

Zuschneiden des Olecranons, so daß eine den Ansatz der Tricepssehne tragende, etwa 5 mm starke Knochenlamelle auf die entsprechende Vertiefung der Ulna gebracht werden kann (Abb. 8f).

Dieser Sehnenansatz wird durch 2 Kleinfragmentschrauben auf der Prothese fixiert (Abb. 8g). Wichtig ist hierbei, knöchernen Anschluß zwischen diesem Olecranonsegment und dem Ulnaschaft zu erreichen. Falls dies aufgrund der Resektionsverlust nicht gelingt, wird eine Spongiosaplastik notwendig.

Eigene Kasuistik der isoelastischen Ellbogenprothesen (3 Fälle)

H.K., weiblich, 66 Jahre (Abb. 9). Posttraumatische Arthrose des rechten Ellbogens mit Dauerschmerz (Abb. 9a). Implantation einer isoelastischen Prothese mit Radiusköpfchenersatz (Abb. 9b). Beobachtungszeitraum 26 Monate. Subjektiv weiterhin beschwerdefrei. Funktionelles Ergebnis s. Abb. 9c.

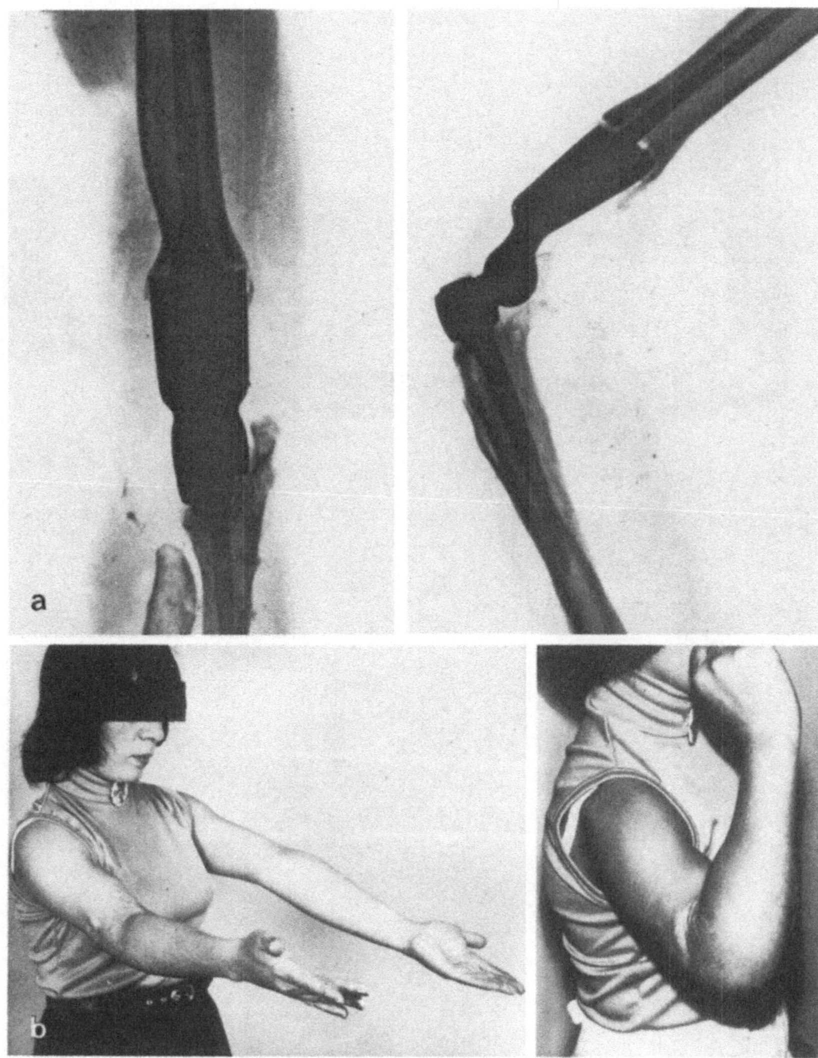

Abb. 5a, b. Erweiterte GSB-Prothese bei traumatischem Ellbogendefekt. **a** Röntgenbild. **b** Funktionelles Ergebnis

Sch.H., weiblich, 66 Jahre (Abb. 10). Fortgeschrittene primäre Arthrose des Ellbogengelenkes (Abb. 10a). Implantation einer isoelastischen Prothese mit Radiusköpfchenersatz (Abb. 10b). Beobachtungszeitraum 22 Monate. Subjektiv weiterhin bewerdefrei. Funktionelles Ergebnis s. Abb. 10c.

Für rekonstruktive Eingriffe nach Tumorresektion wird die Prothese auch mit entsprechendem Schaftteil gefertigt, wobei ein Ersatz des gesamten Humerus, einschließlich des Schultergelenkes möglich ist (Abb. 11).

Wir selbst haben diesen totalen Humerusersatz einmal bei einem Patienten mit Fibrosarkom des Oberarmes, pathologischer Humerusfraktur und intramedullärer Metastasierung

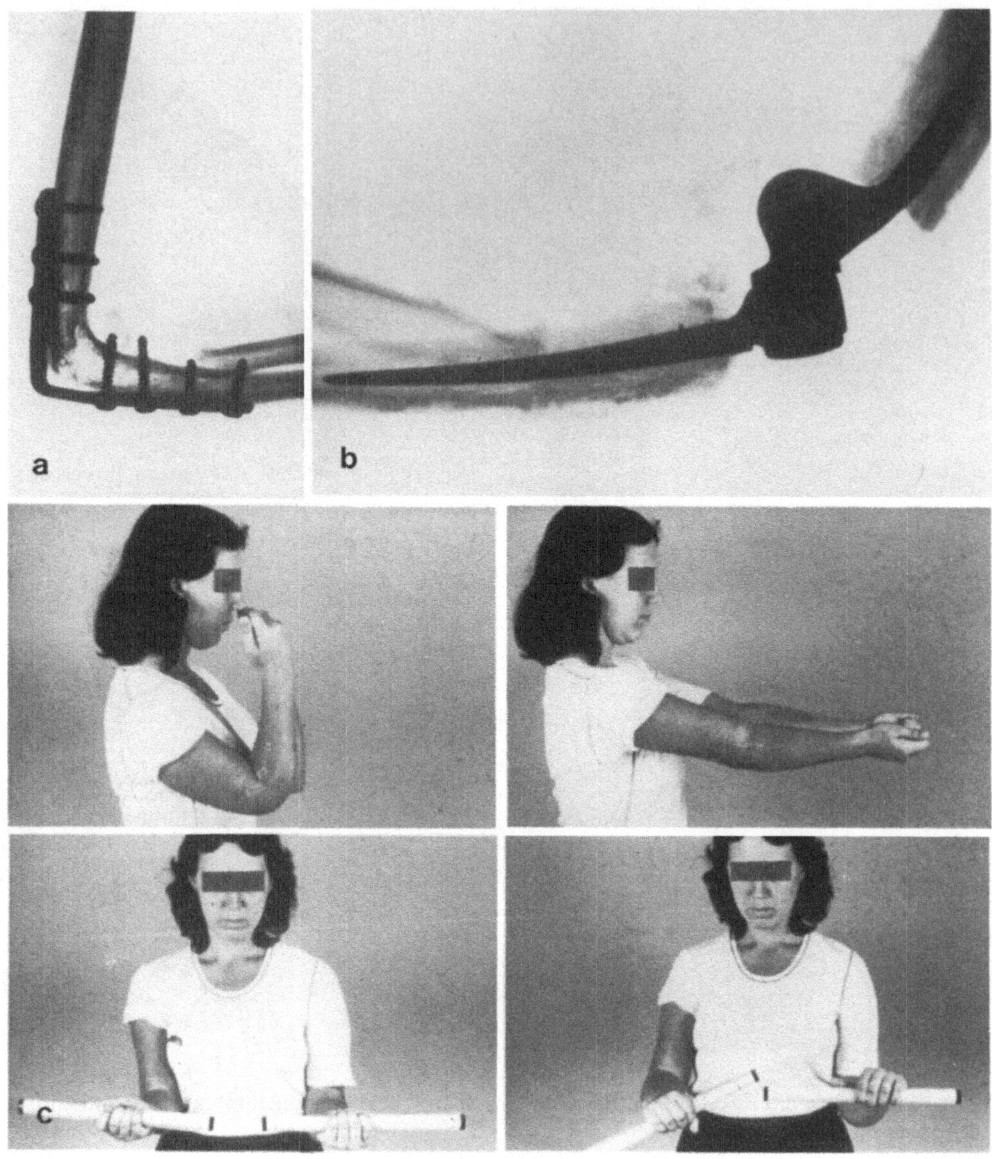

Abb. 6a–c. GSB-Prothese nach traumatischem Ellbogendefekt. **a** Situation bei Zuweisung.
b Kontrolle nach Implantation einer Normalprothese. **c** Funktionelles Ergebnis

durchgeführt (Abb. 12). Das Präparat findet sich in Abb. 12a. Abb. 12b zeigt die prä- und
postoperativen Röntgenbilder.

Die Beweglichkeit des Schulter- und Ellbogengelenkes blieb erheblich eingeschränkt,
die periphere Durchblutung und Innervation waren jedoch ungestört erhalten, so daß der
Patient die Hand dieser Seite sinnvoll mitbenützen konnte. Er verstarb an diffuser Metastasierung nach 8 Monaten.

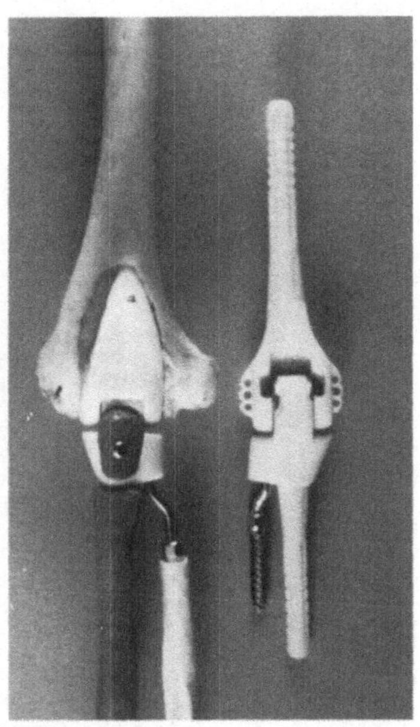

Abb. 7. Isoelastische Prothese des Ellbogengelenkes

Die oben gezeigten recht erfreulichen funktionellen Ergebnisse dürfen jedoch nicht darüber hinwegtäuschen, daß die Prothetik des Ellbogens mit speziellen mechanischen Problemen belastet ist. Wie aus der in Tabelle 1 zusammengestellten Auswahl der insgesamt nicht umfangreichen Literaturangaben hervorgeht, ist das zentrale Problem dieser Kunstgelenke nicht die Beweglichkeit und nur in zweiter Linie der Infekt. Diese Prothesen finden ihre Grenzen vorwiegend in der Lockerung. Dee [9] fand bei Nachkontrollen von 30 seiner Prothesen 3 Lockerungen, wobei es sich nur um 1-Jahres-Resultate handelte.

Hackenbroch [15] beschreibt 8 Prothesen, davon 3 verschiedene Modelle, mit 25% Lockerungen. Die Angaben von Schlein [24] mit 11 lockeren Prothesen sind nicht sicher zu verwerten, da nur 47 der 400 eingesetzten Implantate nachkontrolliert werden konnten. Die restlichen Angaben beziehen sich darauf, daß nichts Gegenteiliges bekannt wurde. Gschwend [13, 14] fand bei sehr sorgfältigen Kontrollen 30% locker. Engelbrecht et al. [12] geben diese Komplikationen sowohl bei der verbesserten St. Georgs-Prothese wie bei dem neueren Rollenmodell mit je 14% an. Morrey u. Bryan [21] beschreiben dieses Problem bei 15% ihrer Fälle.

Interessant in einer von Bryan [4] publizierten Zusammenstellung der von ihm eingesetzten Ellbogenprothesen ist das gute Abschneiden der 41 Mayo-Modelle, von denen nur 5% Lockerungen zeigten. Diese Prothese, die das Radio-Humeralgelenk mitersetzt und keine starre humero-ulnare Verbindung aufweist, wird den heute zu stellenden biomechanischen Forderungen an ein künstliches Ellbogengelenk in weiten Teilen gerecht.

Warum ist nun gerade an dem „wenig belasteten Ellbogengelenk" diese Lockerung das zentrale Problem?

Gschwend [14] hat die Hebelverhältnisse am prothetisch ersetzten Ellbogen untersucht. Seine Ergebnisse können dahingehend zusammengefaßt werden, daß die Schlinge der das Ellbogengelenk überbrückenden Muskulatur mit zunehmender Beugung ein Kippmoment

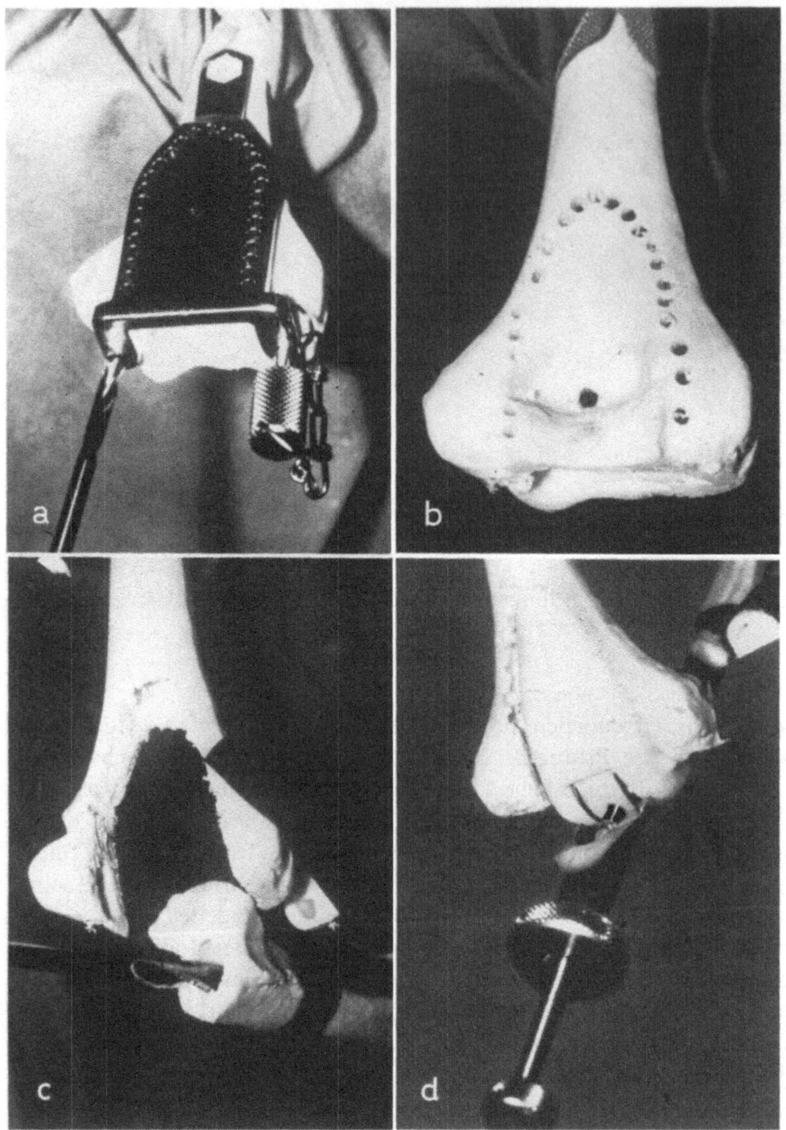

Abb. 8a–d. Operationstechnik der isoelastischen Ellbogenprothese. **a** Markierung der zu resezierenden Humerusanteile mittels Schablone. **b** Ausdehnung der notwendigen Resektion. **c** Aufweitung des Markraums der Ulna mittels Handbohrern. **d** Reposition der Prothese mittels speziellem Repositionsgerät

auf den humeralen Prothesenanteil bewirkt, da der Unterarm nach hinten bzw. der Oberarm nach vorne gezogen werden.

Noch größeren Belastungen ist die Verankerung des Oberarmteiles durch Rotationskräfte ausgesetzt, die – z.B. beim Anheben oder Wegschieben eines Gegenstandes – über den langen Hebelarm des Unterarmes als Drehkräfte auf die Prothesenverankerung einwirken.

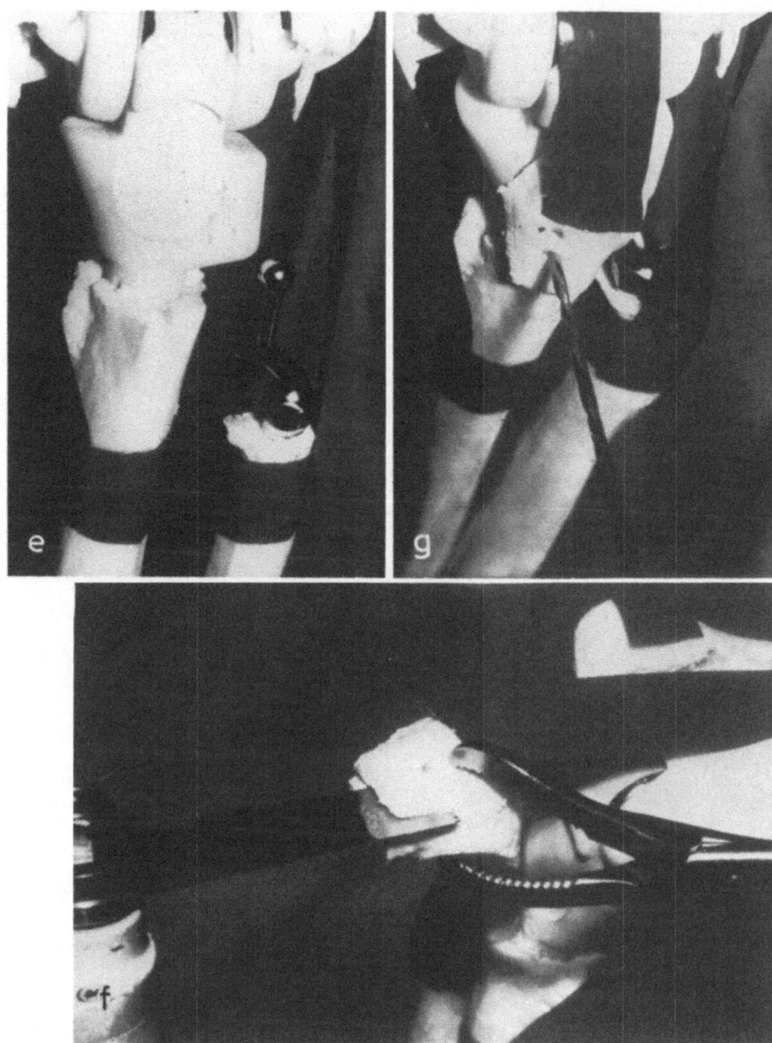

Abb. 8. e Situation nach Einbringen und vor Reposition des Radiusköpfchenersatzes. f Zuschneiden des Olecranons. g Fixation der Olecranonlamelle auf der Prothese

Unter Kenntnis dieser speziellen Belastungen sind daher an eine Prothese des Ellbogengelenkes folgende biomechanische Forderungen zu stellen:

Implantation nach begrenzten Gelenkresektionen, so daß ein Rückzug in eine Arthroplastik oder Arthrodese notfalls offen bleibt.

Möglichst großflächiger Knochen-Prothesen-Kontakt, um Belastungsspitzen zu vermeiden. Erhalt der Kapsel-Bandansätze an den Epicondylen. Keine humero-ulnare Starrachse. Vielmehr muß die Prothese hier ein gewisses Spiel besitzen. Bei erhaltendem Kapselbandapparat können so wesentliche Teile der oben skizzierten Belastungen von diesen Strukturen aufgefangen werden und belasten damit die Prothesenverankerung selbst nur in verringertem Ausmaß.

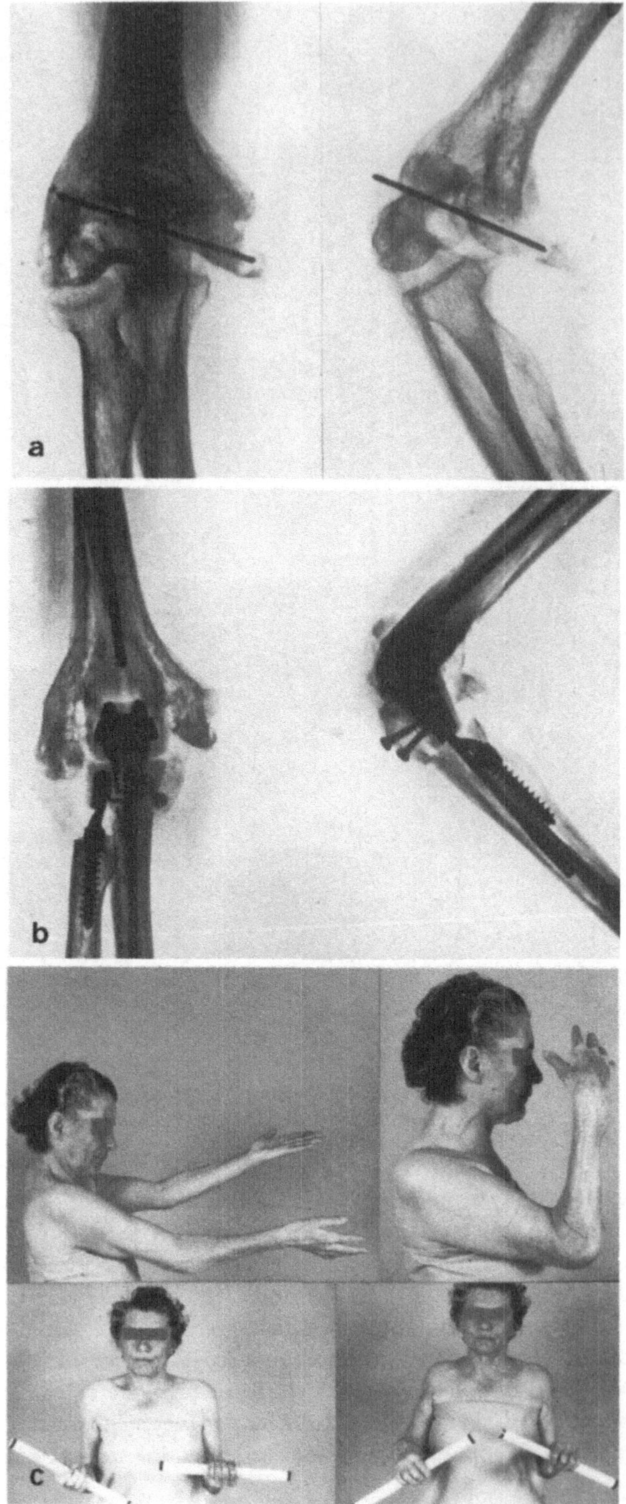

Abb. 9a–c. Isoelastische Prothese des Ellbogengelenkes bei posttraumatischer Arthrose. **a** Ausgangssituation. **b** Kontrolle nach Einsetzen der Prothese. **c** Funktionelles Ergebnis

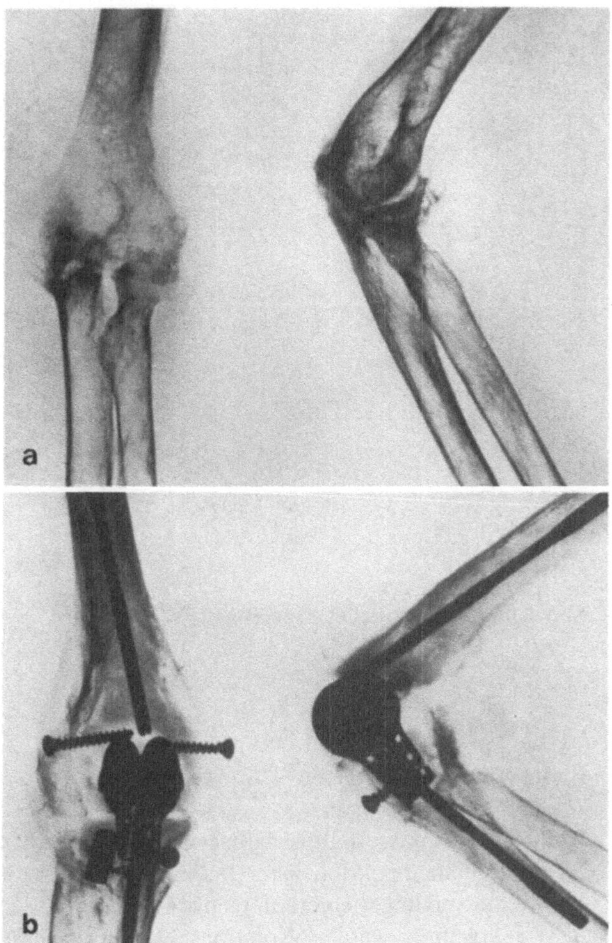

Abb. 10. Isoelastische Prothese bei primärer Arthrose. **a** Ausgangssituation. **b** Kontrolle nach Einsetzen der Prothese

Gleichzeitiger Ersatz des Humero-Radialgelenkes, wobei die über den Radius einwirkende Kraft am knöchernen Humerus abgefangen werden muß. Hierdurch können Rotationsbelastungen des humeralen Anteiles der Prothese weitgehend vermieden werden.

Die großflächige, zementfreie Verankerung der isoelastischen Ellbogenprothese scheint hier ein interessantes neues Konzept. Bezüglich des eigentlichen Gelenkanteiles sind entsprechend den oben erhobenen Forderungen jedoch Verbesserungen notwendig, die derzeit in Entwicklung sind.

Erst vergleichende Beobachtungen über 5 Jahre und mehr werden jedoch verbindlichere Aussagen über Stärken und Schwächen verschiedener Prothesenmodelle erlauben.

Auch unter Würdigung der skizzierten Probleme kann jedoch schon heute als gute Indikation zum prothetischen Ersatz des Ellbogens die Situation gelten, bei denen alternativ nur eine Arthrodese oder ausgedehnte, stabilitätsgefährdende Arthroplastiken in Betracht kommen würden. Diese Indikationsstellung beinhaltet, daß die Möglichkeit einer alleinigen Arthrolyse nicht gegeben oder bereits ausgeschöpft ist.

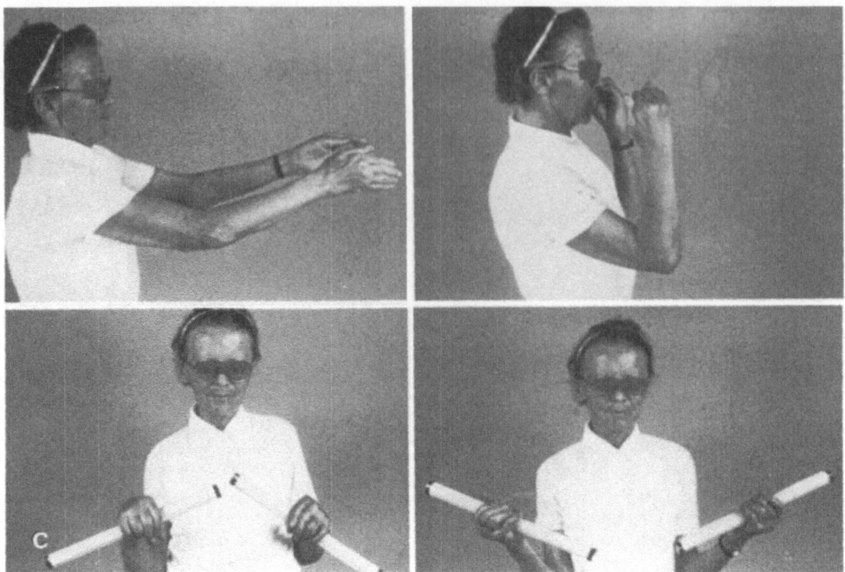

Abb. 10. c Funktionelles Ergebnis

Radiusköpfchen-Prothesen

Weitgehend unklar stellt sich dagegen nach wie vor die Indikation zur Prothese nach Radiusköpfchenresektion dar. Dabei erscheinen die biomechanischen Grundlagen der Indikationsstellung theoretisch relativ einfach.

Wie erwähnt, werden Rotationsbelastungen des Ellbogens aussschließlich oder vorwiegend im radio-humeralen Gelenk übertragen. Ein Fehlen des Radiusköpfchens setzt somit das Humero-Ulnargelenk unphysiologischen Belastungen aus.

Weiterhin scheint eine logische Folge eines Fehlens des knöchernen Widerlagers des Radius proximal eine Abknickung des Ellbogens im Sinne des Cubitus valgus mit Höherrücken des Radius und folglich Störung im distalen Radio-Ulnargelenk zu sein.

Über Ausmaß und klinische Bedeutung dieser beiden Veränderungen nach Radiusköpfchenresektion besteht nun aber keinesfalls Einigkeit. Dies gilt sowohl für die Bedeutung dieses Zustandes bezüglich Beweglichkeit und Muskelkraft im Ellbogen, wie auch seiner Auswirkungen auf das Handgelenk. Taylor u. O'Connor [29] fanden Subluxationen des distalen Radio-Ulnargelenkes in 37 von 58 Fällen, in denen das Radiusköpfchen reseziert worden war. Allerdings gaben nur 28 dieser Patienten Handgelenksbeschwerden an. Mc Dougall u. White [19] berichteten bei 12 von 44 Patienten über entsprechende Symptome. Morrey et al. [22] maßen in subtilen Röntgenuntersuchungen die relative Radiusverkürzung nach Köpfchenresektion aus und fanden einen Durchschnittswert von 1,9 mm. Eberle [11] beobachtete bei 10 von 37 Patienten leichte Beschwerden im distalen Radio-Ulnargelenk. Er wies zusammenfassend darauf hin, daß das subjektive Resultat deutlich besser sei als das röntgenologische.

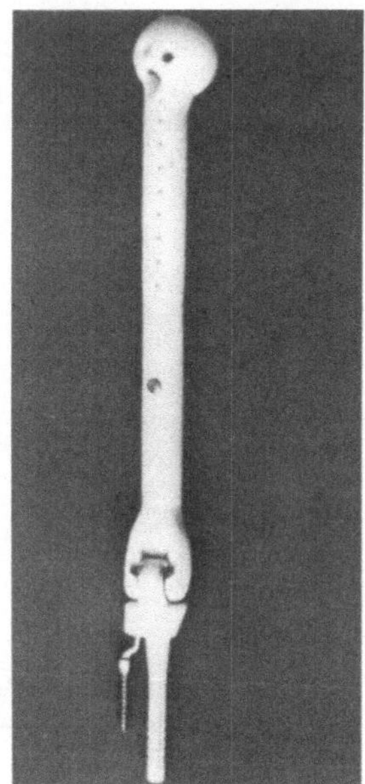

Abb. 11. Prothese zum totalen Humerusersatz, unter Einschluß des Schulter- und Ellbogengelenkes

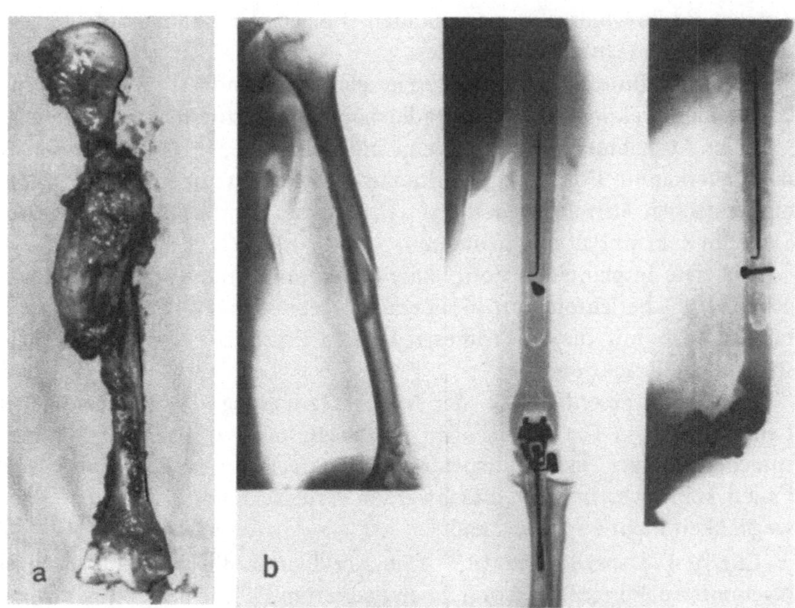

Abb. 12. Totaler Humerusersatz bei Fibrosarkom. **a** Präparat. **b** Prä- und postoperatives Röntgenbild

Tabelle 1. Ellbogen-Prothesen

Autor	Jahr	N	Typ		Lockerung	Bruch	Infekt
Dee	1973	30	Dee		3 (10%)		
Hackenbroch	1975	8	GSB	5			
			McKee	2	2 (25%)		1−1
			Dee	1			
Schlein	1976	400/47	Schlein	11	11 (2,8%)	8 (2)	4
Silva	1976	16	Scharnier	11			
			Silva	5			
Gschwend	1977	39	GSB		12 (30%)		
Bryan	1977	86	Coonrad	34	5 (14%)		1
			Mayo	41	2 (5%)		
			GSB	4			1
			Schlein	7/4	1 (25%)		
Engelbrecht	1977	62	St. Georg I	5			
			St. Georg II	50	8 (14%)		2
			Rollen	7	1 (14%)		
Morrey	1979	85	Mayo	50	13 (15%)		2

In diesem Zusammenhang ungeklärt ist auch die Frage, inwieweit die Veränderungen des distalen Radio-Ulnargelenkes sekundäre Folgen der Radiusköpfchenresektion sind bereits im Moment des Unfalles entstanden.

Vor dem Hintergrund dieser Frage reichen die Indikationsempfehlungen zum primären Ersatz nicht rekonstruierbarer Radiusköpfchenfrakturen von „generell nie" über „nur in seltenen Ausnahmen" bis zu „wenn möglich immer". Hiervon unberührt bleibt die allgemein anerkannte Forderung, ein Radiusköpfchen nur zu entfernen, wenn die Fraktur nicht mit einfachen Mitteln wiederhergestellt werden kann und eine Resektion am wachsenden Skelet in keinem Fall durchzuführen.

Das erste Implantat in Form einer Vitallium-Prothese wurde 1948 von Speed [27] angegeben. 1971 berichtete Carr [6] über die Ergebnisse bei 44 Patienten und urteilte zusammenfassend, daß mit diesen Prothesen bessere Ergebnisse zu erreichen seien, als durch ausschließliche Resektion.

Titze [30] beschreibt bei der Nachuntersuchung von 15 entsprechend versorgten Patienten: „daß in fast allen Fällen eine mehr oder weniger ausgeprägte Arthrose bei entsprechend langer Nachuntersuchungsfrist aufgetreten war, die aber doch in den meisten Fällen keine wesentlichen Beschwerden verursacht hatte und auch einer relativ guten Beweglichkeit nicht im Wege stand."

Cherry [7] entwickelte 1953 eine Acrylharzprothese. Waibl u. Nigst [34] fanden bei Nachuntersuchungen der 2 von ihnen operierten Fälle je ein gutes und ein mäßiges Ergebnis.

Über die 1968 von Swanson [28] angegebene Silastic-Prothese liegen Untersuchungen u.a. von Beck [1], Tscherne u. Bloemer [31] und MacKay [18] vor. In Übereinstimmung mit Beck kommt Tscherne zu der Empfehlung, die Prothese nach Luxationsfrakturen des Ellbogens mit Radiusköpfchenzertrümmerung zu implantieren, da sonst häufig keine ausreichende Gelenkstabilität wiedererlangt werden könne.

Aufgrund später durchgeführter Langzeitkontrollen urteilt Beck [2] nun jedoch, daß die Silastikprothese ein unggeignetes, weil zu kleines und zu wenig stabiles Implantat darstellt.

Tabelle 2. Radiusköpfchen-Prothesen

Autor	Jahr	N		Typ
Titze	1955	8		Vitallium
Carr	1971	44	(22)	Vitallium
Titze	1972	15		Vitallium
Beck	1972	13		Swanson
Sommelet	1974	16		8 Vitallium
				8 Silicon
Tscherne	1977	6		Swanson
MacKay	1979	18		Swanson

Hierdurch käme es entweder zu einem weiteren Proximalrücken des Radius oder zu instabilitätsinduzierten Gelenkverkalkungen.

Sommelet et al. [26] publizierte 1974 ihre Ergebnisse mit je 8 Silastic bzw. Vitallium-Prothesen. Bei den 11 frischen Verletzungen fanden sich 8 gute und sehr gute Ergebnisse. Die 3 anderen Patienten waren zwar bei stabilem Ellbogen ebenfalls schmerzfrei, zeigten jedoch deutliche Bewegungseinschränkungen. Bei den veralteten Fällen blieb erwartungsgemäß bei vorbestehender erheblicher Behinderung auch mit Prothese eine deutliche Mobilitätseinschränkung bestehen. Vier der fünf Fälle waren jedoch schmerzfrei.

Ein signifikanter Unterschied zwischen den beiden verwendeten Modellen konnte nicht festgestellt werden. Zusammenfassend kommt der Autor zu dem Schluß, daß die bisherigen Ergebnisse eine breitere Indikationsstellung befürworten lassen. Die angeführten Publikationen sind in Tabelle 2 zusammengestellt.

Die erwähnten Probleme der Prothesengröße und Stabilisierung können mit der von Mathys entwickelten Radiusköpfchenprothese aus Polyacethalharz zum Großteil gelöst werden. Diese Implantate stehen in verschiedenen Stieldicken, Halslängen und Kopfdurchmessern, die individuell kombiniert werden können, zur Verfügung (Abb. 13). Die Prothese

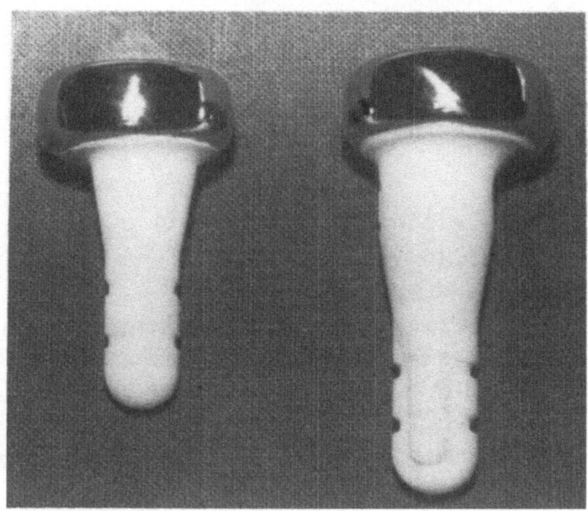

Abb. 13. Isoelastische Radiusköpfchenprothese

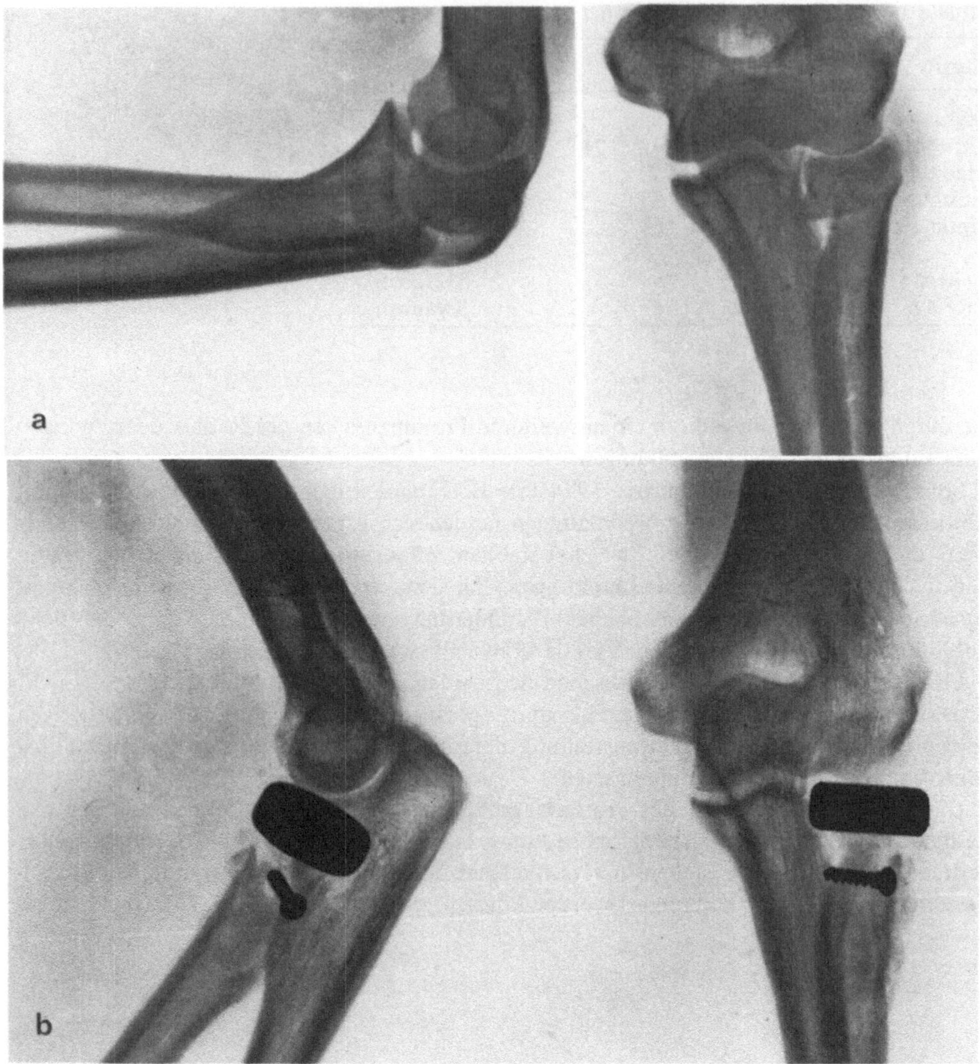

Abb. 14. Isoelastische Radiusköpfchenprothese bei nicht rekonstruierbarer Trümmerfraktur.
a Unfallbild. **b** Kontrolle nach Implantation der Prothese

wird zementfrei schlüssig implantiert und erreicht durch eine quer eingebrachte Kleinfragmentschraube ihre primäre Stabilität.

Abb. 14 zeigt als entsprechendes Beispiel Ausgangsbefund, postoperative Kontrolle und
funktionelles Ergebnis bei einem 42jährigen Patienten.

Die relativ kurze Beobachtungszeit von maximal 2 Jahren sowie die geringe Fallzahl von
6 isoelastischen Radiusköpfchen-Prothesen im eigenen Krankengut erlauben uns noch kein
Urteil, inwieweit durch diese Prothese die z.T. in der Literatur beschriebenen Mißerfolgs-

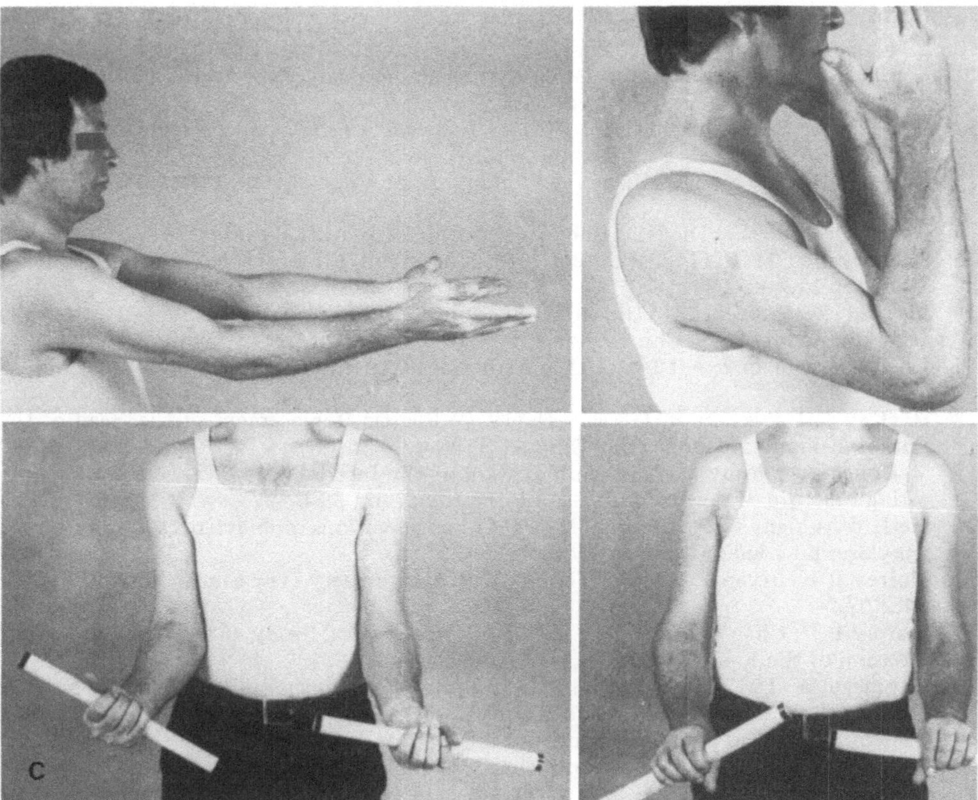

Abb. 14. c Funktionelles Ergebnis

quoten gesenkt werden können und dieses Implantat somit eine häufigere Anwendung rechtfertigt.

Literatur

1 Beck E (1974) Silastikprothese zum Ersatz des resezierten Speichenköpfchens bei Trümmerbrüchen. Arch Orthop Unfallchir 80: 143
2 Beck E (1981) Persönliche Mitteilung
3 Boerma I, De Waard D J (1942) Osteoplastic Verankerung von Metal prosthetis bei Pseudarthrose und bei Arthroplastic. Acta Chir Scand 86: 511
4 Bryan R S (1977) Total Replacement of the Elbow Joint. Arch Surg 112: 1092
5 Buchmann (1951) Zit. nach Schlein [24]
6 Carr C R (1971) Metallic cap replacement of the radial head. J Bone Joint Surg 53 A: 1661
7 Cherry J C (1953) Fracture of the head of the radius. Treated by excision and substitution of an acrylic head. J Bone Joint Surg 35 B: 70
8 Dee R (1969) Elbow Arthroplasty. Proc Roy Soc Med 62: 1031

318

9 Dee R (1973) Total replacement of the elbow joint. Orthop Clin North Am 415
10 Dugdale (1952) Zit. nach Schlein [24]
11 Eberle H (1974) Veränderungen am distalen Radioulnargelenk nach Radiusköpfchen-resektion. Z Unfallmed Berufskr 67: 181
12 Engelbrecht R, Buchholz H W, Röttger J, Siegel A (1977) Ellengelenkendoprothese St. Georg. Aktuel Probl Chir Orthop 2: 22
13 Gschwend N (1975) Grundlagen der Endoprothetik der oberen Extremität. Z Orthop 113: 450
14 Gschwend N (1977) Die GSB-Ellbogen-Arthroplastik. Aktuel Probl Chir Orthop 2: 9
15 Hackenbroch M H (1975) Unsere Erfahrungen mit Ellbogengelenks-Endoprothesen. Z Orthop 113: 462
16 Jäger M, Wirth CJ (1981) Die Arthrolyse und Arthroplastik des Ellenbogen- und Knie-gelenkes. Aktuel Probl Chir Orthop 17
17 Knight R A, Van Zandt I L (1952) Arthroplasty of the elbow. J Bone Joint Surg 35: 610
18 MacKay I, Fitzgerald B, Miller J H (1979) Silastic Replacement of the Head of the Radius in Trauma. J Bone Joint Surg 61 B: 494
19 McDougall A, White J (1957) Subluxation of the Inferior Radio-Ulnar Joint Compli-cating Fracture of the Radial Head. J Bone Joint Surg 39 B: 278
20 Merle d'Aubigne M R, Kerboull M (1966) Les operations mobilisatrices des raideurs et ankyloses du coude. Rev Chir Orthop 52: 427
21 Morrey B F, Bryan R S (1979) Total Joint Arthroplasty. The Elbow. Mayo Clin Proc 54: 507
22 Morrey B F, Chao E Y, Hui F C (1979) Biomechanical Study of the Elbow following Excision of the Radial Head. J Bone Joint Surg 61 A: 63
23 Rubineau M (1927) Question a l'ordre du jour. Contribution a l'etude des prostheses osseuses. Bulletins et Memoires de la Societe. Nat Chir 53: 886
24 Schlein A P (1976) Semiconstrained total Elbow Arthroplasty. Clin Orthop 221: 222
25 Silva J F (1976) Total Elbow Replacement. Clin Orthop 117: 283
26 Sommelet J, Schmitt D, Boileau F, Preaut J, Leveaux G, Dossa J, Brabet M (1974) Le replacement prothetique de la tete radiale chez l'adulte. Rev Chir Orthop 60: 451
27 Speed K (1948) Zit. nach Carr [6]
28 Swanson A B (1968) Silicone rubber implants for replacement of arthritic or destroyed joints in the hand. Surg Clin North Am 48: 1113
29 Taylor T K F, O'Conner B T (1964) The Effect upon the Inferior Radio-Ulnar Joint of Excision of the Head of the Radius in Adults. J Bone Joint Surg 46 B: 83
30 Titze A (1973) Speichenköpfchenbrüche. Ersatz durch Vitalliumprothese. Hefte Unfall-heilkd 114: 73
31 Tscherne H, Bloemer J (1977) Die Radiusköpfchenprothese. Akt Probl Chir Orthop 2: 32
32 Vainio K (1970) Eingriffe am rheumatischen Schulter- und Ellbogengelenk. Therapie-woche 20: 727
33 Virgen (1937) Zit. nach Schlein [24]
34 Waibel O, Nigst H (1959) Spätresultate nach Radiusköpfchenfrakturen unter Berück-sichtigung zweier mit Acryl-Prothese behandelter Fälle. Unfallheilkd 62: 81

Diskussionsbemerkungen und Empfehlungen aller Teilnehmer
Leitung: A.N. Witt

Zusammengefaßt und redigiert von A. Rüter und C. Burri

Fehlstellungen

Die Indikation zur Korrektur-Osteotomie richtet sich im Erwachsenenalter nach den Beschwerden, in seltenen Fällen nach der Kosmetik.

Auf die Schwierigkeiten der Terminierung zur Korrektur am wachsenden Skelet wurde bereits hingewiesen.

Können die Kinder jedoch den üblichen Sport- und Schulbelastungen nicht mehr nachkommen, ist dieser Eingriff auch schon vor Abschluß des Wachstums angezeigt. Ansonsten sind die Eltern zu beruhigen, jedoch auf die Notwendigkeit späterer Korrekturen hinzuweisen. Der Arzt sollte sich dieses klärende Gespräch schriftlich bestätigen lassen.

Operationstechnik

Wenn möglich, soll eine aufklappende Osteotomie mit Interposition eines corticospongiösen Spanes durchgeführt werden um die normale Armlänge wiederherzustellen. Die Stabilisierung erfolgt durch eine Plattenosteosynthese.

Da gerade die Fehlstellungen nach kindlichen supracondylären Frakturen der Rotationskomponente wesentliche Bedeutung zukommt, sollte bei ausschließlicher Korrektur in einer Ebene das Ergebnis intraoperativ zunächst durch Kirschner-Drähte fixiert und in dieser Situation die Bewegungsausschläge sowie die resultierende Armstellung geprüft werden. Besser erscheint die gleichzeitige zusätzliche Korrektur der Rotationsfehlstellung.

Pseudarthrosen

Pseudarthrosen des Condylus radialis führen häufig zur zunehmenden Valgusfehlstellung mit Spätlähmungen des N. ulnaris. Nach alleiniger Stabilisierung der Pseudarthrose müssen praktisch immer Verluste der Beweglichkeit des Ellbogengelenks in Kauf genommen werden. Daher erscheint es bei Fehlen von eigentlichen Gelenkschmerzen richtiger, supracondylär die Fehlstellung zu korrigieren und die Pseudarthrose selbst unberührt zu lassen.

Die Indikation zu Eingriffen an supracondylären-extraarticulären Pseudarthrosen richtet sich nach den Beschwerden des Patienten sowie der bestehenden Instabilität.

Auch bei den seltenen transcondylären Pseudarthrosen ist eine Operation nur bei stärkeren Beschwerden oder Instabilität angezeigt. Wenn der Patient den Zustand beschwerdearm toleriert, sollte wegen der Gefahr des Mißerfolges und des Beschwerdeverlustes gerade bei diesen Veränderungen jeder Eingriff unterbleiben.

Bei mobiler Pseudarthrose oder ossären Defekten besteht praktisch immer eine mehr oder weniger ausgeprägte Versteifung des Ellbogengelenkes. Bei jeder operativen Behandlung der Pseudarthrose muß daher gleichzeitig oder in einem zweiten Eingriff, nach Ausheilung des Falschgelenkes, die offene Arthrolyse durchgeführt werden.

Eine wesentliche Voraussetzung zur Indikationsstellung ist die zu erwartende Kooperation des Patienten in der postoperativen Mobilisierungsphase.

Bei infizierten Pseudarthrosen kann es, vor allem bei Vorliegen florider Entzündungen, notwendig sein, Pseudarthrose und Gelenk zunächst durch einen Fixateur externe ruhigzustellen. Nach 4–6 Wochen hat sich bei konsequenten Zusatzmaßnahmen (Débridement, Spülung etc.) der Infekt meist soweit beruhigt, daß nun die Sanierung der Pseudarthrose in Angriff genommen werden kann.

Dieses Vorgehen ist umsomehr gerechtfertigt, da sich in entsprechenden Situationen meist bereits eine erhebliche Einsteifung des Ellbogens findet, die durch die temporäre Ruhigstellung nicht wesentlich verschlechtert wird.

Die notwendige Mobilisation des Gelenkes kann in diesem Falle entweder bei der Pseudarthrosenoperation oder bei der zum frühest möglichen Zeitpunkt durchzuführenden Metallentfernung angestrebt werden. Voraussetzung zur Gelenkseröffnung ist in jedem Fall das sichere Abklingen der extraarticulären Infektion.

Findet sich bei instabilen, schmerzhaften Pseudarthrosen nur noch eine Wackelsteife des erheblich veränderten Ellbogens, wird es gelegentlich notwendig, gleichzeitig eine Versteifung dieses Gelenkes durchzuführen. Ellbogenprothesen stellen heute noch lediglich eine fragliche Alternative dar.

Operationstechnik

Bei weitgehend freiem Ellbogengelenk entsprechen Zugang und Osteosyntheseverfahren dem Vorgehen bei einer frischen Fraktur. Decortikation und Spongiosaanlagerung ergänzen den Eingriff.

Bei bestehenden stärkeren Bewegungseinschränkungen des Ellbogens in Beugestellung ist die Biomechanik dieser Region dahingehend verändert, daß bei der anzustrebenden orthograden Einstellung der Pseudarthrose nun die Beugeseite des distalen Oberarms zur Zugseite wird. Um bei der Plattenosteosynthese den biomechanisch wichtigen Zuggurtungseffekt des Implantates auszunutzen, muß in diesen Fällen die Platte ventral angelegt werden.

Arthrolyse-Arthroplastik

Arthrolysen zeigen in allen Statistiken gute Erfolge in 60%–70% der Patienten. Bei Arthroplastiken ist diese Erfolgsquote geringer. Dies beruht nicht zuletzt darauf, daß die hierbei notwendige Gelenkflächenresektion mit Stabilitäts- und Kraftverlust einhergeht.

Operationstechnik

Beim Zugang zum Gelenk sind die Bänder entweder längs zu spalten oder mit ihrem Ansatz zu osteotomieren. Im ersten Fall können sie längs vernäht werden, im zweiten Fall sind sie mit einer Schraube zu reinserieren.

Kraftvolle Mobilisationsversuche sind kontraindiziert, da hierbei das derbe Pannusgewebe nicht selten die Knorpelbeläge mit abreißt. Vielmehr ist sorgfältig unter Sicht des Auges vorzugehen, den Pannus scharf zu durchtrennen und schrittweise, gewaltlos zu mobilisieren.

Überdehnungsschäden der Nerven nach lang bestehender Ellbogeneinsteifung sind bezüglich des N. radialis und N. medianus möglich.

Der N. ulnaris soll deshalb bei diesen Eingriffen obligatorisch freigelegt und mobilisiert, evtl. ventral verlagert werden.

Operationstermin bei Verkalkungen

Ein Rezidiv der bewegungshindernden Verkalkungen kann nur vermieden werden, wenn dieser Prozeß zur Ruhe gekommen ist. Auch bei ruhig erscheinendem Röntgenbild zeigt die Szintigraphie noch über Monate Aktivitätssteigerungen. Wenn man diese Untersuchung nicht durchführen will oder kann, muß jedoch unbedingt zumindest solange gewartet werden, bis die Verkalkungen klare Grenzen und eine gewisse Homogenität zeigen. Dies ist üblicherweise nach 8–12 Monaten der Fall. Wolkiger, unscharf begrenzter Callus weist auf die Aktivität des Prozesses hin und läßt ein Rezidiv fast mit Sicherheit erwarten.

Radiusköpfchenresektion

Beim Entschluß zur Radiusköpfchenresektion soll die Speiche knapp proximal der Tuberositas, rechtwinklig zur Längsachse osteotomiert bzw. die Bruchflächen entsprechend begradigt werden. Das bewegungshemmende „Radiusköpfchen-Regenerat" stellt eine große Belastung dieses Eingriffes dar. Seine Häufigkeit läßt sich durch schonendes Operieren mit sorgfältiger Entfernung aller kleinen und kleinsten Fragmente verringern, jedoch nicht vollständig ausschalten.

Von wesentlicher Bedeutung ist der Zeitpunkt der Resektion. Diese soll entweder sofort oder frühestens 4–5 Wochen nach dem Unfall erfolgen. In der dazwischen liegenden Zeit ist die Verkalkungsquote extrem hoch.

Prothesen

Radiusköpfchenprothesen

Die Silastikprothesen sind zu klein und führen zur Instabilität. Hierdurch kommt es entweder zu einem Nachrücken des Radius mit zunehmendem Cubitus valgus oder zu knöchernen Einscheidung des Implantates. Die Diskussionsteilnehmer, die diesen Prothesentyp in der Vergangenheit mehrfach verwendet haben, sehen heute hierfür keine Indikation mehr.

Inwieweit die stabileren und in verschiedenen Größen zur Verfügung stehenden Prothesen aus anderen Materialien, die Erfolgsrate wesentlich verbessern und somit eine breitere Indikationsstellung rechtfertigen, kann aufgrund der heute vorliegenden kleinen Fallzahlen nicht abschließend beurteilt werden.

Nach der überwiegenden Ansicht des Diskussionskreises besteht jedoch keinesfalls die Notwendigkeit eines obligatorischen Ersatzes nach Radiusköpfchenresektion. Dagegen befürworten einige Teilnehmer die Implantation einer Radiusköpfchenprothese bei Luxationsfrakturen des Ellbogens, wenn bei fehlender radio-humeraler Abstützung Stabilitätsprobleme zu erwarten sind.

Ellbogenprothesen

In Anbetracht der relativ guten Ergebnisse von Arthrolyse und dem, eine spätere Prothetik nicht auschließenden, Eingriff der Arthroplastik, ist die Indikation zum künstlichen Gelenkersatz des Ellbogens nur als Alternative zur Versteifung gegeben. Die Arthrodese dieses Gelenkes stellt immer eine schwerwiegende Behinderung dar, die nur bei weitgehend freier Umwendbewegung des Unterarmes vom Patienten toleriert werden kann. Vor allem bei Schwerarbeitern (Maurern, Landwirten etc.) ist die Versteifung jedoch auch heute noch zu erwägen, und ihre Vorteile mit dem Verletzten zu diskutieren.

Solang die Lockerung der Ellbogenprothese noch das zentrale Problem dieser Kunstgelenke darstellt, sollen im gegebenen Fall nur solche Implantate Verwendung finden, die mit sparsamen Resektionen eingesetzt werden können, so daß die Rückzugsmöglichkeiten in eine Arthroplastik oder eine Arthrodese gegeben bleibt.

Sachverzeichnis

Anatomie 1, 83, 185, 212
–, bewegende Kräfte 9
–, Cubitalwinkel 6
–, Gefäßversorgung 74
–, Humeroradialgelenk 2
–, Humeroulnargelenk 2
–, Kapselbandapparat 6
–, proximales Radioulnargelenk 6
–, Rotationsachsen 6, 8
–, Spannungsverteilung 4
Arthrolyse 265, 320
–, Ergebnisse 269
–, Indikation 266
–, Komplikationen 270
–, Nachbehandlung 268
–, Operationstechnik 267, 321
–, Prognose 270
–, relativer Bewegungsgewinn 269
–, Voraussetzungen 266
Arthroplastik 265
–, Ergebnisse 271
–, Indikation 267
–, Nachbehandlung 268
–, Operationstechnik 267

Begleitverletzungen 63
–, Muskeln und Sehnen 63
–, – –, primäre Schäden 63
–, – –, sekundäre Veränderungen 63
–, Nerven 65, 80
–, – –, Häufigkeit 65
–, – –, Prognose 66
–, – –, Spätlähmungen 70
Biomechanik 1, 135

Ellbogen-Arthrodese 301, 322
Ellbogenverletzungen, MDE 1

Fehlstellungen distaler Humerus
– – –, Diagnose 263
– – –, Ergebnisse 239
– – –, Operationstechnik 237
– – –, Röntgenbefunde 236
Frakturen distaler Humerus 15
– – –, Capitulum humeri 15
– – –, –, konservative Behandlung 31
– – –, Condylen 15
– – –, –, konservative Behandlung 21, 29
– – –, –, Operationstechnik 36
– – –, Condylus radialis 20
– – –, Condylus ulnaris 21
– – –, diacondylär
– – –, –, konservative Behandlung 29
– – –, –, Operationstechnik 37
– – –, Diagnose 50
– – –, Einteilung 16, 24, 50
– – –, Epicondylen
– – –, –, Operationstechnik 36
– – –, –, konservative Behandlung 30
– – –, Epicondylus radialis 20
– – –, Epicondylus ulnaris 19
– – –, Häufigkeit 15, 16
– – –, intercondyläre Frakturen 18, 23
– – –, konservative Behandlung 26
– – –, –, Ergebnisse 32
– – –, –, Indikation 26
– – –, –, Technik 27
– – –, Nachbehandlung 41, 59
– – –, Operationstechnik 53
– – –, –, Implantate 56
– – –, –, Lagerung 53
– – –, –, Zeitpunkt 35
– – –, –, Zugänge 54
– – –, operative Therapie 35
– – –, –, Ergebnisse 41
– – –, –, Indikation 35
– – –, –, Komplikationen 45
– – –, –, Technik 36

324

– – –, Rollenbrüche 31
– – –, supracondylär 15
– – –, –, konservative Behandlung 27
– – –, –, Operationstechnik 36
– – –, tangentiale 22
– – –, Therapie 52

Gefäßverletzungen 73, 81
–, Diagnose 73
–, Häufigkeit 73
–, imkomplette Ischämie 73
–, komplette Ischämie 76
–, Rekonstruktion 74
–, Zeitintervall 75
Gelenksteifen 265, 274
–, Ätiologie 265, 274, 278, 287
–, Diagnose 265
–, Ergebnisse 279, 287
–, Komplikationen 281, 289
–, konservative Therapie 274
–, operative Therapie 274
–, Therapie 265, 320

Kapselbandverletzungen
–, Anatomie 212
–, Begleitverletzungen 214, 218
–, Diagnose 213
–, Einteilung 231
–, Ergebnisse 217
–, Pathophysiologie 212
–, Therapie 214
kindliche Ellbogenverletzungen 155, 182
– –, Diagnose 155, 182
– –, Einteilung 156, 158
– –, Entstehung 157, 158
– –, Korrekturosteotomien 170, 183,
  235
– –, –, Ergebnisse 179
– –, –, Indikation 173
– –, –, Nachbehandlung 177
– –, –, Operationstechnik 176
– –, –, präoperative Diagnostik 175
– –, –, Zeitpunkt 175
– –, posttraumatische Fehlstellungen
  170

– –, –, Dynamik 173
– –, –, Entstehung 170
– –, Röntgenbefunde 156, 161, 182
– –, Therapie 156, 159, 182
Korrekturosteotomien 235
–, Indikation 319
–, Operationstechnik 319

Luxationen 185
–, Begleitverletzungen 189, 196, 201
–, Diagnose 187
–, Ergebnisse 193
–, Formen 186
–, Mechanismen 186
–, Operationsindikation 195, 196
–, Therapie 192, 231
Luxationsfrakturen 201
–, Ergebnisse 206
–, Komplikationen 207
–, Nachbehandlung 205
–, Therapie 203
–, Verkleinerung des Bogenwinkels 202
–, Verletzungsmechanismen 202

Monteggia-Schaden 220
–, Begleitverletzungen 220, 224
–, Diagnose 220
–, Einteilung 220
–, Ergebnisse 221, 223
–, Häufigkeit 220
–, Nachbehandlung 226
–, Therapie 223
Morbus-Chassaignac 167, 183

Nervenschäden 65, 80

Olecranonfrakturen 83, 97
–, Anatomie 83
–, Begleitverletzungen 103
–, Differentialdiagnose 87
–, Einteilung 113
–, Ergebnisse 103
–, Frakturformen 89

−, Komplikationen 106
−, Nachbehandlung 115
−, operative Therapie 97, 113
−, −, Lagerung 114
−, −, laterale Zuggurtung 110
−, −, Osteosyntheseverfahren 114
−, −, Technik 97, 99
−, −, Zugänge 114
−, −, Zuggurtung 89
−, Ursachen 85, 97

Paraarticuläre Verknöcherungen 321
Pseudarthrosen 245, 319
−, Ergebnisse 263
−, gleichzeitige Arthrolyse 248, 258, 320
−, infizierte 247, 320
−, Komplikationen 256, 263
−, Lokalisation 245
−, Nachbehandlung 248
−, Operationsindikation 319
−, Operationstechnik 246, 320
−, Pathomechanik 246
−, Plattenlage 247
−, Ursachen 245
Pronatio dolorosa 177
Prothesen 300
−, biomechanische Forderungen 309
−, Ellbogen 322
−, Indikation 311
−, Operationstechnik 302
−, Radiusköpfchen 321
−, totaler Humerusersatz 305

Radiusköpfchen
−, Anatomie 117

−, −, Gefäßversorgung 117, 122
−, Begleitverletzungen 118, 121, 129, 135, 153
−, Billard-Phänomen 119, 121
−, Diagnose 127
−, Differentialdiagnose 123
−, Einteilung 123, 128, 134, 149
−, Formen 121, 123, 128, 134, 149
−, Häufigkeit 119
−, konservative Behandlung 136, 127
−, −, −, Ergebnisse 126, 129
−, operative Behandlung 134
−, − −, Ergebnisse 137
−, − −, Indikation 134, 144, 149
−, − −, Komplikationen 135, 153
−, − −, Metallentfernung 135, 137
− −, −, Nachbehandlung 154
− −, Technik 142, 144, 147, 150
−, Ruhigstellung 132, 149
−, Verletzungsmechanismen 118
Radiusköpfchenprothese 312
−, Ergebnisse 314
−, Modelle 314
Radiusköpfchenresektion 289, 321
−, Auswirkung 7, 11
−, Ergebnisse 289, 312
−, −, Faktoren 294
−, Frühresektion 289
−, Indikation 295
−, klinische Befunde, Handgelenk 293
−, Röntgenbefunde Ellbogen 292
−, Röntgenbefunde Handgelenk 293
−, Spätresektion 290

Späteingriffe 235

Hefte zur Unfallheilkunde

Beihefte zur Zeitschrift „Unfallheilkunde/Traumatology"
Herausgeber: J. Rehn, L. Schweiberer

133. Heft:
Arthrose und Instabilität am oberen Sprunggelenk
10. Reisensburger Workshop zu Ehren von
M. E. Müller und J. Rehn, 9.–11. Februar 1978
Herausgeber: C. Burri, M. Jäger, A. Rüter
Unter Mitarbeit zahlreicher Fachwissenschaftler
1978. 143 Abbildungen, 74 Tabellen.
XVI, 204 Seiten
DM 58,–. ISBN 3-540-08970-5

134. Heft:
13. Tagung der Österreichischen Gesellschaft für Unfallchirurgie
7.–8. Oktober 1977, Salzburg
Kongreßbericht im Auftrag des Vorstandes
zusammengestellt von J. Poigenfürst
1979. 119 Abbildungen. XVIII, 281 Seiten
DM 98,–. ISBN 3-540-09180-7

135. Heft: M. Weinreich
Der Verkehrsunfall des Fußgängers
Ergebnisse einer Analyse von 2000 Unfällen
1979. 38 Abbildungen, 4 Tabellen. VII, 62 Seiten
DM 36,–. ISBN 3-540-09217-X

136. Heft: F. E. Müller
Die Infektion der Brandwunde
1979. 18 Abbildungen, 12 Tabellen. IX, 57 Seiten
DM 32,–. ISBN 3-540-09354-0

137. Heft: H. Jahna, H. Wittich, H. Hartenstein
Der distale Stauchungsbruch der Tibia
Ergebnisse von 583 frischen Fällen
1979. 106 Abbildungen, 46 Tabellen.
VIII, 136 Seiten
DM 58,–. ISBN 3-540-09435-0

138. Heft:
42. Jahrestagung der Deutschen Gesellschaft für Unfallheilkunde e.V.
23. bis 25. November 1978, Berlin
Kongreßthemen: Offene Verletzungen – Infektionen nach offenen Verletzungen – Begleitbehandlung von Verletzungen in der Früh- und Spätphase – Experimentelle Unfallchirurgie
Kongreßbericht im Auftrag des Vorstandes
zusammengestellt von J. Probst
1979. 143 Abbildungen, 62 Tabellen.
XXI, 397 Seiten
DM 98,–. ISBN 3-540-09494-6

139. Heft: U. Lanz
Ischämische Muskelnekrosen
1979. 34 Abbildungen, 11 Tabellen.
VII, 72 Seiten
DM 38,–. ISBN 3-540-09436-9

140. Heft:
Frakturen und Luxationen im Beckenbereich
12. Reisensburger Workshop zu Ehren von
A. N. Witt, 15.–17. Februar 1979
Herausgeber: C. Burri, A. Rüter
Unter Mitarbeit zahlreicher Fachwissenschaftler
1979. 1 Porträt, 136 Abbildungen, 87 Tabellen.
XIII, 262 Seiten
DM 58,–. ISBN 3-540-09647-7

141. Heft:
14. Tagung der Österreichischen Gesellschaft für Unfallchirurgie
6. bis 7. Oktober 1978, Salzburg
Kongreßbericht im Auftrag des Vorstandes
zusammengestellt von A. Titze
1980. 281 Abbildungen, 74 Tabellen.
XVII, 319 Seiten
DM 108,–. ISBN 3-540-09878-X

142. Heft: P. Hertel
Verletzungen und Spannung von Kniebändern
Experimentelle Studie
1980. 61 Abbildungen, 25 Tabellen.
VII, 94 Seiten
DM 40,–. ISBN 3-540-09847-X

143. Heft:
Antibiotica-Prophylaxe in der Traumatologie
Von D. Stolle, P. Naumann, K. Kremer, D. A. Loose
1980. 1 Abbildung, 7 Tabellen. IX, 55 Seiten
DM 23,–. ISBN 3-540-09851-8

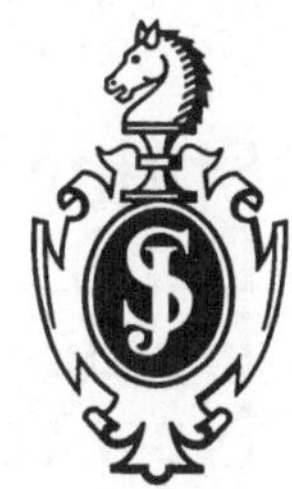

Springer-Verlag
Berlin
Heidelberg
New York